Dirk Meister, Bernd Oelmüller, Harald Zühlke · HNO-Heilkunde

DIRK MEISTER · BERND OELMÜLLER · HARALD ZÜHLKE

HNO-Heilkunde

Integrative Konzepte und Grundlagen
der Anthroposophischen Medizin

Mit Beiträgen von
O. Avianus, M. Debus, R. Eichholz, R. Johann, R. Kviske,
P. Ollilainen, R. Scheer, B. von Studnitz

salumed
VERLAG

Bibliografische Information der Deutschen Nationalbibliothek
Die Deutsche Nationalbibliothek verzeichnet diese Publikation in der Deutschen Nationalbibliografie; detaillierte bibliografische Daten sind im Internet über http://dnb.d-nb.de abrufbar.

c/o Gemeinschaftskrankenhaus Havelhöhe
Kladower Damm 221, 14089 Berlin
www.salumed-verlag.de
info@salumed-verlag.de

1. Auflage 2021
ISBN: 978-3-928914-43-7

Lektorat: Dr. Jette Anders, Hanna Wäckerle, Prof. Dr. Ulrich Meyer
Gestaltung: www.ninapolumsky.de

Bildnachweis Cover: Pyrit: © Olaf Medenbach, Biene: © Nancy Stone PhD, Belladonna: © Wala

Printed in Germany (druckhaus köthen GmbH & Co. KG)

WICHTIGER HINWEIS: Die Medizin ist in ständiger Entwicklung begriffen. Die Angaben in diesem Buch wurden mit Sorgfalt und in Übereinstimmung mit dem gegenwärtigen Wissensstand der Autoren und des Verlags erarbeitet, sind allerdings Änderungen durch neue Erkenntnisse unterworfen. Insofern ist jeder Benutzer angehalten, eigenverantwortlich mit den Inhalten umzugehen, da hierfür weder Autoren noch Verlag die Gewähr übernehmen können. Für eine Rückmeldung etwaiger Ungenauigkeiten sind Autoren und Verlag dankbar. Die Nennung von Handelsnamen oder Warenbezeichnungen geschieht im Rahmen der allgemeinen Pressefreiheit ohne Rücksicht auf Erzeugerinteressen.
Aus Gründen der besseren Lesbarkeit wird bei Personenbezeichnungen und personenbezogenen Hauptwörtern die männliche Form (generisches Maskulin) verwendet. Entsprechende Begriffe gelten im Sinne der Gleichbehandlung grundsätzlich für alle Geschlechter. Die verkürzte Sprachform hat redaktionelle Gründe und beinhaltet keine Wertung.

Inhaltsverzeichnis

KAPITEL X — Harald Zühlke

Kehlkopf

KAPITEL XI — Marion Debus · Rainer Scheer

Behandlung von Tumoren im Kopf-Hals-Bereich

KAPITEL XVI
Harald Zühlke

KAPITEL XVII
Ruth Johann

In Dankbarkeit Dr. med. Klaus Niewind (1926–2002), Begründer der Arbeitsgemeinschaft Anthroposophischer HNO-Ärzte, gewidmet.

„... glaube ich, dass die Zeit reif ist, auch im wissenschaftlichen Bereich andere Denkrichtungen zu Worte kommen zu lassen. Das soll nicht heißen, dass die analytisch-quantitative Denkweise falsch ist und durch eine synthetisch-qualitative ersetzt werden müsste; es soll lediglich zum Ausdruck gebracht werden, dass das heute vorherrschende quantitative Denken einseitig ist und durch ein Denken ergänzt werden muss, das die funktionellen Zusammenhänge, die lebendigen Ganzheiten und Qualitäten zu verstehen versucht, um wieder Sinnzusammenhänge in das menschliche Handeln bringen zu können. Qualitative Begriffe sind aber oft nicht so scharf zu definieren wie solche aus den physikalischen Maßsystemen, man muss sie mehr umschreiben und versuchen, sie intuitiv zu erfassen, so wie man ja auch das Wesen eines Menschen nie ganz exakt beschreiben kann, sondern es eher umschreibend und erfühlend zu verstehen suchen muss.“[1]

J. W. Rohen

Einleitung

DIRK MEISTER

Dieses Buch richtet sich nicht nur an HNO-Ärztinnen und -Ärzte, sondern an alle Kolleginnen und Kollegen, Studierende der Medizin und nicht zuletzt an die in den therapeutischen Berufen Tätigen, deren Bedürfnis es ist, den begrenzten Bereich der HNO-Heilkunde in erweiterter, einer den ganzen Menschen in seiner leiblich-seelisch-geistigen Dimension erfassenden Weise zu betrachten. Die Autoren breiten in diesem Sinne ihre in Jahrzehnten erarbeiteten Erfahrungen aus mit dem Wunsch, Mut zu machen und das gegenwärtig dominierende pathophysiologisch orientierte Krankheitsverständnis durch ein Erfassen des gesamten Wesens des erkrankten Menschen zu erweitern. Somit liegt hier eine Werksammlung vor, die nicht dem Charakter eines Lehrbuches im herkömmlichen Sinne entspricht. Die verschiedenen Autoren sind in ihrer individuellen Darstellungsweise bemüht, Gemeinsamkeiten mit der naturwissenschaftlich orientierten Medizin aufzuzeigen, doch wird vom Leser auch erwartet, gewohnte Pfade zu verlassen und sich anderen Perspektiven zu öffnen. Auch sind nicht alle Bereiche des HNO-Faches gleich erschöpfend beleuchtet. Ein ausführliches Kapitel erläutert die Arzneimittel der Anthroposophischen Medizin, deren Substanzen aus den Naturreichen stammen. Als Beispiele für künstlerische Therapieformen, die bis ins Organische wirkende Heilprozesse ermöglichen, seien Gesangstherapie, Sprachgestaltung und Heileurythmie vorgestellt.

Kolleginnen und Kollegen, in deren Fachbereichen operative Maßnahmen im Mittelpunkt stehen, haben es nicht leicht, sich für eine ganzheitlich orientierte Medizin zu öffnen. Denn der Ausbildungsgang des HNO-Arztes führt zunächst in die Klinik: eine Welt der Cochlea-Implantate, Soundbridges und computergestützten Navigation bei Nebenhöhlenoperationen, des Lasereinsatzes und der mikrovaskularisierten Gewebstransplantate, der Diagnostik der Sinnesqualitäten Hören, Schmecken, Riechen, des Gleichgewichts sowie des Sprechens durch sensible elektronische Verfahren. All dies sind Maßnahmen, die den rasanten Fortschritt in der HNO-Heilkunde zum Wohle vieler Patienten kennzeichnen. Da die Ausbildung zum Facharzt ausschließlich in der Klinik stattfindet, steht in dieser medizinische Disziplin operatives Handeln im Vordergrund.

Doch schon beim Wechsel in die Praxis des niedergelassenen HNO-Arztes verschieben sich die Perspektiven. Jetzt stehen wir v.a. funktionellen Beschwerden oder Infekten gegenüber, die eher einer konservativen Behandlung bedürfen. Operative Maßnahmen stehen erst in zweiter Linie zur Diskussion. Welcher Arzt und welcher Patient ist nicht froh, wenn es gelingt, eine Operation zu vermeiden?

Hier eröffnet die Anthroposophische Medizin neue Wege, insbesondere dann, wenn das Bedürfnis besteht, Erkrankungen des HNO-Bereiches in Beziehung zum gesamten menschlichen Organismus zu sehen.

Was macht die Anthroposophische Medizin anders?

Diagnostik

Die Anthroposophische Medizin versteht sich als integrative Medizin. Das bedeutet, dass sie die Erkenntnisse der naturwissenschaftlichen Medizin in ein durch Anthroposophie erweitertes Menschenbild einbezieht. Folglich bedient sich der anthroposophisch orientierte HNO-Arzt der etablierten Untersuchungsmethoden mit dem weiten Spektrum differenzierter, physikalischer Diagnoseverfahren und der Vielfalt der laborchemischen Analysen. Die Zusammenarbeit mit der Allgemeinmedizin und den anderen Fachdisziplinen ist eine Selbstverständlichkeit. Darüber hinaus setzt der anthroposophische Arzt diese so gewonnenen Befunde in Beziehung zu Prozessen, die den ganzen Menschen in seiner geistig-seelisch-körperlichen Komplexität betreffen. Diese sind erkennbar in der Wahrnehmung der vier Wesensglieder (physischer Leib, Ätherleib, Astralleib und Ich) und der drei Grundfunktionen (Nerven-Sinnes-System, Rhythmisches System, Stoffwechsel-Gliedmaßen-System) in der sogenannten Dreigliederung. Hinzu kommt das Beachten von Polaritäten: Jugend und Alter, Tag und Nacht, Wärme und Kälte, Flüssiges und Festes, Entzündung und Sklerose. So entsteht eine breite diagnostische Basis als Ausgangspunkt für eine menschengemäße Behandlung.

Therapie

Die in der Therapie angewandten Medikamente enthalten Substanzen, die aus den Naturreichen stammen. Sie sind mineralischen, metallischen, pflanzlichen oder tierischen Ursprungs und zeigen bei akuten Erkrankungen schnelle, bei chronischen Störungen allmählich erkennbare Wirkungen. Sie entsprechen dem Wunsch vieler Menschen, weitestgehend nebenwirkungsfrei behandelt zu werden. Die praktischen Erfahrungen zeigen, dass die gern geäußert Behauptung „Keine Wirkung ohne Nebenwirkung“ so nicht zu halten ist.

Die anthroposophischen Medikamente unterliegen in der Herstellung oft dem Potenzierungsverfahren, wobei die Endprodukte meist niedere und mittlere Potenzen enthalten. Das heißt, dass die Wirksubstanzen in materiell nachweisbarer Menge vorliegen. Hochpotenzen sind Ausnahmen.

Viele Medikamente kommen als Globuli velati (Kügelchen) zum Einsatz. Globuli ist inzwischen ein Kampfbegriff, den Skeptiker und Kritiker in ihrer Unkenntnis benutzen, um zu suggerieren, dass es sich um wirkungslose Zuckerkügelchen handle. Die Globuli sind in der Anthroposophischen Medizin genauso wie jede Tablette eine Trägersubstanz. Auch einer Tablette kann ich nicht ansehen, welche Substanz sie transportiert.

Die medikamentösen Behandlungen lassen sich ergänzen durch Therapieformen wie Heileurythmie, Sprachgestaltung und Kunsttherapie (Gesang, Malen).

Das Bedürfnis der Menschen nach einer naturheilkundlich orientierten Medizin, die den Patienten in seiner körperlich-seelisch-geistigen Individualität sieht, wächst von Jahr zu Jahr. Das Bemühen sich gesund zu erhalten – Salutogenese – nimmt einen immer größeren Stellenwert in unserer modernen Gesellschaft ein. Diesen Wünschen trägt die Anthroposophische Medizin in beispielhafter Weise Rechnung. Als nicht alternative, sondern integrative Heilkunde sieht sie sich im Kontext der „offiziellen Medizin". Einzelnen Therapiemaßnahmen steht sie jedoch differenziert gegenüber. Sie versucht nicht nur Symptome zu „beseitigen", sondern im Idealfall einen den Gesamtorganismus ergreifenden Heilungsprozess zu induzieren. Ein Beispiel dafür ist die Therapie entzündlicher Prozesse. In vielen Situationen zeigt sich, dass z. B. eine Antibiose nicht notwendig ist: eine Tatsache, die angesichts der sich dramatisch zuspitzenden Resistenzproblematik Beachtung finden sollte.

Wer bereit ist, vorurteilsfrei die Grundlagen der Anthroposophischen Medizin durch Studium der in den 1920er Jahren von Dr. Rudolf Steiner (1861–1925) vor Ärztinnen und Ärzten gehaltenen Kurse[2] und dem gemeinsam mit der Ärztin Dr. Ita Wegman (1876–1943) verfassten Schrift *Grundlegendes für eine Erweiterung der Heilkunst*[3] zu erarbeiten, muss Geduld und dafür Zeit aufbringen. Dieser Prozess ist mit dem Erwerb einer durch Intuition, Imagination und Inspiration erweiterten Erkenntnisfähigkeit verbunden.

Ein Teil dieses Buches beinhaltet daher ausführliche Darstellungen der oben erwähnten Grundlagen. Der andere Teil ist so konzipiert, dass er in reichlichem Umfang bewährte Therapiekonzepte darstellt um zu ermutigen, sich im Sinne eines „learning by doing" auf den Weg zu einer erweiterten Medizin zu begeben. Im übrigen bietet die Gesellschaft Anthroposophischer Ärzte (GAÄD) mit ihrer Akademie ein vielfältiges Curriculum an, das zur Anerkennung als Anthroposophischer Arzt führt.[4]

Literatur

1 Rohen, J. W.: Morphologie des menschlichen Organismus. Verlag Freies Geistesleben Stuttgart 2002. S. 11.

2 Siehe z. B. Selg, P., Barna, P. (Hrsg.): Studienkommentare zum medizinischen Werk Rudolf Steiners – „Die Zukunft des medizinischen Lebens" 1. Salumed Verlag Berlin 2020. Heusser, P., Weinzirl, J., Scheffers, T., Ebersbach, R. (Hrsg.): Erläuterungen zum ersten Ärztekurs Rudolf Steiners 1920 – Vorträge 1 bis 3. Studienkommentare zum medizinischen Werk Rudolf Steiners – „Die Zukunft des medizinischen Lebens" 2. Salumed Verlag Berlin 2020.

3 Steiner, R., Wegman, I.: Grundlegendes für eine Erweiterung der Heilkunst (GA 27). Rudolf Steiner Verlag Dornach 2014.

4 www.gaed.de

KAPITEL I
Das Menschenbild

DIRK MEISTER · BERND OELMÜLLER

Niemand wird bestreiten wollen, dass unser alltägliches Leben gekennzeichnet ist durch die Komplexität gleichzeitig ablaufender Prozesse im Sozialen, Wirtschaftlichen und Rechtlichen. Die Vielfalt der Faktoren bewirkt eine bis ins Unendliche strebende Variationsbreite. In ähnlicher Weise lassen sich die Lebensprozesse im menschlichen Organismus in ihren vielfältigen Funktionsebenen sehen, deren Wechselwirkungen und Resonanz im dynamischen Zusammenspiel als physiologische Abläufe in Erscheinung treten. Körper, Geist und Seele sind mit allem Lebendigen auf dieser Erde verflochten und bilden dabei eine untrennbare Einheit.

Die Anthroposophische Medizin entwickelte Rudolf Steiner (1861–1925) gemeinsam mit der holländischen Ärztin Ita Wegman (1876–1943) und einem Kreis von Ärzten und Pharmazeuten. Die für diese Anschauung der Medizin geltenden Gesichtspunkte sind in dem Buch *Grundlegendes für eine Erweiterung der Heilkunst* dargestellt.[1] Die anthroposophisch erweiterte Heilkunde nutzt die Erkenntnisse und Errungenschaften der naturwissenschaftlichen Medizin (Medikamente, Laboruntersuchungen, Medizintechnik, Operationen, Intensivmedizin). Aber sie arbeitet aus einem Verständnis, das den Menschen als Gesamtpersönlichkeit mit Körper, Seele und Geist und seiner Biografie betrachtet, indem sie die unterschiedlichen „Seinsdimensionen" (Wesensglieder) und ihr funktionelles Zusammenwirken im menschlichen Organismus (funktionelle Dreigliederung) zu erfassen sucht. Somit erfüllt sie den Sinngehalt des Begriffes *Integrative Medizin.*

1. Die vier Wesensglieder des Menschen

Um das Zusammenwirken von Körper, Geist und Seele zu verstehen, ist es wichtig anzuerkennen, dass der Mensch nicht nur aus sinnlich wahrnehmbarer Stofflichkeit besteht, deren Funktionen durch die Gesetze der Chemie und Physik erklärbar sind. Denn darüber hinaus besitzt der Mensch sinnlich nicht wahrnehmbare, dynamische Lebenskräfte, wie sie sich z. B. in Selbstheilung und Regeneration zeigen, daneben aber auch Seelenfähigkeiten und Wirksamkeiten des Geistes. Vier Wesensglieder sind dabei zu betrachten.[2]

Das Erfahren der Wesensglieder

Der HNO-Arzt hat das Glück, wenn der Patient auf dem Untersuchungsstuhl Platz genommen hat, durch den Blick auf das Haupt des zu Untersuchenden die vier verschiedenen Ebenen des menschlichen Organismus wahrnehmen zu können. Man erlebt die Farbe der Haut, der Augen und Haare und erkennt das Spiel des Lichtes in Helligkeit und

Schattenwurf auf dem Antlitz. Aber auch den Körper nimmt man wahr, wie er den Stuhl belastet und einen bestimmten Raum einnimmt. Es ist die *stofflich aufgebaute Gestalt*, die als *physischer Leib zu* bezeichnen ist.

In der *zeitlichen Veränderung* zeigt sich der nachdenklichen Betrachtung die *Lebensorganisation*. Die Schleimhaut des Rachens sieht anders aus als bei der Untersuchung vor einer Woche. So wird die Kraft, die den physischen Körper *bildet und verwandelt, im sinnvollen Zusammenwirken* deutlich. Diese Kraft ist nun nicht mehr mit den Sinnen erfahrbar, sondern weist gegenüber der Raumgestalt, in welcher der physische Körper erscheint und die den Sinnen zugänglich ist, auf die zeitliche Dimension und heißt *Bildekräfteleib, Lebensleib oder Ätherleib.*

In der *Mimik* erscheint dem Betrachter ein differenziertes *Bild der Seele* und des *Innenlebens*. Freude, Angst („Müssen evtl. die Mandeln operiert werden?"), Sympathie und Antipathie schaffen sich in der Mimik des Gesichtes ihr Bild. In der *Seelenorganisation* bildet der Mensch sich einen Innenraum, der ihm ein Gefühl der Selbständigkeit gibt.

Im *Blick* der Augen ist schließlich das *Ich* des Menschen zu erahnen. Der Patient ist wach und bewusst und trägt sein Anliegen vor. Er begegnet uns als *geistige Individualität.*

Von diesen vier Wesensgliedern ist nur der physische Leib unserer sinnlichen Wahrnehmung zugänglich. Die drei anderen Leibesglieder entziehen sich der unmittelbaren sinnlichen Erfassung, es sind lediglich die Phänomene ihrer Tätigkeiten (Funktionen) erleb- und wahrnehmbar.

Der immer wieder benutzte Begriff „Leib" findet hier für die vier zu unterscheidenden Funktionsebenen Anwendung.

Der menschliche Körper (physischer Leib)

Im sichtbaren Körper, der stofflich raumfüllenden Gestalt, erscheint uns der *physische Leib*. Ihm zugeordnet ist das Mineralische, Feste. Von den Knochen bis hin zum Erbgut in jeder Zelle erstreckt sich die physische Organisation des Menschen. Unsere körperliche Erscheinung, unser Gewicht, unsere Dichte und Statik finden hier ihren Ausdruck und sind von der rein naturwissenschaftlichen Medizin in den chemischen und physikalischen Vorgängen bestens erforscht. Im Todesaugenblick, wenn die Lebendigkeit und die seelischen und geistigen Äußerungen des Menschenwesens gerade gewichen sind, wird der physische Leib sichtbar. Im Verwesungsprozess zerfällt er wieder zu Erde. Darin wird seine Beziehung zum Festen und Mineralischen erkennbar.

Die Lebensorganisation (Ätherleib)

Das Phänomen des Todes weist darauf hin, dass während des Lebens Prozesse vorhanden sind, die vor Verfall bewahren und ständig Form und Gestaltung geben. Es geht hier um Qualitäten, also immaterielle Entitäten, die auf ein Imponderables, Übersinnliches weisen. Form, Gestalt und Gesetzmäßigkeit liegen dem Organismus im Großen und bis ins kleinste Detail zugrunde und sind von seiner Stofflichkeit zu unterscheiden. Diese Vorgänge sind im Lebendigen ständig im Entwickeln und Verwandeln an der

Menschengestalt tätig und kommen nie zu einem Abschluss. Die Bildekräfte können sich nicht im Mineralisch-Festen des physischen Körpers entwickeln. Sie bedürfen des wässrigen Elementes, wie es in den intra- und extrazellulären Flüssigkeiten in unserem Organismus lebt. Es sind Kräfte, die z. B. als Selbstheilung, Regeneration oder Vitalität in Erscheinung treten, die alle Lebensvorgänge nach eigener Ordnung gestalten. Es sind Bildeprozesse, die in den einzelnen Organen unterschiedlich wirken. Leber- und Schleimhautgewebe regenerieren schnell, Nerven oder Hornhaut langsam. Der Ätherleib sorgt dafür, dass sich den zur Erde gerichteten „Schwerekräften" des Stoffleibes „Leichtekräfte" entgegenstellen, die zentrifugal zum Kosmos gerichtet sind. In früheren Zeiten stand der Begriff „Äther" synonym für Kosmos. Daher verwendete Steiner die Begriffe *Äther-, Lebens-*, oder *Bildekräfteleib.*

Die Tätigkeiten des Lebensleibes spielen sich im Wässrigen/Flüssigen ab und beinhalten immer eine zeitliche Komponente. Dem übend sich bemühenden HNO-Arzt werden die Bildekräfte unter anderem am Zustand und an den Veränderungen der Schleimhäute ablesbar.

Der Lebensleib ist Vermittler zwischen *physischem Leib* und *Seelenleib.*

Der Seelen- oder Empfindungsleib (Astralleib)

Unterschiedliche Gefühle wie Leid und Freude, Sympathie und Antipathie, die Fähigkeit bewusst wahrzunehmen oder etwas zu wünschen und zu wollen, sind Ausdruck seelischer Kräfte und gehören zur Seelenorganisation, auch *Seelen- oder Empfindungsleib* genannt. Diese Bewusstseinsentwicklung geschieht auf der Grundlage von Abbauprozessen. Sie schafft im Menschen einen Innenraum, der uns erleben lässt, dass wir unser Denken, Fühlen und Wollen selbst beeinflussen können. Diese „Innenwelt" stellt sich der „Außenwelt" gegenüber und grenzt sich von ihr ab. Die Beseelung eines Lebewesens zeigt sich in der Beziehung dieser Innen- zur Außenwelt und damit in allen Prozessen, die mit der Atmung in Verbindung stehen. Der Seelenleib ist mit der Luft verbunden. Damit sind alle luftartigen Vorgänge im Menschen gemeint wie Lungen- und Gewebeatmung, aber auch die Stickstoffmonoxidbildung. Die notwendige Belüftung der Mittelohrräume und der Nebenhöhlen lässt den Stellenwert für die HNO-Heilkunde erahnen. Ein weiteres Kennzeichen seelenbegabter Wesen ist die Bewegungsfähigkeit. Seelische Vorgänge sind schnell im Vergleich zu den eher langsam und stetig ablaufenden Wachstums- und Bildevorgängen des Ätherleibes.

Die Ich-Organisation (Ich-Leib)

Jeder Mensch ist ein Individuum, einzigartig, einmalig, unersetzbar und unteilbar. *„Ich"* kann nur jeder zu sich selbst sagen. Das *Ich* entspricht dem Geistigen in uns, bildet das Zentrum der Persönlichkeit und ermöglicht das *Selbstbewusstsein.* Das *Ich* erscheint in der Bewusstseinswelt als ihr aktives Zentrum, als der Kern der Seele. Damit ist es Grundlage der Freiheit, die wir erleben, wenn wir eigenständig handeln. Die *Ich-Organisation* ermöglicht das Eingreifen des *Ichs* in Seele und Körper. Sie koordiniert und integriert alle Vorgänge des Organismus und prägt und gestaltet damit Denken, Fühlen und

Handeln. Das Element des *Ichs* ist die Wärme. So wie die Wärme als Qualität sich in den drei anderen Elementen – Luft, Flüssiges, Festes – betätigt, wird das *Ich* über die *Ich-Organisation* in allen Wesensgliedern tätig. Es gibt nicht nur die *leibliche*, sondern auch eine *seelische* Wärme. Der Begriff Begeisterungswärme weist ja auf einen geistnahen Ursprung hin. Die Wärme verbindet das *leibliche Sein* des Menschen mit dem *Geistigen* und ist damit Brücke zwischen der Stofflichkeit und dem übersinnlichen Wesen des Menschen.

Beziehung der Wesensglieder untereinander

Um mit den Begriffen der Wesensglieder Frucht bringend arbeiten zu können, müssen ihre Wirkungen aufeinander bekannt sein. Wir unterscheiden dabei Prozesse, die aus dem *Irdischen* kommen, und andere, die wir *kosmisch* nennen.

Der physische Leib steht in einer direkten Beziehung zu den außermenschlichen physischen Erscheinungen. Er ist wie diese physischer Natur, ist aber aus der Umwelt herauslösbar und ein dem Menschen angehöriger *Leib.* Insofern lässt sich ein chemisches Element innerhalb der jeweiligen Physis zwar genauso chemisch benennen, es ist aber im Menschen doch etwas anderes.

Ebenso steht der Ätherleib in einer direkten Beziehung zu der den Menschen umgebenden Natur. So wie das Ätherische in der Natur das Physische in das Lebendige zu heben vermag, greift der Ätherleib (Lebensleib) in die Physis des Menschen ein, um sie zu beleben: Der *Schwere* stellt sich eine *Leichtekraft* entgegen. Es handelt sich dann hier nicht um einen Ätherleib, wie er bei einer Pflanze auftritt, sondern um einen Menschenätherleib, der den äußeren Lebenskräften und Ätherleibern gesondert gegenübersteht.

Physischer und Ätherleib gehen demnach eine besondere Beziehung ein, die sich allerdings, je nachdem, wo sie innerhalb des Organismus stattfindet, unterschiedlich eng ausgestaltet. Im Kopfbereich beispielsweise ist diese Beziehung relativ locker, was die Voraussetzung für Bewusstseinsprozesse bildet (Näheres ist im Zusammenhang mit der Dreigliederung des Menschen beschrieben).

Das *irdische Paar* wirkt in zentrifugaler und zentripetaler Richtung zusammen: Zentrifugal strahlen die physischen Kräfte vom irdischen Zentrum aus und bewirken so die Schwerkraft, welche die Stoffe in Richtung Erdenzentrum zieht. Sie müssen durch die Ätherkräfte überwunden werden, die vom Umkreis ausgehend zentripetal wirken und dort die Stoffe verlebendigend in ihre Leichtekraft, vom Erdenzentrum weg, aufnehmen. Diesem im irdischen Raum wirksamen Kräftepaar steht das *kosmische Paar* gegenüber, bestehend aus Ich und Astralleib, die zwar in das Räumliche hineinwirken, selbst aber nicht räumlich sind.

Viele Funktionen des Menschen sind bereits besser verständlich, wenn man Ich und Astralleib zusammenfasst, da sie die höheren Wesensglieder sind, die auf den lebendigen Leib wirken. Beide nehmen jeweils die Kräfte in sich auf, die ihnen benachbart sind: Von der einen Seite vermittelt der Äther- dem Astralleib Eindrücke und Empfindungen aus der Umwelt, sodass diese durch den Astralleib bewusst und mit Sympathie und Antipathie begleitet werden. Von der anderen Seite her steht das Ich mit höherer

Geistigkeit in Verbindung und trägt diese an den Astralleib heran. Sympathie und Antipathie erfahren so durch das Ich die Möglichkeit des Innehaltens. Während der Astralleib eine Tendenz hat, sich mit anderem Seelenhaften zu verbinden, vermittelt das Ich in seiner Entwicklung zunächst einen antisozialen Trieb. Dieses Sich-getrennt-Erleben ist für eine Individualisierung erforderlich. So ist es auch zu verstehen, dass sich das Ich vornehmlich auf den physischen Leib bezieht, der die Grenzen des irdischen Menschen bestimmt. Mithilfe der Physis nehmen wir die uns umgebende Welt mit ihren Ereignissen wahr und sind doch von den einzelnen Erscheinungen als Gegenüberstehende getrennt.

Wesensglieder	Beziehung zu	Grundlage für	Verbindung zu
Ich-Organisation	Individualität, Geist	Selbstbewusstsein, selbstbestimmtes Erleben und Handeln	Wärme
Astralische Organisation	Seele	Bewusstseinsentwicklung, Empfindungsfähigkeit, Bewegung, abbauende Stoffwechselprozesse	Luft
Ätherische Organisation	Bilde- und Lebensprozesse	Wachstum, Regeneration, Gesunden, salutogenetisches Vermögen, aufbauende Stoffwechselprozesse	Flüssigkeit
Physische Organisation	Körper, Gestalt	Räumliche Gestalt	Festem, Mineralischem

Die vier Wesensglieder[3]

2. Das Prinzip der Dreigliederung

Eine weitere Ordnung des menschlichen Organismus stellt die funktionelle Dreigliederung in Nerven-Sinnes-System, Rhythmisches System und Stoffwechsel-Gliedmaßen-System dar. Die begriffliche Anlehnung an anatomische Strukturen darf dabei nicht dazu verleiten, diese drei Systeme statisch zu denken, sondern auch hier sind funktionelle Prinzipien gemeint. An jedem Ort des Organismus sind diese drei Grundfunktionen gleichzeitig ineinander verwoben anwesend und tätig, stehen jedoch in unterschiedlichem Verhältnis zueinander.

An der äußeren Erscheinung der Menschengestalt lässt sich eine schwerpunktmäßige Zuordnung erkennen. Im Kopfbereich überwiegt das Nerven-Sinnes-System, im Brustbereich ist es das Rhythmische System und im Abdomen hat das Stoffwechsel-Gliedmaßen-System die Vormachtstellung. Im Brustbereich ist das Zentrum für die vorherrschenden rhythmischen Vorgänge der Atmung und des pulsierenden Blutkreislaufes anzutreffen. Nerven-Sinnes- und Stoffwechsel-Gliedmaßen-System stehen in einem polaren Verhältnis zueinander, das Rhythmische System vermittelt zwischen beiden.

Unser analytisches Denken erfordert, diese Funktionen zunächst getrennt zu studieren. Es bedarf einiger Übung, diese Vorgänge gleichzeitig, ineinander verknüpft erfassen zu können.

Das Nerven-Sinnes-System

Die Funktionen des Nerven-Sinnes-Systems sind durch die Begriffe Ruhe, Kühle, Wachbewusstsein, Abbau und den Leib differenzierende Gestaltungskräfte charakterisiert. Anatomisch gesehen liegt der Schwerpunkt im Kopf. Der Mensch nimmt alle Sinneseindrücke am intensivsten auf, wenn eine innere konzentrierte Aufmerksamkeit besteht. Das Gehirn als zentrales, die Sinneseindrücke verarbeitendes Organ selbst wird im Schädelinneren, im Liquor schwimmend, in einem schwebenden, Erschütterungen dämpfenden Zustand gehalten. Es sind mit hoher Aktivität ablaufende energetische Prozesse, die in den Nervenstrukturen in Kühle stattfinden – im sprichwörtlich „kühlen Kopf, den man zu bewahren habe". Damit bildet das Nerven-Sinnes-System die Grundlage für das menschliche Wachbewusstsein. Dabei findet ein ständiger Abbau statt, der physiologische Grundlage für Bewusstseinsbildung und im Organismus Ausdruck der differenzierenden Gestaltungskräfte ist. Diese wirken wie ein Bildhauer, der durch Wegmeißeln von Substanz aus einem Marmorblock eine Skulptur zur Erscheinung bringt. Erst mit dem Einschlafen am Ende des Tages kommt der Abbau zum Erliegen, damit im Schlaf aufbauende Kräfte wirken können.

Auffällig ist, dass die Organe des Nerven-Sinnes-Systems paarig symmetrisch angelegt sind.

Das Stoffwechsel-Gliedmaßen-System

Die Funktionen des Stoffwechsel-Gliedmaßen-Systems sind durch die Begriffe Bewegung, Wärme, Schlafbewusstsein, Aufbau und Substanzbildung charakterisiert.

Das Zentrum des Stoffwechsels ist naturgemäß im unteren Menschen angesiedelt. Alle hier ablaufenden Prozesse unterliegen einer gewaltigen, unendlich vielfältigen Dynamik. Diese ist in ihrem Ursprung zunächst eher chaotisch angelegt als Bewegungspol. Das Einwirken des Rhythmischen und des Nerven-Sinnes-Systems wandelt das Grundelement Bewegung in zielgerichtete Aktivität, so innerlich zur Peristaltik des Magen-Darmtraktes und der Verdauungsdrüsen, äußerlich in den Gliedmaßen zur gerichteten Bewegung.

Wärme ist Voraussetzung für kraftvolle (energetische) Stoffwechsel- und Bewegungsabläufe. Eine Verwandtschaft zu entzündlichen Vorgängen klingt dabei an (die in der Kühle des Nerven-Sinnes-Systems ablaufenden Prozesse haben eher verfestigenden, sklerotisierenden Charakter).

Stoffwechsel baut auf und ist damit substanzbildender Pol des menschlichen Organismus. Es entsteht gleichsam der Marmorblock, aus dem der Bildhauer die Skulptur herausarbeitet. Diese ganze Tätigkeit verläuft ohne Wahrnehmung.

Die Anordnung der Stoffwechselorgane ist asymmetrisch bis spiralig.

Das Rhythmische System

Die als Nerven-Sinnes-System und Stoffwechsel-Gliedmaßen-System dargestellten Funktionen lassen deutlich erkennen, dass sie sich als Polaritäten im Gesamtorganismus gegenüber stehen. Somit ist ein Vermittelndes erforderlich. Als drittes, eigenständiges System sucht das Rhythmische System den Ausgleich zwischen den Gegensätzen zum Erhalten des physiologischen Gleichgewichtes, zum Wiederherstellen von Harmonie und damit zum Erhalt der Gesundheit. Anatomisch gesehen ist der Brustkorb Quellort von zumindest zwei der drei Hauptrhythmen: dem Puls, der sich im Herzen als Systole und Diastole äußert, sowie dem Atemrhythmus in Ein- und Ausatmung.

Ein weiterer fundamentaler Rhythmus liegt im Wachen und Schlafen, wobei im Rhythmischen System, als Mitte zwischen den beiden Polen, das sogenannte Traumbewusstsein seinen Ort hat. In unserem HNO-Fachgebiet finden wir beispielsweise das Rhythmische System repräsentiert im Gebiet des Siebbeines, das sich zwischen Kiefer- und Stirnhöhle innerhalb der Nasennebenhöhlen einfügt. Überhaupt zeigt ja das menschliche Antlitz noch einmal diese Dreigliederung: Stirn – Mittelgesicht – Mundregion.

3. Das Zusammenspiel der Funktionen

Die vorausgegangenen Abschnitte charakterisierten zunächst die vier Wesensglieder und den dreigegliederten Organismus. Im Menschen sind diese nun aber stets ineinander verflochten tätig und in der Intensität ihrer Beziehungen ständigem Wechsel unterworfen.

Im Stoffwechselpol („unterer Mensch", Verdauungsorgane und Gliedmaßen) steht der Metabolismus im Vordergrund. Nerventätigkeit ist aber gleichzeitig z. B. im vegetativen Nervensystem (z. B. Solarplexus, „nervöser Magen") anwesend, in den Gliedmaßen z. B. als Tastempfindung der Fußsohle. Die pulsierende Blutzirkulation repräsentiert das Rhythmische System.

Das Zentrum der Nerven-Sinnestätigkeit ist das Gehirn mit den von dort ausstrahlenden Nervenbahnen („oberer Mensch"). Für den Stoffwechsel des Gehirns sind vorrangig Sauerstoff und Glukose essentiell. Auch hier repräsentiert die pulsierende Blutzirkulation das Rhythmische System.

Vom Brustraum – Bindeglied zwischen „oberem und unterem" Menschen – strahlen die rhythmischen Funktionen der Zirkulation und der Atmung in den Gesamtorganismus aus. Stoffwechsel- und Nerven-Sinnestätigkeit sind aber ebenfalls anwesend (Herz- und Thoraxmuskulatur einerseits, Interkostalnerven und Nervus phrenicus andererseits).

Polaritäten der Funktionen

Die dargestellten Qualitäten sowohl der Wesensglieder als auch der dreigegliederten Funktionen erfahren durch das Vorhandensein von *Polaritäten* noch eine weitere Steigerung der Vielfalt in den organisch-funktionellen und zeitlichen Abläufen.

Dabei stehen sich gegenseitig bedingende Qualitäten komplementär gegenüber, beispielsweise: oben – unten, Aufbau – Abbau, Tag – Nacht, Wachen – Schlafen, Systole – Diastole, Einatmen – Ausatmen.

An zwei Beispielen sei dieses verdeutlicht:

Im Ablauf eines 24-Stunden-Tages mit der Polarität Tag – Nacht spiegelt sich die Tatsache, dass physischer Leib und Ätherleib mit ihrer Aufbauarbeit dem Astralleib und der Ich-Organisation mit ihrer abbauenden Tätigkeit polar gegenüberstehen.

Da wir tagsüber im Wachsein abbauenden Prozessen unterliegen, sind wir am Abend müde. Die Kräfte von Astralleib und Ich (in seinem Einwirken über die Ich-Organisation) werden schwach. Diese Wesensglieder ziehen sich zurück, das Bewusstsein erlischt und wir fallen in den – zumindest sollte es so sein – „erquickenden" Schlaf. Jetzt sind Äther- und physischer Leib in Ruhe aufbauend, regenerierend tätig, damit wir am Morgen erfrischt erwachen und einen neuen Tageslauf beginnen können.

Unter dem Aspekt der Dreigliederung ist die Polarität von Nerven-Sinnes- und Stoffwechsel-System von wesentlicher Bedeutung. Bereits die äußere Form signalisiert uns das: Am Kopf befindet sich ein Außenskelett, im Rumpf und in den Gliedmaßen haben wir ein Innenskelett; der Ort für klares Bewusstsein ist der Kopf, während wir im Stoffwechsel 24 Stunden fest schlafen, d. h. kein Tagesbewusstsein entwickeln. Wenn man genau beobachtet, so gilt dies auch für die Gliedmaßen: Wir fassen zwar bewusst den Entschluss, können aber eigentlich nicht sagen, wie es dazu kommt, dass wir unsere Gliedmaßen bewegen. Zwischen bewusstem Entschluss und dem eigentlichen Tatvorgang liegt ein *Vergessen*, unsere Seele taucht in die untere Organisation. Nach erfolgter Tat können wir wieder mithilfe unseres Nerven-Sinnes-Organismus feststellen, was wir ausgeführt haben und uns bewusst darüber Rechenschaft ablegen.

In diese Vorgänge ist noch das Rhythmische System eingeschaltet. Es durchsetzt das Ganze mit Gefühlen und verleiht ihm seine spezifische Dynamik. Das äußere Bild für die an dieser Stelle vorherrschende Seelentätigkeit ist die Durchlüftung von Brust und Mittelgesicht.

Da sich das Rhythmische System zwischen Stoffwechsel-Gliedmaßen- und Nerven-Sinnes-System befindet, nimmt es auch in zweierlei Weise Einfluss auf diese beiden, indem es sie jeweils spezifisch rhythmisiert.

In der Brust befinden sich im Wesentlichen Herz und Lunge. Die Lunge hat eine Verwandtschaft mit dem Kopf und teilt diesem den Atmungsrhythmus mit, während das Herz funktionell mit dem Stoffwechsel-Gliedmaßen-System zusammenhängt und diesem den Rhythmus des Herzschlages vermittelt. Während die Lunge einmal ein- und ausatmet, schlägt das Herz ungefähr viermal. Die Lunge übermittelt die Kräfte des Kopfes denen des Stoffwechsels im Rhythmus „eins", während von unten herauf das Herz die Kräfte des Metabolismus an die des Kopfes im Rhythmus „vier" heranträgt. Der Stoffwechsel wird organisch und emotional von oben her gebändigt, umgekehrt die Nerven-Sinnes-Tätigkeit von unten durchwärmt, durchseelt und im wörtlichen Sinne beherzigt. Auf diese Weise kommt eine funktionelle Spannung von eins zu vier zustande, die selbstverständlich Variationen unterliegt. Sie können im Gesunden liegen, aber auch gegebenenfalls Pathologie kennzeichnen. Im Psychiatrischen beispielsweise sind es Panikattacken und Gewaltausbrüche, im Körperlich-Funktionellen der Hypertonus und Vorhofflimmern.

Während der Einatmung entsteht im Abdomen im unteren Bereich ein gesteigerter Druck, da sich das Zwerchfell nach unten bewegt. Er wird über die dortigen Venen intraspinal auf den Liquor cerebrospinalis übertragen. Im Liquor steigt ein Puls von unten nach oben auf, der dem Atemrhythmus entspricht und die Kräfte des Kopfes mit beinhaltet. Währenddessen hat das Herz viermal geschlagen und sein Puls ist über die Arteria carotis und vertebralis in den Kopf gelangt, um sich dort auf den Liquor zu übertragen (über Plexus chorioideus). Der Herzrhythmus schlägt dann im Liquor cerebrospinalis von oben nach unten und begegnet dem Atemrhythmus. Diese beiden Rhythmen wies man tatsächlich auch in der Perilymphe des Ohres nach.

Während der Nacht sind die Kräfte des Astralleibes und des Ichs nicht in gleicher Weise eingegliedert und wirksam wie am Tag, d. h. während der Nacht kann der Organismus oftmals nicht den Stoffwechsel mit dessen bewegender Kraft beherrschen, erst recht dann nicht, wenn eine Stenose oder funktionelle Störung im Lendenwirbelsäulenbereich besteht. Die Folge sind Tachykardien und erhöhter Blutdruck, die zwischen 3 und 4 Uhr morgens auftreten, verursacht durch zu starken astralen Antrieb, der unten entsteht, aber im Liquor von oben nach unten läuft. Im Unteren entspricht dem die Claudicatio spinalis am Tage: Der Astralleib findet nicht von oben her den Bewegungsorganismus, mit der Folge von unterschiedlich ausgeprägten Lähmungserscheinungen in den Beinen, die nicht präzise auf eine Nervenläsion zu beziehen sind.

Die Analyse des jeweiligen Verhältnisses zwischen dem „oberen" und dem „unteren" Menschen ist ein wichtiger diagnostischer Faktor für das Erkennen von Gesundheitsstörungen und bildet gleichzeitig eine Basis für eine mögliche Therapie.

4. Krankheitstendenzen im menschlichen Organismus

In der Dreigliederung des menschlichen Organismus stehen sich Form und Struktur (Nerven-Sinnes-System) auf der einen Seite sowie Prozesse und Bewegung (Stoffwechsel-Gliedmaßen-System) auf der anderen polar gegenüber und werden durch das Rhythmische System vermittelt. Dadurch gelingt das jeweilige gesunde Zusammenwirken dieser drei Systeme in den einzelnen Bereichen des Organismus, das seine Gesundheit ausmacht. Kommt es zu Dominanzen und Vereinseitigungen, so entsteht aus der Physiologie die Pathologie und damit Krankheit. Dominiert der Formpol in einseitiger Weise und wird er nicht mehr von dynamisch wirksamen Veränderungsprozessen ergriffen, so entsteht aus der lebendigen Form die erstarrte, sklerosierte Struktur. Das dominante Wirken der Wesensglieder vom Nerven-Sinnes-System führt damit zu Verhärtung und Verfestigungsprozessen. Sklerose begleitet die Bewusstseinsentwicklung des Menschen.

Bei jedem Skleroseprozess ist unter diesem Gesichtspunkt auf die Bewusstseinswelt des Menschen zu achten. Hat sich eine einseitige intellektuelle Orientierung entwickelt, die ein gesunder Lebensstil mit durchwärmender Bewegung nicht mehr ausgleicht? Oder sind die Seele und damit das Fühlen des Patienten ständig angespannt und lassen ein gesundes Atmen zwischen Konzentration und seelischem Lösen vermissen?

Der Skleroseprozess kann sich allerdings auch durch eine zu geringe dynamische Aktivität der Wesensglieder im Stoffwechsel-Gliedmaßen-System entwickeln, die nun indirekt eine Dominanz des Nerven-Sinnes-Systems entstehen lässt (im Unterschied zu dem primären Überwiegen des Nerven-Sinnes-Systems spricht man hier von einem sekundären). Beispiele hierfür sind die zahlreichen Skleroseerkrankungen unserer Zivilisation, die durch Bewegungsmangel entstehen. Umgekehrt macht das die therapeutische Bedeutung der Mobilität, insbesondere der „beseelten Bewegung", wie sie in der Heileurythmie erfolgt, für viele Skleroseleiden (z. B. Diabetes mellitus, KHK, arterielle Hypertonie) verständlich.

Dominiert das dazu polare Wesensgliederwirken, also die Funktionen des Stoffwechsel-Gliedmaßen-Systems, so können sich erwärmende, entzündliche Prozesse entwickeln. Jede körperliche Bewegung ist von Erwärmung und weiteren Phänomenen, die der Entzündung nahestehen, begleitet. Schließlich ist die Inflammation selbst ein intensiver Stoffwechselprozess. Entzündungsprozesse führen nun nicht in Verfestigung und Struktur, sondern haben eine formauflösende Qualität. Damit steht die Sklerose mit dem Nerven-Sinnes-, die Entzündung mit dem Stoffwechsel-Gliedmaßen-System in Beziehung. Im menschlichen Organismus gibt es Bereiche, in denen funktionell das Nerven-Sinnes-System überwiegt (v. a. in den Geweben, in denen Form und Struktur dominieren, wie z. B. in der Nervenorganisation, aber auch im Knochensystem, betont im oberen Menschen) und andere, in denen das Stoffwechsel-Gliedmaßen-System prädominiert (v. a. in den metabolisch aktiven, prozessual aktiven Organen und Geweben, wie z. B. der regenerationsfähigen Leber und der bewegenden Muskulatur, besonders also im unteren Menschen). Entwickeln sich „unausgeglichene Dominanzen" in der Dreigliederung, so entsprechen diese oftmals der physiologischen Wirksamkeit, aber in einem anderen Bereich des Organismus. Die für das Nerven- oder auch das Sinnessystem typische Wesensgliederwirksamkeit kann am „falschen Ort" auftreten und dadurch zur Krankheit führen.

Skleroseerkrankungen entstehen durch die Dislokation einer für das Nervensystem typischen Wesensgliederwirksamkeit an einem „falschen Ort". Diese bewirkt z. B. Atherosklerose des Gefäßsystems. Eindrucksvoll ist in diesem Zusammenhang die Mediasklerose Mönckeberg, die zu einer dislozierten Knochenbildung im Gefäßbereich, also am falschen Ort, neigt. Kommt es in ähnlicher Weise zu einer Dislokation der für das Sinnessystem typischen Wesensgliederwirksamkeit, so entwickelt sich das Karzinom, das sich an den epithelialen Grenzflächen des Organismus (auch den eingestülpten, wie z. B. den exokrinen Drüsen des Pankreas) entwickelt. Umgekehrt führt die Dislokation der Qualitäten des Stoffwechsel-Gliedmaßen-Systems zu den entzündlichen Krankheitsbildern. Erreichen inflammatorische Stoffwechselprozesse die Grenzflächen des Organismus, so entstehen Allergien. Bei diesen ist das normale Wahrnehmen der Sinne durch die begleitende, entzündungsverwandte allergische Reaktion verändert und eingeschränkt. Stoffwechselprozesse dringen in das Sinnessystem vor.

Im mittleren Menschen begegnen sich die beiden Erkrankungstendenzen der Verhärtung und der entzündlichen „Auflösung". Ein Beispiel hierfür sind die Gerinnungs- und Fibrinolyseprozesse im rhythmisch bewegten Blut: Es wechselwirken die Gerinnungs- und damit die Sklerosetendenz mit der auflösenden Qualität der Fibrinolyse.

Polare Wirksamkeiten konstituieren den menschlichen Organismus. Von ihrem regulären Zusammenspiel hängen die Gesundheit des Menschen und damit die Entfaltungsmöglichkeit der Individualität ab. Ungleichgewichte fordern die ausgleichende Aktivität des entgegengesetzten Pols. Zu jeder Erkrankungstendenz ist ein heilender, salutogenetischer Prozess im menschlichen Organismus aufrufbar. Einer umfassenden Therapie obliegt es, diesen Gesundungsprozess nicht als weitere Krankheitserscheinung zu missdeuten, sondern aktiv in den Heilungsvorgang einzubeziehen und durch die verschiedenen Behandlungsverfahren zu unterstützen.

Die vier Krankheitsprozesse vor dem Hintergrund der Dreigliederung

Die beschriebenen vier Krankheitsprozesse stehen miteinander in Beziehung und stellen sich vor den Hintergrund der Dreigliederung. Die akute Entzündung kann grundsätzlich ausheilen. Hierbei überwindet der Organismus eine Fremdqualität. Anderenfalls entwickelt sie sich zur chronischen Inflammation. Diese steht in einer diagnostisch wie therapeutisch wesentlichen Beziehung zur Sklerose und zum Karzinom. So stellt sich z. B. die Atherosklerose als chronischer Entzündungsprozess dar, die chronische Hepatitis führt zur Zirrhose und damit ebenfalls zu einer Skleroseerkrankung. Auf der anderen Seite fördert die chronische Entzündung die Karzinogenese. So begünstigen chronische Hepatitis, Pankreatitis etc. das Karzinom. Dominieren die Qualitäten des Nervensystems in der chronischen Entzündungsphase, so entwickelt sich die Sklerose bis zur granulomatösen Fremdkörperreaktion, die histomorphologisch ein Abbild der sphärischen Kopfform entstehen lässt. Kommt es demgegenüber zur dominanten Wirkung des Sinnes-Systems, so entsteht auf dem Boden der chronischen Entzündung das Karzinom. Die Entzündung trägt also einen dualen Charakter: Einerseits kann sie im akuten Geschehen eine Fremdqualität überwinden und damit heilend wirken, andererseits mutiert sie als chronische Inflammation zum Krankheitsprozess, indem entweder die Qualitäten des Nerven- oder des Sinnessystems ihren Verlauf dominieren. Dabei ist die akute Entzündung durch umfassende Abbauprozesse gekennzeichnet. Die Chronifizierung führt zwar auch zur Strukturzerstörung, zeigt aber durch Proliferation (chronisch-proliferative Entzündung), Bindegewebs-, Granulom- und Kapselbildung pathologische „Aufbauprozesse". Entsprechend gehört die akute Form zur abbauenden Tagesphase, die chronische mehr zur aufbauenden Nachtphase der Entzündung. Die akute Inflammation wird ebenfalls durch das Nerven-Sinnes-System moduliert: Als Stoffwechselprozess braucht sie die mit dem Nerven-Sinnes-System zusammenhängende neuroimmunologische Modulation und Gestaltung. Die funktionelle Dreigliederung des gesamten Organismus findet sich also auch im kleinen Abbild wieder, indem jeder Prozess im Stoffwechsel-Gliedmaßen-System seine rhythmische Zeitgestalt (Rhythmisches System) und seine Formung und Modulation (Nerven-Sinnes-System) erfährt. In vielfältiger Weise sind neuroimmunologische Regulationen als Metamorphosen des Nervensystems in der akuten Entzündungsphase nachweisbar. Kommt es demgegenüber zu einer Dominanz von Sinnesfunktionen in entzündlichen Stoffwechselprozessen, so entwickeln sich die allergischen Erscheinungen. Diese sind ganz auf die Außenwelt ausgerichtet, nehmen über das immunologische „Erkennen" eine antigene Außenqualität sinnesorganartig wahr und führen zur allergisch-entzündlichen Reaktion. Der Stoffwechselprozess ist nicht mehr „abgeschlossen“ und auf den Organismus zentriert, sondern öffnet sich wie im Sinnesorgan nach außen. Diese Qualität ist besonders bei den IgE-vermittelten allergischen Sofort-Reaktionen nachweisbar. Rudolf Steiner charakterisierte bei der Einführung des anthroposophischen Arzneimittels zur Therapie des Heuschnupfens (Citrus/Cydonia) die Pollinosis unter dem Gesichtspunkt des dominanten Sinnesprozesses:

„Dadurch, dass der Sinnesprozeß nicht in genügender Weise durch den Stoffwechselprozeß paralysiert ist, dass der Sinnesprozeß in der Peripherie präponderierend bleibt, haben wir den Menschen ausgesetzt ... den Einflüssen seiner Umgebung, die gerade günstig sind beim Blühen der Gramineen.“[4]

Allergische Reaktionen beziehen sich auf eine antigene Fremdqualität der Außenwelt. Wird der eigene Organismus des Menschen sich selber „fremd“, so entstehen „allergische“ Reaktionen im Sinne der Autoimmunerkrankungen. Diese finden sich besonders beim Menschen und nicht oder selten im Tierreich. Sie haben einen Bezug zur Ich-Organisation: Ist deren integrierende Funktion im menschlichen Organismus eingeschränkt, so können sich Prozesse des Nerven-Sinnes- oder auch Stoffwechsel-Gliedmaßen-Systems autonomisieren und zu Autoimmunleiden führen. Diese differenzieren sich in die „Bindegewebserkrankungen“ der Kollagenosen (autonomisierte Prozesse des Nerven-Sinnes-Systems) und die mit dem Blut verbundenen Vaskulitiden (Autonomisierung im Stoffwechsel-Gliedmaßen-System). Beide Gruppen weisen ihrerseits ein Spektrum von diversen Erkrankungen auf, das sich vor den Hintergrund der Dreigliederung stellt.

Literatur

1 Steiner, R., Wegman, I.: Grundlegendes für eine Erweiterung der Heilkunst (GA 27). Rudolf Steiner Verlag Dornach 2016.

2 Die folgenden Ausführungen beruhen im Wesentlichen auf Girke, M.: Innere Medizin. Salumed Verlag Berlin 2020. S. 7–56.

3 nach: Girke, M. (Hrsg.): Geriatrie. Grundlagen und therapeutische Konzepte der Anthroposophischen Medizin. Salumed Verlag Berlin 2014. S. 15.

4 Steiner, R.: Anthroposophische Menschenerkenntnis und Medizin (GA 319). Rudolf Steiner Verlag Dornach 1994. Vortrag vom 2.9.1923.

KAPITEL II
Krankheitserreger und ihre Bedeutung

HARALD ZÜHLKE

1. Wesen und Aufgabe der Infektionskrankheiten

Eine Infektion mit Bakterien, Viren oder Pilzen macht noch keine Infektionskrankheit. Während meiner 40-jährigen Praxistätigkeit als HNO-Arzt wurde ich fast täglich infiziert, ohne deshalb jemals zu erkranken. Wie es damals üblich war, habe ich ohne Mundschutz und ohne Handschuhe gearbeitet und jeden Patienten mit Händedruck begrüßt. Die von Robert Koch (1843–1910) inaugurierte These, Infektionskrankheiten seien allein durch eine Infektion mit bestimmten Erregern bedingt, ist überholt. Die jahrzehntelange Vorstellung, Bakterien und Viren seien unsere Feinde, die wir bekämpfen und möglichst vernichten müssen, damit der Mensch gesund wird, ist endlich zu überwinden.

Gesundheit ist nichts Statisches, sie ist ein immerwährender Werdeprozess, bedingt durch die Aktivität unseres Immunsystems. Dazu brauchen wir eine ausreichende Besiedelung unseres Körpers mit Bakterien und Viren, unser Mikrobiom.[1] In einer keimfreien Umgebung erkranken wir, sie ist auf Dauer nicht mit dem Leben vereinbar. Das spricht natürlich nicht gegen eine maßvolle Hygiene, besonders in Pandemie-Zeiten.

Die anthroposophisch erweiterte Medizin bemüht sich, neben den rein materiellen auch seelische und geistige Aspekte mit einzubeziehen. Sie sieht in Erkrankungen nicht nur etwas Schlechtes. So sind wir der Ansicht, dass Krankheit an der Prägung des individuellen Entwicklungsganges eines Menschen beteiligt ist und daher auch einen Sinn hat. Gerade im Kindesalter halten wir fieberhafte Infektionen für förderlich, damit der Mensch nicht nur die fremde Außenwelt (Krankheitserreger) überwinden, sondern auch seinen ererbten Leib ergreifen und umgestalten und sich so zu einer individuellen und starken Persönlichkeit entwickeln kann. Die individuelle Gesundheit ist erst im Laufe der Kindheit zu erreichen, man kann sie nicht ohne weiteres von den Eltern übernehmen und konservieren. Ein Kind, das nicht ab und zu krank sein darf, kann sich nicht gesund entwickeln. „*Durch das Überwinden der Krankheit hat sich der Mensch instand gesetzt, dort vollkommene Kräfte zu haben, wo er früher unvollkommene Kräfte hatte*".[2]

Fieberhafte Infektionen gehören ins Kindesalter, sie sind ärztlich zu begleiten, aber nicht zu unterdrücken. Sie unterscheiden sich prinzipiell von den Altersleiden. Die klassischen fieberhaften Kinderkrankheiten sind also nicht nur negativ, sie sind auch, wenn sie zur rechten Zeit durchlebt und gut begleitet werden, Hilfen auf dem Weg zu mehr Gesundheit. Gerade bei den Infektionen zeigt sich deutlich, dass die Krankheit nicht nur ein Ergebnis abgelaufener Prozesse ist, sondern auch eine in die Zukunft führende Aufgabe hat.

Kinderkrankheiten	Alterskrankheiten
akut	chronisch
entzündlich (auflösend)	sklerosierend (verhärtend)
mit Fieber	eher mit Untertemperatur
Anstoß von außen erforderlich (Infektion)	endogene Genese
Ausheilung	Chronifizierung
Inkarnationshilfe	Exkarnationshilfe

Im mittleren Lebensalter stehen dann Krankheiten im Vordergrund, die durch psychischen oder sozialen Druck verursacht sind.

Eine Infektionskrankheit entsteht durch:

a) **Disposition**
Unterkühlung – physische oder seelische Kälte – kann eine Erkältungskrankheit verursachen. Der Entzündungsprozess dient der Überwindung einer Fremdqualität, die nicht nur aus Mikroben, sondern auch aus Kälte besteht. Bei seelischer Anspannung (Angst, Aufregung) kommt es zur Abkühlung der Peripherie des Menschen (feuchtkalte Hände, Frösteln), ein aus dem Wärmeorganismus herausgefallener Teil wird „fremd". Die Heilung dieser Störung ist die durchwärmende Entzündung.[3] So kann z. B. Angst eine Angina verursachen oder Dauerstress, also wenn man die „Nase voll" hat, eine Sinusitis zur Folge haben. Zur Disposition gehören auch die persönlichen Lebensbedingungen. Armut, Elend, Hunger, unsauberes Trinkwasser, Flucht, Krieg, Massenlager und Ghettos begünstigen Infektionskrankheiten.
Erst wenn der Mensch in seiner Vitalität oder psycho-sozial geschwächt ist, bietet er den Mikroorganismen Gelegenheit, sich zu vermehren. So erkranken beispielsweise bei einer Grippe-Epidemie nur 10–15% der Bevölkerung, 85–90% bleiben gesund.[4]

b) **Konstitution**
Bei manchen Menschen besteht eine Neigung zu fieberhaften Entzündungen. Wenn ein Mensch solche nicht in der Kindheit hatte, so ist das nicht unbedingt ein Vorteil, sondern eventuell ein Hinweis auf eine anergische Reaktionslage.[5] Diese Menschen neigen im späteren Leben eher zu Karzinomen. Auch individuelle Vorerkrankungen wie Herz-Kreislauf-Schwäche, Niereninsuffizienz oder Verdauungsschwäche begünstigen Infektionskrankheiten. Die Konstitution ist angeboren, sie ist z. T. von Eltern und Großeltern vererbt, teilweise ist sie auch eine Folge früherer Inkarnationen. Fieber kann sie „schmelzen", individualisieren.

c) **Infektion**

Die sogenannten Erreger treten erst im Verlauf des Krankheitsprozesses hinzu. Durch Disposition und Konstitution und auch, wenn es in der Biografie eines Menschen notwendig ist, kommt es zur Besiedlung und Vermehrung von Bakterien oder Viren. Der Ausdruck „Krankheitserreger" ist zwar üblich, aber eigentlich nicht korrekt. Der Mensch „fängt sich einen Infekt ein".

Eine Sinusitis z. B. entsteht durch Unterkühlung oder seelische Kränkung. Ich und Astralleib beherrschen und gestalten das wässrige Element nicht mehr richtig. Vom Stoffwechselpol dringt der Ätherleib vehement in die Lufträume des Kopfes vor. Dieser Einbruch des Wässrigen verdrängt das Luftige. Man hat die „Nase voll". Das Zuviel an Wässrigem bildet dann den Nährboden für pathogene Keime, die sich normalerweise im bakteriostatisch wirkenden Nasensekret kaum aufhalten.[6]

Was bedeutet Immunität? Die Aktivität unseres Immunsystems ist der unmittelbare Ausdruck für unsere Ich-Präsenz. Wo wir etwas Neues erwerben – auf der biologischen oder der seelischen Ebene – da ist unser Ich präsent.[7] Das Immunsystem ist Teil unserer Ich-Organisation.

Wann lässt unsere Immunität nach? Natürlicherweise geschieht dies im Alter; bei jüngeren Menschen durch schlechte Ernährung, schwierige soziale Verhältnisse und im wesentlichen durch chronischen, angstbesetzten Stress.

Dadurch erweitert sich die Perspektive von Prophylaxe und Therapie, da sie nicht nur die Exposition der Erreger, sondern konstitutionelle Faktoren sowie die Bedingungen des Umwelt- und Lebensraumes einbezieht und die Behandlung nicht nur auf die pathogenetischen Faktoren, sondern das eigene Gesundheitspotenzial, die salutogenetischen Ressourcen der Patienten fokussiert.[8]

Viren haben eine Affinität zum Kopfpol des Menschen, zum Nerven-Sinnes-System und zur Haut, sie sind neurotrop. Bakterien zeigen eine Nähe zum unteren Pol, zum Stoffwechsel und zum Blut, sie sind hämatotrop. Viren bestehen nur aus Nukleinsäuren wie der Zellkern, Bakterien basieren auf vielseitigem Eiweiß mit unerschöpflicher Vitalität, haben aber keinen Zellkern. Die Polarität von Zellkern (Information) und Zellleib (Leben) entspricht der Polarität von Viren und Bakterien. Nun hat sich in den vergangenen Jahrhunderten die Konstitution der Menschen geändert. Früher waren die Menschen vitaler, mehr dem Stoffwechsel-Gliedmaßen-System verbunden, heute sind sie „kopfiger", mehr vom Nerven-Sinnes-Pol geprägt. Entsprechend sehen wir heute eine relative Abnahme bakterieller Infektionen und die Zunahme von Virus-Erkrankungen. Die in den letzten 80 Jahren neu entstandenen Krankheiten (HIV-Infektionen, die sog. Vogelgrippe H5N1, SARS, Hepatitis C, Ebola und ganz aktuell Covid-19) sind viral bedingt.

Meist sind es Zoonosen, bei denen die Viren von Tieren überspringen und sich dann von Mensch zu Mensch verbreiten. Die Viren hatten mit ihren Wirtstieren friedlich zusammengelebt. Entscheidend ist hier der Wirtswechsel. Verantwortlich für das Pathogen-Werden der Viren sind die Menschen selbst, weil sie aus Egoismus immer mehr natürliche Lebensräume zerstören und Tiere nicht artgemäß halten.[9]

2. Antibiotika

Das heutige rein materialistische Weltbild sieht den Menschen nicht als einen Werdenden, der sich an Widerständen entwickelt, sondern als eine Art Maschine, die am Laufen zu halten ist. Störungen sind möglichst schnell zu reparieren. In dieses Bild passt in idealer Weise, ebenso wie Analgetika und Antipyretika, die Antibiotika-Therapie. Aus anthroposophischer Sicht sind diese Mittel eigentlich keine Heilmittel, sie verhindern sogar oft die echte Genesung, weil sie die Auseinandersetzung des Menschen mit der Krankheit und ihre Überwindung nicht zulassen. Der Arzt muss natürlich abwägen, ob er diese Anstrengung dem Patienten zumuten kann.

In der zweiten Hälfte des 20. Jahrhunderts entwickelte sich die Antibiotika-Therapie rasant. Ständig gelangten neue Substanzen zum Einsatz und die schnelle Symptomfreiheit durch diese Mittel war verführerisch. So setzte man Antibiotika auch bei Bagatell-Infektionen ein. Hinzu kam, dass in der Landwirtschaft dem Tierfutter Antibiotika beigemengt wurden, welche die Menschen dann beim Verzehr des Fleisches zu sich nahmen. Diese chronische Antibiotika-Einnahme hatte dann aber die bekannten Folgen: Dysbiose im Magen-Darm-Bereich, Unverträglichkeiten, Allergien und die Entwicklung antibiotikaresistenter Keime.

2.1 Antibiotikaresistente Keime

Durch natürliche Mutationen von Bakterien können Resistenzen gegen Antibiotika entstehen. Diese Resistenzen treten vor allem dort auf, wo viele Bakterien im Umlauf sind: in Kliniken oder in Massentierhaltungen. Denn unter ständigem Einfluss der Antibiotika überleben und vermehren sich genau die Bakterienstämme, die als erste durch Mutation eine Resistenz entwickelten. Sie sind zudem in der Lage, die Resistenz durch Gentransfer an andere Bakterienstämme zu übertragen. Jeder Einsatz von Antibiotika fördert also die Selektion von resistenten Bakterien, weil empfindliche Vertreter abgetötet werden. Dadurch können sich die resistenten Erreger unter einer antibiotischen Behandlung ungehindert vermehren.

700 bis 800 Tonnen Antibiotika werden in Deutschland jährlich in der Humanmedizin eingesetzt. In anderen europäischen Ländern ist der Verbrauch noch höher. Einem Bericht des „European Centre for Disease Prevention and Control (ECDC)" zufolge, der die Daten aus 30 europäischen Ländern analysierte, liegt die Zahl der täglichen Verordnungen im Schnitt bei 21,9 definierten Tagesdosen DDD pro 1.000 Einwohner. Zum Vergleich: In Deutschland sind es 14,6.[10]

Europaweit gab es im Jahr 2015 rund 670.000 Infektionen mit multiresistenten „Krankenhauskeimen", 33.110 Patienten starben, zumeist an Pneumonie oder Sepsis, Harnwegs- und Wundinfektionen. Die Daten wurden im November 2018 im *Lancet* veröffentlicht.[11] Die häufigsten multiresistenten Keime sind:

MRSA	Methicillin-resistenter Staphylococcus aureus
ESBL	Bakterien, die Beta-Lactam-haltige Antibiotika spalten und somit gegen diese resistent sind
MRGN	Multiresistente gramnegative Bakterien, also Escherichia coli, Pseudomonas aeruginosa, Klebsiella pneumoniae etc.
VRE	Vancomycin-resistente Enterococcen

Die Lebensdauer der Keime ist sehr unterschiedlich. MRSA (nasal) und VRE (meist rektal) können ein Leben lang im menschlichen Körper verweilen oder auch nach wenigen Tagen von selbst verschwinden. Oft sind es gar keine fremden Keime aus der Umgebung. Jeder von uns schleppt Billionen von Bakterien mit sich herum, das Mikrobiom auf der Haut oder im Darm.

2.2 Das Mikrobiom

Das Mikrobiom des Menschen, also die Summe aller Mikroorganismen, die auf der äußeren Haut und den Schleimhäuten leben, d.h. in Mund, Nase, Nasennebenhöhlen, Darm usw., hat eine essentielle Bedeutung für die körperliche, seelische und geistige Gesundheit des Menschen. 100 Billionen Bakterien, mehr als unser Körper an Zellen aufweist, leben in und auf uns. Dieses Mikrobiom gilt als regelrechtes Organ an der Berührungsfläche zwischen dem Verdauungstrakt und der aufgenommenen Nahrung. Es gehört nicht zu unserem physischen Leib, ist aber ein wesentlicher Teil unseres Ätherleibes. Der Ätherleib überragt unseren physischen Leib; äußere Anwendungen, Wickel und Auflagen wirken deshalb direkt auf ersteren. Tausende von Arten, eine enorme Vielfalt von Bakterien enthält das Mikrobiom, und jeder Mensch hat seine individuelle Kombination. Die Darmbakterien helfen uns bei der Verdauung und schützen uns sogar vor Krankheitserregern. Die Art der Besiedelung hat also auch diagnostischen Wert, die Bakterien sind Indikatoren der Gesundheitslage und beeinflussen diese. Das Verhältnis von Mensch und Bakterium ist wechselseitig. Es handelt sich um ein wucherndes Leben im Darm, das dauernd begrenzt, abgebaut werden muss, um dann in metamorphosierter Weise als Bewusstseinskraft zur Verfügung zu stehen.[12] Die Mikrobiota des Darms wirken an der Reifung und Funktion des menschlichen Gehirns mit, worauf Rudolf Steiner schon 1920 hinwies.[13]

Zum Mikrobiom gehört auch das Virom. Seit der Frühgeschichte des Lebens gibt es keinen Organismus, der nicht von Viren besiedelt wurde. Unsere genetische Evolution wäre ohne Viren nicht möglich gewesen. In jedem Milliliter Meerwasser befinden sich etwa 1 Million Bakterien und 10 Millionen Viren. Sie sind die genetische Ursubstanz der Erde. Viren sind per se nicht pathogen, sie werden es erst unter Stress, wenn sie sich stark vermehren. Thomas Hardtmuth gibt ein Beispiel: Wenn ich 20 Bananen esse, würde ich krankhafte Symptome erzeugen, obwohl der Verzehr einer einzelnen Banane durchaus gesund ist.[14] Ursache der Infektionserkrankung sind also nicht die Viren und Bakterien, sondern eine mikrobielle Dysbalance im Rahmen einer immunologischen

Schwäche. Bereits 1962 erwies sich, dass man gesunden Mäusen 100.000 Salmonellen-Keime zuführen muss, um bei 50 % der Tiere eine Krankheit auszulösen. Hatten die Mäuse Tage bis Wochen zuvor einmalig ein Antibiotikum (Streptomycin oder Penicillin) bekommen, was in der Regel zu einer Dysbiose des Darmmikrobioms führt, dann reichten drei Keime aus.[15] Eine gut entwickelte Darmflora trägt entscheidend zur Ausbildung unseres Immunsystems bei. Pathogen werden die Keime meist nur dann, wenn das Mikrobiom aus dem Gleichgewicht geraten ist.

Dieses Mikrobiom entwickelt sich nach der Geburt und man sollte es dabei nicht stören. Deshalb ist es wichtig, den Säugling mit Muttermilch zu ernähren, wobei die Mutter darauf achten muss, Rauchen, Alkohol und Medikamente möglichst zu vermeiden. Beim Kind sollte man im ersten Lebensjahr auf die Gabe von Antibiotika und Antipyretika sowie auf Impfungen nach Möglichkeit generell verzichten. Auch im weiteren Verlauf des Lebens beeinträchtigen ungesunde Ernährung und Antibiotika das Mikrobiom und dadurch das Immunsystem des Menschen. Ein geschädigtes Mikrobiom kann zu Allergien, Adipositas, Diabetes, entzündlichen Darmerkrankungen und geistig-seelischen Beschwerden (Angst- und Ess-Störungen, Autismus, Depression, M. Alzheimer etc.) führen. Die Psychomikrobiotik und die Psychoneuroimmunologie sind neue Forschungsfelder.

Diese Erkenntnisse lassen es sinnvoll erscheinen, Antibiotika nur in Ausnahmefällen anzuwenden.

Selbstverständlich ist bei schweren Erkrankungen, wenn der Mensch so geschwächt ist, dass er die Keime nicht überwinden kann, eine gezielte Therapie mit Antibiotika sehr hilfreich und oft lebensrettend. Aber sie beseitigt nur das Symptom Bakterienbefall und führt allein nicht zur Heilung. Gesundheit ist erst erreicht, wenn der Sinn der Krankheit erfüllt ist, wenn also z. B. eine Verhärtung durch eine Entzündung aufgelöst wurde, wenn das Immunsystem etwas gelernt hat, wenn eine Überwindung und nicht Verdrängung der Krankheit erfolgte. Bei der letzteren kommt es leicht zu Rezidiven, weil der Körper seine Aufgabe noch nicht erfüllt hat. Scharlach z. B. kann wiederholt auftreten, wenn mit Penicillin der Krankheitsprozess (und damit auch der Gesundungsprozess) unterdrückt wurde.

Die adäquate Behandlung ist hier:

- *Apis Belladonna* (Wala) Globuli velati — 2-stündlich 5–10

oder

- *Erysidoron 1* (Weleda) Tropfen — 2-stündlich 5–10 gtt

Eine überwundene Infektionskrankheit führt nicht nur zur Restitutio ad integrum, sondern zu einer Gesundheit auf höherer Stufe: Der Körper hat etwas gelernt.

Auch anthroposophische Ärzte verwenden also manchmal Antibiotika, diese haben aber bei weitem nicht den Stellenwert, den die Universitäten heute noch lehren. Die anthroposophische Medizin ist deshalb nicht weniger wirksam. In einer internationalen Studie wurden 1016 Patienten mit akuten Ohr- und Atemwegsinfekten in 29 Hausarztpraxen z. T. mit konventioneller und z. T. mit anthroposophischer Medizin behandelt. Im Vergleich zur schulmedizinischen Behandlung erzielte die anthroposophische Behandlung günstigere Krankheitsverläufe, niedrigere Antibiotika-Verschreibungsraten und weniger Arzneimittelnebenwirkungen bei höherer Patientenzufriedenheit.[16]

3. Antimykotika

Bei einer Therapie mit Antibiotika, Corticoiden, Chemotherapeutika oder Immunsuppressiva kann es infolge der eintretenden Immunschwäche zu einem vermehrten Wachstum von Pilzen auf den Schleimhäuten kommen (Candida albicans, Aspergillus niger etc.).

Mit der Dysbiose im Darm geht ein Ungleichgewicht der Wesensglieder einher. Die Schleimhaut weicht auf, wird wässrig, es entsteht zu viel „Leben“ im Darm. Knoblauch (Allium sativum) dynamisiert den Astralleib, er raubt den Parasiten, Würmern und Pilzen die Grundlage ihres vegetativen Lebens, da er Schwefel enthält, der auch austrocknend wirkt. Man sollte zwei Tage lang rohen Knoblauch essen bis zur Hautausdünstung oder bis leichtes Magenbrennen auftritt (am besten am Wochenende). Parallel dazu helfen Brennnesseltee und Mistel (Viscum album) zur Immunstärkung.

Außerdem sollten die Patienten in der Ernährung Zucker und Weißmehlprodukte vermeiden, sie schwächen das Immunsystem.

Alternativ sind Antimykotika wie Amphotericin B

- *Ampho-Moronal-Lutschtabletten* (Dermapharm) — 4 × täglich 1

oder Nystatin

- *Candio-Hermal Fertig-Suspension* (Hermal) — 3–5 × täglich 1 ml einige Minuten im Mund belassen, dann herunterschlucken

einsetzbar.

4. Virostatika

Ein Medikament, das Viren im menschlichen Körper beseitigt, ist nicht bekannt. Nur Fieber über 39 °C kann Viren abtöten. Deshalb ist bei den gewöhnlichen fieberhaften Erkältungskrankheiten, die in der Regel mit einer Virus-Infektion einhergehen, eine Fiebersenkung nicht unbedingt hilfreich. Das heißt nicht etwa, dass wir einer überschießenden Temperatur tatenlos zusehen. Mit kühlenden Wadenwickeln und der Gabe von

- *Apis Belladonna* (Wala) Globuli velati — 2-stündlich 5–10

und

- *Infludoron* (Weleda) Globuli — stündlich 10

halten wir das Fieber in Grenzen, ohne seine heilsame Wirkung zu beeinträchtigen.

4.1 Grippaler Infekt und Grippe (Influenza)

Oseltamivir (Tamiflu – Hoffmann-La Roche), ein Neuraminidasehemmer, der zur Behandlung der Influenza Einsatz findet, ist inzwischen, nachdem von Staatsseite jahrelang Unmengen dieser Kapseln für eventuelle Grippe-Epidemien eingelagert worden waren, wegen der geringen Wirksamkeit und erheblicher Nebenwirkungen unbedeutend geworden.

Auch die zur Prophylaxe seit Jahrzehnten propagierte Grippe-Impfung ist, wie eine große amerikanische Studie gezeigt hat, wenig effektiv. Ein Impfschutz besteht nur bei 10–30 % der Geimpften.[17] Es gibt viele unterschiedliche Grippe-Viren, und der Impfstoff, der jedes Jahr neu zusammengestellt werden muss, kann nur einige wenige Stämme enthalten. Zudem vertragen alte und multimorbide Menschen, die sie am dringendsten bräuchten, die Impfung oft nicht gut.

Heilsam bei Grippe ist Bettruhe, reichliche Flüssigkeitszufuhr und die Gabe von

- *Infludoron* (Weleda) Globuli — stündlich 10

oder

- *Aconitum/China comp.* (Wala) Globuli velati — 5 × täglich 5 oder 1–2 Supp.

Gut wirksam sind außerdem Contramutan, Gripp-Heel, Metavirulent oder Nisylen. Sie enthalten Aconitum, Bryonia, Eupatorium, Phosphorus u.a.

- *Contramutan Tropfen* (Cassella med) — initial 50, dann 2-stündlich 20 gtt

oder

- *Gripp-Heel* (Heel) — initial 2 Amp. i.v., dann stündlich 1 Tbl.

oder

- *Metavirulent* (meta Fackler) — stündlich 10 gtt

oder

- *Nisylen* (DHU) — stündlich 10 gtt

Zusätzlich empfehlen wir

- *Cardiodoron* (Weleda) Dil. 20-20-20 gtt

zur Kreislaufstabilisierung.

Bei starken Kopfschmerzen (meningeale Reizung) geben wir zusätzlich

- *Gelsemium comp.* (Wala) täglich 1 Amp. s.c. oder 5 x 5 Glob.

Die bittere Wurzel des wilden Jasmins wirkt auf den Astralleib und damit direkt auf das Nervensystem, aber auch auf das Astral-Organ Niere. Gelsemium regt die Flüssigkeitsausscheidung an und entlastet so auch das Gehirn.[18]

Das Überwinden der fieberhaften Grippe kann auch im höheren Alter noch durch das Umschmelzen von Eiweißablagerungen zu einer „Verjüngung" und zu neuen Entwicklungsschritten führen.[19]

4.2 Corona-Virus: Covid-19 oder SARS-CoV-2

Im Dezember 2019 trat in der chinesischen Stadt Wuhan ein neues Virus auf, das sich in wenigen Wochen global ausbreitete. Es ist ein neuer Subtyp des Corona-Virus. Bei dieser Erkrankung handelt es sich um eine Zoonose, d.h. sie wurde von Tieren (evtl. Fledermäusen) auf den Menschen übertragen. Das Virus verbreitet sich dann durch Tröpfchen- oder auch Schmierinfektion von Mensch zu Mensch und ist ansteckender als Grippe-Viren, aber nicht so ansteckend wie Masern oder Windpocken. Die Inkubationszeit beträgt 2–14 Tage.

Nicht alle Infizierten werden auch krank. Bei den Erkrankten sind 80% der Verläufe milde bis moderat (Fieber, trockener Husten, Halskratzen, Kurzatmigkeit, auch Sinnesstörungen wie Anosmien oder Parosmien und Geschmacksstörungen. Seltener tritt ein Hörverlust auf). Der Verlauf ist nicht nur abhängig von der Art und Menge der übertragenen Viren, sondern auch, wie eingangs beschrieben, von der Disposition und Konstitution sowie vom Alter der Menschen. Kinder und Jugendliche infizieren sich genauso häufig wie die Gesamtbevölkerung, erkranken aber viel seltener und in der Regel leichter. Bei älteren und Risiko-Patienten gibt es schwere interstitielle Pneumonien bis zu akutem Lungen- und Herzversagen.

Neben dem Rhythmischen System, also Lunge und Herz, ist vor allem das Nerven-Sinnes-System betroffen. Die erste Phase der Erkrankung verläuft ähnlich einer Grippe. Der HNO-Arzt ist im Wesentlichen mit dieser Phase sowie der Rekonvaleszenz befasst.

Zur Immunstärkung bei erhöhter Ansteckungsgefahr eignen sich:

- Spaziergänge an frischer Luft, Licht und Sonnenschein (Sonne beseitigt Viren und ermöglicht den Aufbau von Vitamin D)
- Ausreichend Ruhepausen und Schlaf
- Vitamin C (z.B. Weleda Sanddorn Vital Saft)
- Heileurythmie-Übungen, z.B. I-A-O [→ Kapitel XVIII.1 Eurythmie-Therapie]
- Wärme, eventuell Senfmehl-Fußbäder [→ Kapitel XVI Äußere Anwendungen]

Medikamentös sind zu empfehlen:

- *Meteoreisen* (Wala) Globuli velati — morgens 10
- *Echinacea Mund- und Rachenspray* (Wala) — 1 × täglich 2 Sprühstöße

Bei den ersten Krankheitssymptomen (Kopfschmerzen, Halskratzen, Husten, Fieber und Anosmie) gilt: Bettruhe, viel trinken, sparsame, leicht verdauliche und eiweißarme Kost, vor allem keine fiebersenkenden Mittel wie Paracetamol oder Ibuprofen einnehmen, da diese das Immunsystem schwächen und so die Vermehrung der Viren fördern. Selbstverständlich sind Alkohol und Nikotin zu vermeiden, ebenso ist eine Medienkarenz notwendig, um das Nerven-Sinnes-System zu schonen.

- *Meteoreisen Inject* (Wala) Amp. s.c. — täglich 1–2
- *Bryonia/Aconitum* (Wala) Globuli velati — 3–5 × täglich 6

Eisen stärkt Blut und Kreislauf, Phosphor bringt Licht und Wärme in die Lunge und aktiviert die Ich-Organisation, Quarz strukturiert überschießende Stoffwechselprozesse.

Bryonia cretica, die Zaunrübe, bildet eine riesige wasserhaltige Wurzel und wirkt dort, wo entzündliche Stoffwechselprozesse an serösen Häuten Exsudate entstehen lassen. Als Pflanzenwurzel spricht sie auch das Nerven-Sinnes-System an.

Bei Angst- und Kreislaufschwäche:

- *Cardiodoron / Aurum comp.* (Weleda) Dil. — 15-15-15 gtt

Ein

- *Ingwer-Brustwickel* — täglich 1 ×

lindert Hustenreiz, wärmt und entspannt [→ Kapitel XVI Äußere Anwendungen].

Nach vier bis sechs Wochen ist die Erkrankung meist vorüber. Bei anhaltendem hohem Fieber sowie Lungen- und Herzbeteiligung ist eine stationäre internistische Behandlung erforderlich. Auch hier liegen positive Erfahrungen seitens der Anthroposophischen Medizin vor.[20]

Nach Überstehen der akuten Erkrankung klagen die Patienten zum Teil über Monate andauernde Schwäche sowie Riech- und Geschmacksstörungen, so dass sie ihr Essen nicht genießen können. Die Schwäche behandelt man mit

- *Levico comp.* (Wala) Amp. s.c. — 3 × wöchentlich 1

oder

- *Levico comp.* (Wala) Globuli velati — 10-10-10

Levico-Wasser aus einer Heilquelle in Nord-Italien enthält Eisen, Kupfer und Arsen in einem optimalen Verhältnis. Eisen hat eine besondere Beziehung zum Licht, Arsen spricht den Astralleib an. Hypericum aktiviert das depressive Seelenleben und Prunuseisen fördert den aufbauenden Stoffwechsel. Prunus spinosa, der Schlehdorn, vermittelt gerade in der Zubereitung als Prunuseisen starke vitalisierende Kräfte. Beide Komponenten ergänzen die tonisierende Wirkung des Levico-Wassers. [21] Die Anwendungszeit beträgt 4–6 Wochen.

Bewährte Mittel in der Rekonvaleszenz sind auch

- *Roseneisen/Graphit* (Wala) Globuli velati 5-5-5

und

- *Cardiodoron* (Weleda) Tropfen 20-20-20

Die Rosenblüte in Verbindung mit dem Eisen wirkt auf das Astralische im Menschen konsolidierend und stärkt die Lungenfunktion. Graphit (natürlicher Kohlenstoff) vermittelt Gestaltungskräfte und bringt Licht ins Bewusstsein.

Sehr wirksam bei Erschöpfung ist die Kombination von

- *Organum quadruplex* (Wala) Amp. s.c.

in einer Mischinjektion mit

- *Glandulae suprarenales comp.* (Wala) Amp. s.c. 2 × wöchentlich 1

Dies vitalisiert die lebenswichtigen Organe Herz, Lunge, Leber und Niere.

Um nach der Erkrankung speziell die geschädigte Lunge zu stärken, empfehlen wir für die Dauer von 4 Wochen

- *Pulmo/Ferrum* (Wala) Amp. s.c. 3 × wöchentlich 1

Bei der Covid 19-Erkrankung besteht oft eine Neigung zu Mini-Embolien und Thrombosen.

Das geeignete Mittel ist das Zinnsilikat

- *Arandisit D15* (Weleda) Amp. s.c. 3 × wöchentlich 1

Zinn ist das Metall der Leber, es wirkt ausgleichend, bringt Festes und Flüssiges wieder in ein gesundes Gleichgewicht.

Neben den Thrombosen und der „Milchglas-Lunge" zeigen die Riech- und Geschmacksstörungen, dass die Erkrankung nicht nur entzündlich-auflösenden, sondern auch ahrimanisch-verhärtenden Charakter hat. Die Dämpfung der Sinnesfunktion ist Ausdruck der Störung des Empfindungsleibes (Seelenleibes) und geht einher mit der Schwächung der Lebensprozesse (Atmung, Wärmung, Ernährung). Wichtig ist deshalb, zu Beginn der Erkrankung das Fieber nicht zu senken und rechtzeitig Bryonia/Aconitum zu geben.

Bei anhaltenden Riechstörungen lohnt ein Versuch mit dem Quarzpräparat Jaspis (SiO_2) und dem entsprechenden Organpräparat, die Gabe muss über mehrere Monate erfolgen.

- *Jaspis D6* (Apotheke an der Weleda) Trit. — 3 × 1 MSP
- *Bulbus olfactorius Gl D8* (Wala) Amp. s.c. — 2 × wöchentlich 1

Bei Geschmacksstörungen hilft das Aluminiumfluorsilikat (ebenfalls über mehrere Monate zu verordnen):

- *Topas D15* (Wala) Amp. s.c. — 2 × wöchentlich 1

Die Förderung der Lebensprozesse, speziell der Verdauung, erfolgt mit

- *Amara* (Weleda) Tropfen — 15 Min. vor dem Essen 5 Tr. in Wasser

oder

- *Gentiana Magen* (Wala) Globuli velati — 15 Min. vor dem Essen 5

Bei dem praktisch gleichzeitigen Auftreten von Covid-19 in allen Ländern der Welt hat man den Eindruck, dass es sich weniger um eine individuelle als vielmehr um eine Menschheits-Erkrankung handelt. Werden die Menschen dadurch etwas lernen?

4.3 Herpes

Ein weiteres Virostatikum für den HNO-Bereich ist Aciclovir, das in den Stoffwechsel der infizierten Körperzellen eingreift und so die Virus-Vermehrung bremst. Es wirkt bei Herpes simplex und Zoster-Viren.

Da die Nebenwirkungen relativ gering sind und ein unbehandelter Zoster jahrelange Schmerzen verursachen kann, kommt es bei einem Zoster im Trigeminus-Bereich regelmäßig zum Einsatz, meist in Tablettenform:

- *Aciclovir-ratiopharm 400* (ratiopharm) Tabletten — 5 × täglich 1

Ein Herpes simplex (Lippenbläschen) ist mit Aciclovir-Creme leicht zu beherrschen. Ebenso wirksam ist aber auch, wenn man die befallenen Stellen 2–3 mal täglich mit Honig einstreicht.[22]

Auch bei den Herpes-Viren gilt: Viren an sich machen noch keine Krankheit. Sie sind „friedliche Haustiere“ bei uns. Erst wenn unser Immunsystem durch Stress geschwächt ist, entstehen die Lippenbläschen oder die Gürtelrose.

5. Moderne Kinderkrankheiten

Die klassischen Kinderkrankheiten sind heute durch Impfungen ganz erheblich zurückgegangen. Stattdessen nehmen die modernen „Kinderkrankheiten“ deutlich zu: Allergien, Asthma, Neurodermitis, Immunschwäche mit Neigung zu chronischen Infekten, Diabetes, Autoimmunerkrankungen sowie Ess-Störungen (Mager- und Fettsucht). Bei den modernen Leiden handelt es sich um chronische, nicht fieberhafte Erkrankungen, die dem Kind keine Entwicklungshilfe bringen. Groß angelegte Studien ergaben, dass Kinder mit „anthroposophischer Lebensweise“, also ländliche Umgebung mit viel natürlichen Keimen, biodynamische Ernährung, weniger Antibiotika, Antipyretika und Impfungen deutlich weniger „moderne“, also chronische Krankheiten im Kindesalter erlitten als Kinder, die oft mit Antibiotika behandelt worden waren und alle angebotenen Impfungen erhielten.[23]

6. Ausblick

Infektionskrankheiten gehören zum Leben des Menschen. Sie sind ärztlich zu leiten und zu begleiten. Will man sie ausrotten, so führt das zu immer aggressiveren Mikroorganismen und immer weniger widerstandsfähigen Menschen. Die Hygienevorschriften eskalieren, so dass wir uns und unsere Umgebung immer häufiger desinfizieren müssen und uns eines Tages nur noch mit Mundschutz und Gummihandschuhen begegnen dürfen. Eine natürliche Immunisierung und damit eine gesunde Entwicklung unserer Ich-Organisation wäre dann kaum noch möglich.
Anstatt immer mehr Anti-Mittel zu entwickeln, sollten wir ein Bewusstsein gewinnen für die wirklichen Ursachen der Infektionskrankheiten. Solange wir unsere Lebensgrundlagen zerstören, indem wir die Erde nur als Rohstofflager ansehen und nicht als lebendigen Organismus, solange wir Wälder großflächig vernichten, die Würde der Tiere missachten, täglich Tausende von Kindern in Armut und Elend sterben lassen, kurz: durch hemmungslosen Egoismus ohne Rücksicht auf unsere Mitwelt, müssen wir mit immer häufigeren und immer heftigeren Pandemien rechnen. Konsequent angewandte Ökologie ist Gesundheitsprophylaxe. Das gleiche gilt für eine bedingungslose Brüderlichkeit.

Die anthroposophische Medizin hat den Grundsatz, in der Therapie vorrangig die Eigenaktivität des Organismus zu fördern. Prophylaxe ist nicht gleichzusetzen mit isolierten spezifischen Maßnahmen gegen einzelne Krankheiten. Unter dem Gesichtspunkt der Salutogenese ist jedes medizinische Eingreifen daraufhin zu prüfen, was es für die Fähigkeit des Organismus zur aktiven Erhaltung der Gesundheit bedeutet.[24]

Literatur

1 Hardtmuth, T.: Mikrobiom und Mensch. Salumed Verlag Berlin 2021.

2 Steiner, R.: Die Offenbarungen des Karma (GA 120). Rudolf Steiner Verlag Dornach 1992. S. 89.

3 Girke, M.: Innere Medizin. Salumed Verlag Berlin 2020. S. 261.

4 Glöckler, M.: Salutogenese. Die Drei 2004; 74 (8/9). S. 5.

5 Husemann, F., Wolff, O. (Hrsg.): Das Bild des Menschen als Grundlage der Heilkunst. Band II. Verlag Freies Geistesleben Stuttgart 1986. S. 30.

6 Niewind, K.: Erkrankungen der Nasennebenhöhlen. Weleda-Korrespondenzblätter für Ärzte 1992; 113. S. 31–43.

7 Hardtmuth, T.: Das Corona-Syndrom – warum die Angst gefährlicher ist als das Virus. Mitteilungen der Anthroposophischen Gesellschaft 2020; 74 (2). S. 13.

8 Girke, M., Soldner, G.: Konsequenzen von Covid-19: Perspektive der Anthroposophischen Medizin. In: Hurter, U., Wittich, J. (Hrsg.): Perspektiven und Initiativen zur Corona-Zeit. Verlag am Goetheanum Dornach 2020. S. 35–54.

9 Selg, P.: Das Mysterium der Erde. Das Goetheanum 2020; 99 (13). S. 6–10.

10 Hofmann, S.: Pharmabranche forciert mit Milliardenfonds Kampf gegen resistente Keime. Handelsblatt Online vom 09.07.2020. www.handelsblatt.com/unternehmen/industrie/antibiotika-forschung-pharma-branche-forciert-mit-milliardenfonds-kampf-gegen-resistente-keime/25990884.html?ticket=ST-14899250-rmYdgHwSnEJf1C0Hy1oo-ap2 (Abfrage November 2020).

11 Cassini, A. et al.: Attributable deaths and disability-adjusted life-years caused by infections with antibiotic-resistant bacteria in the EU and the European Economic Area in 2015: a populations-level modeling analysis. The Lancet infectoius Desease 2018; 19 (1). S. 56–66.

12 Husemann, F., Wolff, O. (Hrsg.): Das Bild des Menschen als Grundlage der Heilkunst. Band III. Verlag Freies Geistesleben Stuttgart 1986. S. 277.

13 Steiner, R.: Geisteswissenschaft und Medizin (GA 312). Rudolf Steiner Verlag Dornach 1985. S. 94.

14 Hardtmuth, T.: Unser Erbgut ist aus Viren aufgebaut. Elemente der Naturwissenschaft 2019; 111. S. 82–87.

15 Ebd.

16 Hamre, H. J., Fischer, M., Heger, M. et al.: Anthroposophische vs. Konventionelle Therapie bei akuten Ohr- und Atemwegsinfekten: eine prospektive Outcomes-Studie. Der Merkurstab 2005; 58 (3). S. 172–184.

17 Osterholm, M. et al.: Report: Complacency, misperception stymie quest for better flu vaccines. www.cidrap.umn.edu/news-perspective/2012/10 (Abfrage Juli 2020). Kekule, A. S.: Mehr Nachteile als Nutzen. Der Tagesspiegel online vom 14.11.2012. www.tagesspiegel.de/meinung/was-wissen-schafft-mehr-nachteile-als-nutzen/7384824.html (Abfrage November 2020).

18 Schramm, H.: Heilmittel der anthroposophischen Medizin. Urban und Fischer Verlag München 2009. S. 337–338.

19 Boch, D. v.: Impfen. Von Kinderkrankheiten bis zur Grippe. Der Europäer 2019; 23 (9–10). S. 13.

20 Soldner, G., Breitkreuz, T.: Covid-19. Der Merkurstab 2020; 73 (4). S. 225–234.

21 GAÄD (Hrsg.): Vademecum Anthroposophische Arzneimittel 2017. Der Merkurstab 2017; 70 (Suppl.). S. 378.

22 Girke, M.: Innere Medizin. Salumed Verlag Berlin 2020. S. 268.

23 Swartz, J.: Lebensstil und Allergieprävention. Der Merkurstab 2002; 55 (Sonderheft IV). S. 6–13. Flöistrup, H., Swartz, J., Bergström, A. et al.: Allergien und Sensibilisierung bei Waldorfschülern. Der Merkurstab 2006; 59 (4). S. 308–312.

24 Soldner, G., Stellmann, M.: Individuelle Pädiatrie. Wissenschaftliche Verlagsgesellschaft Stuttgart 2018. S. 55.

KAPITEL III
Die Sinne des Menschen

HARALD ZÜHLKE

1. Allgemeines

Die Beschäftigung mit den Sinnen stellt einen wesentlichen Aspekt unseres Aufgabenfeldes dar. Nicht umsonst gab sich der Berufsverband deutscher HNO-Ärzte die Zusatzbezeichnung „Praxis der Sinne".

Was genau ist ein Sinn?

Die Anthroposophie betrachtet all dasjenige als menschlichen Sinn, was den Menschen dazu veranlasst, das Dasein eines Gegenstandes, Wesens oder Vorganges so anzuerkennen, dass er dieses Dasein in die physische Welt zu versetzen berechtigt ist.[1] An anderer Stelle äußerte Rudolf Steiner: *„Sinn ist das, wodurch wir uns eine Erkenntnis verschaffen ohne Mitwirken des Verstandes."*[2]

An den Sinneseindruck schließen wir sofort einen Denkprozess an, wir bilden uns ein Urteil über den Eindruck (z. B. beim Tasten: Ich spüre starken Widerstand, also ist der Körper hart).

Ein Sinneseindruck ist immer richtig, nur unser Urteil darüber kann sich täuschen. Wenn man beispielsweise in einem Zug sitzt und denkt, dieser fährt bereits, es aber der Zug auf dem Nachbargleis ist, der sich bewegt, so hat sich unser Denken über unseren Sinneseindruck geirrt. Eine „Sinnestäuschung" ist also eigentlich eine Denktäuschung.

Die Sinne haben immer mit Bewusstsein zu tun. Ohne Sinne, also ohne Tore zur Außenwelt, hätten wir kein Bewusstsein von dieser Außenwelt, mittelbar auch nicht von uns selbst. Eine Sinneswahrnehmung wird zum Seelenerlebnis, wenn sie aus dem Gebiet des Sinnes in den Bereich des „Ichs" eintritt.[3]

Ein Erwachsener vermag seine Sinneseindrücke in Ruhe zu betrachten und zu bewerten, er hat Distanz. Ein Kleinkind aber ist den Eindrücken vollständig ausgeliefert, es ist ganz Sinnesorgan. Die Umgebung des Kindes wirkt durch die Sinne direkt auf seinen Leib, Blutdruck, Stoffwechsel und die Organe. Was das Kind sieht und hört, schmeckt, riecht und tastet, gestaltet seinen Leib und die Seele. Die Sinnesorgane nehmen die Umgebung auf. Rudolf Steiner bezeichnete sie als „Golfe der Außenwelt", die sich in den Menschen herein erstrecken. Auf diese Weise dringt das Außen in uns ein und schafft Leib- und Welterfahrung.

2. Der Kosmos der Sinne

Mit den altbekannten fünf Sinnen (Sehen, Hören, Riechen, Schmecken und Tasten) nehmen wir die physische, die materielle Welt wahr. Was aber ist Materie? Wir dürfen nicht nur den Endzustand der Dinge betrachten, sondern müssen auch deren Werdegang, ihre

Entwicklung berücksichtigen. Alles Mineralische, alles was tot ist, war vorher lebendig. Das Leben aber ist übersinnlich. Mit Naturwissenschaft allein können wir also Materie nicht verstehen. Dazu braucht es Geisteswissenschaft, Menschenkunde. Rudolf Steiner beschrieb einen Kosmos von zwölf Sinnen, der das Erkennen von Welt, Erde und Mensch vervollständigt.

1. **Tastsinn** – Das übliche Tasten beansprucht mehrere Sinne. Beim eigentlichen Tasten empfindet man nur die Veränderung, die der Druck eines äußeren Gegenstandes in der Leiblichkeit hervorruft.
2. **Lebenssinn** – Eigenwahrnehmung von Wohlsein, Behaglichkeit, aber auch Schwäche, Hunger und Durst.
3. **Bewegungssinn** – Wahrnehmung eigener Bewegungsvorgänge.
4. **Gleichgewichtssinn** – Wahrnehmung von Bewegungen des Körpers im Ganzen sowie Einstellen des Kopfes und Körpers zur Schwerkraft.
5. **Geruchssinn** – Wahrnehmung von gasförmigen Fremdstoffen im Körper.
6. **Geschmackssinn** – Wahrnehmung von flüssigen Fremdstoffen im Körper.
7. **Sehsinn** – Wahrnehmung von Farben und Hell-Dunkel-Abstufungen.
8. **Wärmesinn** – Wahrnehmung des Körpers, wo und wie Wärme benötigt wird sowie von Wärme und Kälte in der Außenwelt.
9. **Hörsinn** – Wahrnehmung von Tönen, Musik und Geräuschen.
10. **Wort- oder Sprachsinn** – Wahrnehmung des Wesens der Sprache im Unterschied zum akustischen Wahrnehmen.
11. **Gedankensinn** – Damit sind wir in der Lage, uns mit den Begriffen und Vorstellungen, den Gedanken, die sich ein anderer Mensch gemacht hat, wahrnehmend zu verbinden.
12. **Ichsinn** – Wahrnehmung des Ichs eines anderen Menschen.

Die zwölf Sinne lassen sich in drei Gruppen unterteilen.

Die sogenannten unteren vier Sinne werden auch als Leibsinne bezeichnet, mit ihnen nehmen wir die eigene Leiblichkeit wahr.

Mit den mittleren Sinnen, auch Seelensinne genannt, erfassen wir unsere Umwelt, und die oberen – also die geistigen Sinne – sind vorstellungsverwandt. Wort-, Gedanken- und Ichsinn beschrieb erstmals Rudolf Steiner.[4]

Die Leibsinne bezeichnet man auch als innere Sinne, da wir mit ihnen unser Innenleben wahrnehmen – allerdings unbewusst oder im sogenannten Schlafbewusstsein. Dies scheint ein Widerspruch zu sein, denkt man doch normalerweise, dass man mit dem Tastsinn die äußere Natur wahrnimmt, z.B. die Rauheit einer Mauer, die Weichheit eines Felles, die Glätte eines Fensterglases. Wenn ich aber einen Gegenstand betaste, so nehme ich primär meine Leiblichkeit wahr. Ich empfinde nur die Veränderung, die der äußere Gegenstand in mir selber, z.B. in den Fingerspitzen, hervorruft. Es handelt sich also beim Tasten um Vorgänge, die sich nicht draußen, sondern unterhalb der Haut abspielen. Das in dieser Weise durch die Tastorgane Wahrgenommene projiziere ich dann mit meinem Bewusstsein auf die Außenwelt und fälle z.B. das Urteil: Was ich ertaste, ist eine raue Mauer. Das Tasterlebnis ist in Wirklichkeit nichts anderes als die Reaktion unserer Leiblichkeit auf einen äußeren Vorgang.[5]

Die mittleren Sinne sind halb-bewusst (traumbewusst), bevor der Verstand und das denkende Erkennen sie erfassen. Das Gefühlsbetonte schlägt sich sogar in der Sprache nieder: Wir finden etwas geschmacklos, aber eine Einrichtung kann auch sehr geschmackvoll sein. Man kann jemanden nicht riechen, es wird einem warm ums Herz, man erlebt einen kühlen Empfang usw. Riechen, Schmecken, Sehen und Wärmeempfindung lösen in uns Gefühle aus.

Beim Riechen erkennen wir Teile der Außenwelt noch sehr träumerisch. Beim Schmecken hingegen werden wir schon bewusster, wir lernen die Dinge deutlicher kennen, indem wir sie in uns aufnehmen. Beim Sehen treten wir aus uns heraus und an die Objekte heran, erblicken aber nur ihre Oberfläche. Erst durch den Wärme- und Hörsinn nehmen wir mehr vom Inneren der Dinge wahr, z.B. wenn wir ein Stück Metall oder Holz anschlagen und zum Tönen bringen. Die mittleren Sinne heißen auch Umweltsinne, wir erfassen mit ihnen unsere Umgebung.

Die oberen oder Geistsinne sind die äußerlichen, man kann sie auch als Sinne des Begreifens bezeichnen. Dazu muss der Mensch ganz wach sein. Der Ich-Sinn, mit dem wir das Wesen einer anderen Person wahrzunehmen versuchen, ist der äußerlichste Sinn. Wir müssen vollständig aus uns heraus und das eigene Ich zurück treten lassen. Die oberen Sinne sind die sozialen Sinne, weil wir durch sie mit anderen Menschen in Verbindung treten.

Es ist wichtig, den Unterschied der einzelnen Sinnesgebiete genau festzuhalten. Mit jedem Sinn verändert sich das Verhältnis, in das der Mensch zu einem äußeren Gegenstand tritt. Eine Sinnesempfindung ist also mehr als ein Eindruck, der unmittelbar durch einen Reiz entsteht.

Die Sinnesentwicklung des Kindes beginnt bereits im Uterus. Schädigungen entstehen dort durch Rauchen, Alkoholkonsum der Mutter, Medikamente und seelische Einflüsse wie z.B. Stress oder die Art, wie die Eltern über dieses Kind denken.

2.1 Untere oder Leibessinne

Im Folgenden werden die für den HNO-Arzt wichtigsten Sinne beschrieben. Für die gesunde Entwicklung des Menschen ist die Reifung der vier unteren Sinne Voraussetzung. Sie bilden die Grundlage für die oberen Sinne. Die unteren Sinne seien deshalb vollzählig dargestellt.

2.1.1 Tastsinn

Durch den Tastsinn spüren wir die Oberfläche eines Gegenstandes oder Stoffes, ob er rau oder glatt, hart oder weich, spitz oder stumpf ist. Dies ermöglichen uns die Tastkörperchen in der Haut und Schleimhaut. Wir berühren etwas in der materiellen Außenwelt und haben dabei eine innerliche Empfindung, nehmen dabei uns selber wahr, unsere

Leiblichkeit. Die Ausreifung des Tastsinnes beginnt schon in der Schwangerschaft, wenn das ungeborene Kind mit der Nabelschnur spielt oder am Daumen lutscht. Die Geburt beansprucht den Tastsinn ganz intensiv. Bei einer Kaiserschnitt-Entbindung erlebt der Säugling diese Begrenzung im Geburtskanal nicht, so dass man dem Kind im Nachhinein viele Tasterlebnisse bieten sollte.

Am Beispiel der Entbindung sehen wir, dass Tasten immer mit Grenzerleben zu tun hat. Beim Tasten stoßen Endpunkte aufeinander und wir werden uns der Begrenzung bewusst. Der Säugling lernt seine körperlichen Grenzen kennen, indem er hunderte Male an seine Wiege stößt. Auch das Stillen, Einölen, eine entsprechende Kleidung oder das „Begreifen" von Dingen sind für die gesunde Entwicklung des Tastsinnes wichtig. In dem Maße, wie das kleine Kind greift, lernt es, die Welt zu be-greifen. Im Tastvorgang haben wir also das Urbild jeden Kennenlernens, auch lernen wir uns selbst dabei kennen. Durch die Tastkörperchen in unserer Haut spüren wir uns als Individuum, als Mensch, der irgendwo steht oder sitzt oder liegt und der Welt gegenübertreten kann. Der Tastsinn gibt uns ein Grundgefühl der Sicherheit. Erst wenn ich etwas betasten kann – wie der ungläubige Thomas – bin ich mir über dessen Existenz sicher. Das Urvertrauen, das wir durch die mütterliche Hülle im Uterus vermittelt bekamen, wandelt sich durch den Tastsinn zum Selbstvertrauen.

Rudolf Steiner bemerkte hierzu: *„Der Mensch würde, wenn er keinen Tastsinn hätte, das Gottgefühl nicht haben"*.[6] Gerade am scheinbar ganz physischen Sinneswerkzeug erleben wir die Existenz des Geistigen.

Ist die Entwicklung des Tastsinnes gestört, haben die Kinder oftmals einen starken Drang, alles anzufassen und in den Mund zu stecken. Später beginnen sie zu rangeln oder zu hauen, um sich zu spüren. Entwicklungsstörungen des Tastsinnes führen zu absoluter Distanz (Angst vor Kontakt) oder zu Distanzlosigkeit, weil das Grundvertrauen fehlt. Erst Kinder, die bestimmte Sachen nicht anfassen, sind reif im Tasten.

2.1.2 Lebenssinn

Der Lebenssinn hat mit den inneren Prozessen zu tun: mit Atmung, Ernährung, Erwärmung und Ausscheidung. Ist irgendetwas davon nicht in Ordnung, fühlen wir Unbehagen und Unwohlsein, wir spüren den Lebenssinn, der auch als Gesundheits- oder Krankheitssinn gilt. Wir erleben ihn hauptsächlich, wenn er gestört wird, wenn z. B. etwas weh tut. Wir verspüren Hunger, Durst, Müdigkeit, aber auch Behaglichkeit, Lust oder Ausgeruht-Sein. Alle seelischen Störungen, die ihre Ursache in Organprozessen haben, stehen in Zusammenhang mit dem Lebenssinn. Bei Lebenssinn-gestörten Kindern ist das Fühlen der inneren Behaglichkeit sehr selten. Jede kleine Unpässlichkeit wühlt sofort den Daseinsgrund auf, sie sind verzweifelt und untröstlich.

Zur gesunden Entwicklung des Lebenssinnes ist die rhythmische Gestaltung der Lebensabläufe, also auch des Tagesrhythmus, ein ganz wesentliches Element. Als physiologische Grundlage stellt das vegetative Nervensystem mit seinen Osmo-, Baro-, Chemo-

und Mechanorezeptoren die notwendigen Strukturen zur Verfügung. Man könnte ihn auch als „Eingeweidesinn" bezeichnen.

2.1.3 Eigenbewegungssinn

Der Eigenbewegungssinn vermittelt uns die Wahrnehmung der eigenen Bewegung. Wir spüren – meist unbewusst – jede Veränderung in Bezug auf die Lage und Stellung der einzelnen Glieder während einer Bewegung. Die in der Sinnesphysiologie als „Oberflächen- und Tiefensensibilität" bezeichnete Funktion signalisiert die Spannungszustände im Skelettsystem als Ausdruck der Haltekräfte über Spinal- und Hirnnerven an die zentralen Zentren in Kleinhirn und Schläfenlappen.

„Der Eigenbewegungssinn ist dasjenige, was da in uns vorgeht, indem wir durch Verkürzung und Verlängerung unserer Muskeln wahrnehmen, ob und wo wir in Bewegung sind, ob wir gehen oder stehen, springen oder tanzen, das gibt, in die Seele hineingestrahlt, das Freiheitsgefühl. Dass Sie sich als eine freie Seele empfinden, das ist die Ausstrahlung des Bewegungssinnes".[7]

Eine gezielte Bewegung ist nur möglich, wenn diese vom Körper auch wahrgenommen wird. Ich weiß also (wieder unbewusst), in welcher Lage meine Muskeln jeweils sind. Zum Beispiel lässt sich ein Dreiklang (c-e-g) nur singen, wenn die kleinen Kehlkopfmuskeln wissen, in welcher Spannung sie sein müssen. Durch den Bewegungssinn erreicht das Kind den aufrechten Stand und Gang. In die Bewegungsentwicklung der Säuglinge wird häufig zu viel eingegriffen. Das ständige Helfen-Wollen vieler Erwachsener stört die gesunde Reifung, auch die seelische, da es das Selbstwertgefühl des Kindes untergräbt.

Eine zu frühe Aufrichtung bewirkt auch ein stärkeres Wachsein des Säuglings und regt somit die Kopfsinne an. Das Kind wird mit seinem Bewusstsein zu früh in die Außenwelt gezogen. Verhaltensauffälligkeiten wie Nervosität, Unruhe, Schlafstörungen oder Unterentwicklung treten auf.

2.1.4 Gleichgewichtssinn

Der Gleichgewichtssinn gibt uns Auskunft über die Ausrichtung unseres Körpers im Raum. Er ist eng verknüpft mit dem Bewegungssinn.

Ein Säugling kann nicht seekrank werden, denn der Gleichgewichtssinn entwickelt sich erst zusammen mit der Körpermotorik, wenn das Kind mit unendlicher Willensanstrengung und Einsatz seines Bewegungssinnes zum ersten Mal frei steht und seine ersten Schritte macht. Die Entwicklung der Persönlichkeit korreliert mit dem Aufrichten des Körpers. Jeder Mensch hat seinen persönlichen Gang.

Rudolf Steiner bezeichnete den Gleichgewichts- auch als den Orientierungssinn. Sind wir mit unserer Umgebung im Gleichgewicht, dann empfinden wir innere Ruhe.

Unsere Gleichgewichtsorgane liegen beidseits im Felsenbein in den jeweils senkrecht aufeinander stehenden Bogengängen, welche die drei Raumesrichtungen repräsentieren.

Durch diese Bögen erlebt der Mensch den Raum. Das Bogengang-Labyrinth hat im sogenannten Vorhof zwei Ausbuchtungen: Utriculus und Sacculus. In ihnen befinden sich – in der Endolymphe – Calcit-Kristalle, die Otolithen, die durch ihr Gewicht anzeigen, wo oben und unten ist. Utriculus und Sacculus dienen so der Beziehung zur Erdschwere. Beim aufrechten Stand können wir uns ein gleichschenkliges Dreieck zwischen unseren beiden Gleichgewichtsorganen und dem Erdmittelpunkt denken. Der Gleichgewichtssinn ist zum Erdmittelpunkt hin orientiert. Er ist der Raumessinn und an die Schwere gebunden. Im schwerelosen Zustand (im Weltraum) haben wir keinen festen Standpunkt und keine Orientierung über den Gleichgewichtssinn. Wir müssen also ein Gewicht haben, damit der Gleich*gewichts*sinn funktionieren kann.

Sind wir körperlich, seelisch und geistig im Gleichgewicht, so verspüren wir innere Ruhe, sind ausgeglichen, haben unsere Mitte gefunden, die Wesensglieder sind in Harmonie. Ist dieses Erlebnis nicht vorhanden oder gestört, bemerken wir erst den Gleichgewichtssinn. Wenn z. B. bei schnellen Drehbewegungen des Kopfes die Endolymphe in den Bogengängen durch ihre Trägheit relativ zurückbleibt, werden die Kinocilien im Labyrinth bewegt. Das aktiviert den Bewegungssinn, wodurch es zu rhythmischen Augenbewegungen (Nystagmus) kommt. Hängt der Kopf nach unten oder gerät der Körper in eine Schieflage, so bringt der Bewegungssinn den Menschen durch seine motorischen Impulse wieder in die Aufrechte. „Ruhe" ist aber kein Zustand, in dem der Gleichgewichtssinn untätig bleibt, im Gegenteil, gerade in diesem Zustand ist er äußerst aktiv, wie elektrophysiologische Untersuchungen zeigen.[8]

Der Gleichgewichtssinn ist Teil der Ich-Organisation. Das Aufrichten der Wirbelsäule in die Senkrechte ist eine Tätigkeit dieser Organisation im Physischen. Damit erheben wir uns über das Tierische, das im Waagerechten lebt (z. B. die Schlange). Mit dem körperlichen Aufrichten sollen wir auch unser Seelisches, das Tierische in uns, überwinden und in ein inneres Gleichgewicht bringen. Ein Bild dafür ist der Äskulapstab. Das Aufrichten ist nichts Statisches, sondern immer ein Schwanken um die Mittellinie herum, ein dynamisches Gleichgewicht. Der aufrechte Gang und Stand sind etwas typisch Menschliches, eine Ich-Funktion, und Voraussetzung für die beiden grundlegenden humanen Fähigkeiten: das Sprechen und das Bilden von Gedanken. Schwächen wir die Ich-Kräfte, indem wir z. B. Alkohol trinken, so schwinden diese Fähigkeiten in rückwärtiger Richtung: Zuerst lässt das Denken nach, dann haben wir Sprechstörungen, zuletzt ist der aufrechte Gang unmöglich. Übrigens hält die Alkoholwirkung länger an, als die Substanz nachweisbar ist, und jeder pathologische Befund bei der Gleichgewichtsuntersuchung lässt sich durch Alkohol auslösen oder verstärken.

Diese vier unteren Sinne sind Basalsinne, weil sich auf ihnen die oberen Sinne aufbauen. Das Tasten ist die Urform jeden Kennenlernens. Wenn wir im physischen Tasten sicher sind, können wir auch das Wesen, die Individualität eines anderen Menschen erkennen. Wir entwickeln dadurch unseren Ich-Sinn, der eigentlich ein Du-Sinn ist.

Bei autistischen Kindern ist der Ich-Sinn gestört, sie nehmen den anderen nicht richtig wahr. Eine Verbesserung erreicht man durch besondere Pflege des Tastsinns.

Auch zwischen dem Lebens- und dem Gedankensinn besteht eine enge Beziehung. Wenn wir Kopf- oder Zahnschmerzen haben, unser Stoffwechsel gestört ist oder wir müde und erschöpft sind, können wir einem Gesprächsinhalt gedanklich nur schwer folgen.

Kinder mit unzureichend ausgeprägtem Lebenssinn haben es oft schwer lesen zu lernen, weil das Lesen nicht nur eine Kulturtechnik ist, sondern in erster Linie eine Sinnfindung von Gedanken in gedruckter oder geschriebener Form. Um die Zusammenhänge zu erkennen, benötigen wir den Gedankensinn.

Die Ausbildung des Wort- oder Sprachsinnes beim Kind ist abhängig von der Entwicklung des Eigenbewegungssinnes. Hierzu gehören nicht nur die Bewegung der Gliedmaßen, sondern auch die des Kehlkopfes beim Sprechen und Hören. Der Spracherwerb des Kindes ergibt sich aus der guten, klaren und akzentuierten Sprache der Mutter. Die Sprachbewegung der Mutter im Atemstrom formt die Luft, und diese Luftformen treffen auf das Kind. Der Kehlkopf und die Muskulatur des Kindes schwingen in dem Maße mit, wie die Sprache der Mutter sie anregt.

So erwirbt das Kind seine Sprachfähigkeit. Das geht aber nur bei lebendiger menschlicher Sprache, der Lautsprecher hat diese Wirkung nicht [zum Spracherwerb → Kapitel IV Die Bewegungsnatur der Sprache].[9]

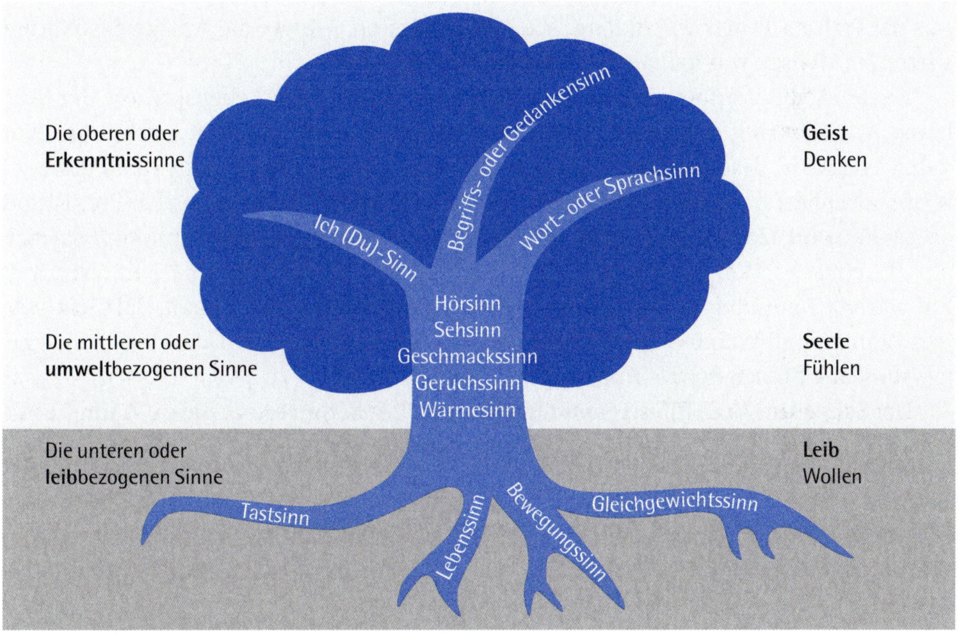

Die 12 Sinne des Menschen nach Rudolf Steiner (1909)

2.2 Mittlere oder Seelensinne

2.2.1 Wärmesinn

Der Mensch steckt mit seinem Geistig-Seelischen, d. h. mit seinem Ich und seinem Astralleib, gleichsam in den Dingen und Wesen drin, die er wahrnimmt. Bewusst werden ihm diese Erlebnisse aber nur dadurch, dass die Sinnesorgane des physischen Leibes sie zurückspiegeln.

Der Wärmesinn vermittelt uns die Empfindung von Wärme und Kälte. Ist unsere Umgebung genau so warm wie wir selbst, haben wir kein Wärmeerlebnis. Nur bei einer Wärmedifferenz, wenn die Umgebung kälter oder wärmer ist als wir, empfinden wir, dass Wärme von uns aus- oder in uns einströmt. Dieses Wärmeerlebnis hat immer mit der Wirkung des Empfindungsleibes zu tun.

Die Thermorezeption vermitteln die Warm- und Kaltrezeptoren, denen unterschiedliche Empfindungsqualitäten entsprechen. Bei gleichbleibender Temperatur erzeugen sie eine bestimmte konstante spontane Impulsrate von Aktionspotentialen, die das Nervensystem weiterleitet. Plötzliche Temperaturänderungen verändern die Impulsfrequenz. Die Thermorezeptoren sind über den ganzen Körper verteilt, allerdings in sehr unterschiedlicher Dichte, wobei die Wärmepunkte wesentlich seltener sind als die Kältepunkte.

Sinnesorgan für den Wärmesinn ist also der ganze Mensch. Der Wärmesinn ist nach dem Hörsinn der älteste Sinn des Menschen. Im Urbeginn war der physische, aber noch nicht materielle Leib des Menschen ein einziges großes Geistesohr, das alles mittönte, was die Welt an Tönen durchklang. Nach dem Hörsinn erfolgte die Anlage des Wärmesinns. Der Mensch war damals ein geistiger Wärme-Keim.

Heute ist die Wärme umfassend wichtig: Sie gehört zum Lebensprozess der Wärmung, wir brauchen seelische Wärme, und unsere Ich-Organisation erzeugt sie. Nur durch Wärme ist gesunde Entwicklung möglich. Insofern ist die Pädagogik in gewisser Weise auch eine ärztliche Aufgabe. Die ständig erkälteten Kinder in unserer Praxis sind oft zu dünn angezogen. Sie frieren, spüren das aber kaum noch, der Wärmesinn hat sich auf ein kühleres Maß eingepegelt. Sie lieben eiskalte Getränke aus dem Kühlschrank. Ein warmer Haferbrei am Morgen mit Honig, etwas Butter oder Leinöl, dazu ein warmes Getränk und Walnüsse zum Knabbern als Gehirnnahrung sind stattdessen eine gute Grundlage für den Schul-Vormittag.

Der Schweizer Arzt, Physiker und Bergführer Jürg Reinhard hat dieses Wärme-Problem treffend formuliert. Seinen Text habe ich vielen Eltern in meiner Praxis mitgegeben:

Nicht abhärten gegen Kälte, sondern aufweichen für Wärme

„Wer sich in der Jugend gegen Kälte abhärtet, verträgt im Alter die Wärme nicht mehr. Wer sich in der Jugend für Wärme aufweicht und übt, viel Wärme zu ertragen, verträgt im Alter Hitze und wird nicht arteriosklerotisch. Die Sünden der Jugend, der Ruin des Wärmeorganismus, rächen sich im Alter mit chronischer Untertemperatur, mit Insuffizienz des Kreislaufs, mit der Unmöglichkeit, durch eine fiebrige Reaktion zurückgebliebene Stoffwechselprozesse aufzuholen, mit Arteriosklerose, mit Rheuma und unkontrollierten Wucherprozessen. Der Schlüssel zur Gesundheit ist die seelische und körperliche Aufweichung für äußerliche und zwischenmenschliche Wärme. Ein richtiger Mann ist einer, der viel Wärme erträgt, der es auch wagt, seelenwärmende Worte auszusprechen. Dies braucht viel mehr Mut als das Üben der zwischenmenschlichen Coolheit.

Trainieren Sie sich im Tragen von etwas zu warmer Kleidung, tragen Sie einen Pullover zu viel, warme Unterhosen, Strümpfe und wollene Socken. Zuerst werden Sie schwitzen, dann wird der Kreislauf die Wärme zu bewältigen lernen, ohne dass Sie schwitzen und sich dabei erkälten. Sie werden dadurch freier und unabhängiger gegenüber der Wärme in der Seele und in der Außenwelt.

Stark ist eine Frau, ein Mann dann, wenn sie oder er viel Wärme erträgt. Gleichsam als Geschenk für ein solches Wärmetraining werden Sie feststellen, dass Sie, wenn es darauf ankommt, auch viel besser der Kälte gegenüber bestehen, namentlich im Alter.
Ein Mensch, der sein Leben auf die Zukunft ausrichtet, soll immer mehr auftauen, soll sich immer mehr öffnen für jede Art von Wärme, denn Wärme ist Liebe, und Liebe will ertragen sein."[10]

2.2.2 Geruchs- und Geschmackssinn

Gleich nach der Geburt ist der Geruchssinn bereits aktiv. Ein Neugeborenes kann noch nicht sehen, findet aber mit dem Geruchssinn die Nahrungsquelle, die mütterliche Brust. Der Geschmackssinn funktioniert noch früher: Das Ungeborene schmeckt bereits sein Fruchtwasser.

Zahlreiche Entscheidungen trifft der Mensch im Laufe seines Lebens mit Hilfe des Riechvermögens, das unsere Gefühle und Handlungen halbbewusst, also im Traumzustand (s.o.), beeinflusst. Durch Düfte werden die Menschen zum Kaufen veranlasst oder in träumerische Wohlfühlsituationen versetzt. Unangenehme Düfte, z.B. Brandgeruch, warnen aber auch vor Gefahren.

Das Riechen hat mit der Erinnerung zu tun. Bestimmte Gerüche erinnern uns sofort an bestimmte Lebenssituationen z.B. in der Kindheit. Tiere, z.B. Hunde oder Elefanten, verfügen über ein starkes Riechvermögen. Sie haben deshalb ein enormes Gedächtnis und erkennen bestimmte Menschen noch nach vielen Jahren am Geruch. Kindern mit behinderter Nasenatmung, also mit Hyposmie oder Anosmie, fällt es schwerer, einen bereits intellektuell verstandenen Stoff zu erinnern, sie haben also eine spezielle Art von Lernschwäche.[11]

Die Duftstoffe strömen mit der Atemluft an den Riechzellen im oberen Bereich der Nasenschleimhaut vorbei. Dabei treffen sie auf die Geruchsrezeptoren, die auf den Zilien der Riechzellen liegen und die Chemie des Duftmoleküls in elektrische Signale umwandeln. Damit der Mensch einen komplexen Duft wahrnehmen kann, müssen viele Riechzellen mit unterschiedlichen Duftrezeptoren zusammenwirken. Durch das Siebbein ziehen die zahlreichen Riechnervenfasern zum Bulbus olfactorius oberhalb der Nasenwurzel. Der Bulbus olfactorius ist das Zentrum des Geruchssinnes. Er ist über den Tractus olfactorius mit dem limbischen System verbunden. Das limbische System ist der zerebrale Vermittler der seelischen Prozesse. Der Geruchssinn als Pforte zwischen Außen- und Innenwelt ist als funktioneller Teil des limbischen Systems für seinen Bereich spezifischer Träger des emotionalen Verhaltens und der damit verbundenen Handlungsfähigkeit. So ist z.B. das Mitleid, die Fähigkeit, mit anderen Menschen mitzufühlen, auch abhängig von einer gesunden Funktion des Bulbus olfactorius. Wenn ich einen Menschen „nicht riechen kann", so habe ich auch kein Mitgefühl mit ihm.

Das Geruchsorgan mit dem Riechepithel in der Nase und dem Bulbus olfactorius steht in der Mitte zwischen der Lunge, dem unbewussten „Wahrnehmungs- und

Empfindungsorgan“, und dem limbischen System, dem Ort im Gehirn, in dem diese Vorgänge auf der emotionalen Ebene bewusst und dem Ich zu Erlebnis und Erfahrung werden.[12]

Der Geschmackssinn wird wie der Geruchssinn durch chemische Reize angesprochen, der eine durch in Flüssigkeiten gelöste, der andere durch in der Luft verteilte Stoffe. Beide wirken in gewisser Weise zusammen. Gibt man Menschen mit verbundenen Augen heißes Wasser zu trinken und erfüllt den Raum gleichzeitig mit Kaffeeduft, so meinen die Probanden, Kaffee zu trinken. Umgekehrt ist bei einer Hyposmie (Schnupfen) oder Anosmie die Geschmackswahrnehmung ebenfalls beeinträchtigt. Im süddeutschen Sprachgebrauch wird das Riechen auch als „Schmecken“ bezeichnet.

Die Rezeptorzellen für die verschiedenen Qualitäten liegen in den Geschmackspapillen der Zunge, aber auch in den Schleimhäuten von Lippe, Wange, hartem Gaumen und Schlund. Die Geschmackswahrnehmungen gelangen über drei Hirnnerven in den Thalamus. Zuständig für das vordere und mittlere Drittel der Zunge ist die Chorda tympani, ein Ast des N. facialis. Das hintere Drittel versorgt der N. glossopharyngeus, den Zungengrund der N. vagus. Die Schmeckfasern dieser Nerven ziehen zur Medulla oblongata, von dort laufen nervöse Verbindungen zur Großhirnrinde und enden dort in der hinteren Zentralwindung, wo fast alle sensorischen Empfindungen aus der Körperperipherie in das wache Bewusstsein gelangen. Das erkennende Ich vermag den Sinneseindruck beim Schmecken viel bewusster und differenzierter zu ergreifen als beim Geruchssinn, dessen zentralnervöser Ort das limbische System ist.

Geruchs- und Geschmackssinn durchdringen den ganzen Menschen. Der gesamte Leib wird von einer duftenden Blume oder dem Geschmack einer saftigen Erdbeere ergriffen. Als Riechender ist der Wahrnehmende wesentlich luftförmiger Mensch, als Schmeckender wässriger Mensch.[13] Am Geruchsvorgang ist der astralische Leib beteiligt, er hat mit den Beziehungen des Ätherischen zum Seelischen zu tun. Im Schmecken dagegen leben wir eigentlich ganz im Ätherleib. Das Schmecken hängt mit den Beziehungen des Ätherischen zum Physischen zusammen. *„Durch das Schmecken kommen Sie mehr auf gewisse Eigenschaften, die innerlich in den Substanzen liegen müssen, die also mit dem Substantiellen selber verbunden sein müssen.“*[14] Riechen und Schmecken sind die beiden Sinne, in denen sich der äußere Verkehr des Menschen mit der Umwelt zunehmend verinnerlicht. Der menschliche Verdauungsprozess ist bis zu dem Punkt, an dem die verschiedenen Fremdsubstanzen resorbiert, also an die lymph- und blutbildende Tätigkeit abgegeben werden, fortgesetzte metamorphosierte Sinnestätigkeit.[15] Die Verdauung ist somit eine Metamorphose des Geschmacks.

2.3 Obere oder geistige Sinne

2.3.1 Hörsinn

Im Anfang war das Wort und der Mensch war ganz Ohr. Wie der Mensch heute die Luft formt, wenn er z. B. den Vokal A spricht oder singt, so hat vor Urzeiten das Weltenwort, der Logos, die Sphärenmusik, den Menschen durch sein Geistesohr geformt.[16] Und es ist sicher kein Zufall, dass die deutsche Sprache den Erdenkloß auch als Ton bezeichnet, aus dem die Elohim, die Geister der Form, den Menschen schufen. Armin Husemann beschrieb exakt, wie der Mensch aus Musik aufgebaut ist.[17] Jedwede Schöpfung besteht aus Ton oder Klang.

Horchet! Horcht dem Sturm der Horen!
Tönend wird für Geistesohren
Schon der neue Tag geboren.

schrieb Goethe (1749–1832) in seinem „Faust". Er meinte das sicher nicht allegorisch oder als dichterische Ausschmückung, sondern ganz real, auf der ätherischen, der Ebene des Lebens.

Die Geistesohren waren also der Anfang der Entwicklung des Menschen. Im Laufe der Evolution hat sich das Ohr immer mehr verkleinert, verdichtet und sich an die geschützteste Stelle des Körpers begeben: Mitten im Schädel im härtesten Knochen des Menschen, dem Felsenbein, sitzt unser Hörorgan, die Cochlea. Urgeste der Schöpfung ist die Spiralform. Wir erkennen das an den Spiralnebeln im Kosmos und den vielen Versteinerungen der Schnecken aus den Urmeeren. Das Wort „Spirale" zeigt die Herkunft aus dem Geistigen (spiritus = Geist).

Noch heute können wir den ganzen Menschen im Ohr sehen. Die Punkte der Ohrakupunktur korrelieren mit den einzelnen Körperorganen in der Weise, dass sich in der Ohrmuschel das Bild eines auf dem Kopf stehenden Fötus widerspiegelt, wie er in den letzten vier Schwangerschaftswochen tatsächlich im Uterus ruht.

Während der Schwangerschaft machen wir unsere Evolution noch einmal im Zeitraffertempo durch. Die Kriechtiere (Amphibien und Reptilien) hören noch mit dem ganzen Körper. Durch das Liegen des gesamten Leibes auf dem Boden nehmen sie die Vibrationen von Erde und Wasser auf und leiten diese über das Liquorsystem von Rückenmark und Gehirn weiter. Die Größe der schwingenden Masse begrenzt jedoch das Frequenzspektrum: Es lassen sich nur tiefe Frequenzen wahrnehmen. Die Säugetiere stemmen sich vom Boden weg und drehen die Glieder unter den Körper, gleichzeitig wandelt sich das Kaugelenk, das primäre Kiefergelenk, in das Hammer-Amboss-Gelenk um, es wird zum Hörgelenk. Diese Metamorphose des primären Kiefergelenkes in ein Hörgelenk ist die Wiederholung der stammesgeschichtlichen Entwicklung von den Reptilien zu den Säugetieren. So lässt sich reiner Luftschall wahrnehmen, was das Hören höherer Tonfrequenzen ermöglicht.[18]

Das Ohr ist das erste fertig ausgebildete Sinnesorgan. Die Keime dazu sind schon eine Woche nach der Befruchtung mikroskopisch vorzufinden, noch vor Herz und Gehirn. Gegen Ende des fünften Schwangerschaftsmonats ist das Gehör mitsamt der Myelinisierung von Hörnerv und Hörrinde fertig ausgebildet und damit als erstes Sinnessystem voll funktionsfähig. Das Innenohr mit der Hörschnecke (Cochlea) erreicht zu dieser Zeit bereits seine endgültige Größe. Zur gesunden Entwicklung des werdenden Menschen ist es hilfreich, wenn die Mutter dem ungeborenen Kind etwas vorsingt.

Die Ausbildung des Hörorgans erfolgt im Embryonalzustand entgegengesetzt der Entwicklung des Auges. Das Auge stülpt sich aus dem Gehirn nach außen vor, es hat sozusagen die Geste der Neugierde.
Das Hörorgan entwickelt sich aus einem Hautbläschen und wandert von außen nach innen. Es zeigt also die Geste der Verinnerlichung, es zieht sich dahin zurück, wo es am besten geschützt ist, ins Innere des Felsenbeines. Unsere Ohrmuscheln sind nicht wie bei den Tieren trichterförmig und frei beweglich. Die Tiere können die Ohrmuscheln aufstellen und in die Richtung bewegen, aus welcher der Schall kommt. Der Mensch vermag das nicht. Unsere Ohrmuscheln sind zurück nach innen gefaltet: Eine Geste der Zurückhaltung – im wahrsten Sinne des Wortes.[19]

Alle Schallereignisse entstehen durch Bewegung. Beim Hören nehmen wir Bewegungen in unserer Umwelt wahr. Diese treffen als Luftschwingungen auf unser Trommelfell und setzen damit auch Hammer, Amboss und Steigbügel in Schwingungen. Die Gehörknöchelchen sind winzig kleine Gliedmaßen, deren Gelenke wie die der großen Gliedmaßen an Arthrose erkranken und versteifen können. Sie stehen aber den großen Gliedmaßen polar gegenüber. In den Sinnen wirkt die Welt auf mich, in den Gliedern wirke ich auf die Welt im Handeln. Die Gehörknöchelchen werden nicht wie die großen Gliedmaßen von Muskeln bewegt, sondern vom Ton im Mittelohr. Sie sind von der Schwerkraft befreit, denn sie sind so aufgehängt, dass ihre Schwingung nur um den jeweiligen Masseschwerpunkt erfolgt.[20] Arme und Beine unterliegen der Schwere, und der Gleichgewichtssinn reguliert sie. Die Gehörknöchelchen wirken in der Leichte, hier ist der Hörsinn zuständig. Die Polaritäten sind in *einem* Sinnesorgan, dem Labyrinth, vereinigt. Die Steigbügelfußplatte überträgt die Schwingungen der Gehörknöchelchen auf das ovale Fenster und damit in das Innenohr, die in der Perilymphe der Hörschnecke als sog. Wanderwelle erscheinen. Nun ist interessant, dass die drei Reihen der äußeren Haarzellen nicht sensorisch wie die inneren Haarzellen, sondern im Wesentlichen motorisch innerviert sind. Sie haben ein kontraktiles Zytoskelett, wo sich die Muskelproteine Aktin und Myosin in hochgeordneter Weise finden, so dass die Aktinfilamente in den Stereocilien eine fast kristalline Struktur bilden. Wenn die Wanderwelle nun an den für die auslösende Frequenz bestimmten Ort der Schnecke brandet, werden die Sinneshärchen der äußeren Haarzellen dadurch passiv ausgelenkt. So öffnen sich die Poren der Sinneszellen für die kaliumreiche Endolymphe und die Zelle depolarisiert. Diese kontrahiert sich durch das kontraktile Protein als Ganzes und beugt sich mit ihren Sinneshärchen in Richtung der inneren Haarzellen, wobei die Tektorialmembran mitbewegt wird. Diese Bewegung überträgt sich auf die inneren Haarzellen, die den Impuls als Nervenpotential weiterleiten.[21]

Das Ohr ist also ein muskuläres Sinnesorgan. Die sensible Muskeltätigkeit des Ohres ist vergleichbar mit den Bewegungsphänomenen der Arme und Beine. Wir nehmen durch Muskelspindeln und Gelenkrezeptoren die Winkeländerung einer Gliedmaße wahr und antworten mit einer Muskelaktivität entsprechend.

Die aktive Muskelantwort der äußeren Haarzellen verstärkt auch noch die vom Ton erregte Wanderwelle in ihrer Amplitude: Der Ton wird lauter und die Diskriminationsfähigkeit zwischen zwei Tönen gesteigert. Die Verstärkung ist umso kräftiger, je leiser der

Ton ist, je lauter der Ton, umso schwächer ist die Verstärkung. Hier haben wir ein physiologisches Korrelat des aktiven Lauschens.[22]

Diese Funktion des Innenohres ist vom Leben abhängig. An der Leiche konnte Georg von Békésy (1899–1972), der für seine Wanderwellentheorie den Nobelpreis erhielt, die muskuläre Antwort nicht nachweisen. Die Auslenkung der Sinneshärchen ist unendlich klein, sie liegt unterhalb der Dimension eines Wasserstoffatoms.[23]

Die Schwerelosigkeit der Gehörknöchelchenschwingungen, verbunden mit der extremen Winzigkeit der Sinneszellen und dazu noch die Tatsache, dass die Perzeption der Luftschwingungen nicht in der Luft, sondern im wässrigen Milieu stattfindet, zeigt, dass das Hören nicht ein physikalischer, sondern ein ätherischer Vorgang ist.[24]

Armin Husemann vergleicht die Hörfunktion mit der Wirkung eines homöopathischen Medikamentes. Das homöopathische Potenzieren verdünnt die Substanz nicht nur, sondern hebt sie auf die ätherische Ebene, führt sie ins Leben. Es handelt sich um eine polarische Metamorphose, eine Umstülpung in den ätherischen Gegenraum. *„Das Ohr ist eigentlich dazu da, um das Tönen des Tones in der Luft zu überwinden und uns das reine Äthererlebnis des Tones ins Innere zurückzuwerfen.“*[25] Das Hörvermögen entspricht einer D20, also einer Potenz, bei der praktisch keine Substanz mehr vorhanden ist, sondern nur noch Wirkung, ein rein ätherischer Prozess. Die großen Körpergliedmaßen leben demgegenüber im rein Physischen, in der Schwere. In der Mitte zwischen beiden steht der Kehlkopf mit den feinen Stimmlippenschwingungen, vergleichbar einer D 12.[26]

William S. Condon wies mit Hochgeschwindigkeitskameras nach, dass bereits das Neugeborene beim Hören feinste, sonst unsichtbare Muskelbewegungen am ganzen Körper ausführt, die synchron zu den Sprachbewegungen verlaufen. Sie entsprechen den Mikrobewegungen der Innenohrmuskulatur. Auch in dieser Hinsicht ist der Mensch wieder ganz Ohr.

Das Ohr ist mit den tiefsten Schichten unseres Wesens verbunden. Deswegen greift die Musik auch massiver in die gesamte menschliche Organisation ein als das bloß Gesehene. Ein großartiges Konzert ist ein geistiger Genuss. Wir nehmen es nicht nur im Kopf, sondern im gesamten Organismus wahr.

Der Einwand, das Sehen sei auch eine geistige Tätigkeit, wenn man z. B. ein philosophisches Buch liest, verkennt, dass beim Lesen nicht nur der Sehsinn, sondern vor allem der Gedankensinn aktiviert ist. Den reinen Sehsinn benutze ich nur, wenn ich eine Schrift sehe, die ich nicht verstehen kann, z. B. Chinesisch.[27]

Rudolf Steiner brachte die Sinnes- mit den Lebensprozessen in Verbindung. Die Ernährung ergreift die aufgenommene Substanz und verwandelt sie. Innerlich beginnt die Absonderung, die Drüsentätigkeit, d. h. ein Gegenprozess setzt ein, der die Nahrung vollständig zerstört. Die Drüsentätigkeit ist spezifisch, die Sekrete passen zur Nahrung. Das, was vorher Kohl, Schwein, Kartoffel oder Brot war, verwandelt sich zu Menschlichem. Die Substanz wird neu aufgebaut, von unserem Ich durchdrungen und somit individuell.

Ist der Nahrungsabbau im Verdauungssystem unvollständig, d. h. dringt Fremd-Ätherisches in uns ein, können Nahrungsmittelallergien entstehen. Rudolf Steiner beschrieb den Sinnesprozess als ätherischen Ernährungsvorgang. Das Auge ist ein Lichtverdauungsorgan. Der Mensch muss das Gesehene verarbeiten und verdauen. Die Farbe ist durch die Gegenfarbe, die Form durch die Gegenform zu neutralisieren. Die Farb-

und Formverdauung tötet das lebendige Licht ab, damit es im Menschen nicht zur Lichtallergie kommt. Genauso ist das Ohr ein Tonverdauungsorgan. Das lebendige Tonwesen, der Tonäther, ist im Ohr zu überwinden, damit es nicht zur „Tonallergie" kommt.[28] Geräusche, die wir nicht verdauen können, also ein Knalltrauma oder chronische Lärmbelastung, führen zur „Tonallergie", Schwerhörigkeit, Hyperakusis und zum Tinnitus.

2.3.2 Sprachsinn

Das Ich offenbart am klarsten seine geistige Qualität im Denken. Das Denken braucht die Sprache, diese wiederum benötigt das Hören. Die oberen Sinne stehen also in enger funktioneller Verbindung. Die Zentren der Wahrnehmung in der Großhirnrinde liegen jedoch nicht benachbart, sondern weit entfernt voneinander. Das motorische Sprachzentrum, benannt nach seinem Entdecker, dem französischen Anatom Pierre Broca (1824–1880), liegt in der Pars opercularis der unteren Stirnwindung, in der linken Hemisphäre. Das sensorische Sprachzentrum, benannt nach dem Neurologen Carl Wernicke (1848–1905), befindet sich weiter hinten im Schläfenlappen. Diese Lateralisation der Sprachzentren bildet sich erst im 7. bis 9. Lebensjahr. Sie geht einher mit der Ausbildung des abstrakten begrifflichen Denkens. Ein Kleinkind lernt Sprache mit beiden Hirnhälften. Es kann daher leichter mehrere Sprachen lernen, aber nicht intellektuell, indem es Vokabeln lernt. Seine Seele nimmt die Sprache in ihrem ganzen Wesen auf, nicht nur als Informationsübermittler. Das geht offensichtlich nur, wenn beide Hirnhälften noch eine funktionelle Einheit bilden.[29] Nach dem 9. Lebensjahr sind Sprechen und Sprachverständnis, also die reine Informationsübertragung durch Sprache, links lateralisiert, rechts dagegen die Prosodie, also alles, was Sprache zur Kunst werden lässt: die Sprachmelodie, die Tempi, Höhen und Senkungen, bedächtig oder erregt usw. Die rechte Hirnhälfte gibt der verbalen informativen Sprache ihre menschliche Qualität.[30]

Ein neugeborenes Kind ist umgeben von einer ätherischen Hülle, die es von der Mutter erhält. Die Sinneswahrnehmungen des Kindes haben durch diese Hülle in der ersten Lebenszeit eine ernährende, vitalisierende und aufbauende Wirkung. Das Neugeborene reagiert spezifisch nur auf die Worte der Mutter. Die ätherische Hülle ist ja das Bindeglied zwischen ihnen beiden. Durch nichts erkennt ein kleines Kind seine Mutter besser, als wenn diese zu ihm spricht.[31] Die Muttersprache ist während der gesamten Lebenszeit der Urgrund des Heimatgefühls.

Wir haben über den Sprachsinn noch keine abgeschlossenen Erkenntnisse, die auf bekannter physiologischer Grundlage beruhen. Es ist unsere Aufgabe, das Geistige in den irdischen Zusammenhängen zum Leben zu bringen. Nur dann lässt sich verhindern, dass die Sprache zu einem rein äußeren Informationsträger abgleitet, der nur eine physikalische Qualität zeigt, die auch Sprach-Computer ersetzen können. Um Sprache und ihre Wahrnehmung zu entwickeln, müssen wir sie mit dem Element der Bewegung verbinden. Eurythmie ist als Bewegungskunst sichtbare Sprache und auch die Sprachgestaltung ist Wille, Bewegung, Tätigkeit, die dann auch therapeutisch zu nutzen sind.[32]

„Der ganze Bewegungsorganismus kommt in Betracht als Sprachsinn, als Wortsinn; der ganze Bewegungsorganismus ist Sprachsinn zugleich. Ein Teil ist herausgehoben und

wird in Bewegung versetzt durch die Seele, wenn wir sprechen, – ein Teil dieses Bewegungsorganismus. Und dieser herausgegriffene Teil des Bewegungsorganismus, der hat eben sein hauptsächlichstes Organ im Kehlkopf und das Sprechen ist Erregung der Bewegungen im Kehlkopf durch die Impulse des Willens. Was im Kehlkopf vorgeht beim eigenen Sprechen, kommt so zustande, dass aus dem Seelischen heraus die Willensimpulse kommen und den im Kehlkopfsystem konzentrierten Bewegungsorganismus in Bewegung versetzen, während unser gesamter Bewegungsorganismus Sinnesorganismus ist für die Wortewahrnehmung. Nur, dass wir diesen Bewegungsorganismus, indem wir Worte wahrnehmen, in Ruhe halten. Gerade dadurch, dass wir ihn in Ruhe halten, gerade dadurch nehmen wir die Worte wahr und verstehen die Worte".[33]

Die Sprache ist also immer mit Bewegung verbunden [→ Kapitel IV Die Bewegungsnatur der Sprache], ursprünglich bestand sie aus Bewegungen des ganzen Körpers, aus Gebärden und Gesten. Noch heute spielen diese eine große Rolle. Ob wir einem Redner glauben oder nicht, hängt nur bedingt von seinen Worten ab. Wichtiger sind Tonfall, Gestik und Mimik (Körpersprache). Es spricht der ganze Mensch.

Aspekte der Sprache	äußere Erscheinungsformen	inneres Geschehen	Wesensglieder
		Sprechwille (Sprechintention) ↓	Ich ↓
Tonfall, Sprachmelodie	musikalisch-klangliche Elemente der Sprache	← seelische Bewegung Empfindungs- Gedankenbildung ↓	Astralleib ↓
Mimik, Gestik, Körpersprache	plastisch-gestische Gestaltung der Körperperipherie	← formenschaffende Blut- und Muskelbewegung ↓	Ätherleib ↓
verbale Information, gedanklich-begrifflich	artikulierte Lautfolgen, gefügt zu Wörtern und Sätzen	← Lautformung im Stimmtrakt, Klangmodulation im Kehlkopf, Druckmodulation der Atmung	physischer Leib

Beziehung der Sprache zu den Wesensgliedern[34]

Heute findet ein Massenversuch an Kindern statt, ohne dass die Eltern um ihre Zustimmung ersucht oder über mögliche Gesundheitsschäden wirklich aufgeklärt wurden. Im Zuge der allgemeinen Digitalisierung sollen Kindergärten und Grundschulen flächendeckend Lerncomputer erhalten. Nachdem bereits 2017 die BLIKK-Studie[35] nachwies, dass bei Kindern im Vorschulalter in Verbindung mit der Nutzung von digitalen Bildschirmmedien neben Konzentrations- und Schlafstörungen auch Sprachentwicklungsprobleme auftreten, sollte man vorsichtiger mit diesen Medien umgehen. Kleinkinder sind sehr verletzlich und brauchen Schutz. Medienkompetenz beginnt gesunderweise zunächst mit Medienabstinenz.[36] Kleinkinder bis zu zwei Jahren erwerben das Sprach- und Sprechvermögen ausschließlich durch die direkte Interaktion mit anderen Menschen. Das Kind ist angewiesen auf das Vorbild einer Individualität, die ihre Leiblichkeit mit ihren seelischen und geistigen Kräften durchdrungen hat.

Rudolf Steiner bezeichnete Elektrizität, Magnetismus und Radioaktivität als untersinnliche Kräfte. Wir können sie mit unseren Sinnen nicht wahrnehmen. In ihrem zunehmenden Übermaß, in ihrer Einseitigkeit schädigen sie den Menschen. Aus ökonomischen Gründen erfolgt der Umbau des Bildungswesens, Computer und Algorithmen sollen die Erziehung autonom steuern. Diese angebliche Individualisierung des Lernens ist tatsächlich eine Entmündigung, man erzieht die Kinder zu Sozial-Autisten, die auf eine Computer-Stimme hören und tun, was die Maschine sagt.[37] Die Gehirnentwicklung vor allem bei Kindern und Jugendlichen wird irreversibel negativ beeinflusst. Künstliche Intelligenz tötet Privatsphäre, Freiheit und Demokratie ab.

Eine Heilung, ein Gleichgewicht zwischen unter- und übersinnlichen Kräften kann nur entstehen, wenn auch die übersinnlichen Kräfte in gleicher Weise Förderung erfahren: die Lebenskräfte, die seelischen Kräfte und die Ich-Kräfte. Dafür ist zunächst das Bewusstsein für das Zeitgeschehen zu schärfen, dann muss man konsequent und aus Liebe handeln.

Literatur

1 Steiner, R.: Anthroposophie. Ein Fragment (GA 45). Rudolf Steiner Verlag Dornach 1980. S. 31–41.
2 Steiner, R.: Anthroposophie – Psychosophie – Pneumatosophie (GA 115). Rudolf Steiner Verlag Dornach 1980. S. 30–31.
3 Steiner, R.: Menschenwerden, Weltenseele und Weltengeist – Zweiter Teil (GA 206). Rudolf Steiner Verlag Dornach 1987. Vortrag vom 22.7.1921.
4 Steiner, R.: Geisteswissenschaft als Erkenntnis der Grundimpulse sozialer Gestaltung (GA 199). Rudolf Steiner Verlag Dornach 1985. Vortrag vom 8.8.1920.
5 Aeppli, W.: Sinnesorganismus, Sinnesverlust, Sinnespflege. Verlag Freies Geistesleben Stuttgart 1988. S. 28.
6 Steiner, R.: Geisteswissenschaft als Erkenntnis der Grundimpulse sozialer Gestaltung (GA 199). Rudolf Steiner Verlag Dornach 1985.
7 Steiner, R.: Das Rätsel des Menschen (GA 170). Rudolf Steiner Verlag Dornach 1992. Vortrag vom 12.8.1916.
8 Steinke, M.: Bewegungssinn und Gleichgewichtssinn. Anthropologische Grundsätze. Salamander Verlag Stuttgart 1994.
9 Patzlaff, R.: Sprache – das Lebenselixier des Kindes. Verlag Freies Geistesleben Stuttgart 2017.
10 Reinhard, J.: Sanfte Heilpraxis. Hallwag Verlag Bern Stuttgart 2000. S. 24.
11 Steinke, M.: Geruchssinn und Geschmackssinn. Anthropologische Grundlagen. Salamander Verlag Stuttgart 1995.
12 Ebd.
13 Steiner, R.: Über Gesundheit und Krankheit. Grundlagen einer geisteswissenschaftlichen Sinneslehre (GA 348). Rudolf Steiner Verlag Dornach 1983.
14 Steiner, R.: Geisteswissenschaft und Medizin (GA 312). Rudolf Steiner Verlag Dornach 1985.
15 Selg, P.: Vom Logos menschlicher Physis. Verlag am Goetheanum Dornach 2000. S. 556.
16 Steiner, R.: Die Welt der Sinne und die Welt des Geistes (GA 134). Rudolf Steiner Verlag Dornach1990. S. 103.
17 Husemann, A.: Der musikalische Bau des Menschen. Verlag Freies Geistesleben Stuttgart 1993.
18 Husemann, A.: Der hörende Mensch und die Wirklichkeit der Musik. Verlag Freies Geistesleben Stuttgart 2010.
19 Soesman, A.: Die zwölf Sinne – Tore der Seele. Verlag Freies Geistesleben Stuttgart 2000. S. 201–204.
20 Husemann, A.: Der hörende Mensch und die Wirklichkeit der Musik. Verlag Freies Geistesleben Stuttgart 2010.
21 Ebd.
22 Ebd.
23 Ebd.
24 Ebd.
25 Steiner, R.: Das Wesen des Musikalischen und das Tonerlebnis im Menschen (GA 283). Rudolf Steiner Verlag Dornach 1989. Vortrag vom 7.3.1923.
26 Husemann, A.: Der hörende Mensch und die Wirklichkeit der Musik. Verlag Freies Geistesleben Stuttgart 2010.
27 Schad, W.: Die Ohrorganisation. In: Ders. (Hrsg.): Goetheanistische Naturwissenschaft, Band 4: Anthropologie. Verlag Freies Geistesleben Stuttgart 1985. S. 186.
28 Reinhard, J.: Lunge, Leber, Niere, Herz. Kleine Menschenkunde. Eigenverlag Merligen (Schweiz) 2006. S. 81.
29 Steinke, M.: Hörsinn und Sprachsinn. Anthropologische Grundlagen. Salamander Verlag Stuttgart 1998.
30 Ebd.
31 Ebd.
32 Ebd.
33 Steiner, R.: Das Rätsel des Menschen (GA 170). Rudolf Steiner Verlag Dornach 1978. S. 245.
34 Nach Patzlaff, R.: Sprache. Das Lebenselixier des Kindes. Verlag Freies Geistesleben Stuttgart 2017. S. 113.

35 BLIKK (Bewältigung – Lernverhalten – Intelligenz – Kompetenz – Kommunikation) ist ein Medien-Projekt der Stiftung Kind und Jugend und des Berufsverbandes der Kinder- und Jugendärzte. www.stiftung-kind-und-jugend.de/projekte/blikk-studie/ (Abfrage Februar 2021).

36 Patzlaff, R.: Sprache. Das Lebenselixier des Kindes. Verlag Freies Geistesleben Stuttgart 2017. S. 45.

37 Hensinger, P.: Die digitalisierte „Smart City". Auf dem Weg zum konditionierten Untertan. Die Drei 2019; 89 (4). S. 15–28.

KAPITEL IV
Die Bewegungsnatur der Sprache

HARALD ZÜHLKE

Der aufrechte Gang, das Sprechen und das Denken sind Fähigkeiten, die den Menschen vom Tier unterscheiden. Sie sind Leistungen des menschlichen Ichs. Durch die Aufrichtung des Körpers sind Arme und Hände davon befreit, die Körperlast zu tragen, sie werden frei für handwerkliche und künstlerische Tätigkeiten, aber auch für die Kommunikation der Menschen untereinander durch Gebärden und Gestik.

Zwischen Kopf und Brustkorb entsteht durch die Aufrechte ein Freiraum, der dem Kehlkopf – fast in der Schwerelosigkeit aufgehängt – feinste Bewegungen ermöglicht. Alle drei Fähigkeiten basieren auf einer gesunden Entwicklung der unteren Sinne [→ Kapitel III Die Sinne des Menschen] und haben mit Beweglichkeit zu tun. Voraussetzung des Sprechens ist die Bewegungsentwicklung, und auf dem Sprechen kann dann das Denken aufbauen. Durch die heutige Lebensweise (Autoverkehr, Fernsehen, Computer) ist die Bewegungsentwicklung oft erheblich eingeschränkt, ein Grund, weshalb Kinder immer mehr logopädische Therapie benötigen. Was früher Spiel war, ist heute therapeutisch nachzuholen.

„Der Mensch ist eine fertige Form, wie er vor uns steht. Aber diese fertige Form ist aus Bewegung hervorgegangen. Nicht das Bewegte geht aus dem Ruhenden, das Ruhende geht ursprünglich aus dem Bewegten hervor.“[1] Theodor Schwenk (1910–1986) zeigte eindrucksvoll, wie aus der Bewegung, aus der Strömung heraus organische Formen, wie z. B. die Form des Kehlkopfes entstehen (siehe Abbildung unten).

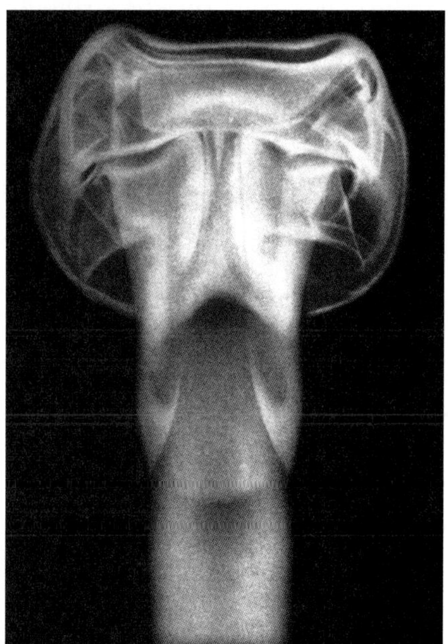

Beispiel für Organbildung aus strömender Bewegung. Eine Flüssigkeit strömt in eine andere, wodurch eine kehlkopfähnliche Form entsteht.[2]

Auch die Kymatik, die Erforschung der Wellenphänomene, die auf den Chladni'schen Klangfiguren basiert, führt die Welt- und Organentstehung auf schwingende, oszillierende und pulsierende Bewegungen zurück.[3] Töne sind formschaffend: Der Mensch ist aus Musik aufgebaut.[4]

Nun können diese schaffenden Bewegungen, nachdem sie das Organ aus sich heraus bildeten, in dessen Aktivitäten wieder auferstehen. Alle Bewegungsformen finden sich im Kehlkopf und seinen Nachbarorganen wieder.[5]

Die Ur-Bewegungselemente gehen aus kosmischen Kräften hervor: die Konsonanten aus den Tierkreiskräften, die Vokale aus den Planetenkräften: „*Das Konsonantieren im physischen Leibe ist der Nachklang des Klingens der einzelnen Gebilde des Tierkreises. Durch die Bewegungen der Planeten geschieht dasjenige, was innerhalb dieser Weltensphärenmusik das Vokalisieren ist*“, so Rudolf Steiner.[6]

Sprache, die Schöpfung der Worte in der Luft, wird dem Menschen möglich, weil er zuvor aus kosmischen Kräften, aus dem Weltenwort entstand.

Die Kunst der Eurythmie ist die durch den ganzen Menschen sichtbar gemachte Fülle jener ätherischen Urgesten, die auch den Bewegungen des physischen Kehlkopfes zugrunde liegen und mit diesem an dem Luftstrom plastizieren. Sprache und Eurythmie sind im Prinzip das gleiche, einmal als hörbares Erlebnis, das andere Mal als sichtbares, allerdings führt die Eurythmie den mehr im Kopf und rhythmischen System gelagerten Sprechprozess zum ganzen Blut- und Muskelsystem zurück, was den gesamten Willensmenschen ergreift.

Die menschliche Stimme formt sich in Kehlkopf, Nasen-, Rachen- und Mundraum zu einem individuellen Stimmklang, so dass man jeden Menschen aufgrund seiner Stimme identifizieren kann.

Der Einatmungsstrom belebt uns, er bringt uns den irreführend als Sauerstoff bezeichneten Lebensstoff (O_2). Der Ausatmungsstrom enthält das abtötende CO_2. Deshalb kann ein bewusster Ausdruck von Seele und Geist nur im Ausatmungsstrom erfolgen. Wo Bewusstsein wachsen soll, muss das Leben zurücktreten. Klänge als Ausdruck des Seelischen, die auch das Tier erzeugt, ertönen also, wenn der Astralleib in den Ausatmungsstrom eintaucht. Sprache entsteht, wenn das menschliche Ich diese Klänge sinnvoll gestaltet. Aus der Physiologie allein ist Sprache nicht zu erklären, ursächlich ist die geistg-seelische Intention. Wie, auf welche Weise aber die Sprache entsteht, bleibt uns normalerweise unbewusst.

1. Das Plastizieren des Sprachluftstromes

Wir wollen nun das Plastizieren des Sprachluftstromes in den drei aufeinander folgenden Räumen Kehlkopf – Mundhöhle – äußere Luft verfolgen.

1.1 Kehlkopf

Im Kehlkopf und in seinen Anhangsorganen finden wir eine Vielzahl von Gelenken und Muskelgruppen, wenig feste Form, umso mehr aber Bewegungsmöglichkeiten, die dazu dienen, am Luftstrom zu plastizieren und ihn zum Sprachstrom umzubilden.

Der Klang der Sprech- oder Singstimme entsteht, indem der zunächst klanglose Ausatmungsstrom im Kehlkopf durch die von den Stimmlippen gebildete Stimmritze hindurch fließt. Beim normalen Atmen ist die Glottis weit geöffnet, so dass die Luft ungehindert hindurchströmt. Zur Stimmerzeugung (Phonation) schließt sie sich, und der Luftstrom versetzt die Stimmlippen in Schwingung, so dass sie die Glottis periodisch öffnen und schließen und mit jeder Öffnung die Luft stoßweise hindurch lassen. Diesen Schwingungsvorgang nennt man Phonationszyklus. Die Bewegung des Öffnens und Schließens beginnt bereits unterhalb der Stimmritze und setzt sich wie eine Rotationsbewegung nach oben in die Kanten der Stimmlippen fort.

Wie kommt es nun zu den Schwingungen der Stimmlippen?

Druck und Unterdruck führen im subglottischen Raum zu einem Schwingungssystem, so dass sich die Stimmlippen durch Druck und Sog blitzschnell öffnen und schließen. Es vibrieren jedoch nicht immer die gesamten Lippen, sondern oft nur die winzigen Flächen der Stimmlippenkanten durch die Druckdifferenzen der Atmungsluft. Die Reinke'sche Zone, ein freier Raum zwischen Musculus vocalis und Stimmlippenschleimhaut, gewährleistet eine maximale Verschieblichkeit und ermöglicht so eine freie Schleimhautbeweglichkeit.

Die Stimmlippenmuskeln variieren ihren Tonus, ohne dass sich ihre Länge ändert, sie sind also isomorph wie die Muskeln der Insektenflügel. Wir können ihre Spannung willkürlich verändern und so die Frequenz des Stimmlippenzyklus variieren. Dadurch haben wir Einfluss auf die Höhe des erzeugten Stimmklangs. Die Mittelfrequenz der menschlichen Sprechstimme liegt bei Männern etwa bei 110 bis 120 Hz, bei Frauen eine Oktave höher, also bei 220 bis 240 Hz. Bei Kleinkindern liegt sie zwischen 300 und 450 Hz. Der Stimmumfang beträgt gewöhnlich 1,3 bis 2,5 Oktaven. Bei der Singstimme reicht der Stimmumfang von 70 Hz (tiefste Basslage) bis zu 1500 Hz (höchste Sopranlage). Bei der „Kopfstimme" sehen wir eine reine Randschwingung, beim „Brustregister" eine Vollschwingung der Stimmlippen. Die Lautstärke resultiert hauptsächlich aus der Kraft des Ausatmungsstromes aus der Lunge, die Tonhöhe (Schwingungsfrequenz) aus der Größe und dem Spannungszustand der Stimmlippen.

Eine Sonderform des Singens ist das mongolische Obertonsingen. Dabei wird nicht nur die Stimmlippenebene geschlossen, sondern auch eine darüber liegende Ebene (Taschenfalten- bzw. aryepiglottische Ebene). Durch diese Technik kann der Sänger die Obertöne vom Grundton trennen und so als Einzelperson mehrstimmig singen. Die zweifache Stauung des Ausatmungsstromes in der Kehle, die langen Phrasen und die Beschränkung auf die Pentatonik können eine Lockerung der Wesensglieder, eine meditative Transzendenz bewirken, auch beim Zuhören.

1.1.1 Luftdruckwahrnehmung im Kehlkopf

Die überaus feine Muskelsteuerung, die für die Stimmerzeugung nötig ist, bewirken nach Auffassung der myoelastisch-aerodynamischen Theorie Mechanorezeptoren in der Kehlkopfschleimhaut, in den Kehlkopfgelenken und in den Muskelsehnen. Das präzise Zusammenspiel ermöglicht schnellste Reaktionen der Muskulatur in Form von tonischen Einstellreflexen. Außerdem befinden sich unterhalb der Stimmlippen, besonders in der Schleimhaut des Conus elasticus, Barorezeptoren. Mit diesen nimmt der Mensch feinste Luftdruckveränderungen unbewusst wahr, und so lassen sich die Druckbedingungen der Sprechatmung in hoher Geschwindigkeit den jeweiligen Lauten und Sprechintentionen anpassen.[7]

1.1.2 Interaktion zwischen Ohr und Kehlkopf

Die Vorstellung, das Sprechen und Hören funktioniere nach dem Prinzip Sender–Empfänger, ist falsch. Sprechen und Hören sind beides aktive Leistungen des Menschen, und es besteht eine ständige Interaktivität, ein ständiges Mittun mit dem Gesprächspartner. Beim Hören einer Stimme schwingen die Stimmlippen des Zuhörers mit, und das Hören reguliert die eigene Stimme.

Auf vier Wegen können wir die akustischen Eigenschaften unserer Stimme und unsere Sprache kontrollieren:

Beim ersten Weg gelangt das gesprochene Wort direkt vom Mund in die eigenen Ohren.

Wir hören zweitens aber auch, wie unsere Sprache aus der umgebenden Räumlichkeit verändert zurückkehrt und drittens gelangt die eigene Sprache durch den Schädel über die Knochenleitung zum Innenohr. Der vierte Weg führt vom Nasenrachenraum über die Eustachischen Röhren direkt ins Mittelohr. Denn auch im Gewebe dieser Röhren bis hinein ins Mittelohr findet man Barorezeptoren, ein wichtiges neurophysiologisches Indiz für die grundlegende Bedeutung der aerodynamischen Prozesse bei der menschlichen Stimm- und Spracherzeugung.[8]

Frequenz und Form der Stimmlippenschwingung verändern sich je nach den gesprochenen Vokalen und Konsonanten. Zwar handelt es sich nur um minimale Abweichungen, doch sind sie wesentlich für die Klangqualität. Dabei ist auch die Trichterform des Mundraumes von Bedeutung, denn sie verstärkt die Rückwirkung des Sprechluftdrucks auf die elastisch schwingenden Stimmlippen. Eine gute Artikulation wirkt entspannend zurück auf das Schwingen der Stimmlippen.

1.1.3 Lautentstehung durch Wirbelströme

Die laminare Luftströmung in der Trachea wird beim Durchgang durch die Stimmritze verwirbelt. Diese Turbulenzen und Wirbelketten in der Luftströmung sind reproduzierbar und zeigen eine ständig wechselnde Oberfläche. Alle Laute entstehen aerodynamisch durch Wirbelströme. Der Wirbel ist die Ur-Geste jeder Schöpfung (Spiralnebel im Kosmos). Auch das Ohr (Cochlea) ist eine ein- und auswickelnde Spirale. Im Anfang war das Wort, und der Mensch war ganz Ohr.

Die Stimmlippen zeigen bei physiologischem Gebrauch keine Ermüdungserscheinungen. Sie sind ein Instrument, auf dem das menschliche Ich spielt. Wir stimmen unsere Stimme ständig beim Sprechen wie ein Musikinstrument.

In seinem Aufbau entspricht der Kehlkopf der Flöte, dem Blasinstrument mit Luftansatzrohr und Flötenkopf, die vibrierenden Stimmlippen erinnern an das Prinzip des Saiteninstrumentes, allerdings entsteht der Klang hier nicht durch substanzielle Vibrationen wie bei den Streichinstrumenten, sondern durch Luftströmungen. Die menschliche Stimme umfasst also den Bereich sämtlicher Blas- und Saiteninstrumente, somit ein ganzes Orchester. Dabei ist interessant, dass der erste Schrei jedes gesunden Neugeborenen weltweit der „Sonnenton", also der Kammerton „a" ist (432–440 Hz), auf den sich alle Orchester auf der ganzen Welt vor einem Konzert einstimmen.

Heute kommt man zu der Ansicht, dass jeder Laut ein komplexer Strömungsorganismus ist und dass diese Luftströmungen das eigentliche klangerzeugende Phänomen darstellen. Die Stimmstärke ist abhängig von der Intensität der Luftwirbel, die sich – einen Unterdruck erzeugend – unmittelbar über den Stimmlippen bilden, wie Sid Khosla mit aufwändigen Versuchsanordnungen entdeckte.[9] So gebiert der Kehlkopf fortwährend Luftgestalten, die im Verlauf Mundhöhle, Zahnreihe und Lippen weiter plastizieren.

1.2 Mundhöhle

Die Bewegungen von Gaumensegel, Wangen, Zunge und Lippen ermöglichen das Blasen und Saugen, das Kauen und Schlucken, das Blubbern, Schnalzen und Gurgeln, vor allem aber wird der Ausatmungsstrom beim Sprechen weiter plastiziert. Eine schlaffe Mundmotorik verhindert das deutliche Artikulieren von Lauten und ist oft auch verantwortlich für Zahnfehlstellungen. Voraussetzung für eine gute Mundmotorik ist die Entwicklung der Grob- und Feinmotorik, aber auch die freie Nasenatmung. Darüber hinaus kann die Übung der Mundmotorik eine behinderte Nasenatmung verbessern. Einzelne Laute (m, n, ng werden ganz oder teilweise durch die Nase gelenkt und die Resonanz der Nasennebenhöhlen hat einen Einfluss auf den Stimmklang).

Die Gesichtsbeweglichkeit (Mimik) begleitet jedes Sprechen, tritt aber auch allein als nonverbale Kommunikation auf.

Der Biophysiker Boris Rybak (1923–2003) fand auf der sehr beweglichen Oberfläche der Zunge beim Sprechen flüchtige, transversale Mikrorillen.[10]

Wie Serge Maintier zeigte, vibriert die Zungenoberfläche eigentlich wie ein feinster, präziser Oszillograph, nur dass die Zunge dabei die Laute nicht einfach nachzeichnet, sondern die Sprechluft plastiziert, den „Luftton" oder den „tönenden Luftstrom" knetet und dadurch die klanglichen Merkmale der Laute maßgeblich mitbewirkt.[11] Die Zunge ist nicht nur ein extrem bewegliches Organ, ein Muskel ohne Antagonisten, der frei und schwerelos im Munde „schwimmt" und tanzt, sie ist auch das empfindlichste Organ des ganzen Körpers. Die Zungenspitze ist sieben Mal sensibler als die Fingerspitzen.

1.3 Luftraum vor dem Mund

1.3.1 Luftlautformen

Im ersten Vortrag des Zyklus „Eurythmie als sichtbare Sprache" legte Rudolf Steiner den Keim für ein neues Forschungsgebiet, indem er vorschlug, die in der Luft unsichtbar bleibenden Lautformen durch technische Hilfsmittel sichtbar zu machen. *„Alles dasjenige, was wir aussprechen, zeichnet in die Luft hinein eine gewisse Form, die man nur nicht sieht, die man aber als durchaus vorhanden voraussetzen muss, von der man sich sogar denken könnte, dass sie durch wissenschaftliche Mittel ohne die menschliche Zeichnung fixiert würde."* [12]

Johanna Zinke (1901–1990), eine Werk-Lehrerin, griff in ihrem „Ruhestand" ab 1962 diesen Hinweis Steiners auf und untersuchte mittels Tausender von Fotografien die Strömungsformen von Luftlauten.[13] Sie konnte dabei auf die Strömungsforschungen von Theodor Schwenk aufbauen, dessen grundlegendes Werk „Das sensible Chaos" 1962 gerade erschienen war. Um die Formen sichtbar zu machen, ließ sie Zigarettenrauch einatmen und dann einzelne Vokale oder Konsonanten aussprechen. Die entstehenden Luftlautformen fotografierte sie zunächst mit einem einfachen Apparat, später auch einige Laute mit einer Hochgeschwindigkeitskamera. Es ergaben sich typische, reproduzierbare Luftformen mit deutlich begrenzter Hülle, bewegte plastische Formen, die sich in Sekundenbruchteilen entwickelten, eine charakteristische Gestalt annahmen und sich dann auflösten bzw. von nachfolgenden Lauten überlagert wurden. Jeder Laut hat also seine eigene geordnete dynamische Struktur.

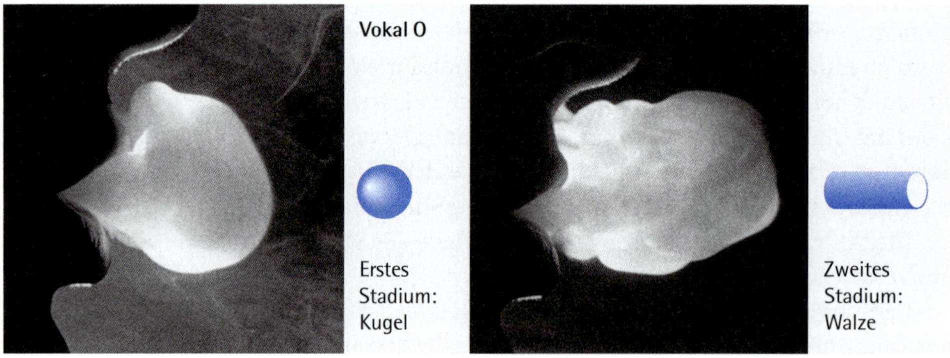

Beispiel für Luftlautformen[14]

Damit gelang ihr eine Pionierleistung: Die Luftgebärden oder Luftgesten, auf die Rudolf Steiner im Zusammenhang mit der „sichtbaren Sprache" der Eurythmie immer wieder hinwies, waren so erstmals sichtbar.

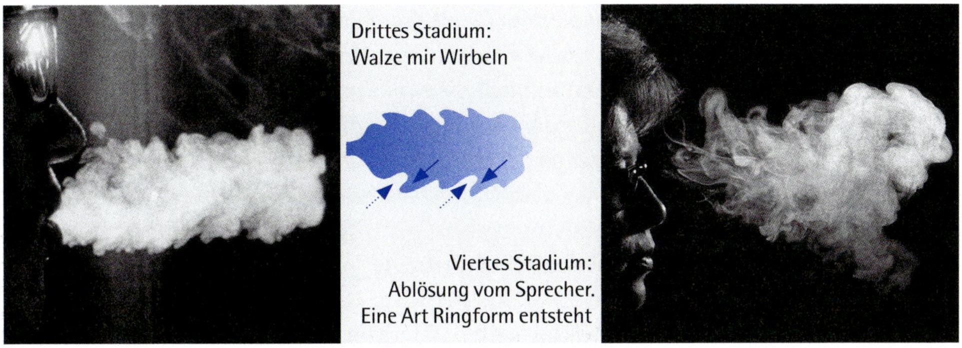
Drittes Stadium:
Walze mir Wirbeln
Viertes Stadium:
Ablösung vom Sprecher.
Eine Art Ringform entsteht

Weitere Stadien der Luftlautformen des Vokals O[15]

Der Sprachwissenschaftler und -künstler Serge Maintier reproduzierte ab 2000 die Forschungen von Johanna Zinke und Boris Rybak mit modernster Computertechnik und gewann zudem eigene, völlig neue Einsichten. Er führte als erster eine parallel laufende akustische Analyse der Sprechlaute und der Entfaltung ihrer Morphodynamik (Strömungsgestalt) durch und wies die Korrelation zwischen beiden nach. Die seiner Dissertation beigefügte DVD zeigt Filmaufnahmen der Wirbelbildungen in den Luftlautformen mittels Laservisualisierung.[16]

1.3.2 Koartikulation

Techniker verfolgen seit längerem das Ziel, mit Hilfe von Computertechnologie Roboter mit einem Sprechvermögen auszustatten, das der ganz anders erzeugten menschlichen Sprache täuschend ähnlich sein soll. Dabei stieß man auf große Probleme, weil sich herausstellte, dass es nicht genügt, wie bei einer Schreibmaschine typenartig die Einzellaute eines Wortes aneinanderzureihen. Tut man das, klingen die Computerstimmen keineswegs natürlich, sondern künstlich zerhackt und unangenehm.

Erst dieser Misserfolg machte die Forscher darauf aufmerksam, dass in der natürlichen Sprache jeder Laut mit dem anderen durch feinste klangliche Übergänge (Transitionen) verbunden ist, und diese Übergänge sind, je nachdem welche Laute sich miteinander verbinden, höchst unterschiedlich. In jeder Sprache gibt es Hunderte von verschiedenen Formen. Dabei ist noch nicht berücksichtigt, dass die Laute, je nach der emotionalen Färbung, mit der man spricht, verschiedene Klangfarben annehmen und somit nochmals andere Transitionen erfordern, als es bei einem neutral gesprochenen Text der Fall ist.[17]

Es sind also nicht die isolierten Einzellaute, die gesprochene Sprache konstituieren. Vielmehr erweist sich die Silbe als die Urzelle sowohl der Spracherzeugung als auch -wahrnehmung. Die einzelnen Laute vermischen sich nicht, aber sie verbinden sich, was man als Koartikulation bezeichnet.

Die gestaltgebenden Kräfte, die zuvor an den Leibesorganen klang- und formschaffend wirkten, werden nach dem Verlassen des Leibes von ihrer organischen Tätigkeit frei und prägen sich ein in die Außenluft. *„Das Nach-außen-Treten ist ein Charakteristikum* *der Sprache: Die artikulierten Laute ertönen erst draußen vor den Lippen, und indem sie das tun, geben sie zugleich einem inneren Geschehen Ausdruck, das zuvor unsichtbar in der Seele wirkte. Entsprechend verleiht auch die zum Sprechen verwendete Ausatmungsluft nach dem Verlassen des Mundraums der Kräftekonfiguration Ausdruck, von der sie innerhalb des Leibes bewegungsdynamisch gestaltet wurde*".[18]

1.3.3 Sprache wirkt auf die physiologischen Prozesse

Die sichtbar gemachten Wirbelstrukturen in den Luftformen sind von einer solchen Lebendigkeit und Komplexität, dass sie mit rein mechanischen Ansätzen nicht zu fassen sind. Sie sind Ausdruck jener Bildekräfte, die Rudolf Steiner als „Klangäther" beschrieb.[19]

Boris Rybak ahnte bereits, wie tief die Sprache mit den im Organismus wirkenden Lebensprozessen verbunden ist. Er ging Überlegungen nach, was es für den menschlichen Organismus wohl bedeuten mag, dass die Muskeltätigkeit des Sprechens als eine motorische Funktion auf die vegetative Aktivität des Atmens „aufgepfropft" wurde. Wegen dieser Verknüpfung, so vermutete er als Biochemiker, dürfte der Vorgang des Sprechens einen starken Einfluss auf das Gleichgewicht des Säure-Basen-Haushalts haben, das sich in den pH-Werten der Gewebeflüssigkeiten und des Blutes zeigt.

Dass das gesprochene Wort tatsächlich verändernd in das Blut eingreift, wies erstmals Armin Husemann nach: Er zeigte, dass jeder gesprochene Laut im Venenblut eine Turbulenz verursacht, die je nach Laut eine andere Konfiguration aufweist und dadurch in spezifischer Weise die Chemie des Blutes verändert.[20] Sprache wirkt gestaltend auf den menschlichen Organismus. Die gesprochenen Worte haben auch eine Rückwirkung auf uns selbst. Rudolf Steiner sprach schon 1924 über die „rückphysiologisierende Wirkung" der Laute auf den Leib.[21] Daran knüpfen sich neue Forschungsfragen, die noch der Bearbeitung harren.

Interessant ist zudem die Rhythmusforschung. Dietrich von Bonin et al. untersuchten die Wirkung verschiedenster Sprachübungen auf die Herz- und Atemfrequenz.[22] Die Rezitation von Hexameter-Versen bewirkte den stärksten Grad der Synchronisation von Herzschlag und Atmung, der sich bei manchen Menschen nur im Tiefschlaf findet. Das kardiorespiratorische System verhält sich dann also wie in einem tiefen physiologischen Erholungszustand, obwohl der Mensch wach ist. Auch das Sprechen der aus dem Sanskrit stammenden Silbe „OM" beeinflusst die Puls-Atem-Interaktion. Es harmonisiert die Rhythmen der Atmung und des Blutes, führt zu tiefer Entspannung und Blutdrucksenkung.

Die heutzutage weit verbreitete verwaschene, nuschelige Aussprache drückt sich in den sichtbaren Luftlautströmungsformen so aus, dass sich vor den Lippen ein Brei ohne klare Gestalten ausbreitet. Die einzelnen Laute und ihre Strömungsformen vermischen sich zu einem amorphen Gebilde. Dieser sicht- und hörbare Mangel an strukturierenden, gestaltenden Formkräften deutet auf konstitutionelle Schwächen hin, die nicht ohne Folgen bleiben für die gesundheitliche Entwicklung eines jungen Menschen. Medizin und Pädagogik haben hier eine therapeutische Arbeit zu leisten.

2. Pädagogische und therapeutische Konsequenzen

Bevor das kleine Kind auch nur ein einziges Wort sprechen kann, muss es die perfekte Beherrschung und Koordination von über hundert Muskeln erlernen, die an dem Sprechvorgang beteiligt sind. Mit unglaublicher Energie trainiert es vom ersten Lebenstag an die verschiedenen Bewegungsfunktionen, angefangen bei den Augen und Händen über das Aufrichten, Stehen und Gehen bis hin zur Feinmotorik der Hände und Finger. Aus der Tätigkeit dieses „Bewegungsmenschen", der an der Muskulatur des ganzen Leibes arbeitet, geht das Artikulieren der Sprachlaute wie eine reife Frucht hervor.[23] Bevor das Kind einen Gegenstand benennen kann, muss es ihn angefasst haben. Greifen ist die Vorstufe von Begreifen, eine wichtige Voraussetzung für die Sprachentwicklung. Wenn das Kind mit dem Finger auf bestimmte Dinge zeigt, kann es auch mit dem Sprechen beginnen. Wenn es sich z. B. in die Senkrechte aufrichtet, den freien Stand erreicht, also eurythmisch die Gebärde des „i" macht, kann es auch das „i" sprechen.

Wir haben oben gesehen, dass Sprache zuallererst ein formschaffender Bewegungsprozess ist. Es entstehen Gestalten, die teilweise noch sekundenlang in der Luft schweben, nachdem die dazugehörigen Schallwellen längst verklungen sind. Gleichzeitig vollführt auch der gesamte Körper des Sprechers bei jedem Laut bestimmte, mit bloßem Auge nicht wahrnehmbare Bewegungen, die genau synchron mit dem Sprechakt ablaufen und die gesamte Körpermuskulatur betreffen.[24]

Nun stellte William S. Condon mittels der Kinesik fest, dass der Hörer seinerseits mit eben denselben Bewegungen antwortet, mit einer minimalen Zeitverzögerung von 40–50 Millisekunden. Der ganze Körper des Hörers „tanzt" also in präziser und fließender Begleitung zur gesprochenen Sprache.[25] Dies gilt aber ausschließlich für sprachliche Laute, nicht für Geräusche. Da sich diese Bewegungen simultan vollziehen, handelt es sich nicht um *Nach*ahmung, sondern um *Mit*ahmung.[26]

Der Mensch hört also nicht nur mit den Ohren, sondern mit dem ganzen Körper, mit dem gesamten „Muskelmenschen". Aus dieser gestaltbildenden Bewegung formt das Kind seine Sprache. In der Auseinandersetzung mit der Sprache der Erwachsenen arbeitet das Kind zugleich an der Ausformung seines Gehirns. Durch unser gesprochenes Wort wirken wir auf die Leiblichkeit des Kindes und seine seelischen und geistigen Entfaltungsmöglichkeiten.[27] Diese individuelle Funktion kann natürlich kein Lautsprecher übernehmen. Ihm ist es unmöglich, Luftlautformen zu bilden, er produziert nichts als Schallwellen.

Sprache erlernt das Kind nicht durch technische Geräte. Kinder brauchen die persönliche (personare = durchtönen) Anprache in Kombination mit Bewegung. Sie lieben Gemeinschaftsspiele und das lustvolle Gestalten von Luftlautformen. Ich möchte ein Beispiel anfügen, da diese Kinderreime langsam verloren gehen. Man achtet heute eben nur noch auf die intellektuelle Entwicklung.

Elleri selleri sibberisa,
elleri selleri knoll,
abbeldi babbeldi bolika,
abbeldi babbeldi boll.

Diese Kinderreime sind zwar inhalts-, aber nicht sinnlos. Für Jugendliche und Erwachsene gab Rudolf Steiner eine Reihe von Sprüchen als Übung für die Sprachorgane an.[28] Beispielsweise:

Klipp plapp plick glick
Klingt Klapperrichtig
Knatternd trappend
Rossegetrippel

Also nicht etwa: Klipp klapp, sondern Klipp plapp. Das „R" soll man nicht am Gaumen, sondern wie in der russischen Sprache mehr vorn mit der Zunge bilden. Oder:

Zuwider zwingen zwar
Zweizweckige Zwacker zu wenig
Zwanzig Zwerge
Die sehnige Krebse
Sicher suchend schmausen
Daß schmatzende Schmachter
Schmiegsam schnellstens
Schnurrig schnalzen

Diese Übungen machen die Sprache geschmeidig.

Diese Sprüche sollen dafür sorgen, dass der Mensch die Luftgestalten in vollendeter, gesunder Weise in die Welt entlässt, wobei er gleichzeitig innere Harmonisierung erfährt. Auch die Poesie ist sehr heilsam. Das Auswendiglernen und Deklamieren von Gedichten formt den Menschen [→ Kapitel XVIII.2 Sprachgestaltung].

Sprachstörungen sollte man nicht ausschließlich mit Sprachübungen behandeln, sondern auch mit körperlicher Bewegung. Artikulation bedeutet ursprünglich: den Menschen gelenkig, beweglich machen. Sprachtherapie ist keine Sprechtherapie, die Worte und Bewegungen sind eigentlich Medikamente.

Sprachgestaltung als Sprachkunst wirkt also auf den ganzen Menschen. Laute sind formschaffend. Stoßlaute leibbildend, Blaselaute leibbefreiend. Worte haben eine noch tiefere Wirkung, abhängig von der seelisch-geistigen Intention. Nach Untersuchungen von Masaru Emoto (1943–2014) verändern mit Liebe und Dankbarkeit gesprochene Worte die innere Struktur von Flüssigkeiten so, dass harmonische Kristallisationsformen entstehen. Spricht man voll Wut und Hass, entstehen chaotische, hässliche Formen.[29] Worte können heilen, aber auch krank machen.

Früher wirkte der Kirchengesang (Gregorianik) heilsam für die Menschen, für Geist und Seele, aber ebenso für den Körper. Auch heute kann man mit Singen und Sprechen sowie bestimmten Bewegungsübungen die Verdauungstätigkeit anregen, Herz-Kreislauf und Nierenfunktion regulieren, eine Sinusitis oder einen Paukenerguss therapieren. Mit Summen, Singen und Sprechen sowie Üben der Mundmotorik lassen sich Adenoide und Schlafapnoe beeinflussen. Hier tut sich ein großes Feld für die Ärzte in Zusammenarbeit mit Sprachkünstlern im Sinne einer integrativen Medizin auf.

Literatur

1 Steiner, R.: Eurythmie als sichtbare Sprache (GA 279). Rudolf Steiner Verlag Dornach 2019. Vortrag vom 24.6.1924.

2 Schwenk, T.: Das sensible Chaos. Verlag Freies Geistesleben Stuttgart 1991. Abb. 53.

3 Jenny, H.: Kymatik. AT-Verlag Aarau 2009.

4 Husemann, A.: Der musikalische Bau des Menschen. Verlag Freies Geistesleben Stuttgart 2020.

5 Schwenk, T.: Das sensible Chaos. Verlag Freies Geistesleben Stuttgart 1991. S. 125–131.

6 Steiner, R.: Themen aus dem Gesamtwerk, Band 2: Sprechen und Sprache. Verlag Freies Geistesleben Stuttgart 1980. S. 57.

7 Maintier, S.: Sprache – die unsichtbare Schöpfung in der Luft. Dr. Kovac-Verlag Hamburg 2014. S. 59.

8 Ebd.

9 Khosla, S., Murugappan, S., Paniello, R. et al.: Role of Vortices in Voice Production. Normal versus Asymmetric Tension. The Laryngoscope 2009; 119 (1). S. 216–221.

10 Rybak, B., Duchatel, F.: Résultats préliminaires d'echotomographie phonatoire. Comptes rendus de l'Académie des sciences 1980; 294. S. 855–857.

11 Maintier, S.: Sprache – die unsichtbare Schöpfung in der Luft. Dr. Kovac-Verlag Hamburg 2014. S. 31.

12 Steiner, R.: Eurythmie als sichtbare Sprache (GA 279). Rudolf Steiner Verlag Dornach 2019. Vortrag vom 24.6.1924.

13 Zinke, J.: Luftlautformen. Beiträge zu einer Erweiterung der Heilkunst 1976; 29 (5). S. 145–151.

14 Abbildungen nach Zinke, J.: Luftlautformen – sichtbar gemacht. Verlag Freies Geistesleben Stuttgart 2003. S. 96 f.

15 Ebd.

16 Maintier, S.: Sprache – die unsichtbare Schöpfung in der Luft. Verlag Dr. Kovac Hamburg 2014.

17 Ebd. S. 23.

18 Ebd. S. 32.

19 Marti, E.: Die vier Äther. Zu Rudolf Steiners Ätherlehre. Elemente - Äther - Bildekräfte. Verlag Freies Geistesleben Stuttgart 2016.

20 Husemann, A.: Der Leib der Sprache. In: Zinke, J.: Luftlautformen sichtbar gemacht. Verlag Freies Geistesleben Stuttgart 2003. S. 72–87.

21 Steiner, R.: Sprachgestaltung und Dramatische Kunst (GA 282). Rudolf Steiner Verlag Dornach 1996. Vortrag vom 21.9.1924.

22 Bonin, D. v., Cysarz, D., Frühwirth, M. et al.: Wirkungen von Sprachtherapie auf die kardiorespiratorische Interaktion. Teil 2: Menschenkundliche Gesichtspunkte. Der Merkurstab 2005; 58 (3). S. 185–196.

23 Patzlaff, R.: Der gefrorene Blick. Verlag Freies Geistesleben Stuttgart 2000. S. 98–125.

24 Patzlaff, R.: Sprache. Das Lebenselixier des Kindes. Verlag Freies Geistesleben Stuttgart 2017.

25 Condon, W., Sander, L. W.: Neonate Movement is synchronized with Adult Speech. Interactional Participation and Language Acquisition. Science 1974; 183 (11). S. 99–101.

26 Patzlaff, R.: Sprache. Das Lebenselixier des Kindes. Verlag Freies Geistesleben Stuttgart 2017.

27 Ebd.

28 Steiner, R.: Anthroposophie, soziale Dreigliederung und Redekunst (GA 339). Rudolf Steiner Verlag Dornach 1984. S. 90–95.

29 Emoto, M.: Die Botschaft des Wassers. Koha-Verlag Dorfen 2009.

KAPITEL V

Vertiefende Betrachtungen zur anthroposophischen HNO-Heilkunde

BERND OELMÜLLER

1. Kindliche Entwicklung und Dreigliederung im HNO-Bereich

Der Kopf eines Neugeborenen ist proportional zum ganzen Kind relativ groß. Schon in der ersten Stunde geht das Kind an die Brust, und wenn man sich deutlich genug um eine Reaktion bemüht, kann man noch am ersten Tag Einfluss auf seine Mimik nehmen. Das Köpfchen bringt also bereits Fähigkeiten mit, während der übrige Organismus noch nichts vermag und relativ beziehungslos angegliedert erscheint. Wird das Kind erschreckt, zuckt es mit allen Gliedmaßen, der nervliche Impuls schießt unkontrolliert durch den ganzen Körper. Wir sagen daher: Das sehr kleine Kind ist ganz Kopf.

Ausgehend vom Kopf muss sich das Kind den Leib und die Gliedmaßen erobern: Es entwickelt sich das gezielte Greifen. Im letzten Drittel des ersten Jahres richtet sich das Kind auf, und es folgt das Erlernen des Laufens. Die erste Ernährung, die Muttermilch, ist dem kindlichen Organismus noch sehr ähnlich, das Kind braucht sich dieser Substanz noch nicht in dem Maße entgegenzustellen, wie es dann die folgende Nahrung immer mehr erfordert. Mit circa zweieinhalb bis drei Jahren wird das Kind „trocken und sauber". Es hat den unteren Organismus vom Kopf her mit der Seele ergriffen, meistens unbewusst und untergetaucht, nur gelegentlich im Blasenbereich aufwachend. Das ist dann auch der Zeitpunkt, wo das Kind „ich" zu sich sagt und nicht wie von außen seinen Namen für sich benutzt.

Das Gesicht des Säuglings ist rund oder manchmal sogar mehr breit als hoch. Das Schulkind hat dagegen ein ovales Gesicht: Das Mittelgesicht entfaltete sich und es bildete sich schon ein Teil des Nebenhöhlensystems. Für den Hals-Nasen-Ohren-Arzt ist es wichtig zu verstehen, woher die Kräfte zur Entfaltung des Mittelgesichtes kommen.

Geboren wird das Kind praktisch ohne Nebenhöhlensystem, nur zwei Buchten im Siebbeingebiet sind der Ausgangspunkt für die zu entwickelnde Belüftung des Gesichtsschädels. Indem vom Kopf her der übrige Organismus ergriffen wird, regt dies auch vom Kopf her die Funktionalität des Oberbauches und des gesamten Verdauungstraktes an. Diese Anregung ist in ihrer Dynamik stark abhängig von der mitgebrachten Kopfform und von Modus und Rhythmus der Geburt.

Die anthroposophische Menschenkunde unterscheidet in der Pädagogik das „großköpfige" und das „kleinköpfige" Kind. Die Embryologie zeigt, wie sich das neue Menschenkind vom Kopf her entwickelt und durchgestaltet. Dieser Duktus bleibt auch nach der Geburt noch länger bestehen. Die allgemein menschlichen Fähigkeiten, ebenso wie die individuellen, haben sich zunächst in den Kopf eingeschrieben, von wo aus sie sich in unterschiedlichem zeitlichen Maße dem unteren Organismus mitteilen. Das großköpfige Kind behält die Kräfte noch länger im Haupt zurück und die Verdauungsorganisation bleibt relativ schlecht impulsiert, empfindlich, wogegen das Kind mit dem etwas kleineren Kopf eine stabilere Stoffwechselfunktion entwickelt. Diese Verhältnisse sind deutlich zu beobachten, wenn ein mehr großköpfiges Kind in den ersten Tagen und Wochen unruhig schläft, viel schreit und ein geblähtes Bäuchlein hat. Ähnliche Probleme entstehen auch, wenn Mutter und Kind durch eine protrahierte, im Rhythmus verzögerte Geburt gegangen sind, die um einige Tage „verspätet" stattfand. Das ungeborene Kind lebt die Bewegungsimpulse der Schwangeren mit. Wird sie aus medizinischen Gründen inaktiviert, z.B. wenn sie viel liegen soll, so ist dies ebenfalls prägend für eine solche großköpfige Verfassung des Säuglings, der dann häufig einen verminderten Tonus zeigt. Groß- und kleinköpfig sind gemäß diesen Beobachtungen also nicht nur als anatomische Begriffe aufzufassen, sondern als funktionelle, die nicht nur in der Pädagogik Anwendung finden, sondern auch im HNO-Fach Hinweise auf die Konstitution unserer Patienten geben.

Gegensätzliches ist häufig zu beobachten bei jenen Kindern, die vor dem errechneten Termin und in einem rascheren Rhythmus zur Welt kamen. Sie entsprechen dann mehr dem kleinköpfigen Typus, obwohl sie eventuell nicht den namengebenden Kopfumfang haben. Kombiniert man die oben angedeuteten zwei Rhythmen, so ist das die Konstitution von vielen Patienten, die ein allergisches Asthma entwickeln: langer Verlauf vor einer Vakuumextraktion oder Notsectio, la—ang/kurz. Es steht Hypotonus der Funktionen unvermittelt den entzündlichen und krampfenden Reaktionen gegenüber.

Es lohnt sich daher, bei zu behandelnden Kindern, Jugendlichen und jungen Erwachsenen nach dem Geburtsverlauf zu fragen (selbstverständlich nur dann, wenn vorher das notwendige Vertrauensverhältnis entstanden ist).

Von diesem auf individuelle Weise angeregten Stoffwechselorganismus gehen nun die Kräfte aus, die unter Mitwirkung des Nierensystems in einem quasi Entzündungsvorgang das Mittelgesicht gestalten. Das uns bekannte Bild eines Ulcus demonstriert den Vorgang: Zentral kommt es durch die Entzündung zu einem Zelluntergang, der begrenzt wird durch eine Demarkation, den Entzündungswall. Bei der Bildung der Nebenhöhlen findet auch solch ein Entzündungsvorgang statt, der aber immer im Gesunden verbleibt. Die abräumenden Zellen sind die Osteoklasten, sie schaffen vergleichbar den Entzündungszellen (Leukozyten) in Lebendigkeit Substanz (Knorpel und Knochen) weg. Entsprechend dem Entzündungswall demarkieren Osteoblasten die „Entzündung", sie bilden die jetzt nach lateral verschobene Begrenzung der Nebenhöhle, so dass sich auf diese Weise ein Hohlraum in den Gesichtsschädel schiebt. Man könnte sagen, ein kindliches Gesicht müsse immer ein wenig in der Entzündlichkeit sein, um eine gesunde Entwicklung des Nebenhöhlensystems zu gewährleisten, wobei die „Entzündung" immer im Gesunden bleiben muss. Gelingt das nicht, können wir die beschriebenen Kräfte als Pathologie in Form von konkreter Inflammation und Schwellung beobachten. Mit der Schulreife werden solche „Ausrutscher" seltener. Als HNO-Ärzte erkennen wir das an der Beschaffenheit der Nasenschleimhäute (besser geformt, wärmer) und der Pädiater an der Stabilisierung von Bronchien und Lunge, insgesamt einer deutlichen Minderung der Infektanfälligkeit.

Polar zu einer Hohlraumentwicklung, wie sie in Mastoid und Nebenhöhlen geschieht, sind die Organe zu betrachten, die wir zum Waldeyerschen Rachenring rechnen: Zungengrund, Gaumen- und Rachenmandel. Vom Kopf her strömt eine Kraft, die alles parenchymatös nach dem Bilde von Kopf und Gehirn abrunden möchte. Von unten wirkt die eben beschriebene Entzündungskraft, welche die Substanz in Lebendigkeit ins Nichts auflöste, wenn ihr nicht die abrundende Tätigkeit von oben entgegenströmte. So entsteht aus dem Zusammenspiel von oben und unten lebendes Gewebe wie die Tonsille.

Es ist interessant zu beobachten, dass großköpfige Kinder relativ kleine Mandeln entwickeln, während die so genannten „kissing tonsils" häufiger bei den Kindern auftreten, die einen weniger ausgeprägten Hirnschädel und Augenabstand haben. Der Kopf behält die abrundende Tätigkeit mehr oder weniger in sich oder entlässt sie nach unten. Die Rundung der Mandel bleibt gegebenenfalls in der Wölbung des gesamten Kopfes integriert, ist also nicht ausgebildet und nicht sichtbar, oder sie findet sich beispielsweise in einer kugelförmig gestalteten Tonsille wieder. Das rundende Element nennen wir in der anthroposophischen Menschenkunde eine „kosmische Qualität", die eine Spiegelung des Kosmos im Irdischen darstellt. Vermittler ist der mütterliche Organismus, während die väterliche Seite das irdische strahlige Element vermittelt.

Neben den so schicksalsmäßig mitgebrachten Qualitäten (Großkopf/Kleinkopf) gibt es andere Einflüsse auf die vom Kopf nach abwärts wirkenden Kräfte und auf die, welche aus dem Stoffwechsel und der Motorik nach oben wirken. Sie hängen ab von den psychosozialen Verhältnissen, in denen das Kind aufwächst, im engeren Sinn von der Pädagogik.

Große Tonsillen und verquollenen Nasenschleimhäute sind dann zu beobachten, wenn die Kopfkräfte das Untere überwiegen. Das geschieht beispielsweise dann, wenn in der Führung des Kindes in verstärktem Maße die abstrakte Vorstellungskraft vorherrscht, indem der Erwachsene durch wissenschaftliche oder eher pseudowissenschaftliche Erklärungen das Kind fördern möchte. Es reicht dann das kleine Gehirn nicht aus, das Kind muss sich zusätzliches „Gehirn" bilden, das wären die Schwellungen, die dummerweise aber nicht denken können. Es fehlt die Förderung des Stoffwechsel-Gliedmaßen-Systems durch konkret fassbare Seelenerlebnisse, sinnvolle Tätigkeiten ohne theoretische Erläuterungen und Bilder in der physisch fassbaren Umgebung des Kindes. Natürlich fragt das Kind „Warum?", die Antwort wäre ein möglichst lebendiges Bild. Fragt es weiter „Warum?", muss man das Bild eben größer gestalten. Auf diese Weise würden die Schwellungen ihre Begrenzungen erfahren und die Ausgestaltungen des Rhythmischen Systems nicht behindert. Das Kind muss seinem grundlegenden Trieb der Nachahmung folgen können.

Ein besonderes Problem stellt die zu früh an das Kind herangetragene Digitalisierung dar. Es ist vielfach eine gefühlsmäßige Abneigung der Digitaltechnik im Kinderzimmer durch viele Eltern zu beobachten. Man kann sich aber auch anhand der anthroposophischen Menschenkunde die Schädlichkeit des Bildschirmerlebens gedanklich klarmachen.

Wenn wir ein Bild betrachten, so bildet sich dieses Bild auf unserer Netzhaut nach dem Durchgang durch das optische System in unmittelbarer Beziehung zu dem Nervensystem ab, wir sehen die Höhe und die Breite. Diese beiden Dimensionen gehen direkt in das Nervensystem und damit in das Seelische ein, man braucht lediglich die Augen aufzumachen und schon haben wir das Bild. Wird man aber nun gefragt, wie weit das Bild vom Betrachter entfernt sei, so muss man motorisch tätig werden: Die Augen sind von der okulomotorischen Muskulatur in der Orbita in einen definierten Winkel zueinander zu stellen, ebenso müssen die Ziliarmuskeln akkommodieren. Die hiermit zusammenhängenden muskulären Stoffwechselprozesse beobachtet die dazugehörige Hirntätigkeit und erst jetzt ist die dritte Dimension zu erfassen und zu beschreiben. Für die letztere ist also eine lebendige Tätigkeit erforderlich um sie zu erleben, und zwar im wörtlichen Sinne „erleben". Eine seelische Beziehung zu einer Sinneserfahrung bekommen wir nur, indem wir willensmäßig etwas tun. Die Erfahrung bezieht sich zunächst auf Gewordenes, Vergangenheit, durch die Willensbetätigung fügen wir dem Gewordenen einen Zukunftsaspekt hinzu, wir beleben den Inhalt. In gleicher Weise erfahren auch die beiden anderen Dimensionen dadurch Belebung, Durchseelung, dass man etwas tut. Wir können mit den Armen die Breite umfassen und uns durch unsere Aufrichtung in eine lebendige Beziehung zu der Höhe bringen. Diese Verlebendigungen bleiben zunächst unbewusst. Als dem Willen zugehörig sind sie höchst geistig, aber nicht tagesbewusst. Das Tagesbewusstsein tritt erst hinzu, wenn der obere Pol diese Willensbewegungen in Empfang nimmt. Dabei bleibt der gewonnene Zukunftsaspekt mehr oder weniger erhalten und stellt die Voraussetzung für Empathie dar.

Zusammengefasst ergibt sich die Tatsache, dass ein verstärkter Mediengebrauch eine erforderliche Anregung und Ergreifung des Stoffwechsel-Gliedmaßen-Systems korrumpiert. Die über Medien vermittelten Seelenerlebnisse sind dann ersatzweise von den anderweitig bereits errungenen Willenskräften zu verlebendigen, da sie selbst keine Anregung vermitteln. Nahrungsmittelunverträglichkeiten sind eine mögliche Folge solcher Belastungen im unteren Menschen, chronisch persistierende Infekte und Schwellungen treten im oberen Menschen auf. Hyperplastische Tonsillen deuten auf eine mangelnde Anregung und Durchorganisation des Willenslebens hin. Die Tonsillenhyperplasie ist nicht ohne eine Korrektur der Erziehungsmethode zu therapieren.

Ein Embryo trägt die Augen mehr lateral, sie wandern nach vorn und nähern sich individuell unterschiedlich stark aneinander. Würde man sich diese Bewegung fortgesetzt denken, käme es zu einer Überkreuzung. Tatsächlich ist sie auch in zweifacher Weise vorhanden: nach innen die Sehnervenkreuzung und nach außen funktionell in der Kreuzung der Sehachsen. Das Ich lebt in den Kreuzungen von oben nach unten, umgekehrt lebt es von unten nach oben in der Aufrichtekraft und im Willen

Bei deutlich großköpfigen Kindern beobachten wir häufiger eine Uvula bifida – die eigentlich eine angedeutete Spaltbildung darstellt. Beides ist ein Zeichen, dass die Kreuzungskraft zunächst nicht stark wirkt. Dies ist fast regelmäßig mit einer Neigung zu Nasennebenhöhleninfekten und chronischer Tubenbelüftungsstörung verbunden. Bei diesen Kindern fällt im ersten Jahrsiebt, wie oben beschrieben, die Anregung des unteren Stoffwechsels vom Kopf her im Sinne einer funktionellen Großköpfigkeit relativ gering aus und ist dann medikamentös zu unterstützen. Allgemein spricht man von einem schwachen Abwehr- oder Immunsystem, das ja das biologische Selbst zu verteidigen habe. In der anthroposophischen Menschenkunde sprechen wir von einem schwachen Eingreifen der Ich-Organisation. (Den Begriff „Ich-Schwäche" sollte man vermeiden, da er zu Missverständnissen oder gar zu Wertungen führt.)

Der Anfang dieses Kapitels beschrieb die Entfaltung des Mittelgesichtes. Die Nebenhöhlen entstehen durch einen im Gesunden gehaltenen Entzündungsprozess, der als Kraft im Stoffwechselsystem urständet und den die Nieren in seiner Intensität regulieren. Da die beschriebenen Kräfte im Menschen von unten nach oben parallel strömen, spiegelt die Ausprägung einer immer vorhandenen Asymmetrie der Gesichtshälften die Lage und Beschaffenheit der Organe des Stoffwechselorganismus wider: Wir haben im Abdomen jeweils nur ein Organ im Gegensatz zu Kopf, Becken und Gliedmaßen, wo alles paarig auftritt: rechts die Leber, links die Milz, der Magen ist linksbetont, links das Herz und das Hauptkonvolut des Dünndarms. Daher ist die rechte Tonsille in der Regel größer als die linke, was nicht mit Pathologie zu verwechseln ist, denn die meisten Gesichter sind in der linken „Hälfte“ schmaler als in der rechten, das linke Jochbein bildet einen engeren Winkel nach hinten als das rechte [→ Kapitel V.2 Psychosomatik im HNO-Bereich]. Das linke Auge sieht im Ausdruck schärfer und wacher aus als das rechte. (Bei einem Situs inversus entsteht das Kartagener-Syndrom mit einer Hypoplasie der Nasennebenhöhlen und einer teilweise exzessiven Polyposis, weil dann die Kraft aus dem Bauchraum, die der Schwellung entgegensteht, nicht passgerecht nach oben strömt.) Die von unten nach oben fließenden Kräfte hinterlassen in der Jugend bis zum 24. Lebensjahr (Ende der Entwicklung der Stirnhöhlen) ihre Spuren in der Physiognomie. In dem Maße, wie sie von der die Gestalt bildenden Aufgabe befreit sind, stehen sie einer seelischen Funktion zur Verfügung. Sie fließen von unten in den Nasenrachenraum und von dort durch das Gesicht nach vorn über dieses hinaus in den Umkreis. Sie sind die feinen, dem Ich dienenden Kräfte zum „Hinschauen“, zum gezielten „Hinhören“ usw. ein aktives Element. Interessanterweise kann man nur schwer „hinriechen“, weshalb der Geruchssinn am ehesten im Sinne einer Allergie geschwächt wird. Man bringt der Empfindung nicht hinreichend seine Ich-Kräfte entgegen.

Die ganze Pathologie der Organe im HNO-Bereich ist im Zusammenspiel von abrundender, Schwellung vermittelnder Tätigkeit von oben mit derjenigen von unten, die entzündlich auflöst, zu verstehen.

In jedem Organsystem finden wir die Dreigliederung wieder. Bei den HNO-Organen ist von der Dreiheit Nerven-Sinnes-, Rhythmisches und Stoffwechsel-Gliedmaßen-System das Nerven-Sinnes-System besonders ausgeprägt. Die Zunge ist das sensibelste Organ des Tastsinnes. Der Bewegungssinn ist eng verbunden mit dem Gleichgewichts-, dem Hör- und dem Sprachsinn. Nase und Mund vermitteln uns Riechen und Schmecken.

Das Stoffwechselsystem beginnt im Mund, wo die Speisen durch Kauen zerkleinert und mit dem Sekret der Speicheldrüsen durchsetzt werden. Das Rhythmische System finden wir im Nasennebenhöhlensystem wieder, das rhythmisch beatmet wird, sowie im Mittelohr und im Kehlkopf (Schwingungen von Trommelfell, Gehörknöchelchen und Stimmlippen).

Auf den ganzen Menschen bezogen, enthält das Rhythmische System die wesentlichen Organe Lunge und Herz. Sie haben jeweils ihren eigenen Rhythmus. Während der Atem einmal durch seinen Zyklus von Ein- und Ausatmung geht, hat das Herz ungefähr vier Mal geschlagen. Individualität und Funktionszustand variieren dieses Verhältnis 1:4. Der Rhythmus der Lunge (1) durchdringt das Kopfgebiet mit seiner niedrigeren Frequenz, während das Herz den Stoffwechselbereich mit seinem höheren Tempo (4) beeinflusst. So entstehen zwei unterschiedliche Entwicklungsgeschwindigkeiten: Kopfwärts ist der Mensch langsam und braucht viermal so lange für die gleiche Entwicklung, die der untere Organismus in sieben Jahren erreicht: Die Reifung der Tätigkeiten, die der Kopf ausübt, benötigt 28 Jahre, um in den gleichen Stand zu kommen, die der untere Organismus bereits mit sieben Jahren erreicht hat. Das bedeutet für die Ausbildung der Organe im Gesichtsbereich und für deren Pathologie unterschiedlichste alterstypische Befunde, indem Entzündung und Schwellung in ihrem Verhältnis zueinander verschoben sind. Die Rachenmandel entwickelt sich bis zu einer eventuell störenden Größe zwischen dem zweiten und vierten Lebensjahr, und man beobachtet deren Rückbildung im sechsten bis neunten Lebensjahr. Mittelohrentzündungen und chronische Paukenergüsse bevorzugen das Vorschulalter, eine echte Angina tonsillaris tritt erst nach Schulbeginn auf und kommt nur noch selten jenseits des 35. Lebensjahres vor. Nebenhöhlenentzündungen finden sich recht häufig bei Kindern, sind aber selten so dramatisch wie beim jungen Erwachsenen. Im Seniorenalter beruhigen sich chronisch rezidivierende Sinubronchitiden, wenn sie nicht durch Umweltbelastung oder Rauchgewohnheit verursacht sind. Schaut man einem weisen alten Menschen in die Nase, der sein Alter in einer gelungenen Weise erreicht hat, so sieht man eine blass lila gefärbte Schleimhaut, die gut geformt ist ohne pathologisches Sekret oder Trockenheit. Ähnlich finden wir die Schleimhäute beim kleinen Kind. Es sind die Zustände miteinander verwandt: Das Kind befindet sich in der Inkarnation, der alte Mensch näher an der Exkarnation, dazwischen sieht die gesunde Nasenschleimhaut des Mitteleuropäers mehr rot aus als Bild für die Verbindung des Ichs mit der lebendigen Physis.

Wir haben oben Lunge und Kopf zusammengefügt und den langsamen Rhythmus „Eins" zugeordnet. Der Kopf zeigt in seinen die Gestalt vermittelnden Kräften einen vorherrschenden Skleroseprozess, er hat ein Außenskelett. Die gleichen Sklerotisierungskräfte sind auch wirksam, wenn sich die Lunge entwickelt: Embryonal bietet sie noch das Bild einer parenchymatösen Drüse, die dann einige Wochen vor der Geburt reift, d.h. der Stoffwechselprozess tritt zurück, die Wandungen der Alveolen werden immer dünner und feiner. Was der Kopf in seiner Gesamtheit als runde Form darstellt, zeigt sich in der Lunge in jeder einzelnen Alveole. Sklerose ist gleichzusetzen mit einer Erstarrung, d.h. aber auch einer Verlangsamung der biologischen Prozesse. Stoffwechselprozesse lassen sich durch eine von außen zugeführte Kühlung dämpfen, umgekehrt bedeutet Steigerung der Wärme eine Beschleunigung. Dieses ist die Ursache für den Rhythmus „vier" bei dem Zusammenspiel von Herz und Stoffwechselorganismus gegenüber Kopf und Lunge. Der Ursprung der endogenen Wärme liegt im Stoffwechsel. Gleichzeitig bedingt aber auch diese Beschleunigung einen schnelleren Vollzug des organischen Prozesses. Beispielsweise erneuert sich die Darmschleimhaut innerhalb von 48 Stunden, sodass ein alter Mensch in diesem Bereich eigentlich nie älter als zwei Tage wird, vorausgesetzt das Maß der Apoptose stimmt (der Todesprozess der Apoptose ist ein anderer, als der mit einer Sklerose einhergehende).

Zusammengefasst kann man in Bezug auf Kopf und Lunge von einer Langlebigkeit sprechen, in Bezug auf Herz und Stoffwechsel von einer Schnelllebigkeit – eine Betrachtung, die für das Verständnis von Krebserkrankungen im späteren Leben wichtig ist. Es ist zudem wichtig, wie das Kind seinen Leib von oben nach unten ergreift. Dabei handelt es sich um ein Eintauchen des Seelischen in den lebendigen physischen Leib, eine Verbindung, die eine Anregung der Lebensprozesse, z. B. Ernährung oder Wachstum, bedeutet und später die Grundlage für ein bewusstes Handeln darstellt.

In umgekehrter Richtung erfolgt die Entwicklung, die es dem Kind ermöglicht, sich in eine Beziehung zu seiner Umwelt zu setzen: Es ergreift den irdischen Raum, in dem es *gehen* lernt, es kommt zu einem Austausch mit seiner irdischen Umwelt, indem es *spricht*, und erst nach dem Spracherwerb erobert sich das Kind das *Denken*. Diese drei Errungenschaften bedeuten, dass der junge Mensch sich als Seelenwesen in die irdischen Verhältnisse eingegliedert hat und, aus dem Kosmisch-Geistigen kommend, teilnimmt an irdisch-geistigen Prozessen. Der Erwerb der Sprache und des Denkens ist zwar geistiger Natur, aber eben ein irdisches Ereignis.

Bei all diesen Entwicklungsschritten ist das eigentliche Ich des Menschen die treibende Kraft, dabei hat das Kind aber noch nicht das Erlebnis: „Ich bin ein Ich". Dieses Ich-Bewusstsein erringt es sich gesondert. Das Ich erschafft sich einen physischen Organismus in einem Prozess, der von oben nach unten erfolgt. Es entfaltet eine Wirksamkeit von unten nach oben, die es dem Menschen ermöglicht, in der Welt tätig zu sein.

Das Ich wirkt zusammen mit Astral- und Ätherleib an der Physis, wobei die Wirksamkeit dieser Wesensglieder jeweils unterschiedlich stark sein kann. So gibt es Organe, in denen der Astralleib stärker wirkt und andere, wo der Ätherleib vorherrscht. In den ersten Jahren sind diese Wesensglieder noch stärker in den dazugehörigen übersinnlichen Bereich eingebunden, werden aber ebenso, wie am Anfang des Erdenlebens der physische Leib aus dem physischen Organismus der Mutter geboren wird, in der Folgezeit im Siebenjahresrhythmus aus dem jeweils dazugehörigen geistigen Bereich heraus geboren.

Nach den ersten sieben Jahren sprechen wir von der Geburt des Ätherleibes. Bis zu diesem Punkt diente der Ätherleib dem Aufbau und der Durchgestaltung des physischen Leibes. Er wird nun teilweise aus dieser Organtätigkeit entlassen und steht dem freien Seelenorganismus zur Verfügung. Er gestaltet jetzt nicht nur am physischen Leib, sondern auch am Seelenorganismus. Ein äußeres Zeichen dieser Entwicklung stellt der Zahnwechsel dar, der um das siebte Lebensjahr herum stattfindet. Die Tatsache, dass die Ausbildung eines Mucotympanons im siebten Lebensjahr deutlich nachlässt, ist ein weiterer Hinweis auf diese veränderte Tätigkeit des Ätherleibes in seiner Beziehung zum Astralleib, da ja der Ätherleib über das wässrige Element arbeitet und der Astralleib im Luftigen lebt.

Entsprechend wird der Astralleib nach weiteren sieben Jahren geboren. Diese Entwicklungsstufe ist vor allem durch die Pubertät gekennzeichnet. Der Astralleib bietet nicht mehr nur die Bilder zur Organbildung (die mithilfe des Ätherleibes im physischen Leib erfolgt), sondern rundet jetzt auch das Seelenleben mit den verschiedensten Emotionen. Während ganz generell der Ätherleib zu Wiederholungen strebt, hat der Astralleib die Tendenz zur Abrundung von Vorgängen und Abschlüssen. Schließlich wird nach weiteren sieben Jahren (21) das Ich frei und ist ab jetzt damit beschäftigt, die Empfindungen, die auf die Seele eindringen, in die Empfindungsseelentätigkeit einzugliedern.

Seelisch gesehen lebt das Kind in den ersten sieben Jahren im Nerven-Sinnes-System und kann deshalb während dieser Zeit durch falsche nervliche Beanspruchungen geschädigt werden. Unter diesem Gesichtspunkt breitet sich das Feld der Vorschulpädagogik aus, die weniger auf das Kognitive wirkt, sondern über den Ätherleib in die leibliche Gesundheit hinein. Alles, was ein Kind in diesem Alter pädagogisch erfährt, prägt Leib und Funktion. Für uns als HNO-Ärzte ist die Richtigkeit einer Pädagogik direkt im Spiegelbefund erfassbar.

Das Vorschulkind geht von der grundsätzlichen Annahme aus, dass die Welt gut sei, weshalb das „Gute" unmittelbar in den Leib integriert wird. Der Ätherleib lebt in der Wiederholung und im Rhythmus (die sich im Wässrigen z.B. als Ebbe und Flut zeigen), weshalb die Gestaltung und Gliederung des Lebens durch Rhythmen die Gesundheit des Ätherleibes fördert. So reift der Ätherleib heran und wird dann mit sieben Jahren frei.

Der Ätherleib lebt sich jetzt mehr im Rhythmischen System aus. Das bedeutet, dass das Rhythmische System das Kind im zweiten Lebensjahrsiebt seelisch also impulsiert. Die Grundannahme des Kindes ist jetzt: „Die Welt ist schön". Gestaltet man sie wirklich schön, fördert dies das Heranreifen des Astralleibes bis zu seiner Geburt in der Pubertät. Wird hier pädagogisch gesündigt, so begünstigt man die Entwicklung von Allergien im Respirationsbereich. Mit Ausnahme der Kinder mit Neurodermitis findet der HNO-Arzt selten eine Allergie im Vorschulalter, wohl aber Hinweise darauf, dass eine Allergisierung ab dem neunten Lebensjahr eintreten kann, etwa nach dem Prinzip „Aus Ohrkindern werden Nasenkinder". Andererseits ist dieses zweite Jahrsiebt gekennzeichnet durch eine im Vergleich zu vorher und nachher erstaunlich stabile Gesundheit.

Der Jugendliche ab dem 14. Lebensjahr will sich mit seiner Umwelt emotional verbinden, und er kann das, weil er von der Grundannahme ausgeht: „Die Welt ist wahr". Er lebt jetzt seelisch aus den Kräften des Stoffwechsel-Gliedmaßen-Systems, die ihm von unten nach oben strömen und von Wahrhaftigkeit in der Umwelt in Empfang zu nehmen ist. In dieser Begegnung übt er die Urteilskraft, die dann als Geburt des Ichs mit 21 frei wird.

2. Bausteine für eine Psychosomatik in der HNO-Heilkunde

2.1 Organe des Gesichtes und Halses

Der Kopf des Menschen ist im Vergleich zum unteren Leib relativ sklerotisch geformt (Außenskelett), der Kiefer mit seinen Zähnen unterliegt ganz erheblich den mechanischen Gesetzen, und die darüber liegenden Räume sind lufthaltig; diese Anschauung verleitet schnell zu einer betont mechanistischen Betrachtungsweise des HNO-Fachgebietes. Auf die Spitze getrieben könnte man sagen: Der HNO-Arzt betrachtet den Kopf des Menschen als ein System von leitend verbundenen Röhren, deren „Verstopfung" es zu reparieren gilt. Dies geschieht durch Arzneimittel zum Abschwellen, Desinfizieren oder gegebenenfalls durch eine Operation. Dabei unterläuft dem Arzt bereits innerhalb dieser mechanistisch-materialistischen Betrachtungsweise ein Denkfehler: Die Frage, woher die Luft der lufthaltigen Strukturen komme, beantwortet man sich mit der Darstellung der Kontinuität der Luftwege. Das pneumatische System ist ausgekleidet mit einer Schleimhaut, die zum allergrößten Teil aus Wasser besteht. In diesem Wasser ist selbstverständlich auch Gas gelöst, wie es die physikalischen Gesetze des Gasdruckes in Flüssigkeiten beschreiben. Diese Gesetze wären jedoch auch in der Leiblichkeit des Menschen zu berücksichtigen. Physikalisch gesehen müsste der Gasdruck in der Flüssigkeit im Gleichgewicht stehen mit dem in den Höhlen. Die Verhältnisse sind der Medizin durchaus bekannt, beispielsweise denke man an die Caisson-Krankheit. Entsprechendes erlebt man beim Steigflug eines Flugzeugs. Die Reisehöhe ist erreicht, der Kabinendruck ändert sich nicht mehr, und doch füllen sich die Paukenhöhlen noch einige Male mit Überdruck, nachdem man diesen durch Schlucken zum Ausgleich gebracht hatte.

Anschließend an diese Gedanken ist gerade hier der Weg für eine ganzheitliche Physiologie zu suchen. Wie ist dieses luftige Element in den Organismus eingegliedert? Die Darstellung der Wesensglieder brachte den Astralleib bereits in Beziehung zum Luftmenschen. Dieser verhält sich im physischen Leib polar: Im Darmbereich werden die Gase resorbiert, es sei denn der Speisebrei gärt und es liegt Meteorismus vor. In der Lunge sprechen wir üblicherweise vom Gasaustausch, d. h. Aufnehmen und Ausscheiden verlaufen nebeneinander. Im Ohr- und im Nasennebenhöhlenbereich können sich die Gase nicht so halten und „sprudeln“ aus der lebenden wässrigen Substanz heraus. Würde man nur physikalische Gesetze zugrunde legen, so müsste die Durchgasung im oberen (Ohr, Nasennebenhöhlen) und unteren Menschen (Darm) gleich sein. Da sie jedoch verschieden ist, finden wir hier einen Ansatzpunkt, um die Wirksamkeit des Astralleibes zu beobachten.

Die Medizin gliedert sich inzwischen in verschiedenste Fachrichtungen und es fällt schwer, ein Gesamtbild zu wahren. Als verbindendes Gebiet mag allenfalls die Labormedizin dienen, da sie Stoffwechselprozesse beschreibt, die letztlich allen lebendigen Strukturen zu Grunde liegen. Will man aber als Facharzt seinem Patienten als Mensch gerecht werden, so ist es die Aufgabe, aus der spezifischen Blickrichtung auf den ganzen Menschen zu schauen. Trotzdem wollen wir uns im Folgenden zunächst nur auf die Organe im HNO-Bereich beziehen, um dann im Weiteren diese in Verbindung zum unteren Menschen zu bringen.

Innerhalb des Gesichtes kann man einerseits solche Organe beschreiben, die ihre Aktivität nach außen richten: die Sinnesorgane und die Sprachorganisation. Es ist ohne Weiteres erkennbar, welcher Funktion sie dienen: der Aufnahme von Sinneseindrücken und dem sprachlichen Ausdruck. Diesen offensichtlichen Funktionen stehen solche gegenüber, die von Drüsen, lymphatischen Geweben und lufthaltigen Räumen von Ohr und Nebenhöhlensystem ausgehen. Die Physiologie benennt zwar einige Aufgaben (z. B. Immunologie), diese sind jedoch für den unbefangenen Beobachter nicht bewusst erlebbar, sondern lassen sich erst durch Experimente und Verstandestätigkeit erschließen. Eine wirklich befriedigende Antwort auf die Frage, wozu es ein Nebenhöhlensystem gibt, existiert nicht (allenfalls das Mittelgesicht als “Knautschzone“ zum Schutz für das Endocranium).

Betrachtet man die Anatomie von Nebenhöhle und Tonsilla palatina, so fällt die polare Anordnung auf: Die Nebenhöhle liegt *im* Knochen, die Tonsille befindet sich über Haltegewebe *am* Knochen, die Höhle ist von Schleimhaut ausgekleidet, die Tonsille von Schleimhaut umgeben, die sich von außen in die Krypten senkt. Die Nebenhöhle entleert ihr Sekret in die Höhlung und erst sekundär über das Infundibulum nach außen, die Tonsille dagegen direkt in Mund und Rachen.

Berücksichtigt man zusätzlich die jeweilige biografische Situation des Patienten, so findet man die krankmachende Situation bei der Sinusitis als Ereignis in der Vergangenheit, während sie bei der Tonsillitis aus der Zukunft wirkt. Letzteres geschieht *vor* Examina, besonderen Begegnungen und ähnlichem, zu dem einiger Mut aufzubringen ist. Der Sinusitis-Patient fühlt sich *nach* einem Erlebnis machtlos, er empfindet sich als Opfer eines Ereignisses, man hat ihm etwas angetan. Der Gefühlsbereich ist vergrößert, d.h. der Astralleib wird zu stark in Anspruch genommen und in seinem Eintauchen in den Ätherleib geschwächt, wie herausgeschockt. Das Resultat ist die Schleimhautschwellung. Umgekehrt kommt es *vor* einem Ereignis evtl. zu einer Durchdringung von Äther- und Astralleib, Ergebnis ist die (rote) Tonsillitis.

Ein Organsystem, das mit der *Gegenwart* zu tun hat, müsste so gestaltet sein, dass sich Elemente der Nebenhöhlen gleichzeitig neben denen des lymphatischen Gewebes finden. Gegenwart ist dort, wo Vergangenheit und Zukunft sich berühren, dementsprechend brauchen wir einen Hohlraum mit „etwas darin" (Tubenwulst und beim Kind Tonsilla pharyngea). Damit haben wir den Nasenrachenraum, insbesondere des Kindes, beschrieben. Tatsächlich finden sich die Hauptentzündungen im Epipharynx dann, wenn sich der Patient in seiner Wertigkeit angegriffen fühlt (z. B. Mobbing) und *gegenwärtig* aus seinem Rhythmus fällt.

Wenn man nun die Psychosomatik sozusagen positiv umstülpt, so ahnen wir, welche Seelenkräfte uns durch diese rätselhaften Organe im gesunden Zustand zufließen. Um in die Zukunft zu gehen, von der wir nicht wissen können, wie sie letztendlich verlaufen wird, bedarf es des Mutes: ein Element, das uns Halt gibt und uns willensmäßig trägt. Wir können den Merkspruch prägen: *Mandeln machen Mut.* Der Nasenrachenraum vermittelt die Sicherheit in unserem Sein, es ist der Ort, an dem wir uns innerlich auf die Schulter klopfen: *Ich bin, ich darf sein.* Und schließlich benutzen wir die Nebenhöhlen, um uns eine *innere Welt* zu schaffen, einen Seelenorganismus, mit dessen Hilfe wir neu Erlebtes einverleiben und dies an bereits Erschaffenes angliedern. Das Erlebte schwindet im Alltäglichen nach und nach, wir sind in der Lage zu vergessen, haben aber die Entwicklung unseres Seelenorganismus weitergeführt. Typischerweise bestätigen Menschen mit massiver Polyposis, dass sie nur schwer vergessen können. Vergessen heißt hier also nicht austilgen und abschaffen, sondern Metamorphose und Entwicklung.

Ähnliches gilt für die Organe, durch die wir uns in eine Beziehung zur Außenwelt stellen. Auch hier kann man drei Zeiten identifzieren. Das Auge gibt Auskunft darüber, was uns in der physischen Welt gegenübersteht. In allen ihren Wandlungen ist die physische Welt doch immer gegenwärtig. Wir finden demnach eine Entsprechung zu dem, was bereits in Bezug auf den Nasenrachenraum mit den Worten *„ich bin"* benannt wurde und bezeichnen dieses Gebiet nun mit *„es ist"*.

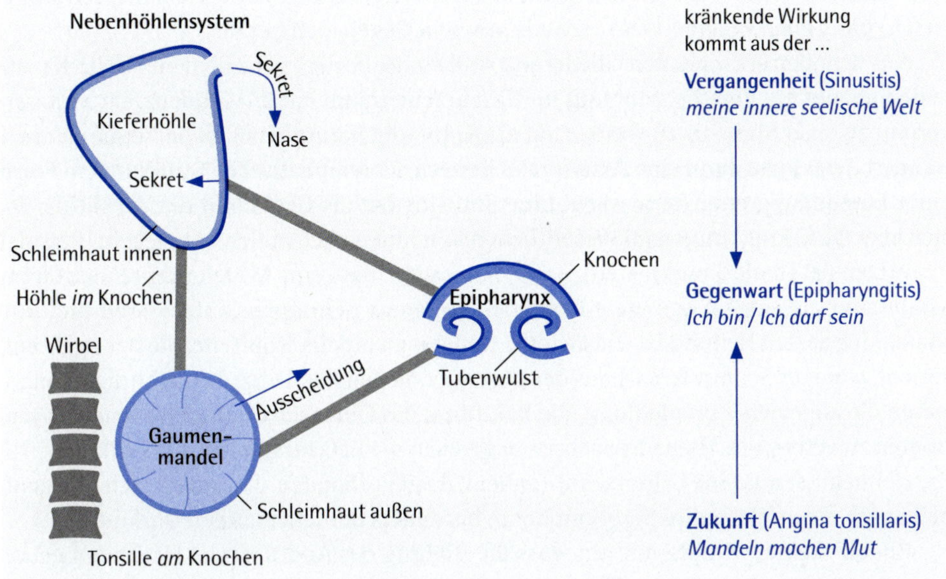

Psychosomatik von Nebenhöhlen und Rachenraum

Das Ohr gibt Aufschluss darüber, welche Impulse auf uns zukommen. Das kann das Kommando eines militärischen Vorgesetzten sein oder eine sehr differenzierte seelische Äußerung eines Anderen. Auch eine musikalische Aussage fordert auf, innerlich eine Gebärde zu machen, wodurch eine Gestaltung entsteht, die dem musikalisch Geübten bewusst wird. Eine musikalische Wendung erlebt man als eine Plastik, die sich von oben nach unten im Leib bildet, und die man betrachten kann. Die einzelnen Sinnesgebiete haben in der anthroposophischen Sinneslehre eine Ordnung. Darin sind die dem Hörsinn benachbarten Sinne nach unten zu der Wärmesinn und nach oben der Wortsinn [→ Kapitel III Die Sinne der Menschen]. Nach Steiner sind den Sinnesgebieten u. a. Ursprungsorte im kosmischen Umkreis zugeordnet, von denen Impulse ausgehen, die er mit kurzen Aussagen kennzeichnete: Der Ursprung des Wärmesinnes tönt: „Das Wort soll schweigen, die Tat beginnt". Beim Hörsinn lautet es: „Die Fähigkeit zur Tat", und für den Wortsinn klingt es „Antrieb zur Tat". Der Vorgang des Hörens ist demnach mit einem Zukünftigen verbunden und wäre mit den Worten *„es soll sein"* in Abwandlung des Satzes *„Mandeln machen Mut"* zu bezeichnen.

Es entsteht die Frage, welches nach außen gerichtete Organ zu finden ist, das einen Bezug zur Vergangenheit hat. Das Auge empfängt seine Impulse von außen, das Ohr von außen und innen, und die gesuchte Struktur nur von innen. Wenn in uns ein Seeleninhalt momentan auftaucht oder in Wochen und Monaten gereift ist, können wir ihn schließlich aussprechen. Der Kehlkopf (mit dem dazugehörigen Sprachorganismus) empfängt seine Impulse aus der Vergangenheit, die inneres Erleben war. Er ist gleichzeitig das Instrument, mit dem wir eine neue äußere Welt erzeugen, eine Tätigkeit, die spezifisch menschlich ist. Der Merksatz für diese Vorgänge lautet demnach *„Erschaffung* *einer äußeren Welt*" – gegenüber dem, der in Bezug auf das Nebenhöhlensystem gilt: „*Erschaffung einer inneren Welt*", jeweils aus dem Gegebenen heraus.

Aus der oben entwickelten Gliederung sind einige Bezüge verschiedener HNO-Krankheiten abzulesen. Eine Entzündung im Nasenrachenraum hat die Tendenz, im weiteren Verlauf zu einer Sinusitis zu werden, da die Kränkung naturgemäß in die Vergangenheit wandert. Dem muss dann eine Aktivität im Bereich der lymphatischen Strukturen in Form einer Entzündung entgegenwirken. Eine Sinusitis hat als Gegenbild die Tonsillitis. Da sich aber die Erkrankungen im Wesentlichen von innen nach außen entwickeln (Beispiel Exanthem bei Kinderkrankheiten), kann man sagen, dass eine Mittelohrentzündung im Kindesalter als entgegengesetzte Krankheit zu einem Schnupfen aufzufassen und notwendig für dessen Heilung ist. Tatsächlich findet man auf der Kopfseite, die der Otitis entspricht, weniger Schnupfen als auf der gegenüberliegenden. Diese Betrachtungen relativieren die allgemeine Empfehlung, die Belüftung des Ohres durch abschwellende Nasentropfen zu verbessern. (Beim Erwachsenen gereicht die Belastung nicht zur konkreten Otitis, vielmehr ist nur eine beherrschte Tendenz dazu vorhanden. Sie äußert sich gelegentlich durch ein auftretendes Serotympanon, besonders bei „ehemaligen Ohrkindern".)

Rudolf Steiner wies darauf hin, dass die Bildung des Auges ein im Gesunden gehaltener Entzündungsprozess sei. Ebenso sind die Ohrbildung und der Hörprozess als ein im Gesunden gehaltener Tumorbildeprozess zu bezeichnen. Die Verwandtschaft von Tonsilla palatina und Ohr zeigt dies. Blickt man auf die Entwicklung des Menschenwesens durch die verschiedenen Weltenzustände, wie Rudolf Steiner sie in dem Buch *Geheimwissenschaft im Umriss* darstellte, könnte man die Mandel als ein junges Ohr bezeichnen und umgekehrt das Ohr eine alte Mandel. Wir finden hier eine Illustration der Aussage Steiners, dass sich aus Lebensorganen (hier Tonsille) im Laufe der Evolution des Menschen innerhalb der stufenweisen Weltenentwicklung Sinnesorgane bilden. Die Idee, dass das Ohr ein physiologischer durchgestalteter Tumor sei, hat auch Konsequenzen bei der Beurteilung von Schallempfindungsschwerhörigkeiten, worauf bei der Beschreibung der Innenohrtätigkeit näher eingegangen wird [→ Kapitel VI.2.10 Hörsturz]. Ergänzend dazu steht die Aussage Steiners, dass ein Karzinom ein Sinnesorgan an falscher Stelle sei. So gibt es Hinweise, dass eine Innenohrschwerhörigkeit mit dem Bemühen des Organismus in Zusammenhang steht, einer Tumorkrankheit nicht zu erliegen. Die entworfene Gliederung nennt für den inneren Bereich Seelenqualitäten, die dem Menschen nicht klar bewusst sind. Dahinter stehen Tätigkeiten der Psyche, die immer vorhanden sind, aber am Tagesbewusstsein nicht teilnehmen. In dem Buch *Wie erlangt man Erkenntnisse der höheren Welten* wies Rudolf Steiner den Weg, wie diese Regionen und Tätigkeiten des Seelenlebens mit klarem Bewusstsein als Erkenntnisinstrumente einzusetzen sind. Es handelt sich um die *Imagination*, die *Inspiration* und die *Intuition*. Das gestaltende Element in Sprache und Nebenhöhlenwirksamkeit ist eine konkrete Imagination; die Verankerung des Ichs im Bereich des Nasenrachenraums ist die Inspiration; und schließlich fließen uns durch die Hörorganisation und durch die Tonsillen Intuitionen zu. Aus dieser Einsicht ergibt sich die Notwendigkeit einer Willenshygiene, die ein Erziehender leben muss. Die Sinnhaftigkeit des Tuns nimmt Einfluss auf die Konsistenz der Tonsillen. Die geistigen Hintergründe von hyperplastischen Adenoiden und Tonsillenhyperplasie sind in diesem Bereich zu suchen und werden in [→ Kapitel VI.2.4.2 Hyperplastische Adenoide] dargestellt.

Wenn wir Nahrung zu uns nehmen, so gelangt diese aus dem noch mit Bewusstsein durchsetzten Gebiet in jenes hinein, wo wir von den Vorgängen nichts mehr wahrnehmen. Im Bereich der Geschmacks- und Geruchsorgane können wir noch beschreiben und genießen, was wir gegessen haben. Aber schon hier beginnt die Tätigkeit der Zerstörung dessen, was man uns servierte: Es wird mechanisch zerkleinert und durch die Fermente im Speichel ein *Abbauprozess* eingeleitet, der sich bis in den Dünndarm fortsetzt. Letztlich ist von allem, was wir zu uns nehmen, der Lebenszusammenhang, aus dem es stammte, abzustreifen: Es muss abgetötet werden. Dieses sind Tätigkeiten der Ich-Organisation und des Astralleibes. Gelingt das Beherrschen der fremden Lebenstätigkeit nicht vollständig, so finden im Intestinum Fremdprozesse statt, die gleichzeitig in Form von Schmerzen ins Bewusstsein treten.

Die auf diese Weise abgetötete physische Substanz muss der eigene Organismus neu beleben, so dass letztendlich eine *lebendige, durchseelte, individualisierte physische Substanz* entsteht. Hierbei sind die Kräfte der inneren Organe wirksam: Lunge und Herz vermitteln die Aufnahme der physischen Materie in den Ätherleib, die Niere führt die lebendige Substanz in den Astralleib, Leber und Milz individualisieren und durchgeistigen sie. Dabei entsteht das individuelle Protein, indem die Organe die Elemente des Eiweißes in die jeweiligen Wesensglieder aufnehmen. Die Lunge vermittelt über den Kohlenstoff eine Gestaltungskraft, das Herz über den Sauerstoff die Lebendigkeit, die Niere ergreift und handhabt den Stickstoff als Grundlage der Seelentätigkeit, und die Leber befeuert über den Wasserstoff das Ich in seiner Willenstätigkeit. Über allem wacht die Milz, indem sie einen eigenen individuellen Rhythmus dem ganzen Geschehen aufprägt. Substanzen, die von außen eintreten, dürfen ihren eigenen Rhythmen nicht mehr behalten, sondern diese sind in den individuellen Rhythmus zu wandeln. Gelingt das nicht, schlagen Kräfte des unteren in den oberen Bereich des Menschen hinein, und es entstehen die verschiedenen Ausprägungen von Süchten und Psychosen. Untere Prozesse beeinflussen dann das Bewusstsein. Auch auf dem somatischen Gebiet liegt in dem Durchschlagen der Kräfte des Unteren in das Obere eine krankmachende Wirkung, die wir als HNO-Ärzte erkennen und behandeln müssen (z. B. Mucotympanon, polypöse Sinustis). Insofern schafft die Milz eine Begrenzung der Vorgänge im Stoffwechselorganismus.

Zusammengefasst haben wir zwei Qualitäten, die sich im Menschen begegnen: Im Kopf und Sinnesorganismus strömen die Kräfte ungewandelt von außen ein, sie sind und bleiben etwas anderes, als es der Mensch ist; das Stoffwechselgebiet hingegen individualisiert die äußere Welt vollständig, so dass sie eins wird mit dem Menschen, und gerade deshalb bewusstseinsmäßig nicht zu erfassen ist. Steckt man eine warme Hand in gleich warmes Wasser, so ist das Erlebnis der Hand deutlich gedämpft. Für eine Bewusstseinswerdung ist neben dem Todesprozess, der im Kapitel über die Wesensglieder dargestellt wurde, immer eine *Begegnung* von unterschiedlichen Zuständen und Vorgängen erforderlich.

Das Rhythmische System nimmt jedoch etwas von den Prozessen im Stoffwechsel auf und trägt sie in den Nerven-Sinnes-Bereich hinein. Der Bewusstseinsgrad ist dabei so, dass wir von einem *Gefühl* sprechen. Der Inhalt dieses Bewusstseins ist der physiologische Egoist, den wir alle in unserem unteren Organismus haben müssen. Wir nennen dieses Bewusstsein das *Ich-Bewusstsein*, das eine verbindende Qualität für alle Sinneserfahrungen darstellt. Die Sinne kann man sich zunächst völlig unabhängig voneinander in einer vergleichsweise kristallinen Beschaffenheit denken. Sie sind es aber in Wirklichkeit nicht, weil in zarter Weise die Lebenstätigkeit des unteren Organismus durch Vermittlung des Rhythmischen Systems hier oben Einheit schafft. Ich bin derselbe, der etwas hört und gleichzeitig auch sieht und dabei einen bitteren Geschmack auf der Zunge hat. Ich kann einen Blumenstrauß geschmackvoll finden, obwohl ich ihn nicht verzehre. Durch die Verlebendigung der Sinne, indem sich das Eine in das Andere wandelt, entsteht die Möglichkeit zu ästhetischem Empfinden ebenso wie zu krankhaften Sinnesvorgängen (z. B. Geruchsstörungen).

Kehren wir noch einmal zu dem oben erwähnten Verdauungsprozess zurück. Wir stellen uns den Apfel vor, wie er durch das Jahr gewachsen ist: Tag und Nacht, Wärme und Kälte, Trockenheit und Regen haben sich rhythmisch abgewechselt, bis schließlich der rote Apfel als Substanz gewordene Erinnerung gereift ist. Indem wir ihn essen und verdauen, lösen wir die Rhythmen wieder heraus, wir analysieren mit unserem Organismus das bisherige Zeitgeschehen, dem die Frucht unterworfen war und lassen den Apfel insofern aus dem Räumlichen verschwinden. Diese Zeitanalyse bewirken die Hohlorgane unserer Verdauungsorganisation. Hieran anschließend kommt es dann zu dem Neuaufbau und dem Erscheinen im Räumlichen, wie es bereits oben im Zusammenhang mit den parenchymatösen Organen geschildert wurde.

Unsere gesamte Verdauungsorganisation besteht demnach aus Hohlorganen einerseits (Darm) und aus parenchymatösen Organen andererseits (Leber), die jeweils im Zusammenhang mit Raum bzw. Zeit stehen, wie auch im Sinnesbereich das Innenohr ein Organ für Raum (Vestibularapparat) und Zeit (Cochlea) ist. Wir benötigen diese Betrachtungsweise für die Therapie von Innenohrstörungen.

Das jetzt beschriebene „Riesenohr", als das sich unser Verdauungstrakt bezeichnen lässt, wiederholt sich nun nach oben betrachtet konkret im Innenohr, das sich im härtesten Knochen des Menschen befindet. Die Anthroposophie spricht im Zusammenhang mit diesen Verfestigungstendenzen von ahrimanischen Kräften, in die hinein sich die Verdauungsorganisation metamorphosiert.

Aber auch nach unten findet eine Wiederholung und Metamorphose statt, in den urogenitalen Bereich hinein. Hier wird vor allem die Blase wichtig bei der Therapie von gesundheitlichen Störungen wie hyperplastischen Adenoiden und Tinnitus. Als Gegensatz zu der mehr ***ahrimanisch*** impulsierten Organisation im Kopfbereich nennen wir die Kräfte der Blasenregion *luziferisch*. Der Abschnitt über die kindliche Entwicklung [→ Kapitel V.1 Kindliche Entwicklung] schilderte, wie sich das Kind die Herrschaft über die Blase erobert. Es ist sozusagen ein Anker zu werfen, wodurch der Mensch in sich ruhen kann. Jeder weiß, wie ihm sein Mensch-Sein entgleitet, wenn er einem Bedürfnis nicht in Unbefangenheit nachkommen kann, obwohl es fürchterlich drängt. Wird das Kind darin gestört, seinen Leib von oben bis zur Blasenregion zu ergreifen und darin unterzutauchen (mit Ausnahme der Blasenentleerung und später der Sexualfunktion), so wirkt sich dies auf die gesamte gesundheitliche und soziale Biografie des Menschen aus: negativ wie auch positiv. Die luziferischen Kräfte nehmen dann in verstärktem Maße Teil an den Empfindungen und Handlungen. Bis zu einem schicksalsmäßig bestimmten Grad muss dies der Fall sein, um künstlerisches Empfinden und Handeln zu ermöglichen. Negativ gesehen stehen beispielsweise die Probleme der Prostatahyperplasie und des Hypertonus damit in Zusammenhang [→ Kapitel VI.1.4 Tinnitus].

Die Gestaltung der Organe des Kopfes und Gesichtsschädels taucht im Becken- und Blasenbereich in umgestülpter Weise noch einmal auf. Die Schwellkörper der Conchae nasalia befinden sich oben *in* der Nase, unten treten sie *nach außen* gerichtet als Bestandteile des Sexualorgans wieder auf. Und weil diese Umstülpung besteht, reagieren sie auch gegensinnig auf das Vegetativum: Ein Vagotonus im Zustand zwischen Wachen und Schlafen lässt die Conchae anschwellen, eine Leistungsbereitschaft zum Beispiel beim Sport führt zum Abschwellen der Conchae. Hinter der Nase befindet sich der Epipharynx, dem unten die Blase entspricht. Das Hüftgelenk „wiederholt" sich oben im Amboss-Hammergelenk. Letzteres war das ursprüngliche Kiefergelenk, das sich embryonal vom Meckelschen Knorpel getrennt hat und in das Ohr gewandert ist. Dieses mag die Beobachtung beleuchten, dass nach Einsetzen einer Endoprothese im Hüftgelenk sich häufig ein Serotympanon entwickelt. Die Tuba Eustachii ist im Beckenbereich leicht als Tuba Fallopii wiederzuerkennen. Anfang und Ende des Gesamtdarmrohres erklären sich von selbst. Für den HNO-Arzt ist es wichtig, diese gegensinnigen Funktionsweisen zu beachten. Schieben sich die Kräfte des Unteren in das Obere, ohne diese 180°-Umkehrung sauber zu vollziehen, entstehen verschiedene Störungsbilder: Hierher gehören polypöse Sinusitis und Rhinopathia vasomotorica, Tinnitus, Hochtonschwerhörigkeit, hyperplastische Adenoide, Mucotympanon, akutes Serotympanon, Hyperakusis. Die spätere Beschreibung der Behandlung dieser Krankheitsbilder nimmt auf diese Gesichtspunkte Bezug, da die anzuwendenden Heilmittel Einfluss haben auf die unteren Organe.

3. Die Stressgebärde

Im Vorangegangenen wurde geschildert, wie der Mensch durch die Tätigkeit in der Blase einen Halt bekommt und in sich ruhen kann, während er sich in der Sinnesregion den von außen kommenden Eindrücken hingibt. Bei der Beschreibung der Wesensglieder zeigte sich, dass der Ätherleib im Kopfbereich nur eine sehr lose Verbindung mit der physischen Organisation hat, wodurch er seine Wirksamkeit in verstärktem Maße auf Ich und Astralleib richtet. Dies ermöglicht das Denken.

Im Blasenbereich ist dagegen der Ätherleib fast vollständig untergetaucht und verbindet sich mit dem physischen Leib in einer Eins-zu-Eins-Beziehung, die sich nur in Sonderfällen bis zu einem gewissen Grad lockert, nämlich dann, wenn die Organe hier bewusstseinsdurchtränkt sein müssen für die Funktion der Kontinenz und Sexualität. Durch diese dichtere Beziehung des Ätherleibes zum physischen Leib finden auch die Kräfte von Astralleib und Ich im Unbewussten Halt. Wird nun der Astralleib im oberen Organismus zu sehr in Anspruch genommen, zum Beispiel durch eine stressige Begegnung oder eine Situation, wo der Mensch sich verliert, so kann er im Unteren die Ätherkräfte nicht mehr beherrschen, sie werden im Blasenbereich nicht mehr hinreichend gehalten und schießen nach oben. Die Kräfte erscheinen uns im Oberen als eine Tendenz zur Entzündung, speziell im peripheren Bereich von Sinnesorgan und Haut. Wir bekommen einen roten Kopf. Seelisch erleben wir uns selbst deutlicher, da ja mit diesen Ätherkräften im unteren Bereich das subjektive Ich-Erleben verbunden ist. Dies geschieht allerdings zu dem Preis, dass wir nicht mehr so klar denken können, aber der Gewinn ist, dass wir bei uns bleiben. Der Abschnitt über die Dreigliederung [→ Kapitel I Das Menschenbild] wies auf die Tempi hin, die im Zusammenhang mit den drei Systemen unseres Organismus stehen. Schiebt sich das Untere nach oben, so teilt es dem Oberen auch sein Tempo mit: Unsere Reaktionen werden schneller frequenter, da der untere Organismus im ca. vierfachen Tempo funktioniert. In der Oper *Der Barbier von Sevilla* gestaltete Gioachino Rossini (1792–1868) diese physiologischen Verhältnisse in der Arie des Barbiers. Dieser singt in der Tonlage des Tenors mit schnellem Tempo darüber, dass er das Faktotum der schönen Welt sei, bis zum *„alles auf einmal, ich kann nicht mehr, ich kann nicht mehr …“* Das ist purer Stress! (Kurzfristig erinnert er sich allerdings daran, dass es neben den Kräften, die er von unten herauf holt, um zu kompensieren, auch noch andere gibt und er fügt ein: *„und schöne Damen … trallalalera“*.) Zur Vervollständigung sei an dieser Stelle erwähnt, dass Wolfgang Amadeus Mozart (1756–1791) in der *Zauberflöte* die entgegengesetzte Reaktion gestaltete, indem Sarastro als Bariton in getragener Weise singt: *„in diesen heiligen Hallen …“* Hier die Weite und Hingabe, dort das kompensatorische Auf-sich-Beziehen. Beides ist notwendig und stellt das Klavier dar, auf dem das Ich spielt, um sich einer Situation anzupassen. Jenseits dieser berechtigten Reaktionen beginnt die Pathologie. Dies bedeutet für die Stresssituation eine allgemeine Entzündlichkeit oben und peripher, wenn sich das beschriebene Nach-oben-Verrutschen nicht zurückbildet.

Es gibt nun verschiedene Situationen, welche die beschriebene Reaktion hervorrufen. In ähnlicher Weise wie beim Stress verschieben sich auch die Kräfte bei einer banalen Erkältung von unten nach oben. Ursache ist immer ein Angriff auf den Astralleib, infolgedessen der Ätherleib nicht mehr harmonisch eingreift. Auch die prämenstruelle Situation und die Menopause haben energetisch die gleiche Gebärde und führen zu Beschwerden im Kopfbereich, wenn urogenital grundsätzlich eine Schwäche besteht.

Menschen, die schicksalsmäßig in ihrer Kindheit eine Schwäche im Urogenitalbereich entwickelten, werden oftmals zu Kulturträgern. Die Konstitution führt sie über damit verbundene Begabungen in belastende biografische Situationen. Die gleiche Konstitution ist dann aber oftmals nicht in der Lage, die entstehenden Belastungen ohne Krankheitstendenzen aufzufangen. Neben anderen schwerwiegenden Erkrankungen kardiovaskulärer Art interessiert uns als HNO-Ärzte die damit verbundene Tendenz zum chronischen Tinnitus. Dieser bildet sich dann nicht aus, weil die Gefäße verengt sind, sondern der Patient nimmt die Lebenstätigkeit wahr, die aus dem Unteren nach oben schlägt.

4. Diagnostische Hinweise

In den bisherigen Darlegungen war die Rede von den verschiedenen Wesensgliedern des menschlichen Organismus, und Krankheit wurde so definiert, dass diese Wesensglieder nicht in einem gültigen Verhältnis zueinander stehen. Je nach Organgebiet ist dieses Verhältnis unterschiedlich ausgestaltet. Zum Beispiel hat der Astralleib eine betonte Wirkung in den Nieren, der Ätherleib im Herzen usw., und im Falle einer Erkrankung taucht in diesen Organen eine abnorme Tätigkeit eines Wesensgliedes auf.

Die Begründer der anthroposophischen Medizin (Rudolf Steiner und Ita Wegman) hatten die Möglichkeit, die Wesensglieder durch besonders geschulte Erkenntnistechnik unmittelbar wahrzunehmen. Über einen von Rudolf Steiner mitgeteilten Schulungsweg sind solche Fähigkeiten zu erringen, was aber bisher nicht Allgemeingut geworden ist. Diese Tatsache darf jedoch nicht dazu führen, die anthroposophische Medizin nicht anzuwenden. Auch der gewöhnliche Menschenverstand und das Denken sind so zu üben, dass sie die Richtigkeit des Gegebenen erfassen und bestätigen können. Gerade weil sich die Angaben mit dem normalen Denken erfassen lassen, bestätigt sich die Gültigkeit der Aussagen, nachdem sie einmal mithilfe der geschulten neuen Erkenntnismethoden (Imagination, Inspiration und Intuition) gefunden und erarbeitet wurden.

Man kann typische Symptome und Erscheinungen beschreiben, die Hinweis geben auf die spezifische Wirkungsweise eines Wesensgliedes und auch eines durch sie angeregten oder vernachlässigten Organs. Solche typischen Bilder seien im Folgenden beschrieben.

Stellen wir uns zwei Säuglinge vor, der eine stammt von einer Menschenmutter, der andere von einer Schimpansin. Beide Säuglinge haben eine frappierende Ähnlichkeit, besonders im Gesichtsschädel. Bei beiden ist der mittlere Teil des Gesichtes noch wenig ausgeprägt, und das ganze Antlitz ist kindlich steil, Stirn und Mundbereich stehen in einer vertikalen Linie. Dann beginnt die Metamorphose: Das Menschenkind entwickelt in vergleichsweise stärkerem Maße das Mittelgesicht, wobei die Steilheit insgesamt bestehen bleibt, beim Äffchen schieben sich Unter- und Oberkiefer nach vorne, die Stirn springt zurück, das Mittelgesicht bildet sich nicht so stark aus und fällt flacher nach hinten. Auf diese Weise wird im Zuge der weiteren Entwicklung aus dem kleinen ein alter Affe. Beim Menschenkind bleibt die Formung jedoch stehen, so dass der herangewachsene Mensch ein ganzes Leben lang mehr oder weniger kindliche Züge behält. Wir alle gehen in gewisser Weise als „Kindsköpfe" durch das Leben.

Die beschriebenen Wachstumsbewegungen ruft die Tätigkeit des Ätherleibes hervor, der jedoch beim Menschen an einem bestimmten Punkt aus dem Organbilden zurücktritt, was die spezifisch menschliche Entwicklung ermöglicht, die über die Tierwesenheit hinaus führt. Nimmt sich die Tätigkeit des Ätherleibes jedoch zu früh zurück, so dass sie gegen den Reifungsprozess, der in einer Verhärtung besteht, nicht genügend wirkt, wird ein Menschlein geboren, dessen Ätherleib eine schwache Wirksamkeit ausbildet. Im Besonderen ist das ausgeprägt bei der Trisomie 21. Dieser Mensch geht dann mit einer Physiognomie durch das Leben, die in mancher Hinsicht sogar an einen Embryo erinnert. Andere Kinder fallen in den ersten Jahren dadurch auf, dass sie niedliche kleine Erwachsene sind, auch hier hat der Reifungsprozess, das heißt die Verhärtung, die Tätigkeit des Ätherleibes zu früh zurückgestaut. Insbesondere ist dieses bei ausgeprägten FAS-Fällen (Fetales Alkoholsyndrom) zu beobachten. Da der Ätherleib die Grundlage für Denkprozesse bildet, besteht bei der Trisomie und auch bei den FAS-Kindern ein unterschiedlich stark ausgeprägter Intelligenzdefekt.

Wir finden aber auch bei manchem Erwachsenen die Ästhetik des Antlitzes durch solche verbliebene Kindlichkeit (hohe steile Stirn, weiter Augenabstand, runde große Augen), ohne dass sie sonstige Symptome, wie den genannten Intelligenzdefekt, begleiten. Man ist geneigt, solche Persönlichkeiten als „zart aber zäh" zu charakterisieren. Die anderen Wesensglieder kompensieren dann den zunächst *schwachen Ätherleib.*

Ein gesunder Säugling setzt bald nach der Geburt den typischen Babyspeck an, dies ist als das physiologische Überwiegen des Ätherleibes zu werten. Im Falle einer diabetischen Stoffwechsellage der Mutter kann diese Tendenz jedoch zu stark sein. Der Ätherleib wirkt dann zumindest in der Anfangszeit zu intensiv.

Ich und Astralleib sind beim Säugling zwar noch nicht geboren, haben jedoch eine Wirksamkeit auf den Ätherleib und somit auf den sich im irdischen verwirklichenden Menschen. Ein schwacher Astralleib ist dann zu konstatieren, wenn diese Kraft sich verliert und nicht deutlich eingreift. Es bleibt der Ätherleib allein gelassen und lebt sich im wässrigen Element aus. Solch eine Situation begegnet uns HNO-Ärzten in den chronisch verquollenen Schleimhäuten der Nase und im Mundraum. Das Überwiegen des wässrigen Elementes stellt sich in der Haut als so genannter Lymphatismus dar (man sprach vor Jahrzehnten von der facies adenoidea) und in den Schleimhäuten der Nase durch eine bläulich-livide Verfärbung: Die Lymphe im Gewebe verdeckt die roten Blutgefäße. Das Bild legt beim Erwachsenen die Diagnose einer Tierhaarallergie nahe. Das Kind hat bis zum 9. Lebensjahr diese Allergie meist noch nicht ausgebildet, bietet aber den gleichen Eindruck. Es signalisiert uns einen schwachen, d.h. wenig konzentrierten Astralleib, eine Situation, bei der durch Pädagogik und medizinisch-therapeutische Anwendung eine Neigung zur Allergie prophylaktisch zu behandeln ist.

Der Astralleib bewirkt beim Kinde auch die häufig zu beobachtenden sogenannten hysterischen Anfälle. Studiert man die Bewegungsart eines entsprechenden Erwachsenen, sind häufig feine zusätzliche schnörkelartige Bewegungen zu beobachten, beispielsweise Schwingungen der Hände vor dem konkreten Ansetzen einer Schreibfeder. Man findet sie auf geschichtlichen Dokumenten aus dem 19. Jahrhundert, wo diese zusätzlichen Bewegungen zu einer grafischen Kunst bei Anfangsbuchstaben ausgebildet wurden.

Bei einem zu stark auf den normalen oder zarten Ätherleib wirkenden Astralleib entstehen peripher rote Entzündlichkeiten. Beispielsweise finden wir feinste Narben im Naseneingang. Der Nasendom ist dann nicht nach außen abgerundet, sondern bildet eine feine Rhagade, ist also schlitzförmig. Der Teint ist samtig zart gerötet, der Glanz fehlt. Seelisch führt diese Konstitution zu einer gewissen Tüchtigkeit unter eventueller Aufgabe von seelischer Weite.

Solche Verfassungen können durch biografische Ereignisse entstehen, fußen aber häufiger auf schicksalsmäßig mitgebrachten Bedingungen. Die Nierentätigkeit reguliert die Eingliederung des Astralleibes in den Ätherleib. Die Tatsache, dass der Astralleib dazu neigt, den Ätherleib und den physischen Leib wie von außen in verstärktem Maße zu ergeifen, ist häufig in der Ohrmuschelform dokumentiert und daher „mitgebracht". Solch ein Mensch hat einen verstärkten (unbewussten) Blick in das eigene Innere. Dort findet er seine Entdeckungen, Mathematik, Musik, die er dann gestaltet und nach außen wendet als seine Kreation. (Dem steht der Blick nach außen gegenüber, um Zusammenhänge zu begreifen.) Um in dieser Hinsicht die Konstitution zu erfassen, haben wir die Incisura intertragica zu beurteilen: Ist sie eng und an allen Begrenzungen gut geformt, so hat dieser Mensch die Begabung (oder das Problem), intensiv nach innen zu schauen – für Erfindungsreichtum oder ein In-sich-gefangen-sein. Zwischen den beiden Ohrknorpeln, der eine vor dem Gehörgangseingang (Tragus), der andere ihm gegenüber nach hinten zu (Antitragus) befindet sich die Incisura intertragica, welche die Nierentätigkeit abbildet und damit die Beziehung Astralleib – Ätherleib. Das Entgegengesetzte wäre eine schlecht geformte Incisura intertragica, ein Hypotonus im Seelischen, aber oft auch in der leiblichen Haltung mit z.B. häufig Lumbago und in unserem Fachgebiet chronisch-polypöser Sinusitis. Wesensgliedermäßig ist durch Schulung der Ich-Organisation diese dazu zu bringen, den Astralleib dichter an Ätherleib und physischen Leib heranzuführen (eventuell durch Heileurythmie, z.B. L-M-U, diese tief vor der unteren Hälfte des Abdomens ausgeführt, das E im Bereich des Thorax).

Im oberen Bereich des Ohres bieten sich Helix und Anthelix zur Interpretation an. Bei ihnen stellt sich Handwerklichkeit dar, wenn die Helix vom Ansatz her kräftig und harmonisch ausgestaltet ist (*physischer Leib*). Die Breite des Ohres im Sinne von „Segelohren“, aber möglichst gut gestaltet, drückt den Humor der Person „in Zentimetern“ aus (abgebildet in der von Steiner gestalteten plastischen Gruppe, die sich im Goetheanum befindet. Das Wesen ganz oben hat die Ohren zu Flügeln ausgebildet. Auf eine entsprechende Frage hin bezeichnete Steiner diese Figur als den Weltenhumor).

Der Buddha wird immer mit langen Ohrläppchen dargestellt. Es ist die Kraft des Innehaltens des Ichs. Ist das Ohrläppchen wenig oder nicht ausgebildet, so erscheint das als ein Bild für Beweglichkeit, eine besondere Verfassung des Ichs: Dieser Mensch möchte eigentlich Leichtigkeit leben, die ihm häufig verwehrt ist und weshalb er dann leidet.

Die oberen und unteren Wesensglieder arbeiten derart zusammen, dass sich in Bezug auf die Dreigliederung das Rhythmische System ausbilden kann. Nehmen Ätherleib und physischer Leib ganz generell Ich und Astralleib nicht bereitwillig auf, so lagert der Mensch nicht beherrschte physische Substanz ein. Wir beobachten das bei unserer HNO-Untersuchung durch etwas zu fleischig ausgebildete Nasenflügel, der Naseneingang erscheint eingeengt. Der gesamte Organismus ist dann etwas zu physisch (bindegewebig), wofür Rudolf Steiner mit einer humorvollen Vorliebe für skurrile Wortschöpfungen den Ausdruck „verphysifiziert“ prägte. Man kann sich das zum Erlebnis bringen, indem man imaginär, nicht wirklich, seinen Zeigefinger in den Körper seines Patienten bohrt. In einem solchen Fall fühlt sich das zu fest, zu teigig an, der imaginäre Finger sollte kaum Widerstand spüren. Dieser Patient trägt zu viel physische Substanz mit sich, die er nicht hinreichend durchlebt hat. Formica rufa ist ein geeignetes Heilmittel, um den physischen Leib wieder zu durchleben. Im HNO-Fach gehört eine mäßige Paukensklerose zu diesem Bild.

Die ersten Schritte, um eine neue Erkenntnismethode zu erringen (Imagination), bestehen darin, dass man vorherige Zustände in einen späteren gedanklich hinein projiziert. Dabei entsteht eine Vorstellung vom Ätherleib. Es ist eigentlich auch in der üblichen operativen HNO-Heilkunde eine Notwendigkeit, sich auf diese Weise eine Ahnung von dessen Tätigkeit zu verschaffen, um dies in die Indikation und Planung einfließen zu lassen.

KAPITEL VI

Erkrankungen des Ohres

BERND OELMÜLLER

1. Allgemeine Betrachtungen zu den Themen Entzündlichkeiten des Ohres, Gehörgangsexostosen, Otosklerose, Hochtonschwerhörigkeit und Tinnitus

Die Niere hat im Gesamtkonzert der Organkräfte die Aufgabe, Ätherleib und Astralleib miteinander zu verbinden. Hat der Mensch eine Konstitution, bei der immer ein wenig vom Ätherleib überschießt, also vom Astralleib nicht aufgenommen wird, so ist das als die Ursache von vielen Entzündlichkeiten anzusehen. Die betroffene Persönlichkeit ist vielleicht ein durchaus angenehmer Zeitgenosse, der eine tüchtige zupackende Wesensart hat, er gilt als Macher. Seine Haut ist gut durchblutet, warm und trocken, die Haare sind kräftig und dicht. Aus der Kindheit berichtet er uns über eine oder mehrere Mittelohrentzündungen, was sich aber mit Beginn der Schulzeit legte. Er kommt zu uns, weil er gelegentlich „verstopfte" Ohren hat. Unsere Aufgabe als HNO-Arzt ist es zu differenzieren, ob es sich um eine Störung im äußeren Gehörgang, im Mittelohr oder im Innenohr handelt.

1.1 Gehörgangsexostosen

Es besteht die Möglichkeit, dass wir in solch einem Fall einen Gehörgang mit mehr oder weniger ausgeprägten *Exostosen* vorfinden. Die Gehörgangshaut ist nicht elfenbeinfarben, sondern gering gerötet, man erkennt unter dem Mikroskop einzelne Gefäße, die etwas injiziert sind. Daneben und darunter erhebt sich die knöcherne Verdickung der Exostose. Wir beobachten hier im Bereich des Felsenbeines das Zusammenwirken von Entzündungskraft und ihrem Gegenteil, des Tumorbildevermögens bzw. der Sklerose. In dem Maße, wie von unten her die Entzündungskraft nach oben peripher eingreift, fängt die Sklerotisierungskraft diese von oben her auf, wenn auch sozusagen verspätet. Es zeigen sich uns Inflammation und Sklerose, wie sie im ganzen Organismus ständig miteinander ringen. Man möge sich die Knochen eines Schwerarbeiters vorstellen, wo physiologische Verdickungen dort entstehen, wo Muskeln inserieren. Eine typische Stelle ist die Tuberositas tibiae: der Musculus femoris ist rot, durchblutet, seine Sehne inseriert unterhalb der Patella in der Tibia, wo die Knochenvorwölbung durch den Reiz entsteht. Hier ist der Prozess im Normalen gehalten, bei den Gehörgangsexostosen ist er aus der Gesamtgestaltung herausgefallen. Die Ursache mag einerseits in der beschriebenen Nierenkonstitution liegen, andererseits aber auch in einer chronischen Irritation von außen (das Taucherohr des Wassersportlers).

1.2 Paukensklerose, Otosklerose

Wenn wir nun die gleiche kräftemäßige Situation gedanklich auf das Mittelohr übertragen, so beschreiben wir die Pathophysiologie von *Paukensklerose* und *Otosklerose*. Das, was wir bei den Exostosen im Gehörgang beobachten, findet jetzt im Mittelohr an Trommelfell und den Ossicula statt. Ein chronischer Entzündungsprozess wird mit Sklerose beantwortet, wobei wie beschrieben die Inflammation das Primäre ist. In diesem Zusammenspiel verliert das Organ seine feine Struktur, so dass letztendlich eine Schallleitungsschwerhörigkeit resultiert. Die Paukensklerose stellt in den meisten Fällen ein Residuum aus einer Jugend mit viel Otitiden dar, kann aber auch in seltenen Fällen beim Erwachsenen ein florider Prozess sein.

Es ist bekannt, dass die *Otosklerose* vornehmlich das weibliche Geschlecht betrifft. Sie kann mit der Menarche beginnen und erfährt jeweils bei hormonellen Umstellungen der jüngeren Frau eine Verschlimmerung. Hier ist es ganz offensichtlich, wie die Entzündungskraft mit der Urogenitalorganisation zusammenhängt. Man stelle sich ein Mädchen vor, das über Jahre immer wieder Paukenergüsse hatte, feine glatte Haare und insgesamt etwas vorgereift. Hier gilt es aufmerksam zu sein, ob sich nicht wieder eine Schallleitungsstörung entwickelt, obwohl die eigentlichen Paukenergüsse inzwischen einige Jahre zurückliegen. Der Krankheitsprozess, der zunächst als Paukenerguss und gelegentliche Mittelohrentzündung vorlag, wandert im Zuge der Reifung sozusagen weiter nach innen und oben. Bei hormonellen Veränderungen als Ausdruck von neugestalteter Beziehung von Ätherleib und Astralleib ergreift der Entzündungsprozess jetzt die Aufhängung der Fußplatte des Stapes im ovalen Fenster und wird verspätet durch den Skleroseprozess begrenzt, sodass dieses Ringband verknöchert.

Aus den ganzen Betrachtungen ergibt sich die Notwendigkeit einer kausalen Therapie, die sich auf Ohr *und* Unterleib bezieht. Die Heilmittel, welche diese Verhältnisse beeinflussen, finden sich weiter unten beschrieben.

1.3 Hochtonschwerhörigkeit

Denken wir uns nun das Geschehen weiter nach oben und innen in Richtung Zentralnervensystem, so treffen wir als nächstes innenohrseitig in der Nähe des ovalen Fensters auf die untere Windung der Hörschnecke. Fallen hier die beiden konstituierenden Faktoren (rote Entzündung, Sklerose) zu weit auseinander, so resultiert eine allmähliche Rarefizierung der äußeren Haarzellen, was dann die physiologische Basis für einen *Hochtonverlust* darstellt. Dieser findet sich in der Regel auf der linken Seite häufiger und deutlicher als auf der rechten. Die von unten aus dem Stoffwechselgebiet nach oben strebenden Kräfte laufen ohne Kreuzung der Seiten und bilden so die Asymmetrie des stoffwechseltragenden Abdomens im Oberen ab (im Gegensatz zu den Kräften, die vom Kopf aus nach unten wirken). Wir finden die mehr analytisch wirkenden Organe wie Magen, Milz und das Hauptkonvolut des Dünndarms links oder links betont. Auch das Herz, das anthroposophisch betrachtet eine erkennende Tätigkeit ausübt, schiebt sich während der Entwicklung des kleinen Kindes zum Adoleszenten nach links. Die Lunge wiederum ist links nicht so groß ausgebildet wie rechts, und rechts befindet sich die relativ mächtige Leber und das Hauptkonvolut des Dickdarms. Ein Hochtonverlust ist in aller Regel mit mehr oder weniger ausgeprägten Entzündlichkeiten an Gelenken, Muskulatur oder auch Autoimmunerkrankungen vergesellschaftet. Seltener kommt es vor, dass der Hochtonverlust auf der rechten Seite deutlicher ausgeprägt ist. Das ist dann ein Hinweis auf eine verhältnismäßig schwache Lebertätigkeit, was auch dadurch dokumentiert ist, dass die rechte Gesichtshälfte dann die schmalere ist (Entfaltung des Mittelgesichtes in Kindheit und Jugend). Die konservative Therapie eines länger bestehenden Hochtonverlustes fällt schwer, es ist immer nur der jeweils floride Anteil zu beeinflussen, nicht jedoch die manifeste Skleroseerscheinung. Es handelt sich darum, die generelle Entzündlichkeit zurückzudrängen (die Darstellung der Präparate folgt später).

1.4 Tinnitus

Der ganze Hörprozess ist eine Geste des *Innehaltens*. Die Bewegung und Schwingung in der Luft kommt letztendlich zur Ruhe durch die physikalische Organisation des Ohres. Der organisch lebendige Prozess nimmt immer mehr ab, je weiter nach innen wir uns den Hörprozess vorstellen. Aber, wie oben beschrieben, ist gerade dieses Nicht-mehr-organisch-sein die Grundvoraussetzung für den Bewusstseinsprozess des Hörens. Allein in der Gebärde des Lauschens liegt schon die Erstarrung, die für das Hören erforderlich ist. Das zappelnde Kind kann nicht hinhören, und der Lehrer muss es zum Innehalten ermahnen, wenn seine Rede aus sich heraus nicht die Kraft zum Innehalten vermittelt.

Auch für das Hören gilt, dass man sich dem zu Grunde liegenden Prozess gegenüberstellt und nicht mit ihm eins ist. Man erinnere sich an die warme Hand im warmen Wasser, wo eine verminderte Bewusstheit in der Gliedmaße besteht. Das Hören ist mit Bewegung verwandt, und man muss sich ihrer enthalten, um zu hören. Die anthroposophische Sinneslehre beschreibt zwölf Sinne, die man in einem Kreis mit zwölf Sektoren anordnen kann [→ Kapitel III Die Sinne des Menschen]. Der dem Hörsinn gegenüberliegende Sinn ist der Eigenbewegungssinn, wir befinden uns in der Betrachtung also an dem entgegengesetzten Pol.

Das Kapitel über die Stoffwechseltätigkeit stellte dar, dass der Verdauungsprozess Rhythmen analysiert, ebenso wie es die Hörschnecke tut. Es wurde der Begriff „Riesenohr“ für die Organe des oberen Bauches geprägt. Im Unterschied zu dem Ohr jedoch, wo die durch das Hören vermittelten Ätherkräfte nicht in die Physis eintauchen, sind im Stoffwechselgebiet die Ätherkräfte dem organisch Lebendigen verbunden und bleiben demgemäß letztendlich unbewusst.

In einer Stresssituation, aber auch im normalen Leben ist es so, dass ein mehr oder weniger großer Kräfteanteil nicht von der Blasenregion im Stoffwechselorganismus gehalten wird, sondern nach oben strömt, um dort das nötige Maß an physiologischem Egoismus zu vermitteln [→ Kapitel V.3 Stressgebärde]. Eine Art Entzündungsprozess schießt nach oben und wird durch die entgegengesetzten Kräfte des Tumorbildens bzw. Verhärtens beantwortet. Solange es im physiologischen Maße geschieht, verleiht uns dieses

Geschehen die Standhaftigkeit: Alles zerrt mich auseinander (Stress), und ich kann doch bei mir bleiben.

Kritisch wird es, wenn die Stressgebärde andauert und auch dann noch besteht, wenn sie nicht mehr erforderlich ist. Dies tritt ein, wenn sich der Mensch zur Ruhe begibt, Veranlassung und Reaktion fallen auseinander. Da die Kräfte des Oberbauches, denen des Hörens verwandt, nach oben geströmt sind und dort krankhafterweise auch in der Ruhe verbleiben, nimmt die Gesamthörorganisation sie als *Tinnitus* wahr.

Tinnitus ist gehörte Lebendigkeit, die aus dem Stoffwechselorganismus stammt und das Urogenitalsystem nicht in gehörigem Maße festhält.

In ähnlicher Weise, wie in den Gehörgängen sich Exostosen bilden können, entsteht innerhalb des Zentralnervensystems bei länger bestehendem Tinnitus eine Bahnung durch die bekannte Neuroplastizität des Gehirns. Es handelt sich um physisch nachweisbare dendritische Verbindungen, die der Chronifizierung zu Grunde liegen und aus dem Zusammenspiel von Entzündung und Sklerose entstanden sind.

Chronischer Tinnitus ist ein Verhärtungsprozess.

2. Ohrerkrankungen bei Kindern und Erwachsenen

2.1 Otitis media acuta des Kindes

Bei einem Kind ist die Dynamik einer Mittelohrentzündung anders als bei einem erwachsenen Patienten, da das Kind sich noch entwickelt, während der Organismus eines Erwachsenen sich eher in einer physischen Verdichtung befindet, er ist vergleichsweise mineralischer. Im Folgenden sei zunächst die Mittelohrentzündung eines Vorschulkindes behandelt.

Eine typische Situation ist die folgende: Das Kind ist zu einem Kindergeburtstag eingeladen, es hat zwar Schnupfen, soll aber doch nicht auf das Vergnügen verzichten. Die Feier verläuft ein wenig chaotisch, alle Kinder sind aufgeregt, erhalten Kuchen und Süßigkeiten und werden schließlich abgeholt. Das Abendbrot fällt praktisch aus, da das Kind noch satt ist. Es geht ins Bettchen, ist aber nach 20 Minuten wieder auf den Beinen und klagt über Ohrenschmerzen.

Noch am späten Abend oder am nächsten Tag diagnostiziert der Arzt eine Otitis media acuta, auf dem Trommelfell befindet sich eine große Bulla mit seröser Flüssigkeit, eventuell auch eine kleine Einblutung. Der Schnupfen ist auf der betroffenen Seite weniger deutlich ausgeprägt als auf der Seite, die keine Otitis zeigt.

Was ist kräftemäßig passiert?

Im Rahmen der Erkältung und des Schnupfens reagiert der obere Pol mit gesteigerter wässriger Substanzbildung, die Schleimhäute sind blass und verquollen mit einer verstärkten Sekretion. Bei der oft vorhandenen Spontanheilung ergibt sich daraus eine Tendenz zur entgegengesetzten Reaktion: nicht geschwollen, blass und nass und in der Mitte des Gesichtes, sondern peripher, rot und trocken. Die tendenziell vorhandene Otitis media acuta (rot, trocken, peripher, schmerzhaft) ist in diesem Sinne die Heilung des Schnupfens. Wird nun durch die Aufregung der Geburtstagsfeier das Wesen des Kindes in noch stärkerem Maße gelockert, ein Schnupfen quasi auf einen bereits vorhandenen Schnupfen gepfropft, so kommt es zur *konkreten* Mittelohrentzündung in dem Moment, wo die ordnende Kraft, die vom Nerven-Sinnes-Pol ausgeht, durch den Einschlafprozess ihre Wirksamkeit einbüßt. Ich und Astralleib verlieren ihren direkten Einfluss. Der kindliche Organismus kann jetzt die Balance zwischen den beiden Krankheitstendenzen nicht mehr halten und gerät in die akute Mittelohrentzündung. Gleiches geschieht, wenn man in diesem Beispiel die Geburtstagsfeier durch eine neuerliche Auskühlung ersetzt.

In Bezug auf das Ohr handelt es sich jetzt nicht um einen Kräfteverlust, sondern um eine Verdichtung: Das im Gesunden organisch wenig durchlebte Mittelohr wird tendenziell zu vital, zu sehr fleischiges Organ (ein gesundes Ohr muss das richtige Maß an Sklerose haben, um als Sinnesorgan zu funktionieren, im Gegensatz zu einem Lebensorgan, z. B. einer Drüse).

2.1.1 Therapie der Otitis media acuta des Kindes

Aus obigen Betrachtungen ergibt sich eine therapeutische Handlungsanweisung: Das Krankheitsgeschehen hat sich polar entwickelt, aus dem Schnupfen wurde durch neuerliche Belastung die ihm entgegengesetzte Mittelohrentzündung. Dementsprechend muss therapeutisch das Bemühen sein, zunächst auf die Verdichtung (rote Entzündung) Einfluss zu nehmen. Hätte man die Möglichkeit, den Schnupfen hinweg zu zwingen und würde dieses auch durchführen, so verschöbe man den gesamten Organismus in Richtung Entzündung. Als Beispiel sind hier die allgegenwärtigen abschwellenden Nasentropfen zu nennen (Sympatikomimetika). Nach dieser Betrachtungsweise muss man sie als kontraproduktiv bewerten – ebenso wie Naturheilmittel, die in der Lage sind, den Schnupfen zu beeinflussen, denn das könnten sie eben nur durch die erwähnte Verdichtung, die aber doch das zu behandelnde Problem darstellt. Das Heilmittel zur initialen Entzündungshemmung ist beispielsweise

- *Apis/Belladonna cum Mercurio* (Wala) Globuli velati — 2 Tage 5 × 4, anschließend 1 Woche 3 × 5

Erst nach den initialen zwei Tagen kann man sich ohne Rückfall in die Schmerzhaftigkeit um den verbliebenen Schnupfen kümmern und

- *Myristica sebifera comp.* (Wala) Globuli velati — 1 Woche 3 × 4

verabreichen.

Die allgemein übliche Behandlung mit abschwellenden Nasentropfen ist in Frage zu stellen. Man argumentiert mit einer mangelhaften Belüftung über die Tuba Eustachii und will diese durch Vasokonstriktion weit stellen. Auf der anderen Seite gilt ein aus dem Nasenrachenraum aufsteigender Infekt als Ursache, den man ja durch eine Weitstellung der Tube eher fördern würde, d.h. die Argumentation ist in sich nicht schlüssig.

Ebenso muss man die Anwendung von Rotlicht relativieren. Die Kräfte, die das Kind quälen, leben in der Wärme. Verstärkt man nun durch die Bestrahlung die Wärme in der Tiefe des Ohres, so fixiert man dort die Entzündungskräfte, und der Prozess wandelt sich zum Schlimmeren. Gibt man aber eine angewärmte physische Substanz, die in sich Wärme enthält (Kartoffel, Kohl, Zwiebel), außen in die Nähe des Ohres, so erfährt dieses Entlastung. In dieser Weise mögen auch die früher praktizierten Cantharidenpflaster auf dem Mastoid gewirkt haben. Heute möchte man die dabei entstehenden Blasen vermeiden, man kann aber die Haut mit dem Saft einer quergeschnittenen Knoblauchzehe reizen, um das Ohr selbst zu entlasten. Eine Zwiebel hat wiederum den Vorteil, dass sie ihre Schärfe aus einem Schwefelprozess bezieht, der zu einer Weitung der Kräfte führt (Entlastung). Deshalb breitet sich ja auch der Geruch der Zwiebel so stark aus.

Die Behandlung einer Mittelohrentzündung muss also drei Dinge beinhalten:

1. Der Organismus ist in der Handhabung der Wärmezustände zu unterstützen.
2. Der Astralleib darf nicht so stark eingreifen (stressbedingt).
3. Sklerose und Lebendigkeit sind in ein besseres Verhältnis zu bringen.

Zu 1: Dies bewirkt Apis mellifica in niedriger Potenz. Ein Bienenvolk kann ähnlich einem menschlichen Organismus mit der Wärme umgehen. Im Winter hat das versammelte Volk innen eine Wärme von ca. 37 °C. Darüber hinaus lässt es sich als das größte Tier betrachten. Es atmet in seiner Größe zwischen mehreren Kilometern (Flugradius) und eben dem verdichteten Bienenstock.

Zu 2: Dies erreicht man durch Belladonna. Eine jegliche Seelentätigkeit im Menschen hat eine kränkende Wirkung, sie stützt sich abbauend auf den Ätherleib und macht von ihm Gebrauch. Eine ähnliche Wirkung hat die Belladonna, die sich nun an die Stelle des Astralleibes in die Organisation schiebt, so dass das Seelische selbst wieder zum freien Atmen kommt.

Zu 3: Das bewirkt der merkurielle Prozess, der die polaren Reaktionen, Verquellung versus Verdichtung, zum Ausgleich im Gesamtorganismus hin führt.

Schmerzbehandlung:

Das Kind ist als Reaktion auf zu starke Nervenimpulse in die Polarität geraten: Es kommt zu einer zu heftigen Entzündungstätigkeit. Die Pathologien korrelieren mit Bewusstseinszuständen: Das Wässrige war zu wach im Sinne von Tagesbewusstsein, der Entzündungszustand hat zwar eine gesteigerte Wachheit, aber kein gestaltetes Tagesbewusstsein. Macht man eine halbe Stunde lang die Nacht zum Tag, so lässt in den meisten Fällen durch die Eingliederung des Bewusstseins der Schmerz nach, da dies entzündungshemmend wirkt. Es lohnt daher den Versuch zu unternehmen, durch gestaltete Wachheit die Schmerzen zu lindern, wohingegen ausschließliches Kuscheln und Wiegen, um dem Kind zum Schlaf zu verhelfen, die Schmerzen protrahiert. Die Entzündung geschieht zwischen Wachen und Schlafen, der Weg zum Schlaf ist durch den Schmerz versperrt. Also muss man zunächst den entgegengesetzten Weg gehen, noch einmal zum

Wachen, um dann in einem erneuten Versuch über das Träumende, Fühlende des mittleren Zustandes in den Schlaf zu kommen. (Gleiches gilt für die Behandlung des Pseudokrupp: Schon immer hat man das Kind an das offene Fenster genommen, wirksam ist dabei die Führung zum Tagesbewusstsein hin.)

2.1.2 Psychosomatik der Mittelohrentzündung beim Kind

Im obigen Beispiel klingt schon etwas Psychosomatik an, indem die Aufregung beim Kindergeburtstag die Erkältungserscheinungen tendenziell verstärkt. Es gibt aber zudem ausgesprochen seelische Beanspruchungen, die wiederholte Mittelohrentzündungen hervorrufen. Sie haben im weitesten Sinne mit Trennung zu tun. Das Kind war zunächst im Uterus geborgen. Dann erfolgte die Geburt, und es kommt jetzt sozusagen in den nächsten Uterus, und dieser ist seelisch-geistiger Natur. Es handelt sich da um den Seelenraum, den Vater und Mutter dem Kinde bereiten (vornehmlich durch die männlichen Kräfte). Man kann in der Begegnung mit dem sehr kleinen Kind beobachten, wie es sich in diesen Seelenraum hineinbegibt, wenn man sich als Erwachsener voll bewusst auf das Kind konzentriert. Es schenkt einem das beglückende Lächeln. Dies ist aber ein Ausdruck der seelische Bewegung des Kindes in den Seelenraum hinein, in dem es zwar in eine gewisse Weite geht, sich aber nicht verliert. Tritt hier nun akut eine Trennung ein (Dienstreise, Krankenhausaufenthalt usw.), dann hat dieser seelisch geistige Uterus sozusagen Löcher und das Kind verliert sich. Das ist dann kräftemäßig die gleiche Bewegung, wie sie in dem Kindergeburtstagsbeispiel beschrieben wurde. Der behütende Elternteil sollte in solch einer Situation nicht versuchen, das Kind durch zerstreuende Unternehmung von seinem Trennungsschmerz abzulenken, sondern vielmehr zuhause bleiben, um das Kind „zusammenzuhalten". Tritt eine Mittelohrentzündung aufgrund einer solchen (nicht moralisch zu wertenden) Trennung auf, so ist diese Situation besser mit

- *Apis/Levisticum II* (Wala) Globuli velati — 5 × 5 für 2 Tage, 3 × 5 weitere 5 Tage

zu behandeln anstelle von Apis/Belladonna cum Mercurio. Levisticum „polstert" die Nerven, die sonst zu heftig eingreifen.

2.2 Otitis media beim Erwachsenen

Bei einem erwachsenen Patienten ist die Beziehung Rhinosinusitis – Otitis media nicht sehr deutlich erlebbar, allenfalls entsteht ein Unterdruck der Pauke oder, bei Individuen, die in der Kindheit wiederholte Mittelohrentzündungen hatten, auch ein Serotympanon. Dies liegt daran, dass die Reifung zum Erwachsenen den gesamten Organismus mehr in die Sklerose treibt, und das formende Element, das der organischen Vitalität entgegen wirkt, dementsprechend eine ausgesprochene Entzündung verhindert.

Die Ursache für eine Otitis media acuta ist praktisch immer psychosomatisch. Fast regelmäßig ist eine biografische Situation zu finden, die durch eine, mehr oder weniger ausgeprägte, vermeintliche Ausweglosigkeit charakterisiert ist. Der ratlose Patient steckt in einem zu lösenden Problem fest. Die Tatsache, dass solch ein Problem besteht, ist ihm bewusst oder auch unklar, taucht dann aber durch entsprechenden Hinweis sehr schnell in der Erkenntnis auf. In diesem Bewusstwerden der biografischen Situation und deren Anerkennung liegt bereits ein wesentlicher Teil der Therapie und dies macht die Behandlung mit den anthroposophischen Medikamenten möglich. Wegen der genannten „härteren" Konstitution eines Erwachsenen im Vergleich zum Kind ist es sinnvoll, die Behandlung mit Apis in höheren Potenzen vorzunehmen, beispielsweise

- *Apis ex animale Gl D12* (Wala) Amp. s.c. — 1 oder 2 × je nach Schweregrad, Streckseite Oberarm

Wegen der regelmäßig bestehenden Gefahr der Innenohrbeteiligung sollte man auch

- *Plumbum silicicum D20* (Weleda) Amp. s.c. — 1 × täglich vormittags

spritzen, nach Möglichkeit zusammen mit

- *Arnica Rh D20* (Weleda) Amp. s.c. — 1 × täglich

In dem Präparat

- *Silicea comp.* (Wala) Globuli velati — bis 5 × 6 täglich

bzw.

- *Silicea comp.* (Wala) Amp s.c. — 1 × Streckseite Oberarm

liegt Quarz in D 30 vor sowie Belladonna ebenfalls in höherer Potenz. Apis D12 und Silicea comp. kann man auch zusammen zweimal pro Tag spritzen. Als Schmerzmittel hat sich hier ASS bewährt, sie wirkt gleichzeitig entzündungshemmend. Salicylverbindungen kommen in der Natur in den Rinden verschiedener Bäume als biologischer Schutz vor Schädlingen vor und wehren die astralbegabten tierischen Wesen peripher ab. Das erkrankte Sinnesorgan Ohr liegt ebenfalls peripher, daraus resultiert die beobachtete Wirksamkeit der ASS bei der Mittelohrentzündung. Sie ist beim Erwachsenen (meist als Grippeotitis diagnostiziert) häufig eine ganze Woche äußerst schmerzhaft. Eine antibiotische Therapie erscheint auch bei noch nicht erfolgter Sensibilitätstestung oder bei nicht nachweisbaren Keimen durch ihre unspezifische (!) Wirkung hilfreich, da die Entzündungskraft im Vitalorganismus des Abdomens generiert und durch die Antibiose geschwächt wird. Systemisch gegebene Antibiotika entfalten ihre Wirksamkeit nicht nur auf das gegebenenfalls ausgetestete Keimgeschehen, sondern im gesamten Organismus. Man sollte hier keine Berührungsängste haben.

2.3 Neuralgie des Ohres

Klagt der Patient nur über einschießende neuralgiforme Schmerzen bei gleichzeitig negativem Spiegelbefund, kommt

- *Apis/Levisticum II* (Wala) Globuli velati — 3 × 6, bei stärkeren Beschwerden auch als Amp. 1 × täglich s.c.

infrage.

Betrachtet man die Reihenfolge im Ablauf einer Entzündung, so erkennt man vier Stufen, die mit einem Nervenprozess beginnen, und es ist sinnvoll, die Neuralgie als eine nicht zur vollen Ausgestaltung gekommene Entzündung zu betrachten: Die Veranlassung war nicht heftig genug, um ein Vollbild der Inflammation hervorzurufen. Am Anfang steht der Schmerz (entsprechend der Darstellung im nächsten Absatz). Die Behandlung eines evtl. nachfolgenden Serotympanons findet sich weiter unten.

2.4 Mucotympanon

Der vorangegangene Abschnitt über die Mittelohrentzündung des Kindes stellte den Gegensatz zwischen den verquollenen Schleimhäuten der Nase und der Nasennebenhöhlen zur roten Otitis dar. Diese Polarität kann man nun für den weiteren Verlauf einer Mittelohrentzündung auf das Ohr selbst beziehen. Es ist erforderlich, die trocken rote Entzündung zum Ausgleich zu bringen. Dies geschieht durch die polare Reaktion, der Organismus tendiert im zweiten Akt des Dramas zur katarrhalischen Erscheinung, dieses Mal jedoch nicht zurück in die Nase, sondern im Mittelohr selbst (Krankheitsprozesse, die der Körper beherrscht, haben die Tendenz in die Peripherie zu wandern, um dort auszuheilen, wie es am Beispiel der Kinderkrankheiten mit ihren Exanthemen zu erleben ist). Die Pauke wird ausgekleidet mit dicker vitaler Schleimhaut, die unterschiedlich stark muköse Flüssigkeit sezerniert. Beide Komponenten des Geschehens einer Mittelohrentzündung schieben sich im Falle einer ausreichenden Immunkompetenz dicht aneinander, so dass die hier beschriebenen Zustände vom Untersuchenden nicht so fein säuberlich getrennt zu beobachten sind, wie hier dargestellt. Bei reduzierter Immunkompetenz bleibt der Organismus in einem protrahierten Prozess in einem der Zustände „stecken". Der Verlauf hat folgende Stufen:

1. Verhaltensfehler in der Führung des Kindes
2. Schmerzen
3. trocken rote Entzündung
4. Abblassen der Rötung und Verdickung mit Einbuße der Funktion
5. neuerliche Durchgestaltung, Wiederherstellung der Schallleitung.

Das Mucotympanon ist dementsprechend als eine *Mittelohrentzündung ohne Anfang und ohne Ende aufzufassen.*. Es tut nicht weh, und die abschließende Durchorganisation bleibt aus.

2.4.1 Therapie des Mucotympanons des Kindes

Der ohrmikroskopische Befund zeigt ein verdicktes Trommelfell, das mehr oder weniger rot verfärbt ist. Das gibt den Hinweis darauf, dass man initial mit

- *Apis/Belladonna cum Mercurio* (Wala) Globuli velati — je nach Alter 3 × 5 täglich für eine Woche

entzündungshemmend wirken sollte. Gleichzeitig ist dafür zu sorgen, dass das Kind im weiteren Verlauf möglichst schnupfenfrei ist. Da es sich um ein chronisches, träges Geschehen handelt, braucht man die Reihenfolge von Entzündungshemmung und Schnupfentherapie, wie sie für die Otitis media acuta erforderlich ist, nicht zu beachten. Unabhängig von einer im homöopathischen Sinne zielgenauen Therapie hat sich

- *Myristica sebifera comp.* (Wala) Globuli velati — 3 × 5 täglich

bewährt. Zur Verstärkung der Wirksamkeit gibt man

- *Hepar sulfuris comp.* (Wala) Amp. — täglich ½ oral

Diese Schnupfentherapie ist von den Eltern je nach Zustand selbst an- und abzusetzen. Ziel ist es, „möglichst häufig keinen Schnupfen" zu haben.

Anregende Wirkung auf Astralleib und Ich-Organisation hat

- *Levisticum-Paukenmischung* (Apotheke an der Weleda) — 3 × 7–10 gtt über 6–8 Wochen

Diese enthält Sylvin D6, Hydrastis D6, Levisticum D10 und Mercurius dulcis D12.

Organpräparate runden die Behandlung ab:

- *Tuba auditiva Gl D12* (Wala) Amp. — 3–2 × pro Woche morgens und abends ½ Trinkamp.

evtl. zusammen mit

- *Cavum tympani Gl D8* (Wala) Amp. — ½ Trinkamp.

Es wurde bei Operationen gewonnenes Mittelohrsekret eines Mucotympanons biochemisch untersucht, und man fand unter anderem Pepsin im Succus. Man unterstellte eine nächtliche Regurgitation bis in das Mittelohr hinein im Sinne einer Refluxkrankheit und gab deshalb Omeprazol. Dabei handelt es sich um eine Fehlinterpretation der Befunde. Die Frage ist doch: Wo kommt das Pepsin her? Und die Antwort muss sein: Die Schleimhaut im Ohr bildet es. Sie funktioniert auf pathologische Weise wie ein gesunder Verdauungstrakt. Die Kräfte des Intestinums bleiben nicht hinreichend an den Ort gebunden, der ihnen zusteht, vielmehr spielen sie in den Sinnesorganbereich hinein. Hiermit ist wieder das Kräftegeschehen beschrieben, das wir als hysterische Tendenz kennengelernt haben und wie wir es auch im Seelischen des Kindes wiederfinden. Die meisten Kinder mit Mucotympanon sind empfindsam und leicht zu irritieren. Es besteht ein verändertes Tastempfinden, das sich beispielsweise durch erhöhte Kitzeligkeit äußert. Das geht bis zur Vermeidung bestimmter Berührungen (z. B. Sand). Auf der anderen Seite besteht ein hohes Bedürfnis, mit den Erwachsenen zu kuscheln. Eine Verankerung der Kräfte im Verdauungstrakt fördern

- *Gentiana Magen Globuli velati* (Wala) 2 × 5 (z. B. vor und nach der Schule)

Sie enthalten Enzian als Phytotherapie für Magen bis Leber. Außerdem ist Nux vomica enthalten, das im homöopathischen Sinne die Dislokation der Kräfte von unten nach oben abbildet. Blase und Magen lassen als Hohlorgane den Menschen in sich selbst ruhen, während er sich über die Sinne mit dem Umkreis verbindet (jeder kennt die Situation des quälenden Harndranges, wenn gleichzeitig keine Möglichkeit für eine unbefangene Entleerung besteht, die Kräfte schießen nach oben, man ist kein Mensch mehr). Umgekehrt dynamisieren die parenchymatösen Organe, allen voran die Leber, den Willen, auf etwas zuzugehen.

Viele Kinder mit der Diagnose Mucotympanon haben das Problem der Enuresis. Das [→ Kapitel V.1 Kindliche Entwicklung und Dreigliederung im HNO-Bereich] stellte dar, dass der Leib vom Kopf her nach unten in seiner bewussten und halbbewussten Funktionalität ergriffen wird. Dieser Prozess hat einen Höhepunkt im Ergreifen der Region von Blase und Nieren um den 3. Geburtstag herum. Die mitgebrachte Konstitution (Beispiel Mangelgeburt, Zwillingsgeburt, Sektio, Missbildung) erschwert dieses Ergreifen, so dass unter Umständen zeitlebens eine gewisse Schwäche von Blase und Nieren besteht. In gleichem Sinne wirken Belastungen im Sozialen und Pädagogischen, die das Kind darin hindern, seinen eigenen Leib zu erobern und den genannten Anker im Unterleib zu werfen. Im Gesamtkonzert der Kräfte sorgt die Niere für eine Durchlüftung = Durchseelung des gesamten Organismus (erkennbar am Stickstoff des Harnstoffs). Also ist es wichtig, bei der Therapie eines Mucotympanon Blase und Nieren zu behandeln. Äußerlich geschieht dieses durch Auftragen von

- *Berberis, Fructus 10 % Salbe* (Weleda) täglich

auf die Gegend der Blase und eventuell die Innenseite der Oberschenkel im Rahmen der Körperpflege. Innerlich hat sich die Asche des Ackerschachtelhalms (Equisetum arvense) homöopathisiert bewährt:

- *Cinis Equiseti arvensis D6* (Weleda) Trit. 2 × täglich 1 MSP

Die Haltekraft, welche die Blase vermittelt, kann man auch die Kraft des Innehaltens nennen und ist gleichzusetzen mit dem zu entwickelnden irdischen Ich. Die Errungenschaft der Kontinenz fällt zeitlich zusammen mit dem Moment, wo das Kind sich selbst als Ich bezeichnet. Die gesundheitliche Störung „Paukenerguss bei hyperplastischen

Adenoiden“ ist deshalb als eine Störung zu erkennen, das irdische Ich zu erringen. Das Ich wirkt in der Wärme, und zwar im unteren Organismus in einem Mantel über der Haut, im Kopfgebiet zentral im Bereich des Epipharynx. So ist physisch gesehen eine Umhüllung des Kindes mit einem Mantel aus Wärme die wichtigste therapeutische Maßnahme: eine Schichtung der Kleidung von außen nach innen, also echte Schurwolle *peripher* mit ihrer strahlenden Wärme (ähnlich einem Kachelofen), dann ein dichteres Baumwollgewebe, das die Luft darunter festhält (wie ein Heizlüfter), darunter wiederum etwas, was aus Baumwolle oder im Winter eventuell auch aus Wolle-Seide gewirkt ist direkt auf die Haut. Wir haben dadurch der Anordnung der Wesensglieder Rechnung getragen. Die Wolle strahlt die Wärme zum Zentrum, sie geht direkt mit der Wärme um. Das dichtere Gewebe aus Baumwolle schafft ein Luftpolster, das Unterhemd nimmt den Schweiß auf und steht so mit den wassergetragenen Lebenskräften in Verbindung. Die physische Substanz findet sich gemäß dieser Anordnung am weitesten innen, sie hat das Kind aus der Nahrung gebildet. Im Kopfgebiet dagegen zeigt sich diese Anordnung im umgedrehten Sinne: als Kern die Wärme und außen die Sinnesorgane, die durch ihre sachgemäße Sklerose gekennzeichnet sind. (Das Ohr liegt im Os petrosum, dem härtesten Knochen im Menschen.)

Die Aufgabe der Therapie besteht darin, die Wirksamkeiten von Kopf und Bauch so anzuordnen, dass sie nicht ineinander fließen, und doch eine richtige Beziehung zueinander finden. Es geschieht einerseits durch die Pflege (Kleidung) und andererseits durch eine Pädagogik der Begegnung.

2.4.2 Hyperplastische Adenoide

Im Epipharynx befindet sich ein Ankerpunkt für das Ich. Als drüsiges Organ spiegeln die Adenoide in das noch nicht Ich-bewusste Seelenleben des Kindes eine Art Selbstwert, der sich frei entwickelt, wenn das Kind die Adenoide im Alter zwischen sechs und neun Jahren zurückbildet (sogenannter Rubikon). Wird dem Kind durch die Art der Begegnung mit dem Erziehenden und der sozialen Umwelt dieser Selbstwert nicht durch altersgemäße Aufgabenstellung und Vertrauen vermittelt, so muss es die „Antennen“ für diese Kraft verstärken. Das äußert sich in der Erscheinung der hyperplastischen Adenoide. „Dem Kind das Du schenken“ ist das Motto, und dies geschieht durch die Begegnung von Ich zu Ich im Gegensatz zum Steckenbleiben im Wir. Das Ich ist zu entwickeln im Willensmäßigen, noch nicht in der Kognition, deshalb der forcierte Umgang mit der Wärme als „Kleidungstherapie“. Zum physischen muss der „seelische Pullover“ kommen. Der tiefere Wille des Kindes ist noch nicht geboren und ist von der Mutter an das Kind heranzutragen. Die Sinnhaftigkeit des Tuns muss sie in sich selbst finden und nicht mit dem Kind verhandeln. Logische Argumente, mit denen die Mutter das Kind von der Notwendigkeit der Tat überzeugen will, gewinnt sie in sich nur durch eine Kraft, die wir in der anthroposophischen Menschenkunde Antipathie nennen. Im Großen und Ganzen ist das Kind ja doch gesund und hat sich die Nachahmungskräfte mitgebracht. Es schaut in die tieferen Schichten der Seele des Erwachsenen und sieht dort die Antipathie, mit der man Vorstellungen in sich erzeugt, ohne die wir keine rationellen Argumente finden. Die Ratio versteht das Kind nicht, aber die Antipathie kann es nachahmen und verhält sich dementsprechend bockig. Ist die Erklärung dauerhaft das pädagogische Werkzeug, so wird der Leib des Kindes blass lymphatisch, das Seelenleben spröde, ein Bild, wie es der Homöopath evtl. mit Calcium phosphoricum behandeln würde. Bei der Beratung von Eltern der Kinder mit hyperplastischen Adenoiden und Mucotympanon ist daher dringend darauf hinzuweisen, dass rationell kognitive Erklärungen zu unterlassen sind zu Gunsten einer Führung des Kindes über die Nachahmung. Das Vorschulkind hat ein zentrales Bedürfnis nach Nachahmung, es möchte nachahmen dürfen.

Die Seelenleistung Kognition setzt Verhärtungsprozesse voraus bzw. fördert solche, wenn gedankliche Seeleninhalte zu früh an das Kind herantreten. Die Entwicklung zum Erwachsenendasein gilt ja als „Reifung". Diese Reifung beginnt gleich nach der Geburt, eigentlich sogar embryonal: Aus der omnipotenten Stamm- wird die spezialisierte Nervenzelle. Dieser Weg ist ein Weg des Abbaus und der Verhärtung. Wird nun ein Kind im Alter von drei oder vier Jahren zum Schwimmunterricht in die Halle gegeben, wo es das Chlor des Badewassers mit dem Dampf der Luft inhaliert, so ist das Kind einer vorzeitigen Reifung ausgesetzt, welche die verhärtende Wirksamkeit des Chlors verursacht. Die Folge sind Nervosität und vollgelaufene Öhrchen. Das bedeutet: Regelmäßiger Schwimmbadbesuch verhindert eine erfolgreiche konservative Behandlung eines Mucotympanon.

2.4.3 Operationen im Kindesalter

Erfreulicherweise gelingt es, durch die in den vorangegangenen Kapiteln dargestellten Behandlungsweisen bei über der Hälfte der Kinder operative Maßnahmen zu vermeiden. Ein weiterer Gewinn ist darin zu sehen, dem Kind eine für die Operation unerlässliche Vollnarkose zu ersparen. Das Kind befindet sich gerade in der ersten Phase des Inkarnationsprozesses, d. h. die körperlich-seelisch-geistigen Funktionen des Wesensgliedergefüges sind intensiv dabei, sich in das richtige Verhältnis zueinander zu setzen. Das willkürliche In-den-Schlaf-versetzen belastet diese Vorgänge zwangsläufig. Die dabei unvermeidlichen äußeren Umstände – Klinikaufenthalt, Trennung von den Eltern bei Narkoseeinleitung – stellen nur einen Teil der seelisch belastenden Umstände für Kind und Eltern dar. Nicht selten berichten Eltern, dass sie trotz der im Normalfall kurzen Narkosedauer noch Tage nach einem Eingriff Wesens- und Verhaltensauffälligkeiten an ihren Kindern beobachteten.

Aber auch eine menschenkundlich orientierte Behandlung ist nicht immer von Erfolg gekrönt. Persistierende Hörstörungen, Sprachentwicklungsverzögerungen oder Gedeihschwäche sind selbstverständlich auch für den anthroposophisch orientierten HNO-Arzt Indikationen für operatives Vorgehen. Ein die oben erörterte Problematik bei Kindern berücksichtigendes Vorgehen des Anästhesisten stellt ein gesondertes Kapitel dar [→ Kapitel XV Narkosen bei HNO-Operationen].

Bewährt hat sich eine vorsichtige Kürettage der Rachenmandel, Einsetzen eines T-Röhrchens, das erfahrungsgemäß viele Monate in situ bleibt und sich ggf. praktisch schmerzfrei ohne Narkose entfernen lässt. (Bei sonst üblichen Drainageröhrchen erfolgt die Abstoßung oft nach so kurzer Zeit, dass ein weiterer Paukenerguss ein erneutes Einsetzen in Narkose notwendig macht.)

Bei einer Tonsillenhyperplasie hat sich erfreulicherweise die Teilresektion (Tonsillotomie) etabliert, da es sich nicht um eine chronische Entzündung handelt, die eine Totalentfernung der Tonsillen in therapieresistenten Fällen rechtfertigen würde.

2.5 Serotympanon beim Erwachsenen

Persönlichkeiten, die in der Kindheit häufig Probleme mit der Tubenbelüftung hatten, entwickeln auch gelegentlich im Erwachsenenalter ein Serotympanon. Üblicherweise sistiert das Problem der Tubendysfunktion mit der Schulreife. Häufig kommt es vor, dass sich im Anschluss eine allergische Veranlagung offenbart. Dies beruht auf einer mangelhaften Durchorganisation des Blasen- und Nierenbereichs, die durch die gesamte Biografie hindurch bestehen bleibt. Auf dieser Schwäche basiert dann die Neigung des ehemaligen „Ohrkindes" zum Serotympanon im Erwachsenenalter. Therapeutisch ergibt sich daraus die Förderung der Nierengesundheit mithilfe von

- *Cinis Equiseti arvensis D6* (Weleda) Trit. — 3 × täglich 1 MSP

Zusätzlich ist der merkurielle Aspekt zu berücksichtigen:

- *Mercurius solubilis D12* (Weleda) Amp. — 3 × wöchentlich

bzw.

- *Mercurius vivus naturalis D12* (Weleda) Trit. — 2 × täglich 1 MSP

Einen anderen Typus mit Mucotympanon stellen die Asthmapatienten dar, die eventuell untergewichtig sind und unter einer COPD leiden mit perennialer Allergie. Diese Menschen tragen häufig über Jahre eine Paukendrainage. Hier kann man ebenfalls mit

- *Cinis Equiseti arvensis D6* (Weleda) Trit. — 3 × täglich 1 MSP

über längere Zeit eine Heilung erzielen, wenn das Röhrchen wieder einmal abgestoßen wurde und ein neuerliches Sero-Mukotympanon entstanden ist. Sinnvolle Ergänzung ist in diesem Falle eine Förderung der Lebertätigkeit, beispielsweise mit

- *Taraxacum Stanno cultum D3* (Weleda) Dil. — 2 × täglich 10 gtt

Bei diesem Präparat hat man eine Stannum-Zubereitung an die Heilpflanze gegeben und durch wiederholte Kompostierung den Zinnaspekt des Löwenzahns (Taraxacum officinale) verstärkt. Der Stannumprozess ist in der Leber und im übrigen Organismus die helfende Kraft, zwischen ödematöser Schwellung und trockener Entzündung zu unterscheiden.

Ebenso wie es noch kein Nebenhöhlen-System bei dem Säugling gibt, existiert auch keine Mastoidbelüftung. Diese muss sich in den ersten Jahren ebenfalls erst entwickeln. Es wurde zuvor beschrieben, wie bei der Entwicklung der Nebenhöhlen ein Entzündungsprozess nach Art eines Ulkus den bestehenden Knochen abräumt und mit einer neuen, nach außen begrenzenden Schale versieht. Nur verläuft diese Entzündung immer im Gesunden, es handelt sich nicht um eine Pathologie. Ein entsprechender Vorgang findet sich auch im Ohr, ausgehend vom Aditus ad antrum in das Mastoid hinein. Wird dieser Prozess gestört, lautet im Erwachsenenalter der Befund einer Röntgenaufnahme des Mastoids: Pneumatisationshemmung. Sie deutet auf die gesundheitlichen Probleme des ehemaligen Kleinkindes hin.

Man kann sich einen kleinen Menschen in das Trommelfell hineinprojiziert denken. Der Kopf befände sich im Bereich des Hammerkopfes mit der angrenzenden Shrapnell'schen Membran. Lateral zur hinteren Gehörgangswand zeigend wäre der Brustbereich, unten der Stoffwechselorganismus. Erlebt ein Mensch Stress [→ Kapitel V.3 Die Stressgebärde] verschieben sich Entzündungskräfte in Richtung Kopf und von dort peripher. Das bedeutet in Bezug auf die Cholesteatomentstehung: Es zeigt sich eine Entzündung im Bereich des Hammerkopfes. Diese bildet dann eine Tasche, die den Anfang eines Cholesteatoms darstellt. Zusammengefasst kann man sagen: Der gleiche Prozess, der in der Tiefe des Mastoids mit Berechtigung Exkavation hervorruft, findet weiter außen in jenem Bereich statt, der innerhalb des oben imaginativ vorgestellten Bildes der Menschengestalt auf dem Trommelfell dem Kopf entspricht. Charakteristischerweise geschieht dies bei vielen Kindern, die zu früh in eine Fremdbetreuung kommen (Krippe). Auch bei Mangelgeburten besteht die Gefahr für solch eine Fehlentwicklung. Da ein jedes Kind zunächst grundsätzlich stark in der Nerven-Sinnes-Funktion lebt, können bei zarter Konstitution eventuell die Kräfte des Stoffwechsels nicht den oberen Pol in gesunder Weise ergreifen und bleiben gewissermaßen an der Oberfläche stecken. Die ganze Situation hat Ähnlichkeit mit der Neurodermitis, wo sich der Entzündungsprozess ebenfalls in der Peripherie „verhakt". (Auf der Kanareninsel Lanzarote gibt es die Feuerberge, das sind kleine vulkanische Krater, mehrere 100 m landeinwärts von der Küstenlinie. Ein Krater befindet sich allerdings direkt auf der Küstenlinie und die Einheimischen nennen diesen Ort El Golfo. So kann man sich die anatomische Situation bildlich vorstellen.)

Die hier beschriebenen *epitympanalen Einziehungen* sind bei der Begleitung eines solchen Kindes gewissenhaft mit dem Ohrmikroskop zu beobachten. Sind sie nicht mehr überschaubar und zeigen sich Verwachsungen des Trommelfells mit dem Amboss-Steigbügel-Gelenk, so ist das die letzte und zwingende Indikation für eine Paukendrainage. Dies ermöglicht dem gestaltbildenden Prozess, von außen weiter in die Tiefe zu dringen. Die Gestaltungskraft, die sich in dem Zusammenspiel von Entzündung und Sklerose auslebt und von innen das Os petrosum ergreifen sollte, wird nunmehr von außen durch das Trommelfell hindurch mit der Luft herangetragen als Ersatz für die nicht hinreichende Nieren-vermittelte Durchlüftung (= „Durchseelung").

Die sanierende Operation eines manifesten Cholesteatoms gelingt besser, wenn die Schleimhaut von Mittelohr und Nebenhöhlensystem eine gewisse Reife erlangt hat. Das

Kind im Alter zwischen sieben und 14 Jahren lebt hauptsächlich im Rhythmischen System, zu dem ja das betrachtete Gebiet zählt. Die Schleimhäute erscheinen nach dem 9. Lebensjahr besser geformt und durchwärmt, was Zeichen einer Konsolidierung des Stoffwechsels ist. Dementsprechend ist ein Alter von neun Jahren für eine solche Operation Erfolg versprechender, als wenn man den Eingriff im Vorschulalter vornimmt. Selbstverständlich ist auf die Dynamik des Krankheitsprozesses Rücksicht zu nehmen. Eine Paukendrainage hilft aber häufig, ohne Dauerschaden einen günstigeren Zeitpunkt zu erreichen. Die dabei gelegentlich auftretenden Otorrhoen lassen sich meistens mit

- *Silicea comp.* (Wala) Globuli velati — täglich 3 × 5

erfolgreich behandeln.

- *Silicea comp.* (Wala) Amp. s.c. — abends Streckseite Oberarm entsprechende Seite

hat sich auch postoperativ nach Tympanoplastik zur Ergänzung oder anstelle einer Antibiose bewährt. Der Quarz vermittelt die notwendigen Gestaltungskräfte bei der Heilung.

Anhand eines operierten Cholesteatom-Ohres mit einer sogenannten Radikalhöhle lässt sich eine Vorstellung vom „physischen Leib“ im anthroposophischen Sinne entwickeln. Häufig versucht man, durch autologe Transplantation von Bindegewebe eine notwendig gewordene Radikalhöhle zu veröden, um so die hintere Gehörgangswand zu rekonstruieren. In der Folge ist aber immer wieder zu beobachten, dass das Transplantat nekrotisiert und das Ohr so lange feucht bleibt, bis alles sauber abgestoßen ist. Ist das Ohr dann endlich trocken, kann sich trockener Detritus so auf den Facialissporn anordnen, dass sich die ehemalige hintere Gehörgangswand wieder andeutet. Man hat das Empfinden, es besteht ein formendes Kraftsystem, das in sich die Materie aufnimmt. Das sich so kundgebende System ist der geistige Aspekt des physischen Leibes. Ähnliches geschah mit den vor 50 Jahren noch üblichen Vollhauttransplantaten bei Tympanoplastiken. Sie dünnten sich im Laufe von drei Jahren postoperativ zu einem atrophen Trommelfell aus. Die transplantierte Haut unterlag geistig gesehen dem physischen Leib, der die an diesem Ort vorgesehene Beschaffenheit des Trommelfells vermittelte.

2.7 Otitis media chronica mesotympanalis

Eine zentrale Perforation kann durch eine Verletzung entstehen oder auch nach einer Otitis media als Residuum verbleiben. Zudem sistieren Perforationen nach wiederholten Drainagen.

Gelingt es, eine Otitis media acuta ohne eine systemische und lokale Antibiose zu behandeln, so kommt es selten zu einer bleibenden Perforation. Eine lokale Antibiose und auch die Anwendung von Cortison würden eine entzündliche Granulation unterbinden. Auf diese ist man aber bis zu einem gewissen Grad angewiesen, wenn man auf einen spontanen Verschluss einer Perforation hofft. Die äußere und auch innere Anwendung von Antibiotika hemmt die Wachstumstendenz, die aber erforderlich ist, um den Defekt zunächst mit einem mehr vitalen Gewebe zu verschließen, aus dem heraus durch die abschließend eintretende physiologische Sklerose wieder ein zartes Trommelfell entsteht. Die operative ohrmikroskopische Verschließung (Schienung) einer älteren trockenen zentralen Perforation beinhaltet als ersten Schritt das Anfrischen der Wundränder. Dabei handelt es sich um die Einleitung eines Heilungsvorganges, wie er oben als Spontanverschluss charakterisiert wurde. Der Abschnitt über die Otitis media acuta des Kindes beschrieb die Gegensätzlichkeit von Otitis acuta und Rhinitis bzw. Sinusitis: Die Otitis media acuta ist die polare Krankheit zur Rhinitis. Dementsprechend ist es eine Bedingung für das Ausheilen einer zentralen Perforation, dass Nase und Nebenhöhlen möglichst gesund sind. Üblicherweise gibt man zur Förderung der Ausheilung einer chronischen Otitis abschwellende Nasentropfen, um eine Belüftung der Pauke zu fördern. Diese Maßnahme erscheint aber wenig zielführend, wenn man die beschriebenen Krankheitstendenzen zu Grunde legt. Vielmehr ist anzustreben, aus dem gesamten Organismus heraus Einfluss zu nehmen auf die mehr oder weniger chronische Rhinitis. Dazu ist beispielsweise beim kindlichen Organismus der obere Pol, d.h. das Nerven-Sinnes-System zu schonen und das Stoffwechselsystem in seiner Funktion zu fördern, sowie eine umfassende Pflege der Wärmeverhältnisse (Kleidung) nötig.

Medikamentös lässt sich die Rhinitis beim Kind mit oraler Gabe von

- *Myristica sebifera comp.* (Wala) Globuli velati — 3 × 5 täglich

beeinflussen, wobei die Wirkung durch oraler Gabe von

- *Hepar sulfuris comp.* (Wala) Amp. — je nach Alter täglich 1 oder 2 × ½ per os

zu steigern ist. Bei foetider Otorrhoe ist es gegebenenfalls hilfreich, die Keimzahl durch Spülungen zu reduzieren. Bewährt hat sich Kamillentee, aber bei langanhaltender Sekretion auch

- H_2O_2 *1,5 %*

bei gleichzeitiger oraler Gabe von

- *Silicea comp.* (Wala) Globuli velati — 2 × 5 täglich

Auch für die Otitis chronica mesotympanalis gilt, dass eine erfolgreiche Tympanoplastik eher auf Anhieb gelingt, wenn die Schleimhäute im zweiten Lebensjahrsiebt eine bessere Reifung erreicht haben. Man hat so für den Fall eines Rezidivs (nach frühzeitiger Tympanoplastik Typ I) kein Material verschenkt.

2.8 Otitis externa

Bei der Gehörgangsentzündung sind im Wesentlichen zwei Formen zu unterscheiden: einerseits die Zustände, die durch ein Furunkel oder ähnliches charakterisiert sind und andererseits solche, die auf einem chronischen Ekzem basieren.
Ohren mit einem chronischen Gehörgangsekzem unterliegen leichter einer Bade-Otitis. Sie tritt häufig bei Urlaub in südlichen Ländern auf oder gelegentlich hierzulande, wenn längere Hitzeperioden bestehen. Der Organismus des Mitteleuropäers erfährt dabei unterschiedliche Belastungen, die eine Myringitis und Gehörgangsentzündung begünstigen. Allein die Tatsache der Reise in den Süden bewirkt bereits eine Lockerung der Beziehung Ätherleib – Astralleib, so dass es hierdurch zu Störungen im Stoffwechselorganismus kommt (Diarrhoe). Es sind dann nicht die hygienischen Zustände des Gastlandes, sondern vielmehr die Konstitution des Reisenden als Ursache für die Erkrankung anzusehen. Hinzu kommt die Belastung beispielsweise einer ungewohnten Fischmahlzeit mit begleitendem Weingenuss. Durch das häufige Baden ist das Abdomen ausgekühlt und nicht so widerstandsfähig. In der Folge hält sich der Stoffwechsel nicht an seine organischen Grenzen und taucht als Bade-Otitis im Gehörgang schmerzhaft auf. Eine besondere Neigung zur Bade-Otitis ist bei den Flaschentauchern zu beobachten. Indem der Taucher sich einem Druck von 30 m Tiefe aussetzt, presst er den Partialdruck des Stickstoffes in verstärktem Maße in sein System hinein. Dadurch entstehen die Wesensveränderungen, die gelegentlich zur Katastrophe führten, weil der Taucher die Orientierung verlor. Eine ähnliche Situation erzeugt der Drogenabhängige durch die Einnahme von Designerdrogen: Diese Präparate ähneln Aminosäuren, bei denen durch eine Decarboxylierung das Verhältnis von Sauerstoff und Stickstoff zugunsten des Stickstoffes verschoben ist. Daraus ergibt sich die psychotrope Wirkung. Dieser Personenkreis leidet ebenfalls häufig unter akuter oder chronischer Otitis externa. Dies ist auf die oben genannte Lockerung der Wesensglieder (Ausschaltung der Ich-Tätigkeit) zurückzuführen.

Die übliche Behandlung mit der Einlage von cortison- und antibiotikahaltigen Streifen ist meist sehr schmerzhaft. Günstiger ist es, systemisch zu behandeln, mit Globuli oder bei stärkerem Befund mit Injektion:

- *Silicea comp.* (Wala) Amp. s.c.

zusammen mit

- *Lachesis comp.* (Wala) Amp. s.c. — 1 × täglich, ggf. auch 2 ×

Silicea comp enthält Quarz D 30 (Formkraft, antiödematös), Silbernitrat (Einfluss auf den Astralleib), Belladonna D 30 (ein gesunder Gehörgang besteht aus Haut und Knochen und repräsentiert insofern die Kräfte des Kopfes mit seiner physiologischen Sklerose, daher ist eine höhere Potenz Belladonna sinnvoll). Lachesis comp. beinhaltet in seiner Komposition Hepar sulfuris, das die Ausscheidung an die Oberfläche fördert. Das Schlangengift Lachesis nimmt Einfluss auf den Astralleib. Unter der Kombinationsbehandlung lässt die Schmerzhaftigkeit in der Regel schnell nach. Bei Besserung kann man bald auf Lachesis comp. verzichten und Silicea comp. mehrere Tage zur Konsolidierung fortführen. Es lassen sich auch ähnliche Hautveränderungen bis hin zum Erysipel mit diesen Injektionen beherrschen.

2.9 Gehörgangsekzem und Gehörgangscholesteatom

Hinweise auf einen schwachen Stoffwechsel lassen sich an den Schleimhäuten der Conchae in der Nase ablesen: Sind sie violett livide verfärbt, so entstand diese Farbe durch Stauung des Wasserhaushalts im Gewebe. Die Conchae haben eine verstärkte Tendenz zur Schwellung. Polar hierzu finden sich bei solchen Patienten Gehörgänge mit trockener und juckender Haut, es bildet sich kein normales Cerumen, sondern es lagern sich trockene Schuppen als Gehörgangsekzem ab. Die Gehörgangshaut ist etwas röter, austretendes Eiweiß verhärtet das Cerumen.

Gehörgangscholesteatom

Dieser Detritus kann sich derart aufstauen, dass durch den Druck ein Abbau des Gehörgangsknochens einsetzt. Es entstehen so im Gehörgang Taschen, die sich zu einem Gehörsgangscholesteatom auswachsen. Hier findet sich häufig blanker Knochen, der aber wieder epithelisiert, wenn man den Gehörgang gewissenhaft freihält und die Bildung der Oberfläche durch Verabreichung von

- *Silicea comp.* (Wala) Globuli velati — abends 6 über 8 Wochen

unterstützt.

Chronisch rezidivierende Otitis externa und andere Gehörgangsveränderungen korrespondieren mit der allgemeinen Konstitution des Patienten und sind dementsprechend unter diesem Aspekt zu behandeln:

Die Schleimhäute mit der lividen Verfärbung können auch eine zarte Tendenz zum orangenen zeigen, was ein Hinweis auf eine allergische Veranlagung darstellt. Grundsätzlich ist zu entscheiden, ob es sich mehr um eine Schwäche der Leber handelt, bei der sich die Stoffwechselfunktion im Gehörgang wiederfindet, oder mehr eine Insuffizienz im Bereich der Nieren.

Man kann die erst genannten Gehörgangsveränderungen als Sonderfall einer Rosacea auffassen, die sich durch längere systemische Behandlung mit

- *Lac Taraxaci D10 / Parmelia D10 aa* (Weleda) Dil. — 2 × 15 gtt über 8 Wochen

bessern lässt. Das Präparat enthält den Milchsaft des Löwenzahns (Taraxacum officinale). Er wirkt auf die Peripherie (Haut) des Patienten. Andere Lebermittel zeigen einen deutlichen Bezug zur Luft, es sind Pflanzen, die ihren Blüten- oder Fruchtstand doldig ausbilden: Schafgarbe, Fenchel, Kümmel sowie die Pinselchen von Löwenzahn- und Distelfrüchten. Sie sind gleichzeitig die typischen Heilmittel für polypöse

Nebenhöhlenveränderungen. Alles, was dem Organismus als pflanzliche Nahrung zukommt, muss dieser zu einer luftigen Qualität umwandeln. Den Weg zum Luftigen haben diese Pflanzen bereits begonnen und sind deshalb geeignet, von der Leber her das obere Schleimhautgebiet und auch die Gehörgänge zu beeinflussen.

2.10 Hörsturz

Die Leitlinien für den idiopathischen sensoneuralen Hörverlust (Hörsturz) geben bisher keine gültige Pathophysiologie an. Dementsprechend fehlt eine rationell begründbare Therapie. Die behelfsmäßigen Vorschläge beinhalten Cortison, das systemisch oder lokal transtympanal zum Einsatz kommt, oder rheologische Maßnahmen unter der Annahme von Durchblutungsstörungen oder Entzündungen. Auch naturheilkundliche Ansätze beziehen sich auf eine vermeintliche Minderdurchblutung, wobei vor allem der Erfolg von Ginkgoextrakten auf eine verbesserte Durchblutung zurückzuführen sein soll. Auch die hyperbare Oxygenisation (Druckkammer) scheint unter diesem Gesichtspunkt gerechtfertigt.

Bei der Beschreibung des Krankheitsbildes geht man von vier Ausprägungen aus: Hörverlust im Tieftonbereich, Hörverlust im Hochtonbereich, wannenförmige Senke im mittleren Bereich und eine Absenkung pancochleär. Diese Einschränkungen des Gehörs treten unterschiedlich intensiv auf bis zur Taubheit. Selten sind beide Ohren gleichzeitig betroffen, man kann den Eindruck haben, dass die Hochtonverluste eher links vorkommen, während die Tieftonverluste häufiger rechts zu messen sind.

Die Therapievorschläge nehmen keine Rücksicht auf die Differenzierung zwischen Hoch- und Tieftonverlust. Diese ist in Bezug auf die betroffenen Frequenzen aber als ein Schlüssel zum Verständnis mithilfe des anthroposophischen Menschenbildes zu betrachten. Der Hoch- und der Tieftonbereich sind nicht nur hinsichtlich der Frequenzen eine Polarität, ihr Versagen ist auch mit einem psychosozialen Hintergrund verbunden, der sich gegensätzlich darstellt.

Hörsturz im Tieftonbereich

Beim *Tieftonverlust* kann man von einem allgemeinen *Tonusverlust* ausgehen, der typischerweise dann entsteht, wenn nach einer angestrengten Lebenssituation endlich eine Aussicht auf Erlösung in naher Zukunft für den Patienten erscheint. Das „Licht am Horizont“ verleitet den Patienten, zu früh und zu deutlich loszulassen. Er erleidet die Erkrankung zu einem Zeitpunkt, wo es eigentlich nicht mehr nötig ist, krank zu werden. So erklärt sich auch die Beobachtung, dass Hörstürze im Tieftonbereich eine recht gute Prognose für Spontanheilung haben, dieses umso mehr, wenn der Patient sonst weitgehend gesund ist.

Medikamentös bessern

- *Amara* (Weleda) Tropfen — morgens und ca. 15 Uhr je 15 gtt den allgemeinen Tonus. Auch Injektionen von

- *Gencydo 3 %* (Weleda) Amp. s.c.

ggf. als Mischspritze mit

- *Arsenicum album D12* (DHU) Amp. s.c.

und

- *Plumbum mellitum D12* (Weleda) Amp. s.c. 3 × wöchentlich 1

oder

- *Plumbum mellitum D12* (Scleron) Tabletten 2 × 2 täglich, z. B. 4 Wochen zur Stabilisierung

helfen dem Patienten, wieder „zu sich" zu kommen. Unter solch einer Injektionstherapie bessert sich auch ein eventuell begleitender Schwindel.

Akuter Hochtonverlust

Der plötzliche *Hochtonverlust* hat Verwandtschaft mit der Otitis media acuta. Er tritt dann auf, wenn sich eine seelisch angespannte Situation nicht löst, der Patient ist erschöpft und in sich hinein *gestaucht*, was ein Äquivalent für eine Entzündung darstellt. Dementsprechend kommen für die Therapie entzündungshemmende Präparate in Betracht. Die Schulmedzin verwendet in dieser Situation Cortison. Von den anthroposophischen Heilmitteln kommen

- *Apis ex animale Gl D12* oder *20* (Wala) Amp.

sowie

- *Arnica Rh D20* (Weleda) Amp.

und

- *Plumbum silicicum D20* (Weleda) Amp.

in Betracht. Diese Präparate sind als Mischspritze ein- oder zweimal täglich s.c. zu verabreichen.

Akuter Hörverlust im Bereich der mittleren Frequenzen

Ein Hörsturz im *mittleren Frequenzbereich* trifft meist auf eine geringe Hörschwäche, die bereits vor dem Ereignis bestand. In der Eigen- oder Familienanamnese finden sich häufiger Lungenerkrankungen. Tatsächlich ist die psychisch-soziale Situation oft so, dass der Patient *seelisch nicht frei atmen* kann. Es macht daher Sinn und ist immer wieder erfolgreich, wenn man die Lunge z. B. durch

- *Pulmo/Ferrum* (Wala) Amp. s.c. anfangs 1 × täglich, dann 2 × wöchentlich

unterstützt. Daneben wendet man ein Kompositionspräparat an, z. B.

- *Gnaphalium comp.* (Wala) Amp. s.c. 1 × täglich bis 2 × wöchentlich

das u. a. Onyx, Edelweiß und Organpräparat Innenohr enthält. Es ist auch die Niere zu unterstützen, die für die Durchlüftung des Organismus sorgt und über die eine allgemeine Entkrampfung zu erzielen ist.

- *Equisetum Silicea cultum D3* (Weleda) Dil. 2 × täglich 10 gtt

und Injektionen von

- *Renes/Cuprum* (Wala) Amp. s.c. 3 × wöchentlich

wirken akut entkrampfend und aufbauend. Die Lunge reguliert die Dynamik des Denkens, das sich zwischen Zwangsgedanken und Gedankenflucht bewegt. Diese beiden sind die pathologischen Endpunkte, zwischen denen sich ein gesundes Gedankenleben entfaltet. Ich muss einerseits am Thema bleiben, andererseits flexibel sein für neue Aspekte. Findet der Patient hier nicht das richtige Verhältnis, insbesondere hinsichtlich der zwanghaften Seite, so bildet sich dieser Zustand durch die beschriebene mittlere Senke im Ohr ab.

Pancochleäre Schallempfindungsschwerhörigkeit

Betrachtet man die bei den verschiedenen Hörsturztypen angegebenen Heilmittel in ihrer jeweiligen Beziehung zum ganzen Menschen, so fällt auf, dass der Tieftonbereich durch eine Durchstraffung des Stoffwechselorganismus zu behandeln ist (Bittermittel). Der mittlere Bereich erfährt seine Besserung durch die Unterstützung der lungenmäßigen Durchlüftung, und nur der Hochtonbereich ist dem Kopf gemäß durch höhere Potenzen

- *Plumbum silicicum D20* (Weleda) Amp. s.c. akut 1 × (2 x) täglich

zu behandeln. Wir sehen so, wie im Audiogramm der ganze Mensch abgebildet ist: 3000–8000 Hz repräsentieren den Kopf, 1500–3000 Hz die Brust und 125–1000 Hz den Stoffwechsel. Die Gliedmaßen, besonders die Beine, sind im Audiogramm selbst nicht dargestellt, für sie müsste ein Diagramm nicht die Zeit (Frequenzen) darstellen, sondern den Raum. So wäre die Funktion des gesamten Innenohres (Cochlea und Vestibularapparat) in diesen zwei zusammenhängenden Diagrammen dargestellt, genauso, wie das physische Organ einheitlich gestaltet ist.

Um zu einer rationellen Therapie zu kommen, ist es zudem erforderlich, sich Klarheit über die Wachzustände im Organismus zu verschaffen.

Man stelle sich das Heranreifen eines pflanzlichen Nahrungsmittels vor. Es unterliegt während seiner Vegetationszeit den Rhythmen von Tag und Nacht, Wärme und Kälte. Dann wird es geerntet, gegessen und verdaut, wobei der Verdauungsprozess die in die Pflanze hineingeschriebenen Rhythmen wieder freilegt, das Nahrungsmittel verschwindet im Hinblick auf seine Lebensqualität aus dem Raum in die Zeit. Von dort wird es wieder herunter geführt durch die Syntheseleistung der Leber und durchrhythmisiert durch die Milz. Sie prägt dem neu entstehenden Stoff den individuellen Rhythmus auf, so dass er jetzt mit der Individualität identisch ist. Die Zeit wird analysiert und der Raum ergriffen. (Es ein innerer Vorgang, den Albert Einstein (1879–1955) vermutlich unbewusst beobachtete und woraus er die Relativitätstheorie formulierte.) Man kann sagen, der Mensch habe ein Riesenohr im Abdomen, das – allerdings unbewusst – seinen Umgang mit Raum und Zeit pflegt. Die Unbewusstheit entsteht durch die Lebendigkeit (ein Bauch, der Tagesbewusstsein hätte bzw. Schmerz anstelle der Unbewusstheit, wäre bereits krank).

Anders ist es am entgegengesetzten Pol, dem Kopf, und hier insbesondere mit dem Ohr. Es ist untergebracht im Os petrosum, dem härtesten Knochen, den wir haben, wo Todesqualität bei weitem die organische Lebendigkeit überwiegt. Diese mineralische Umgebung des häutigen Labyrinths bildet die Grundlage und Bedingung für einen kontinuierlichen Bewusstseinsstrom. Er entsteht durch die Erstarrung, durch das Nichttun, das Nichtlebendigsein, das wache Lauschen. Das Ohr entsteht als eine Metamorphose des abdominellen „Riesenohres" in den harten Schädel hinein und zeigt dessen Tätigkeiten, die es in Zeit und Raum ausführt, jetzt als die Formen des Innenohres: die Hörschnecke mit den Wiederholungen und die Bogengänge mit dem Raumesergreifen und Abschlüssen in sich selbst. Wir sprechen hier eigentlich von dem Verhältnis zwischen Astral- und Ätherleib. Der Ätherleib lebt in den Wiederholungen, der Astralleib in den Abschlüssen in sich. Betrachtet man ein Audiogramm, so sieht man links im Tieftonbereich ein Vorherrschen des Astralen, nach rechts im Hochtonbereich ein stärker Ätherisches, das immer kräftiger wird, je höher die Tonlage ist.

Wenn nun die Metamorphose über längere Zeit nicht ganz gelingt, die Kräfte des „Riesenohres" nicht von den verhärtenden sklerotisierenden Kräften der Ohrregion beherrscht werden, bleibt zu viel von der zwar hochgeistigen, aber unbewussten dumpfen Lebendigkeit dort erhalten. Das Ohr wandelt sich sozusagen zur lebendigen Leber und eine dauerhafte pancochleäre Schwerhörigkeit ist die Folge. Man kann so die Schwerhörigkeit erklären, die im Zuge eines Diabetes Typ II auftritt. Auch das Cogan-Syndrom mit seinem Bezug zu Stoffwechselstörungen findet eine Erklärung. Eine Therapie hat demnach zum Ziel, einerseits die formenden Kräfte des Kopfes zu unterstützen

- *Plumbum silicicum D20* (Weleda) Amp. s.c. — 3 × wöchentlich

und

- *Plumbum silicicum D20* (Weleda) Trit. — täglich 1 MSP für 4 oder 8 Wochen (mehrmals im Jahr) und andererseits die Stoffwechselkräfte an ihren Ort zu binden. Durch die bessere Formung entsteht der kontinuierliche Bewusstseinsstrom wieder und in diesen schreibt sich die Lebendigkeit des Gehörten ein.

Das eigentliche Hörerleben stellt sich dar als ein *partielles Einschlafen* des kontinuierlichen Wachheitsstromes, den der Bleiprozess erzeugt: „Einschlafen“ verursacht durch die Lebendigkeit der Sinnes*empfindung*. Zu dieser Lebendigkeit kommt noch die motorische Tätigkeit der äußeren Haarzellen, was eigentlich einen unbewussten Willensprozess darstellt. Man kann den Vorgang vergleichen mit der Farbenlehre von Goethe (1749–1832): *„Die Farben sind die Taten und Leiden des Lichtes.“* Oder man stelle sich ein weißes Blatt Papier vor: Das ist der Bewusstseinsstrom. Darauf trägt ein Kind dann seine lebendigen Farben auf und es erscheint ein Bild. Das Weiß ist getrübt, aber schön ...

Für ein Verstehen der Physiologie und Pathologie des Ohres ist es erforderlich, die bisherigen naturwissenschaftlichen Hypothesen auf den Kopf zu stellen. Nur so kommen wir zu einer rationellen Therapie.

Beim Tieftonhörsturz ist die durch das Gehörte, die „Empfindung“, angeregte und lebendige Tätigkeit im Ohr nicht in der Lage, ihre „Farbe“ in den Bewusstseinsstrom einzuarbeiten, weil der (durch den Bleiprozess) verfeinerte Willensstrom (das ist das Bewusstseinskontinuum) *aus dem Stoffwechsel* nicht bis in die Spitze der Cochlea reicht. Die von außen veranlasste Lebendigkeit kann beim Tieftonhörsturz nicht auf einen innerlich erzeugten notwendigen Bewusstseinsstrom treffen, um ihn partiell auszulöschen, wodurch seelisch wahrgenommenes Tonempfinden entstünde.

Facht das seelische Erleben das Bewusstseinskontinuum zu stark an (Stress, viraler Infekt), so staut sich die Lebendigkeit basocochleär, wo sich die hohen Töne abbilden. Die Folge ist eine Entzündung und die Antwort darauf Verhärtung und rasche Schädigung der Haarzellen (vergleichbar dem Rheuma an den Fingern). Deshalb ist ein Hochtonverlust im Hinblick auf eine bleibende Hörstörung die stärkere Bedrohung und sind schnell entzündungshemmend zu behandeln. Die formenden Kräfte sind durch hohe Potenzen zu harmonisieren.

Hyperakusis

Vor Ausbildung des Hörsturzes tritt häufig als erstes Symptom eine Hyperakusis auf. Sie ist verwandt mit dem Schmerz, der eigentlich ein gesteigerter Bewusstseinsprozess ist. Man muss sie als typisches Stresssymptom auffassen und Weite schaffen.

2.11 Die musikalische Begabung

Bei der Ohrmikroskopie sind häufig Residuen von stattgehabten Mittelohrentzündungen zu beobachten: Kalkplatten im hinteren unteren Quadranten, epitympanale Einziehungen, Skelettierung der Gehörknöchelchen und Ähnliches. Fragt man solche Menschen nach ihrer Beziehung zur Musik, berichten die Eltern auffällig häufig von einer ausgesprochenen Begabung, viele spielen bereits ein Instrument. Eine typische Kombination wäre das Interesse für Fußball einerseits und Klavier spielen andererseits. Erwachsene mit eben solchen Auffälligkeiten am Mittelohr haben oft einen musikbezogenen Beruf, andere konnten sich musikalisch nicht ausbilden, berichten aber von einem Bedauern, dieses nicht getan zu haben und von einer Liebe zur Musik. Die Beziehung von chronischer Tubenbelüftungsstörung in der Anamnese zur musikalischen Begabung tritt derart häufig auf, dass man fast sicher sein kann, anhand des Ohrbefundes auf diese besondere Wesensart eines Patienten schließen zu dürfen.

Im Folgenden sei versucht, die oben genannte Beobachtung mithilfe des anthroposophischen Menschenbildes zu erklären. Es soll dies ein Beispiel sein, in welche Richtung anthroposophische Medizin sich entwickeln kann.

Die Anthroposophie beschreibt den Menschen in seinem Werden sowohl hinsichtlich der Menschheit als Ganzes als auch der Individualität. Die häufig genannte Dreiheit von Leib, Seele und Geist wird konkret benannt und ist Grundlage der Betrachtung, die unter anderem die Annahme der Reinkarnation umfasst.

Wir stellen uns vor, eine Seele schreitet zur Inkarnation. Sie bringt sich verschiedene Anliegen mit in die irdischen Verhältnisse, um sie hier zu bearbeiten und zu verwirklichen. Eines dieser Anliegen ist: Ich möchte Geistigkeit mithilfe der Musik auf die Erde bringen. Dazu bedarf es aber eines lebendigen physischen Leibes, der Musik *kann.* Auf ihrem Wege von der höchsten Geistigkeit zum irdischen Dasein durchquert die Seele auch ein Gebiet, das durch die Sphärenharmonien gekennzeichnet ist. Dieses Gebiet erlebt die Seele zwischen letztem Tod und neuer Geburt. Die Musik ist ein irdischer Abglanz dieser Harmonien. Die Frage ist nun: Wo findet die Seele das Werkzeug, um die Sphärenharmonien als Musik in irdischen Verhältnissen zu spiegeln. Die Antwort lautet: in ihrem auszubildenden physischen Leib, von dem sie die Kräfte während seiner Entwicklung aufsparen muss. Die Seele hat sich während ihres Abstiegs aus den geistigen Welten mithilfe hoher geistiger Wesenheiten einen physischen Leib zusammengefügt, der ein getreues Abbild des Kosmos darstellt. Diesem prägt sie ihre karmischen Bedingungen ein und er entwickelt sich dann im Mutterleibe und in der frühen Kindheit als Mensch in irdischen Verhältnissen, der in sich auch die Sphärenharmonien als Wirksamkeit enthält, d.h. sie sind leibgestaltend. Ein Hinweis auf das Einschreiben der Harmonien in die Leiblichkeit ist die Zahl der Wirbel in der Wirbelsäule: fünf Lendenwirbel (Pentatonik), zwölf Brustwirbel (zwölf Halbtöne), sieben Halswirbel (Oktavumfang), zusammen ist das der Tonumfang von zwei Oktaven. Das Kind lebt aber in einer bestimmten Umgebung, physisch und sozial. Auch der Mutterleib nimmt Einfluss auf die Verwirklichung der physischen Leiblichkeit. Diese Bedingungen und ggf. Belastungen führen dazu, dass die mitgebrachten Kräfte sich eventuell nicht vollständig in der Leiblichkeit verwirklichen können. Das höhere Ich des Kindes führt es in Situationen, wo es bei der Ergreifung des Leibes behindert wird.

Die auf diese Weise an der physischen Verwirklichung verhinderten Kräfte sind aber nicht verloren, sie bilden die Grundlage für die seelisch-geistige Sonderbegabung des Musikers

Das aus der geistigen Welt herab steigende Wesen entwickelt sich zum irdischen Menschen, der sich vom Tier dadurch unterscheidet, dass er nacheinander die grundlegenden menschlichen Fähigkeiten hervorbringt: den aufrechten Gang, die Sprache

und das Denken. Alle drei Fähigkeiten haben einen geistigen Hintergrund, aus denen sie sich entwickeln. Speziell die Eroberung des aufrechten Ganges geschieht durch die Kräfte, die aus den Sphärenharmonien stammen. Sie sind Bewegung schlechthin. Indem das Kind etwas von den Kräften zurückbehält, durch die es das Laufen erlernt, hat es die Tendenz, wie hellsichtig in den geistigen Bereich zu schauen, der unmittelbar dieser Inkarnation voranging. Wenn sich auch diese Hellsichtigkeit in der Regel nicht direkt ausbildet, so lebt sie sich doch in der künstlerischen Betätigung aus.
Der beschriebene Vorgang bleibt allerdings nicht ohne Folgen für die Gesundheit. Das geistige Element ist daran gehindert, die irdischen Wirksamkeiten vollends zu beherrschen: Der Stoffwechsel hat ohne die Begrenzung vom oberen Pol des Menschen immer eine kränkende Wirkung, die sich im Kindesalter durch gehäufte Mittelohrentzündungen äußert. Diese treten auf durch soziale Belastungen in Form von Trennung, infolge physischer Kränkungen (mangelnde Erwärmung), aber auch aufgrund körperlicher Ursachen (bis hin zu körperlichen Behinderungen, Spaltbildung). Heilung bringt unter anderem ein besserer Rhythmus in der Führung des Kindes. Jenseits der Schulreife lebt das Kind mit Betonung des Rhythmischen Systems, weshalb die Inzidenz der Mittelohrentzündungen deutlich nachlässt, weil der Stoffwechsel nunmehr durch die gereiftere Atmung seine Heilung erfährt. Wie im Abschnitt *Mittelohrentzündung* beschrieben, hat die Otitis beim Erwachsenen einen anderen Charakter. Es fehlen dem Kind die geistigen Kräfte in der Leiblichkeit, die es sich für die Verwirklichung der Musikalität aufgespart hat. Sie würden bei einer Wirksamkeit im Leiblichen für einen besseren Ausgleich zwischen irdischen und geistigen Kräften gesorgt haben.

Wächst nun ein Mensch in dieser Verfassung heran, so besteht weiterhin die Neigung zu Entzündlichkeiten, die von unten nach oben wirken, eine krankmachende Wirkung des Stoffwechsels. Die wichtigen Organe zur Regulierung der Entzündungen sind Nieren und Blase, der Beckenbereich, in dem sich das Kind im dritten Lebensjahr nicht gut verankert hat [→ Kapitel V.1 Kindliche Entwicklung und Dreigliederung im HNO-Bereich]. Ein typisches Beispiel hierfür ist die Gicht Ludwig van Beethovens (1770–1827). Er hat aus dieser Not einen Kanon komponiert: *„signor abade, jo sono amalato ... hol sie der, Teufel wenn sie nicht kommen“* (der Ruf nach dem Arzt). Schwerer hat diese gesundheitliche Verfassung auf sein Hörvermögen gewirkt: Aus der Entzündlichkeit wurde die Otosklerose, die letztlich zur Ertaubung führte. Andere Ausprägungen dieser allgemeinen Entzündlichkeiten sind Multiple Sklerose, Morbus Bechterew und vor allen Dingen rheumatische Krankheitsbilder bei vielen Musikern. Bei weniger ausgeprägten Zuständen half sich der Mensch dadurch, die *Geistigkeit* in seinen Organismus hineinzuziehen, um der krankmachenden Wirkung des Stoffwechsels entgegenzuwirken, *das ist die Ausübung der Musik.*

Es ist dasjenige zu verwirklichen, wofür man das Opfer in der Kindheit gebracht hat.

KAPITEL VII
Schwindel

DIRK MEISTER · HARALD ZÜHLKE

1. Einleitung

Schwindel ist ein Symptom, das auftritt, wenn die Orientierung im Raum gestört ist. Unterschiedliche Sinneswahrnehmungen helfen dem Menschen, sich im Raum aufrecht zu halten, sicher einzuordnen und zu bewegen: der Lebens-, Bewegungs-, Gleichgewichts- und Sehsinn [→ Kapitel III Die Sinne des Menschen].

Nervenbahnen führen die gewonnenen Wahrnehmungen vom Sinnesorgan den Strukturen des zentralen Nervensystems zu. Dort findet dann die Koordinierung der Bewegungsabläufe durch fortlaufende Kontrolle des Tonus der Skelettmuskulatur statt, verkoppelt mit Meldungen aus dem vestibulären und visuellen System an Hirnstamm, Formatio reticularis, Großhirn und das für die Feinregulierung außerordentlich wichtige Kleinhirn.

Schwindel ist nach Kopfschmerzen das häufigste Symptom im Bereich des Nerven-Sinnes-Systems. Im Alter tritt es bei mehr als 30 % der Bevölkerung auf.

Häufigkeit der verschiedenen Schwindelsyndrome[1]:

benigner paroxysmaler Lagerungsschwindel	17,1 %
somatoformer/phobischer Schwankschwindel	15,0 %
zentral bedingter Schwindel	12,3 %
vestibuläre Migräne	11,4 %
Morbus Menière	10,1 %
einseitige Vestibulopathie	8,3 %
bilaterale Vestibulopathie	7,1 %
Vestibularisparoxysmie	3,7 %
psychogener Schwindel (andere)	2,9 %
Perilymphfistel	0,5 %
andere Schwindelsyndrome	11,6 %

Zu den „anderen“ Schwindelarten gehört auch der sinugene Schwindel, manchmal sind Schwankschwindel und Benommenheit die ersten Symptome einer Sinusitis. Bei Zoster oticus ist der Schwindel gelegentlich das einzige Symptom.

Schwindel bedeutet: Mir schwinden die Sinne, es handelt sich um eine auf halbem Wege aufgehaltene Ohnmacht. Durch unterschiedliche Einflüsse von innen oder außen entsteht eine Disharmonie von Empfindungs- (Astral-), Lebens- (Äther-) und physischem

Leib. Oft sind die ätherischen Kräfte zu schwach, das Nerven-Sinnes-System greift demgegenüber zu stark ein, es kommt zu psycho-vegetativer Erschöpfung und zu Schlafstörungen, kalten Extremitäten und gedrückter Stimmung. Wenn die Ich-Organisation, die Aufrichtekraft, die anderen Wesensglieder nicht mehr richtig durchdringt, lockern sie sich und geraten so aus dem Gleichgewicht, es entsteht Schwindel.

Spielt sich die Ich-Schwäche allein im Geistig-Seelischen ab, ohne körperliche Symptome, so heißt das im deutschen Sprachgebrauch ebenfalls „Schwindel". Die Unaufrichtigkeit führt zu Unwahrheit und Täuschung.

Schwindel kann nicht nur auf HNO-, sondern auch auf internistischen Erkrankungen (z.B. Blutdruckschwankungen), neurologisch-psychiatrischen Leiden, HWS-Veränderungen, Sehstörungen usw. beruhen. Wir unterscheiden Dreh- (Vertigo), Schwank- und Liftschwindel sowie Unsicherheits- oder Benommenheitsgefühl.

Drehschwindel wird hervorgerufen durch:

1. ein Ungleichgewicht der beiden Bogengangsysteme, also durch Über- oder Unterfunktion eines Bogengangsystem, z.B. Morbus Menière, einseitigen Labyrinthausfall oder auch bei der kalorischen Vestibularisprüfung
2. isolierte Drehung des Körpers mit erheblicher Beschleunigungsänderung, z.B. Kinetosen
3. Spüren der Erddrehung. Die Erdrotation nehmen wir normalerweise nicht wahr, da unser Ich sie beherrscht, wir können die Drehung aber beim Wasserabfluss in der Badewanne beobachten. Bei erheblicher Schwächung des Ichs (z.B. durch Alkoholkonsum) sind wir ihr ausgesetzt.
4. „Sinnestäuschung" (z.B. im Kino). Starke Sinnesreize, die nicht zueinander passen, verwirren das Ich und können so zu Schwindel und Übelkeit führen.

Schwank- und Liftschwindel können ebenfalls durch Kinetosen entstehen (z.B. Schiffsreisen auf unruhiger See oder Achterbahn fahren) oder es liegt eine Störung im Utriculus oder Sacculus vor.

Diagnostik der Gleichgewichtsstörungen

Der HNO-Arzt muss herausfinden, ob eine vestibuläre Störung vorliegt oder nicht. Auch der anthroposophisch orientierte Mediziner folgt in seinen diagnostischen Maßnahmen den Leitlinien der HNO-Gesellschaft. Einen Großteil aller Diagnosen bei Schwindelgefühl erhalten wir durch eine genaue Anamnese. Als Diagnostik sind dann obligatorisch:

- HNO-Spiegeluntersuchung
- Nystagmus-Prüfung mit der Frenzelbrille
- Lagerungsprüfung
- Romberg-Versuch
- Unterberger-Tretversuch
- orientierende audiometrische Untersuchung
- Blutdruckmessung
- einfache Prüfung der Kopfgelenkbeweglichkeit
- Video-Kopf-Impuls-Test (vKIT)

- kalorische Prüfung zuletzt, da sonst die anderen Tests am selben Termin nicht mehr möglich sind.[2]

Zusätzlich sind eventuell weitere otoneurologische Messverfahren erforderlich: Tonschwellen- und Stapediusreflexaudiometrie, Messung der otoakustischen Emissionen (OAE) und Hirnstammaudiometrie (BERA).

Die Funktionen der drei Bogengänge (horizontal, lateral, posterior) lassen sich selektiv im Kopf-Impuls-Test (KIT) untersuchen. Zunächst erfolgt der Test nach Hamalgyi (Hamalgyi-Kopf-Impuls-Test): Während der Patient die Nasenspitze des Untersuchers mit seinem Blick fixiert, wird der Kopf mit einer ruckartigen Drehung (ca. 30 Grad) nach rechts oder links bewegt. Beim Gesunden bleibt der Blick trotz der schnellen Bewegung auf die Nasenspitze gerichtet. Im Kopf-Impuls-Test werden die Augapfel-Bewegungen videotechnisch aufgezeichnet, elektronisch ausgewertet und dokumentiert.

Die Ableitung cervikaler vestibulär evozierter myogener Potentiale (cVEMP) oder okulärer vestibulär evozierter myogener Potentiale (oVEMP) ermöglicht, die Reizbarkeit von Utriculus und Sacculus getrennt darzustellen. Die Differenzierung ist möglich, weil der vestibuläre Anteil des Nervus statoacusticus mit seinem Nervus vestibularis superior den anterioren und horizontalen Bogengang und den Utriculus innerviert. Der Nervus vestibularis inferior innerviert den posterioren Bogengang und den Sacculus.

Beim Verdacht auf zentrale Störungen oder Acusticusneurinom ist eine Magnetresonanztomografie (MRT) erforderlich.

Das Wichtigste ist die Anamnese. Hierbei müssen wir sämtliche Beschwerden, Krankheiten, Traumata, psychische Belastungen, eingenommene Medikamente erfragen und den Patienten mit seiner ganzen Biografie kennenlernen, bei Frauen ist auch an eine eventuelle Schwangerschaft zu denken. Insbesondere lassen wir uns detailliert schildern, wie, wann, wo, bei welcher Gelegenheit und in welcher Stärke und Dauer die Schwindelerscheinungen auftreten. Damit haben wir schon fast die Diagnose, die wir uns durch die o. g. Untersuchungen bestätigen oder abändern lassen.

2. Gleichgewichtsstörungen

2.1 Peripher vestibuläre Störungen

2.1.1 Kinetosen

Eigentlich sind Kinetosen keine Krankheiten. Beschleunigungen und Drehungen des Körpers sowie Schwanken des Bodens unter unseren Füßen versetzen die Endolymphe in den Gleichgewichtsorganen in Bewegung, was Schwindelgefühl auslöst. Das ist ein ganz normaler Vorgang, der in gewissem Maße auch Lustgefühle erzeugt. Auf dem Rummelplatz zahlen wir sogar Geld dafür. Hält dieser Zustand länger an, wie z. B. bei der Seekrankheit, bei der wir uns nicht mehr mit den Augen am Horizont „festhalten" können, kommt es zu Übelkeit und Erbrechen. Seeleute versuchen, das Schwanken mit einem breiten Gang auszugleichen.

Prophylaktisch nimmt man zwei Wochen vor einer Seereise

- *Nausyn* (Weleda) Tabletten 1-1-1

ein. Am Tag der Reise empfiehlt sich,

- *Cocculus D6* (DHU) Tabletten perlingual viertelstündlich

und

- *Nux vomica D6* (Weleda) Dil. 5 gtt perlingual viertelstündlich

zu verabreichen.

Schon die alten Seefahrer haben Kokkelskörner (Anamirta cocculus) gekaut, die Picrotoxin enthalten. Dies mindert das Schwank-Schwindelgefühl. Cocculus wirkt stabilisierend auf Gehirn, Rückenmark und das sympathische Nervensystem. Ähnlich hilft Nux vomica (Brechnuss). Beide Früchte beruhigen den Astralleib.

Es gibt noch eine andere Form der Kinetose. Wenn wir in einem 3D-Kino mit Panoramaleinwand ruhig auf unserem festen Platz sitzen und auf der Leinwand sieht man nur schwankende Bilder, dann kann uns schwindelig werden. Dieser Schwindel entsteht durch eine Täuschung, einen Betrug. Eine Therapie ist nicht nötig, denn mit Beendigung der Kinovorstellung hört der Schwindel auf.

2.1.2 Morbus Menière

Eine der geheimnisvollsten eigenständigen Erkrankungen des Labyrinthorgans ist der Morbus Menière[3] mit der Symptomentrias Schwindel, Hörverlust, Tinnitus. Das Krankheitsbild beschrieb erstmals 1861 der französische Otologe Prosper Menière (1799–1862). Vermutlich verursacht ein sog. Hydrops des Endolymphraumes, d.h. eine Endolymphstauung im Bereich der Hörschnecke (Cochlea) und des Vestibularorgans die Symptome, ohne dass wir nach über 150 Jahren letztlich wissen, wie dies zustande kommt. Es ist erstaunlich, welche Turbulenzen durch einen Hydrops in dem fein abgestimmten Sinnesorgan entstehen, obwohl das Volumen der Endolymphe nur 0,003–0,005 ml beträgt. Es kommt zu unvorhersehbarem, attackenartigem Schwindel, plötzlichem Hörverlust vorwiegend im Tieffrequenzbereich und Ohrgeräuschen mit Druckgefühl im Ohr. Das Gehörte erscheint häufig verzerrt (Dysakusis). Dieses Geschehen löst anfänglich oft ein existentielles Vernichtungsgefühl (Todesangst) aus; bei wiederholten Anfällen können die Patienten unter Umständen besser damit umgehen. Der Abstand zwischen den Attacken liegt zwischen Wochen und Jahren. Besonders bei häufigem Auftreten kann die Angststörung in den Vordergrund rücken und zu psychogenem Schwindel oder Depression führen, die Lebensqualität ist erheblich eingeschränkt.[4]

In Jahrzehnten intensiver seriöser Forschung bis in die molekularen Strukturen hinein gab es immer mal wieder die Hoffnung, eine schlüssige Erklärung gefunden zu haben, bis man feststellen musste, dass nur ein Teilaspekt des Gesamtgeschehens erfasst worden war.[5] Neben den ausführlichen audiometrischen Untersuchungen erlauben die otoneurologischen Messungen am Vestibularorgan eine weitgehend sichere diagnostische Zuordnung der Symptomatik als „echter“ Morbus Menière. In der Regel erfolgt die Diagnose zu oft.

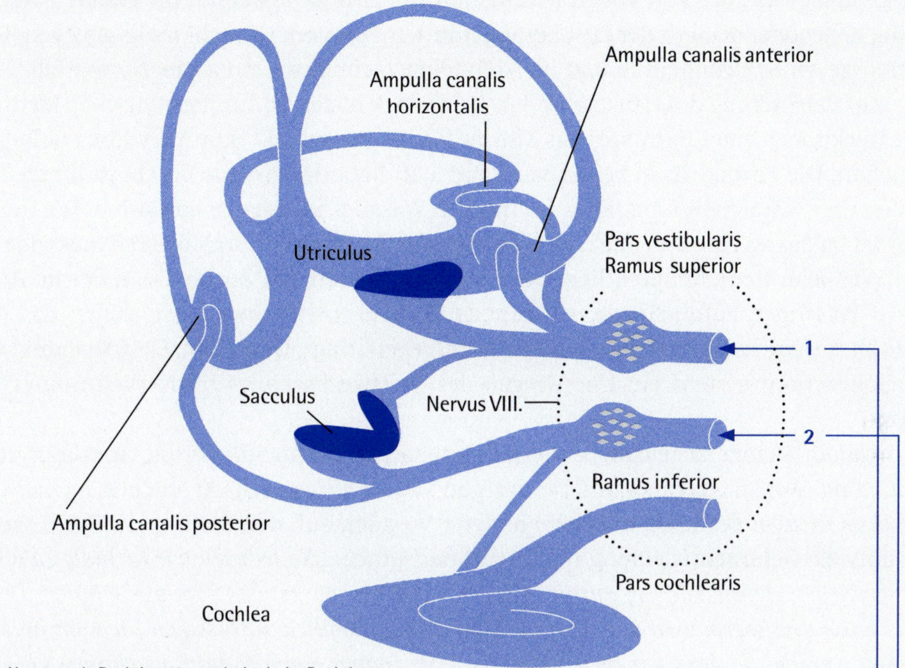

X = normale Reaktion, 0 = pathologische Reaktion

Testmethode	Gesunder Zustand	Superior Neuritis vestibularis	Inferior Neuritis vestibularis	Totaler Vestibularisausfall
Kopfimpulstest horizontal durch Kopfbewegung zur Seite, prüft den ipsilateralen horizontalen Bogengang [1]	X	0	X	0
Kopfimpulstest vertikal in der Ebene des anterioren Bogenganges, Kopfbewegung nach unten, prüft kontralateralen Utriculus [1]	X	0	X	0
cVEMP am Sternocleidomastoideus mit akustischer Reizung prüft den ipsilateralen Sacculus [1]	X	0	X	0
Kopfimpulstest vertikal in der Ebene des posterioren Bogenganges prüft durch Kopfbewegung nach oben den ipsilateralen posterioren Bogengang [2]	X	X	0	0
Kopfimpulstest horizontal durch Kopfbewegung zur Seite, prüft den ipsilateralen horizontalen Bogengang [2]	X	X	0	0

Komplette Prüfung des peripher-vestibulären Systems

Wenn man das Hören phänomenologisch betrachtet, haben wir einen Vorgang vor uns, bei dem die Schallwellen im Luftelement an das Ohr herangetragen und am Trommelfell in mechanische Bewegungen der Gehörknöchelchen umgesetzt werden, um vom Steigbügel auf das wässrige Element der Innenohrflüssigkeiten überzugehen. Die

Steigbügelplatte stellt exakt den Begegnungsort dar, an dem der aus der Luft herangeführte Schall auf das wässrige Element übertritt. Im Fall des Hydrops liegt eine Situation vor, in der das wässrige Element einen größeren als den ihm zugedachten Raum einnehmen will.

Eine ähnliche Situation finden wir beim Heuschnupfen: Der Begegnungsort der Schleimhaut mit der von außen herangeführten Luft ist instabil. Eine exakte Abgrenzung gegenüber den mit der Luft herangeführten Agentien ist nicht mehr gegeben. Das Wässrige der Schleimhaut nimmt im Aufquellen mehr Raum ein als im Normalfall.

Zur Behandlung des Heuschnupfens haben sich in der Anthroposophischen Medizin die Injektionen eines Extraktes aus Zitrone (Citrus limon) und Quitte (Cydonia oblonga) bewährt. Die Zitrone als in heißer, trockener Luft heranwachsende Frucht ist durch ihre lederartige Schalenbildung fähig, im Inneren Wässrig-Saftiges zu bewahren. Die Quitte besitzt im Pektin eine Substanz, die Wässriges in Gel-Form zu stabilisieren imstande ist.

Wie beim Heuschnupfen liegt beim Morbus Menière ein Zustand vor, der im Ätherisch-Wässrigen aufquellende, wuchernde Tendenzen erkennen lässt, denen das Astralisch-Luftige keine gestaltenden Kräfte entgegenbringt. Unter dem Gesichtspunkt der Dreigliederung besteht ein Überwiegen des Stoffwechselpoles im Nerven-Sinnes-Bereich.

Rudolf Steiner bezeichnete die Gehörschnecke als modifizierten, spezialisierten, zum Sinnesorgan abgeänderten Gehirnraum. Unter diesem Aspekt leuchtet im pathologischen Prozess des Innenohres ein anderer Vorgang auf, den Steiner erwähnte, wenn er über die Gehirnentwicklung im Kindesalter sprach: *„So würden wir niemals zu einer ordentlichen Herausbildung unseres Gehirns und Nervensystems kommen können. Denn das muss gewissermaßen aus dem im Menschen befindlichen flüssigen Element herausgeholt werden. So dass wir im kindlichen Alter immer einen Kampf anschauen können zwischen der Hydrocephalie und zwischen dem, was die Hydrocephalie bekämpft.“*[6] Unter diesem Bild stellt sich der Hydrops des Endolymphraumes als metamorphosierter Hydrocephalus des Innenohres dar. Die Präparate aus Zitrone und Quitte, Gencydo (Weleda) oder Citrus e fructibus / Cydonia e fructibus (Wala) helfen den Wesensgliedern, ins richtige Verhältnis zurückzufinden. Die Säure der Zitrone unterstützt das Eingreifen des Astralleibes.

Vorausgesetzt, dass ein „echter“ Morbus Menière vorliegt (s.o.), hat sich therapeutisch folgendes Vorgehen bewährt: In der Akutphase, besonders wenn Erbrechen besteht

- *Dimenhydrinat* (Vomex A) Supp. 150 mg — 1 × 1

sowie zusätzlich

- *Gencydo* (Weleda) 1 % Amp. s.c. — 2QF paravertebral in Höhe C7/Th1

anfangs evtl. täglich. Die Injektion sollte man ergänzen durch

- *Gnaphalium comp.* (Wala) Amp. s.c. — 2 × wöchentlich 1

mit den darin enthaltenen Präparaten aus allen wesentlichen Organstrukturen, die für Gehör und Gleichgewicht tätig sind. Dazu begleitende Gaben von Ginkgoextrakt, z. B.

- *Tebonin intens* (Schwabe) 120 mg Filmtabletten 1-1-1

sowie initial

- *Ginkgo biloba Hevert* (Hevert) Amp. 2ml 2 Amp. i.v.

Es hat sich bewährt, die Dosierung der Ginkgo-Präparate etwas höher zu wählen, als von Firmenseite angegeben.

Die weitere Behandlung erfolgt je nach individuellem Ansprechen mit zunehmend größer werdendem Zeitintervall. Bei persistierenden Beschwerden kann höher prozentiges Gencydo (3 % oder 5 %) erforderlich sein. In einigen Fällen ist ein Herunterstufen auf die nächst niedrige Prozentzahl erfolgreich.

Auch mit dieser Therapie ist keine Heilung zu erreichen. Aber die Häufigkeit der Anfälle lässt sich deutlich reduzieren, wenn man nach Überwindung des Anfalls in 4- bis 12-wöchigen Abständen die Gencydo-Injektionen wiederholt. Ganz wesentlich hat sich in jahrzehntelangen Verläufen gezeigt, dass auch bei wiederholten Krankheitsschüben das Hörvermögen weitestgehend erhalten blieb. Die Behandlung ist nebenwirkungsfrei, sofern keine Überempfindlichkeit gegenüber Zitrusfrüchten besteht.

2.1.3 Neuritis vestibularis

Eine Neuritis vestibularis geht in der Regel mit zunehmendem, schwerem Drehschwindel, Übelkeit und Erbrechen einher. Der meist intensive Horizontalnystagmus schlägt initial im Reizstadium zum kranken Vestibularorgan, später bei Ausfall zur Gegenseite. Im Kopf-Impuls-Test sehen wir als abnorme Reaktion Rückstellsakkaden. Die thermische Vestibularisprüfung zeigt Un- oder Untererregbarkeit. Der Dauerschwindel klingt in den ersten Tagen deutlich ab. Über Wochen besteht weiter Unsicherheit mit Gleichgewichtsstörungen. Als Endzustand nach Wochen, teilweise aber auch erst nach Monaten, bleibt oft ein Ausfall des Vestibularorgans. Zentral erfolgt eine Kompensation. Es kann aber auch zu einer totalen Erholung kommen. Überwiegend ist wohl eine Virusgenese anzunehmen. Ein eindeutiges pathophysiologisches Merkmal für einen vorliegenden Entzündungsprozess ist das Vorhandensein von Signalintensivierung im MRT in der Darstellung von Vestibularorgan oder Nervus statoacusticus.

Da häufig nicht-entzündliche Ursachen vorliegen, ist die Bezeichnung *Neuropathia vestibularis* gebräuchlich. Oft ist die Ursache nicht sicher. Man diskutiert auch Durchblutungsstörungen wie z. B. (Mini)-Embolien der Arteria vestibularis, kleine Blutungen oder Traumata.

Bei der bilateralen Vestibulopathie sind beide Gleichgewichtsorgane ausgefallen. Hierbei kommt es zu Schwankschwindel beim Gehen, der im Dunkeln zunimmt. In Ruhe sind die Patienten beschwerdefrei.

Therapeutisch bietet sich Folgendes an: In der Akutphase, besonders wenn Erbrechen besteht

- *Dimenhydrinat* (Vomex A) 150 mg Supp. 1 × 1 (meist genügt eine Einmalgabe)

und

- *Cochlea Gl D15* (Wala) Amp. s.c. 1 × 1

zusammen mit

- *Echinacea/Argentum* (Wala) Amp. 3 × wöchentlich 1

und

- *Ginkobil* (ratiopharm) 120 mg Tabletten 1-1-1

Langfristig ist die Übungsbehandlung das Wichtigste, die das plötzlich entstandene Ungleichgewicht wieder harmoniert. Man beginnt mit einfachen gymnastischen Übungen im Sitzen (Kopf drehen und seitwärts neigen sowie abrollen nach vorn und zu beiden Seiten, dann im Stehen drehen und seitwärts neigen, vorsichtiges Bücken und Aufrichten, später Einbeinstand, Rückwärtsgehen usw.). Hilfreich ist auch die Eurythmie-Therapie [→ Kapitel XVIII.1 Eurythmie-Therapie].

2.1.4 Benigner paroxysmaler Lagerungsschwindel (BPLS)

Der benigne paroxysmale Lagerungsschwindel ist die häufigste Schwindelform. Er entsteht bei Änderungen der Körperlage, besonders im Liegen. Wenige Sekunden nach dem Hinlegen oder Umdrehen im Bett zeigt sich ein Drehschwindel, der nach 20–45 Sekunden wieder abklingt. Die Diagnose ist leicht durch die Anamnese und die Lagerungsprüfung zu stellen.

Als Ursache gilt eine Verlagerung der Otolithen aus Utriculus oder Sacculus in die Bogengänge (Cupololithiasis oder Canalolithiasis). Zu 80 % geraten die Otolithen in den hinteren Bogengang, spontan oder durch Kopftraumen. Während des Schwindels ist ein deutlicher vertikaler oder horizontaler Nystagmus mit rotatorischer Komponente in Richtung auf das betroffene Vestibularorgan unter der Frenzelbrille erkennbar.

Die Therapie besteht in einem Repositions- oder „Befreiungs“manöver des Arztes nach Epley oder Semont, was das Konkrement durch gezielte Kopfbewegungen in das Vestibulum manövriert, wo es keinen Reiz mehr ausübt. Nach dieser primär oft schon lindernden Maßnahme kann der Patient diese Übungen nach Anleitung selbst vornehmen. Diese Schwindelart lässt sich oft vollständig beheben.

Der BPLS tritt auch wiederholt auf. Ursache ist dann wohl das Nachlassen der Formkräfte der oberen Wesensglieder (Ich und Astralleib). Die Otolithen werden im Alter kleiner und rundlicher, wodurch sie leichter in den hinteren Bogengang geraten.

Eine symptomatische medikamentöse Behandlung ist möglich mit

- *Cerebellum comp.* (Wala) Globuli velati 5-5-5

und

- *Vertigoheel* (Heel) Tabletten 2-2-2

Die Heileurythmie, z. B. die Übung IAO oder das dreiteilige Schreiten, auch rückwärts, richtet den Körper und die Seele langfristig auf und macht beweglich.

2.1.5 Labyrinthitis und Cholesteatom

Bei akuten und chronischen Mittelohrentzündungen ist unter Umständen das Gleichgewichtsorgan mitbetroffen.

Bei einer Virusotitis kann eine Infiltration des Labyrinths durch Viren oder Toxine stattfinden. Es kommt zu einer Labyrinthitis mit Schwindel, Schmerz und Hörminderung, oft tritt blutig-seröser Ausfluss aus dem Gehörgang auf. Bei einer Labyrinthreizung besteht ein Nystagmus in das erkrankte, beim Ausfall ein Nystagmus in das gesunde Ohr. Eine audiometrische Abklärung ist unbedingt erforderlich.

Die Behandlung besteht in einer Basistherapie des Virusinfektes:

- *Meteoreisen Inject* (Wala) Amp. s.c. täglich 1

zusammen mit

- *Gelsemium comp.* (Wala) Amp. s.c. täglich 1

initial und/begleitend im weiteren Verlauf

- *Gelsemium comp.* (Wala) Globuli velati stündlich 10

und

- *Infludoron* (Weleda) Globuli stündlich 10

Die Otitis ist zu behandeln mit

- *Lachesis comp.* (Wala) Amp. s.c. täglich 1

und

- *Cochlea Gl D15* (Wala) Amp. s.c. 2 × wöchentlich 1

sowie

- *Echinacea/Argentum* (Wala) Amp. s.c. 2 × wöchentlich 1

Zur Schmerzlinderung

- *Aconit Ohrentropfen* (Wala) nach Bedarf

Zur Unterstützung der Regeneration eines Innenohrdefektes

- *Ginkgo-Extrakt* (diverse Hersteller) 120 mg Tabletten 1-1-1

Bei therapieresistenten Erkrankungen erfolgt eventuell nach Abstrich eine Antibiose.

Auch bei chronischen Mittelohrentzündungen, insbesondere beim sog. Cholesteatom, kann das Gleichgewichtsorgan mitbetroffen sein. Hier dominieren einerseits sklerotische (Druck des festen Knotens), andererseits auflösende Prozesse (Knocheneiterung mit dadurch bedingter Perilymphfistel), wodurch es zu Hörstörungen, Schwindel und Facialisparese kommen kann. Therapie der Wahl des Cholesteatoms ist die Operation.

2.1.6 Perilymphfistel

Allen Perilymphfisteln liegt eine pathologische Druckübertragung zwischen Perilymphraum und Mittelohr oder zwischen Perilymph- und intracraniellem Raum zugrunde. Ursache sind knöcherne Defekte oder angeborene Anomalien. Die äußeren Fisteln, die durch Druckerhöhung bei vorbestehender Membranschwäche, oft schon beim Niesen, Schnäuzen oder Tragen schwerer Lasten entstehen, lassen sich durch Ruhe und milde Sedierung behandeln, z. B. mit

- *Avena comp.* (Wala) Globuli velati 5–5–5

Durch hochauflösende Computer-Tomografie oder digitale Volumentomographie (DVT) ist eine exakte Diagnostik möglich als Voraussetzung für eine mikrochirurgische Behandlung.

2.1.7 Vestibularisparoxysmie

Es treten häufig kurzfristige Dreh-oder Schwankschwindelattacken auf, die eventuell durch eine bestimmte Kopfhaltung oder durch Hyperventilation entstehen.

Die Ursache ist ein direkter Kontakt des Gleichgewichtsnervs mit einer Arterie. Wenn die beiden Pole Blut (Ich-Organisation) und Nerv (Astralleib) unmittelbar, d. h. ohne Vermittlung der Glia oder des schützenden Myelins (Ätherleib) aufeinander stoßen, kommt es zu Turbulenzen, Entladungen und Schwindelanfällen.
Die Diagnose erfolgt durch Hyperventilation (Provokationstest) und durch eine CT-Aufnahme. Das Krankheitsbild ähnelt der Trigeminusneuralgie.

Therapeutisch ist vor der üblichen Gabe von Antiepileptika (Carbamazepin) ein Versuch mit

- *Aconitum comp.* (Wala) Amp. s.c.

und

- *Nervus statoacusticus Gl D12* (Wala) Amp. s.c. in den Nacken, 2 Wochen lang jeden 2. Tag

als Mischspritze sinnvoll.

2.1.8 Akustikusneurinom

Das Neurinom des achten Hirnnervs entwickelt sich meistens am Kleinhirnbrückenwinkel, also am Übergang vom zentralen zum peripheren Nervensystem. Diagnostisch ist wieder die Anamnese wichtig. Bei Tumoren entstehen die Symptome schleichend und verstärken sich langsam, ganz anders als beim Morbus Menière, es kommt zu einem Dauerschwindel, oft verbunden mit Tinnitus.

Der Nystagmus ist vielseitig, vertikal oder auch rotatorisch. Bei Verdacht ist unbedingt ein MRT erforderlich. Bei kleineren Neurinomen ist eine Operation nicht sofort indiziert. Man kann die Entwicklung mit jährlichen MRT-Untersuchungen beobachten.

Therapeutisch hilft als Urbild für die normale Nervenfunktion das Organpräparat

- *Nervus statoacusticus* (Wala) Amp. s.c. — jeweils 10 Wochen lang 1 × wöchentlich 1 Injektion in den gleichseitigen Nackenbereich in aufsteigender Potenz D5, D12 und D30, insgesamt 30 Wochen lang.

Das Ich muss die wuchernden Kräfte beherrschen. Hier hilft die Mistel (Viscum album):

- *abnobaVISCUM Mali D6* (Abnoba) Amp. s.c. 1 × wöchentlich

oder bei hageren, sklerotischen Patienten

- *abnobaVISCUM Betulae D6* (Abnoba) Amp. s.c. 1 × wöchentlich

Die Schwindelbeschwerden hält man mit

- *Cerebellum comp.* (Wala) Amp. s.c. 1–2 × wöchentlich

in Grenzen.

2.2 Zentral bedingter Schwindel

Dieser kann durch Traumata (Commotio), entzündliche Erkrankungen (Meningitis, Multiple Sklerose), degenerative Störungen (Morbus Alzheimer, Morbus Parkinson) oder zerebrale bzw. zerebelläre Durchblutungsstörungen sowie Raumforderungen entstehen. Dabei handelt es sich um einen massiven Angriff auf den Lebensorganismus.

Es kommt zu unregelmäßigem Dreh- oder Schwankschwindel, mit oder ohne Übelkeit, oft verbunden mit Doppelbildern, Parästhesien, Sprechstörungen oder Ataxie. Stehunfähigkeit und rotatorischer Spontannystagmus geben Hinweise auf eine zentrale Störung. Eine vertikale Divergenz der Blickachsen der Augen (ein Auge steht höher als das andere), ein Blickrichtungsnystagmus entgegen der Richtung eines Spontannystagmus, eine sakkadierte (stotternde) Blickfolge der Augen, wenn mit dem Blick einem bewegten Gegenstand, z. B. dem Finger des Untersuchers gefolgt werden soll, eine Drehung beim Unterberger-Tretversuch um mindestens 45 Grad sowie ein normaler Kopf-Impuls-Test bei akutem Schwindel und Nystagmus sind eindeutige Zeichen für zentral bedingten Schwindel. Weitere Diagnostik und Therapie sind dann Aufgabe der Neurologen.

2.3 Psychogener (somatoformer) Schwindel

Prinzipiell ist die Seele bei jedem Schwindel beteiligt, hier aber ist das seelische Ungleichgewicht die eigentliche Ursache.

Etwa 30 % aller Schwindelformen in der Altersgruppe der 30- bis 50-Jährigen sind seelisch bedingt.[7] Gerade diese Patienten sind oft davon überzeugt, dass ihr Schwindel organisch begründet ist und lehnen eine seelische Ursache vehement ab.

Im Gegensatz zu organischen Schwindelformen ist beim somatoformen Schwindel das komplette Gleichgewichtsorgan im Prinzip intakt. Wird der Gleichgewichtssinn ernsthaft gefordert, dann nehmen beim somatoformen Schwindel die Beschwerden ab: Die Patienten können also meist problemlos Tennis spielen oder sich auf unebenen Böden bewegen. In der Folge von organischen Schwindelerscheinungen kann ein somatoformer Schwindel jahrelang weiter bestehen.

2.3.1 Phobischer Schwankschwindel

Eine häufige Sonderform des psychogenen Schwindels ist der „phobische Schwankschwindel“, gekennzeichnet durch Benommenheit, Schwankschwindel, Stand- und Gangunsicherheit sowie häufig Stürze. Diesen Schwindel erleiden Patienten in bestimmten sozialen Situationen (Kaufhäuser, Besprechungen) oder angesichts von Brücken, leeren Räumen und Plätzen oder engen Straßen. Er entsteht bei Angstneurosen, Depressionen und körperlich-seelischer Erschöpfung. Bei jungen Erwachsenen ist er die häufigste Schwindelform.[8]

Psychosen und posttraumatische Belastungsstörungen gehen oft einher mit einer generellen „Dünnhäutigkeit“, durch kleine Reize geraten die Menschen schnell aus dem inneren Gleichgewicht. Den Patienten schwindelt, weil sofort das ganze Dasein seinen Boden verliert.

Beim seelisch bedingten Schwindel sind zwar die Gleichgewichtsorgane gesund, aber andere Organe sind entsprechend zu stärken:

Bei *ängstlichen Persönlichkeiten* ist die Niere zu unterstützen.

- *Equisetum cum Sulfure tostum D6* (Weleda) Trit. — 1-1-1 MSP im Mund zergehen lassen

Zur inneren Erwärmung verordnen wir Senfmehlfußbäder oder Einreibungen der Füße und der Nierengegend mit

- *Cuprum metallicum praeparatum 0,4 %* (Weleda) Salbe

bzw.

- *Kupfer Salbe rot* (Wala)

Bei *depressiven Persönlichkeiten* behandelt man die Leber über sechs Monate mit

- *Hepatodoron* (Weleda) Tabletten — 2-2-2

und

- *Stannum metallicum praeparatum 0,4 %* (Weleda) Salbe — als Salbenlappen nachts auf die Lebergegend

Bei *zwanghaften Störungen* ist die Lunge zu stärken.

- *Pulmo/Ferrum* (Wala) Amp. s.c. — 1 × wöchentlich

sowie

- *Ingwer-Brustwickel* — 2 × wöchentlich

In jedem Fall ist die Mitte zu unterstützen. Gold ist das Metall der Sonne und des Herzens und damit der Mitte. Es hilft in Form von

- *Aurum comp.* (Wala) Amp. s.c.

oder

- *Aurum/Apis regina comp.* (Wala) Amp. s.c.

anfangs täglich, dann 2–3 × wöchentlich

Neben künstlerischen Therapien (Heileurythmie, Sprachgestaltung, Malen, Musizieren) sollte eine Biografie-Arbeit den schwierigen Heilungsweg begleiten.

2.3.2 Höhenschwindel

Wenn ein Mensch auf einem Hochhaus oder einem Turm an der Kante steht, finden seine Augen nur einen Festpunkt, wenn sie nach unten sehen. Es zieht unwillkürlich nach unten. Ein Angstgefühl kommt hinzu. Es ist selbstverständlich, dass nur Dachdecker und Schornsteinfeger, die schwindelfrei sind, eine solche Position einnehmen dürfen.

Manche Menschen leiden jedoch bereits unter Höhenangst und Höhenschwindel, wenn sie in einem Gebäude bis in den 2. oder 3. Stock gehen müssen. Hier ist der Wille zu stärken. Mit regelmäßigen Übungen, z. B. Treppensteigen, Bergwanderungen o.ä. lassen sich diese krankhaften Erscheinungen überwinden.

2.4 Vestibuläre Migräne

Bei der vestibulären Migräne handelt es sich um Schwindelanfälle mit einer Dauer von 5 Minuten bis zu 5 Tagen, mit oder ohne einseitige, pulsierende, mittelstarke bis heftige Kopfschmerzen, die bei Anstrengung zunehmen. Als Begleiterscheinungen treten Übelkeit und Erbrechen, Photo- und Phonophobie sowie sogenannte Migräneauren (helle, zackige Figuren) auf.

Im Unterschied zum Morbus Menière kommt es nicht zum Tinnitus und auch nicht zum dauernden Hörverlust selbst bei häufigem Auftreten. Typisch sind begleitende neurologische Symptome wie z. B. ein Taubheitsgefühl im Gesicht. Der Schwindel kann als Dreh-, Lage- oder diffuser Schwindel auftreten. Der zentral bedingte Nystagmus vermag sehr unterschiedlich zu sein.

Im Intervall erscheint der Patient subjektiv völlig beschwerdefrei. Ursache ist das pathologische Hinaufwirken von Stoffwechselprozessen in den Nerven-Sinnes-Bereich. Auch hier liegt also wieder ein relatives Überwiegen des Ätherleibes über den Astralleib vor. In der Akutphase bewährt sich die Injektion von Arsen, das eine starke astralisierende Wirkung besitzt:

- *Arsenicum album D6* (DHU) Amp. s.c. — meist nur 1 × erforderlich, bei Bedarf bis zu 1-1-1

Zur Verlagerung der Stoffwechselprozesse an ihren originären Platz verordnet man

- *Gentiana Magen Globuli velati* (Wala) — 5-5-5

oder

- *Digestodoron* (Weleda) Tabletten — jeweils 1 vor dem Essen

und

- *Amara-Tropfen* (Weleda) Dil. — 15-15-15 gtt nach dem Essen

Bei Jugendlichen hat sich die Gabe von

- *Kephalodoron 5 %* (Weleda) Tabletten 1-1-1 während der Mahlzeit

bewährt. Dieses Präparat enthält Kiesel, Eisen und Schwefel (als Eisensulfat) und wirkt regulierend auf das gestörte Gleichgewicht von Sinnes- und Stoffwechselprozessen. Die Komposition mit Honig und Wein, der beim Herstellungsprozess im Vakuum entweicht, stärkt die Ich-Kräfte.

2.5 Vertebragener Schwindel

Diese Form des Schwindels ist in der täglichen Praxis zunehmend oft zu diagnostizieren.[9] Auf die Bedeutung der Gelenke für das Gleichgewichtsempfinden wurde bereits hingewiesen. Kommt es zu einer Blockierung der Halswirbelgelenke besonders bei C2/C3, können Gleichgewichtsstörungen und Tinnitus auftreten. Manchmal bestehen auch einseitige Kopfschmerzen. Der vertebragene Schwindel verläuft nicht so heftig wie ein Menière-Anfall, in der Regel auch ohne Erbrechen. Oft finden wir nur ein Unsicherheitsgefühl.

Symptome und Befunde sind häufig sehr unterschiedlich, zum Teil gibt es sogar einen vertikalen Nystagmus. Oft liegt ein typischer Tast- und Funktionsbefund am Atlas-Querfortsatz vor. Ursache sind meist Verspannungen im Nacken-Schulterbereich (der Mensch ist „hartnäckig"), die wiederum ihre Ursache im seelischen Ungleichgewicht (Ärger, Stress usw.) haben. Blockierungen der unteren Wirbelsäulenabschnitte sind oft gleichzeitig zu finden, ebenso eine Schiefstellung im Sacroiliacalgelenk. Auch craniomandibuläre Dysfunktionen (CMD) können mit dieser Symptomatik verknüpft sein.

Als weitere Ursache kommt ein altes HWS-Schleudertrauma in Frage, das nach Jahren noch Gleichgewichtsstörungen hervorruft. Anthroposophisch gesehen bestehen hier also Verhärtungen (Sklerosen), der Ätherleib ist geschwächt, und die zu schwache Ich-Organisation kann die Sklerosen nicht verhindern.

Die manuelle De-Blockierung hat meist nur vorübergehende Wirkung. Wichtig sind Entspannungsübungen sowie eine Kräftigung der Halsmuskulatur, die ja die Wirbelsäule halten muss. Auch die Craniosacrale Therapie ist hilfreich. Medikamentös gibt man

- *Arnica/Levisticum D6 comp.* (Weleda) Amp. s.c.

akut, oder zur Dauerbehandlung

- *Betula/Arnica comp.* (Wala) Amp. s.c.

oder

- *Formica ex animale Gl D12* (Wala) Amp. s.c. 2 × wöchentlich in den Nacken

Das Präparat Betula/Arnica comp. enthält ebenfalls Formica, das den Ätherleib stärkt und hilft, Verhärtungen aufzulösen.

Hervorragend bewährt haben sich auch die Disci-Präparate von WALA, die man paravertebral ebenfalls subcutan injiziert. Die Organpräparate wirken direkt auf den Ätherleib ein [→ Kapitel XVII Pharmazeutische Aspekte]. Bei eher entzündlichen Prozessen verwenden wir

- *Disci comp. cum Argento* (Wala) Amp. s.c. 1–2 × wöchentlich

bei mehr degenerativen Veränderungen

- *Disci comp. cum Stanno* (Wala) Amp. s.c. 1–2 × wöchentlich paravertebral

Da heute viele Menschen im Sitzen vor dem Bildschirm arbeiten, sind die dadurch bedingten, oft stundenlangen einseitigen Kopfstellungen mit ursächlich für vertebragene Störungen. Da höhenverstellbare Schreibtische noch selten zur Ausstattung gehören oder nicht genutzt werden, ist es hilfreich, die Sitzhöhe des Bürostuhls in kürzeren Zeitintervallen zu variieren. Wärmeanwendungen über Nacht im Nacken-Schulterbereich fördern die Regeneration der betroffenen Muskulatur.

2.6 Optisch bedingter Schwindel

Erkrankungen wie z. B. Strabismus, Augenmuskelparesen oder ein Glaukomanfall lösen ebenfalls Schwindelgefühl aus. Hier ist die augenärztliche Therapie indiziert.

2.7 Internistische Erkrankungen

Schwindel kann durch Hypertonie, Hypotonie, Anämie, Herzklappenfehler, Subclavia-Steal- oder Adams-Stokes-Syndrom, Borreliose, Lues, Intoxikationen und Arzneimittel entstehen. Da letztere vermehrt in höherem Alter vorkommen, seien sie im Absatz *Altersschwindel* behandelt.

Die genannten Erkrankungen gehören natürlich in die Hand eines Internisten. Die häufig in Begleitung von HNO-Leiden auftretenden Kreislaufdysregulationen, die sog. „funktionellen Organstörungen" oder „vegetativen" Beschwerden, können wir als HNO-Ärzte mitbehandeln. Zur Harmonisierung des Wesengliedergefüges bei mäßiger Hypo- oder Hypertonie gibt man

- *Cardiodoron/Aurum comp.* (Weleda) Dil. 20-20-20 gtt

Gold (Aurum) ist das Metall der Sonne und des Herzens, es hilft, die Mitte wiederzufinden. Bei funktionellen Rhythmusstörungen, die zu Schwindel, Tinnitus und Schlafstörungen führen, empfiehlt sich

- *Aurum/Stibium/Hyoscyamus* (Wala) Globuli velati 5-5-5

oder

- *Aurum/Stibium/Hyoscyamus* (Wala) Amp. s.c. 2 × wöchentlich

Bei starker Erschöpfung ist die Lebensorganisation hilfebedürftig. Zur Stärkung des Ätherleibes kombinieren wir das Gold mit einer Zubereitung der Bienenkönigin:

- *Aurum/Apis regina comp.* (Wala) Amp. s.c. 1–2 × wöchentlich 1 Amp. paravertebral

bzw.

- *Aurum/Apis regina comp.* (Wala) Globuli velati 7-7-7

Bei stärkerer Hypotonie mit Gefahr einer Ohnmacht brauchen wir erneut die formenden Kräfte des Astralleibes. Arsen in Form von Skorodit als Komposition

- *Skorodit Kreislauf Inject* (Wala) bei Bedarf s.c. in den Nacken

hat sich hier bewährt. Das im Skorodit ebenfalls enthaltene Eisen kräftigt die Ich-Organisation.

Bei starker Erschöpfung und bei medikamenteninduziertem Schwindel (z. B. durch Gentamycin) hat sich in unserer Praxis auch eine Eigenbluttherapie bewährt, die wir aufgrund einer Anregung von Jens Karow (Friedrichsdorf) durchführen.

Nach der Entnahme von 2 ml Venenblut vermischt man dieses mit

- *Levico comp.* (Wala) Amp. 1
- *Organum quadruplex* (Wala) Amp. 1
- *Glandulae suprarenales comp.* (Wala) Amp. 1

Diese insgesamt 5 ml injiziert man dem Patienten intramuskulär. Die Behandlung erfolgt einmal wöchentlich über drei Monate.

Bei der Eigenbluttherapie wird dem Patienten Blut entnommen. Dadurch entfällt es sofort seinem Ätherleib. Injiziert man es wieder, so wirkt es als Fremdkörper: Das Immunsystem wird angeregt. Da die Substanz physisch aber dieselbe bleibt, können keine Allergien entstehen.

2.8 Schwindel bei Kindern und Jugendlichen

Schwindelerkrankungen waren bei Kindern früher relativ selten, in letzter Zeit nehmen sie jedoch zu. Manchmal kommt es zu einer Labyrinthitis im Zuge einer Meningoencephalitis. Selten ist ein Schwindel durch eine Labyrinthfehlbildung, einen zerebralen Tumor oder durch eine Epilepsie bedingt.

Bei älteren Kindern und Jugendlichen ist ein anfallsweiser Schwindel häufig Zeichen einer vestibulären Migräne. Meist aber handelt es sich um Inkarnationsstörungen bei mangelhafter Entwicklung der vier unteren Sinne: Tast-, Lebens-, Eigenbewegungs- und Gleichgewichtssinn.

Im Vordergrund der Therapie stehen pädagogische Maßnahmen, d.h. Pflege der unteren Sinne: häufige Geschicklichkeitsspiele, Klettern, Balancieren, Stelzen-Laufen, Einrad-Fahren usw. Sämtliche künstlerischen Therapien sind indiziert, auch das Malen und Schreiben mit den Füßen, damit das Geistig-Seelische sich bis in die Glieder inkarniert. Der Erzieher muss eine verlässliche Beziehung zum Kind aufbauen, damit es erkennt, dass die Welt gut, schön und wahr ist. Es soll sein inneres Gleichgewicht, seine Mitte finden.[10]

Medikamentös hat sich

- *Kephalodoron 5 %* (Weleda) Tabletten 1-1-1

bewährt, eine Komposition aus dem Inkarnationsmetall Eisen, Quarz und Schwefel (als Sulfat), die harmonisierend auf alle Wesensglieder wirkt. Zusätzlich gibt man

- *Cardiodoron* (Weleda) Dil. 10-10-10 gtt

zur Stärkung der Mitte, die bei diesen Kindern oft besonders schwach ist.

Äußerlich verordnen wir

- *Senfmehlfußbäder*

zur Durchwärmung des Organismus [→ Kapitel XVI Äußere Anwendungen] und

- *Aurum / Lavandula comp.* (Weleda) Creme abends

auf die Herzgegend zur Harmonisierung des Wesensgliedergefüges.

Bei Schwindelbeschwerden der älteren Kinder und Jugendlichen ist auch an den Konsum von Drogen zu denken. Alkohol, Heroin, Ecstasy und andere führen zu einer erheblichen Schwächung des Ichs, im Extremfall sind die Jugendlichen total ent-icht. Sie ruinieren sich durch die Drogen sämtliche Wesensglieder, auch den physischen Leib. Neben dem Entzug muss die Drogentherapie den Lebenswillen der Jugendlichen und die Ich-Kräfte aufbauen.

2.9 Schwindel im Alter

2.9.1 Allgemeine Grundlagen

Ebenso wie die Kinderkrankheiten Hilfen zur Inkarnation sind, so haben Alterskrankheiten den Sinn, den Menschen auf das Lebensende vorzubereiten. Die Lebens- sollen zugunsten der Bewusstseinskräfte abnehmen, das erleichtert das Loslösen der geistigen Wesensglieder vom physischen Leib. Es muss Zerstörung da sein, wenn das Geistige erscheinen soll.[11]

Der physische Abbau ist also im Alter physiologisch und sogar erwünscht, wenn er mit einer Entwicklung des Bewusstseins verbunden ist. Heute erleben wir aber oft das Gegenteil. Mit dem körperlichen Abbau geht vielfach der geistige einher. Das liegt auch an unserer materialistischen Denk- und Lebensweise. Geistige Wesensglieder werden nicht anerkannt, der Mensch identifiziert sich allein mit seinem physischen Leib und konserviert diesen so lange wie möglich. So verhärtet aber nicht nur der physische, sondern auch der Ätherleib, das unterste geistige Wesensglied des Menschen. Die Materie degeneriert nun, weil der Geist sie nicht mehr belebt.[12] So kommt es auch zu Gleichgewichtsstörungen, dem sogenannten Altersschwindel.

Gleichgewicht bedeutet immer: die Mitte finden zwischen zwei Polen. Das Ich muss das Gleichgewicht zwischen luziferischen (auflösenden) und ahrimanischen (verhärtenden) Kräften finden.[13] Unsere eigentliche geistige Wesenheit – und diese ist ja unser persönliches Ich – drückt sich also hier auf Erden auch im Gleichgewichtszustand des Menschen aus.

2.9.2 Ganzheitliche Diagnostik

Der Altersschwindel äußert sich hauptsächlich als Unsicherheitsgefühl und Schwanken. Der Mensch hat keinen sicheren Standpunkt mehr auf der Erde. Er wird langsam und unflexibel, neigt zum Stürzen und verliert dadurch das Zutrauen zu sich selbst. Schwindel gehört zu den häufigsten Beschwerden, die Patienten jenseits des 65. Lebensjahres zum Arztbesuch veranlassen. Bei den über 80-Jährigen klagen etwa zwei Drittel der Frauen und etwa ein Drittel der Männer über Schwindel. Das Sturzrisiko liegt bei den 65-Jährigen bei 30 % (einmal pro Jahr), bei den 80-Jährigen bei 50–80 %, der Mensch wird langsam „hinfällig".[14] Seelische Einflüsse spielen eine große Rolle.

Wer im Alter einmal gestürzt ist, hat Angst vor weiteren Stürzen, wird dadurch immer unsicherer und ängstlicher und fällt dadurch leichter: Es kommt zum Circulus vitiosus. Die Angst führt zu Antriebslosigkeit (das Haus wird nicht mehr verlassen), Vergesslichkeit, Gereiztheit, Schlafstörungen, Erschöpfung, Einsamkeit und Depression.

Zur Diagnosestellung ist die ausführliche Anamnese am wichtigsten. Oft ist der Schwindel mit Hypertonus, Herzinsuffizienz, Diabetes mellitus, Nierenerkrankungen oder Blockierungen der HWS verbunden. Der HNO-Spiegelbefund ist dabei regelrecht, auch die kalorische Vestibularisprüfung weist keine Besonderheiten auf.

Zeigt sich bei der Lagerungsprüfung ein pathologischer Befund im Sinne eines im Alter relativ häufigen benignen paroxysmalen Lagerungsschwindels (BPLS), so ist dieser durch entsprechende Maßnahmen (z.B. Repositionsmanöver nach Epley) zu behandeln.[15]

Das Gleichgewicht und die Orientierung im Raum sind, wie bereits beschrieben, auch vom Funktionieren des Tast-, Lebens- und Eigenbewegungssinnes abhängig. Die Tastsinnespunkte in der Fußsohle verringern sich im Alter, die Nervenleitgeschwindigkeit nimmt ab, weshalb alte Menschen langsamer reagieren. Diabetische Neuropathie und Kniegelenkarthrose sind häufiger. Die Menschen leiden unter Sehstörungen (Katarakt, Glaukom, Makuladegeneration), haben Schwierigkeiten mit einer Gleitsichtbrille umzugehen und können neue Situationen (z.B. Stufen) nicht schnell genug erkennen.[16] Selbstverständlich ist auch die im Alter zunehmende Schwerhörigkeit eine Ursache für eine verminderte Orientierung im Raum.

Da gerade ältere multimorbide Patienten eine Vielzahl von mehr oder weniger indizierten Medikamenten einnehmen, ist es hilfreich, zu wissen, welche Arzneimittel als Nebenwirkung zu Schwindelerscheinungen führen können.

Organ, Indikation	Wirkstoffgruppe
ZNS und Bewegungsapparat	Antiepileptika, Analgetika, Tranquilizer, Muskelrelaxantien, Hypnotika, Antiemetika, Antidepressiva, Anticholinergika, Dopaminagonisten, Antiphlogistika, Lokalanästhetika
Infektionen	Antibiotika, Tuberkulostatika, Antimykotika, Anthelminthika
Herz und Gefäße	Betarezeptorenblocker, Antihypertonika, Vasodilatatoren und -konstriktoren
Niere und Blase	Diuretika, Spasmolytika
Sonstige	Antiallergika, Röntgenkontrastmittel, Prostaglandine

Arzneimittelgruppen, die Schwindel als Nebenwirkung auslösen können[17]

2.9.3 Physische Veränderungen

Im Physischen kommt es zu einer zunehmenden Sklerose der Sinnesorgane, Gelenke und Gefäße, später dann zur Atrophie und Schrumpfung. Bis zum 90. Lebensjahr gehen 40 % der vestibulären Haarzellen verloren. Auch der Nervus vestibularis degeneriert. Während im Alter von 18–20 Jahren 18.000 Fasern bilateral aktiv sind, ist deren Anzahl bei über 80-Jährigen auf unter 1000 Fasern reduziert.[18] Solange dieser Abbau seitengleich erfolgt, solange also ein Tonusgleichgewicht in den Vestibulariskernen besteht, muss noch kein Schwindel entstehen. Interessant ist, dass dieser physische Abbau bei Tieren (untersucht wurden Wüstenrennmäuse) nicht in analoger Weise geschieht. Dort bleiben die vestibulären Haarzellen und Neurone bis ins hohe Alter in konstanter

Anzahl erhalten.[19] Bei Tieren ist eben der physische Abbau zugunsten einer geistigen Weiterentwicklung nicht erforderlich.

Die Form der Otolithen verändert sich im Alter: Sie werden kleiner und rundlicher, so dass sie leichter in den hinteren Bogengang geraten. Das erklärt die relative Häufigkeit des BPLS (Benigner paroxysmaler Lagerungsschwindel) im Alter.[20] Aber auch das „Leben" verhärtet: Die Fließfähigkeit des Blutes ist beeinträchtigt, es kommt zu Mikroembolien und Thrombosen. Dies verdeutlicht, dass es ein fest umrissenes Krankheitsbild „Presbyvertigo" eigentlich nicht gibt. Es handelt sich um eine Schwäche des Ätherleibes und der Ich-Organisation, verbunden mit der Multimorbidität des alternden Menschen.

2.9.4 Therapie

Therapeutisch müssen wir also die Ich-Kräfte stärken und über diese den Ätherleib aus seiner Verhärtung lösen.

Übungsbehandlung

Zur Sturzprophylaxe verwendet man heute das Therapiegerät „VertiGuard", ein Neurofeedback-System, mit dessen Hilfe die Patienten eine Verbesserung der Stand- und Gangstabilität erreichen. Das kleine Gerät, über das der Patient beim Schwanken vibrotaktile Impulse erhält, ist an der Hüfte zu tragen.[21] Es warnt den Patienten vor drohenden Stürzen.

Wir bevorzugen die Übungsbehandlung und vor allem die Heileurythmie, die Körper, Seele und Geist gleichermaßen aktiviert.

Beim Vestibularistraining handelt es sich um eine gezielte Bewegungstherapie. Dabei erfolgen Augen-, Kopf- sowie aktive und passive Körperbewegungsübungen. Lesen mit festgehaltenem Kopf und bewegtem Buch oder mit feststehendem Buch und bewegtem Kopf, Gehen auf unebenem Grund, z. B. auf Matratzen, Einbeinstand zwischen zwei Stühlen oder Gehen mit geschlossenen Augen sind einige dieser vielseitig durchführbaren Übungen.

Die Heileurythmie stärkt den ganzen Menschen. Es empfiehlt sich die Übung IAO, das dreiteilige Schreiten (auch rückwärts), die sogenannte „Evolutionsreihe" und die Übung „Ich denke die Rede".[22]

Durch Schwindel und Fallneigung entsteht die beschriebene Angst, der Patient braucht deshalb Ermutigung, sich zu bewegen. Schon Spaziergänge in Begleitung helfen weiter.

Ernährung

Selbst die Ernährung hat einen gewissen Einfluss. Wichtig ist, nicht irgendeine Diät zu kopieren. Der Patient sollte durch eigene Aufmerksamkeit herausfinden, was ihm gut tut, das stärkt die Ich-Kräfte. Die heute übliche strikte Vermeidung von Fetten ist nicht immer indiziert. Fette in Maßen (Butter und pflanzliche Öle) ernähren den Wärme-Organismus und damit die Ich-Organisation.

Walnüsse und Mandeln enthalten wertvolle Fette und stärken so das Gehirn, das zu 50% aus Fett besteht.

Auch Honig, in regelmäßigen kleinen Mengen, tut den alten Menschen gut. Ein warmer Haferbrei am Morgen mit Walnüssen, Honig und etwas Butter oder Sahne ergibt eine gute Grundlage für den Tag und macht nicht müde. Hilfreich sind ebenso rote Früchte (Beeren), die den Lebensäther und das Feuerelement anregen, oder Wurzeln (Rote Beete), die den Wärmeäther und das Erdelement ansprechen. Die rote Farbe wirkt allgemein aufweckend.[23] Zingiberaceae, der Ingwer (Zingiber officinale) und die Gelbwurz (Curcuma longa) sind Gewürzpflanzen, bei denen Erd- und Feuergeister zusammenwirken. Die Wärme- und Feuerkräfte reichen bei diesen Pflanzen bis in die Erde, bis in die knollenartigen Wurzelstöcke hinunter. So stärkt Ingwer nicht nur die Verdauungstätigkeit, sondern auch die Ich-Kräfte im Kopfbereich. Der Mensch wird wacher, aufmerksamer, Unsicherheit und Schwankschwindel lassen nach.

Selbstverständlich sind Substanzen, welche die Ich-Kräfte schwächen, wie z. B. alkoholische Getränke, zu meiden.

Arzneimittel

Ginkgo biloba, der Urwelt-Baum, hilft dem „uralten" Menschen, besonders seinem ältesten Sinnesorgan, das im härtesten, also „totesten" Knochen des Menschen, dem Felsenbein, liegt

Der Ginkgo-Baum ist weder Laub- noch Nadelbaum. Seine Blätter sind strahlig und rund zugleich. Wo bei Laubblättern die feste Mittelachse verläuft, findet beim Ginkgo bereits Auflösung der Materie statt. Er hat starke Immunkräfte, ist also resistent gegen Pilze und andere Umwelteinflüsse. Ginkgo ist „zweihäusig", also entweder männlich oder weiblich. Die männlichen Samen (Pollen) verstäubt der Wind im Mai, die Befruchtung der weiblichen Keime findet jedoch erst im Herbst statt. Die Ätherkräfte bleiben also sehr lange bewahrt. Der Extrakt aus Ginkgo-Blättern fördert bei alten Menschen die Durchblutung von Gehirn und Beinen, er stärkt die Lebens- und die Geisteskräfte.

- *Tebonin spezial 80 mg* (Schwabe) Filmtabletten 1-1-1

im monatlichen Wechsel mit

- *Scleron* (Weleda) Tabletten 1-1-1

Bei einer zu schwachen Ich-Organisation kann der Körper die Ablagerungsprodukte nicht mehr ausscheiden, es kommt zur Sklerose.

Das älteste Metall ist Blei. Es ist am meisten in die Schwere gefallen, klingt nicht und absorbiert alle Kräfte, selbst Radioaktivität.[24] Im Menschen bremst es sämtliche Stoffwechselfunktionen und führt zur Verhärtung. Bei einer zu schwachen Ich-Organisation kann der Körper die Ablagerungs-Produkte nicht mehr ausscheiden, es kommt zur Sklerose. In höherer Potenz (D12 und höher) führt Blei den Abbau wieder in die Ich-Organisation zurück, die Ausscheidung findet statt.[25] Diesen Vorgang fördert die

Beimengung von Honig im Präparat Scleron, da die kosmischen Wärmekräfte der Biene das Ich stärken.

Im Hochgebirge sehen wir die Wesensglieder des Menschen in der Natur wie gespiegelt ausgebreitet: In den Tälern und niedrigeren Lagen (üppiger Baumwuchs) dominieren die Lebenskräfte (Ätherleib), in höheren Lagen, über der Baumgrenze, liegen die bunten Almwiesen, die Pflanzen sind kleiner und differenzierter, wir sind im Bereich des Seelischen (Astralleib). Noch höher, im Bereich des kahlen Felsens, dominiert der Geist (Ich).

Eine typische Pflanze der oberen Almwiesen, an der Grenze zum Fels und immer auf Quarzboden, ist die Arnika (Arnica montana), mit stark ausgeprägter Wurzel und Blüte, jedoch schwachem Blattwuchs. Sie wächst sozusagen am nächsten zum Himmel.[26] Ihre Wirkung entspricht der von Quarz, dem reinen Bergkristall als Repräsentant des Geistigen. Die meisten Altersbeschwerden lassen sich deshalb mit Arnika oder Quarz behandeln, diese harmonisieren den Alterungsprozess und sorgen dafür, dass sich der Geist in der richtigen Weise vom Körper lösen kann. Eine zu starke Verhaftung des Geistes mit dem Körper macht unfrei und kann eine Mit-Ursache für Schwindel und Alters-Demenz sein.

- *Quarz D20* (Weleda) Amp. s.c. — 1 × wöchentlich

Für Schwerhörigkeit, Schwindel und Tinnitus im Alter hat sich die Kombination von Arnika mit Blei und den entsprechenden Organpräparaten bewährt.

- *Arnica/Plumbum comp. B* (Wala) Amp. s.c. — retroauriculär 1 × wöchentlich über 2–3 Monate

Das Edelweiß – z. B. im Präparat

- *Gnaphalium comp.* (Wala) Amp. s.c. — 1 × wöchentlich über 6 Monate

enthalten – ist ebenfalls eine Pflanze an der Grenze zum Unbelebten, sie wächst jedoch auf Kalkboden und bildet dort die allerschönsten Blütenstände. So lässt sich die Lebensorganisation am Übergang zur geistigen Welt im Felsen und im Felsenbein (in der Natur und im Menschen) noch einmal harmonisch anregen.[27]

Eine weitere Pflanze zur Behandlung des Altersschwindels ist Conium maculatum, der gefleckte Schierling, eine stark astralisierende Pflanze, die in homöopathischer Dosis eine Lockerung des Astralleibes bewirkt.

- *Conium maculatum D6* (DHU) Amp. s.c. — 3 × wöchentlich

Sie ist daher besonders angezeigt, wenn der Altersschwindel mit Verdrießlichkeit und Depression einhergeht. Conium ist zusammen mit Cocculus und Ambra (ein Ausscheidungsprodukt des Pottwals, das nervenberuhigend wirkt), enthalten im

■ *Vertigoheel* (Heel) Amp. oder Tabletten	täglich 1 Amp. oder bis zu 10 Tabletten im Mund zergehen lassen

Cocculus und Glonoinum (Nitroglycerin) wirken entkrampfend, entspannend und harmonisieren das Verhältnis zwischen Äther- und Astralleib so, dass sich die Durchblutung verbessert. In Kombination sind beide enthalten im Präparat

■ *Vertigo Hevert* (Hevert) Dil.	10-10-10 gtt

Phosphor, der „Licht-Träger", fördert das klare Denken und die Konzentration, regt Atmung und Herzbewegung an und sorgt so für einen klaren Kopf. Allein oder in Kombination mit Silicea hat er einen positiven Einfluss auf den Schwindel im Alter.

■ *Phosphorus D12* (Weleda) Dil.	10-10-10 gtt
■ *Phosphorus D12* (Wala) Globuli velati	5-5-5

2.10 Geistiger und sozialer Schwindel

Bei Menschen, welche die geistige Welt ablehnen, für die mit dem Tod alles zu Ende ist, entsteht bei Annäherung an diesen Zeitpunkt eine Perspektivlosigkeit. Diese führt zu Resignation („es ist sowieso alles egal") oder zu übertriebener Genusssucht („ich will wenigstens noch Spaß haben"). Beides beruht auf „Schwindel" und kann schwindelig machen.

Im Sozialen basiert der Schwindel meist auf Egoismus. Wenn wir mit Grundstücken, Aktien oder virtuellen „Finanzprodukten" spekulieren, missbrauchen wir das Geld, das eigentlich nur Tauschmittel für wirkliche Produkte oder Leistungen sein darf. Wir leben auf Kosten anderer, auch zukünftiger Generationen. Das ist Schwindel, Betrug. Subventionen dienen Gruppen-Egoismen, sie verfälschen die Preise. Egoismus ist eben gerade ein Ausdruck der Schwäche des Ichs.[28]

Die virtuelle Welt hat unsere reale Welt schon so weit durchdrungen, dass wir sie kaum noch zu trennen vermögen. Wie können wir unsere Kinder schützen, sich in einer Scheinwelt zu verlieren?

Die wichtigste Prophylaxe besteht darin, dem Kind in seiner Entwicklung möglichst reale, echte Sinneserlebnisse zu gönnen und es vor Täuschungen zu bewahren. Man sollte mit dem Kind singen, anstatt Konservenmusik ablaufen zu lassen, und man sollte es vor virtuellen Bildern wie Fernsehen und Computer bis zum siebten Lebensjahr schützen. Kinder sollten natürliche Dinge tasten, fühlen, schmecken, riechen, sehen und hören, der Schwindel kommt noch früh genug. Inneres Gleichgewicht, Wahrheit und seelische Ruhe finden wir nur, wenn wir eine sichere, reale Basis haben. Nur dann werden wir diesen ganzen Schwindel als solchen erkennen und uns abgrenzen.

Aufgabe der Pädagogik ist es nicht, das Kind zu einem intelligenten „Pseudo-Computer" zu formen, sondern ihm Gelegenheit zu geben, sich zu einem freien, kreativen, kritischen, verantwortlich handelnden und liebevollen Menschen zu entwickeln. Auch dafür haben wir Ärzte im Rahmen unserer Beratungstätigkeit (Salutogenese) eine gewisse Verantwortung.

Literatur

1 Nach Fitger, R.: Schwindel aus neurologischer Sicht. Der Merkurstab 2016; 69 (5) S. 373–389.

2 Blödow, A.: Rationeller Einsatz moderner Vestibularisdiagnostik in der KV-Praxis. Vortrag am 23.11.2019, Charité Berlin bei der Herbsttagung der Oto-Laryngologischen Gesellschaft zu Berlin.

3 Meister, D.: Schwindel aus HNO-ärztlicher Sicht. Der Merkurstab 2016; 69 (5). S. 390–394.

4 Schaaf, H.: Morbus Menière. Springer-Verlag Berlin Heidelberg 2009. S. 42–57.

5 www.kimm-ev.de/schaaf-vortrag (Abfrage Juli 2020).

6 Steiner, R.: Geisteswissenschaft und Medizin (GA 312). Rudolf Steiner Verlag Dornach 1985. S. 143.

7 Grätzel von Grätz, P.: Der Schwindel – Forschung, Diagnose, Therapie. Bundesministerium für Bildung und Forschung Berlin 2011.

8 Basta, D.: Sturzgefahr im Alter. Vortrag im Unfallkrankenhaus Berlin am 4.12.2010.

9 von Heymann, W.: Kopfschmerz, Schwindel, Tinnitus und Halswirbelsäule. Manuelle Medizin 2015; 53 (5). S. 361–373.

10 Glas, N.: Gefährdung und Heilung der Sinne. Mellinger Verlag Stuttgart 1976.

11 Husemann, F., Wolff, O. (Hrsg.): Das Bild des Menschen als Grundlage der Heilkunst. Band II. Verlag Freies Geistesleben Stuttgart 1986. S. 128–133.

12 Fintelmann, V.: Alterssprechstunde. Verlag Urachhaus Stuttgart 1999.

13 Steiner, R.: Die Sendung Michaels (GA 194). Rudolf Steiner Verlag Dornach 2003. 5. Vortrag.

14 Schneeberg, E.: Sturzprophylaxe und Posturografie. Vortrag auf der 44. Fortbildungsveranstaltung für HNO-Ärzte in Mannheim 2010.

15 Ebd.

16 Basta, D.: Sturzgefahr im Alter. Vortrag im Unfallkrankenhaus Berlin am 4.12.2010.

17 Nach Stuckrad-Barre, S. v., Kriegstein, K. v., Kleinschmidt, A. et al.: Leitsymptom Schwindel – Ein häufiges Symptom mit unterschiedlichen, aber oftmals gut behandelbaren Ursachen. Hessisches Ärzteblatt 2002; 63 (5). S. 261–266.

18 Westhofen, M.: Schwindel im Alter. In: Plinkert, P., Klingmann, C. (Hrsg.): Hören und Gleichgewicht im Blick des gesellschaftlichen Wandels. Springer Verlag Berlin Heidelberg 2010. S. 161–172.

19 Ebd.

20 Hamann, K.-F.: Veränderungen des vestibulären Systems im höheren Lebensalter. In: Plinkert, P., Klingmann, C. (Hrsg.): Hören und Gleichgewicht im Blick des gesellschaftlichen Wandels Springer Verlag Berlin Heidelberg 2010 S. 145–151.

21 Basta, D.: Sturzgefahr im Alter. Vortrag im Unfallkrankenhaus Berlin am 4.12.2010.

22 Bischof, A.-S.: Heileurythmie bei alten Menschen. Der Merkurstab 1994; 48 (3). S. 286–294. Heigl, M.-I.: Das Tor zu den heilenden Kräften. Ein Aspekt der Übung „Ich denke die Rede". Der Merkurstab 1990; 44 (3) S. 186–188.

23 Schikarski, C.: Morbus Alzheimer – Krankheitsverständnis und Therapie. Der Merkurstab 2009; 62 (5) S. 470–475.

24 Hauschka, R.: Substanzlehre. Vittorio Klostermann Verlag Frankfurt/Main 1990. S. 221.

25 Steiner, R., Wegman, I.: Grundlegendes für eine Erweiterung der Heilkunst nach geisteswissenschaftlichen Erkenntnissen (GA 27). Rudolf Steiner Verlag Dornach 1977.

26 Pelikan, W.: Heilpflanzenkunde. Band 1. Verlag am Goetheanum Dornach 2012. S. 247.

27 Ebd. S. 258–260.

28 Tradowsky, P.: Der Ruf des Ich. Ich-Krise und Ich-Heilung. Verlag für Anthroposophie Dornach 2011.

KAPITEL VIII
Nasennebenhöhlenerkrankungen

DIRK MEISTER · BERND OELMÜLLER

DIRK MEISTER

1. Einführende Betrachtungen zu Infekten der oberen und unteren Atemwege

Am Thema Erkrankungen der Nasennebenhöhlen und der Atemwege sei im Folgenden dargestellt, wie sich die aus Anatomie, Embryologie und Physiologie bekannten Befunde unter den oben geschilderten drei funktionellen Gesichtspunkten – Wesensglieder, Dreigliederung und Polarität – in die HNO-Heilkunde integrieren lassen. Am Ende ergibt sich daraus eine Ratio für eine Therapie, die nicht nur Symptome beseitigt, sondern einen echten Heilungsprozess initiiert.

Dabei lassen sich im Verlauf dieses Buches aus didaktischen Gründen Wiederholungen der Grundprinzipien nicht vermeiden.

Schon der normale Ablauf einer HNO-ärztlichen Untersuchung ermöglicht einen ersten Überblick über den Zustand der vier Wesensglieder, da der HNO-Arzt durch die Inspektion der Höhlungen des Schädels, in die er mit entsprechender Untersuchungstechnik direkt oder indirekt Einblick nimmt, seine Hauptbefunde erhebt: Mund-, Nasen-, Nasenneben- und Mittelohrhöhlen. Darin zeigt sich Folgendes:

1. An der Situation des physischen Leibes ist erkennbar, wie diese Hohlräume in die Schädelknochengestaltung hinein plastiziert sind.
2. In den Lebens- und Bildekräften der Schleimhäute, die alle diese Höhlungen als Kontinuum auskleiden, stellt sich die Lebensaktivität des Bildekräfteleibes (Ätherleibes) dar.
3. In der Farbigkeit der Schleimhaut, ihrem Wechsel von Rötung und Blässe und in der stets mit dem rhythmischen Atemvorgang in Verbindung stehenden Belüftung dieser Höhlen – der Innenraumbildung – sehen wir Merkmale der Beseelung (griechisch: pneuma) und darin das Wirken der astralischen Organisation.
4. Im Zusammenspiel von Atmung, Mund- und Zungenbewegung und dem Kehlkopf äußert sich in der Sprache der geistige Wesenskern des Menschen – sein Ich – und verleiht der menschlichen Individualität Ausdruck.

Um sich aus der beschränkten, kopfzentrierten „HNO-Perspektive" zu lösen und Schritt für Schritt in eine ganzheitliche, den gesamten menschlichen Organismus einschließende Blickweise hinüber zu treten, ist es hilfreich, die anatomische Struktur, die uns bei der Untersuchung sozusagen ins Auge springt, in ihrer Gesamtheit zu erfassen. Es ist die

Schleimhaut. In ihrer Gesamtausdehnung, wie sie sich zwischen Mundhöhle und Anus durch das Körperinnere hindurch zieht, verbindet sie als ein Hohlorgan die drei Funktionsbereiche des Leibes, wie oben im Sinne der Dreigliederung charakterisiert:

- In die tapetenartig die Höhlungen des Kopfes auskleidenden Schleimhäute sind **Nerven-Sinnes-Funktionen** eingebettet: im Mittelohr das Hören, in Nase, Rachen und Mundhöhle Riechen und Schmecken.
- Nach distal führt der Weg über Kehlkopf und Trachea in die Lunge und dient somit im Brustkorb mit der Atmung dem **Rhythmischen System.**
- Die Speiseröhre führt in die Verdauungsorgane der Bauchhöhle und damit in die größte Schleimhautausdehnung im Zentrum des **Stoffwechselsystems.**

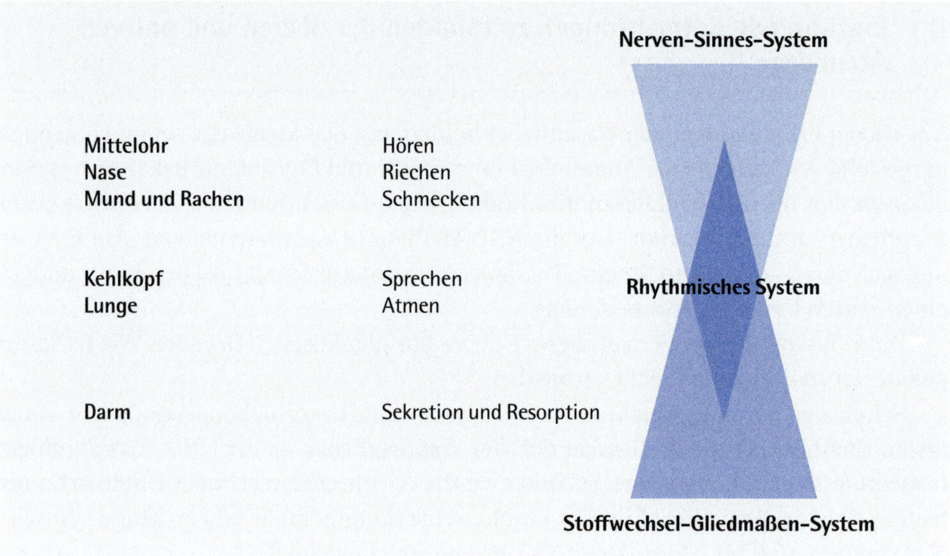

Schleimhautfunktion vor dem Hintergrund der Dreigliederung

Embryologie

Der Blick auf die Embryonalentwicklung lässt erkennen, dass die drei genannten Strukturen gemeinsamen Ursprungs sind. Es ist der Urdarm, der eine entsprechende Gliederung erfährt:

- Vom **Kopfdarm** aus, der die Schleimhaut von Mund- und Nasenhöhle bildet, entwickeln sich nach Umwandlung der seitlichen Schlundtaschen Funktionen des Atemgeschehens: Schallerzeugung im Kehlkopf, Schallleitung im Mittelohr. Aus dem **Vorderdarm** gehen neben der Bildung von Pharynx, Oesophagus, Magen und oberem Teil des Duodenums als wesentliche Organe die Lunge mit Trachea und die Bronchien hervor.
- Vom **Mittel- und Hinterdarm** her entwickeln sich die verbleibenden Darmabschnitte inklusive Sinus urogenitalis.

So gesehen kann man von einem „Schleimhautorgan“ sprechen, das auf diese Weise Kopf, Brust und Bauchraum verbindet.

Auch feingeweblich liegen in den drei Bereichen prinzipiell gleiche Grundstrukturen vor. Es handelt sich um Epithelgewebe, dessen funktionelle Eigenschaften je nach Lokalisation unterschiedlich in Erscheinung treten, aber sich folgenden Grundfunktionen zuordnen lassen:

1. **Stoffwechseltätigkeit**: Über die Schleimhäute findet Substanzaustausch statt: Aufnahme von Medikamenten über Nasen- und Mundschleimhaut, Bildung eines Schleimfilms auf der Oberfläche, Gasaustausch in der Lunge, Nahrungsaufnahme und Ausscheidung in Magen und Darm.
2. **Rhythmische Bewegungsvorgänge**: Im Bereich der oberen und unteren Atemwege findet sich hochfrequentes Flimmerepithel in feiner Schicht auf der Schleimhautoberfläche. Im Bronchialbereich tritt die Tätigkeit glatter Muskulatur in der Adventitia von außen hinzu. Im Verdauungstrakt entfaltet die von außen einwirkende Muskeltätigkeit bis in das Stroma der Darmzotte in der Peristaltik intensivste Tätigkeit.
3. **Grenzbildung**: Die Schleimhaut ist, auch wenn sie sich im Inneren des Körpers befindet, eine Begegnungsfläche mit der Außenwelt. Der menschliche Organismus ist bestrebt, sich nach innen und außen abzugrenzen, um selbst zu entscheiden, welcher Prozess oder Stoff diese Grenze überschreiten darf. Es ist das Immunsystem, das die Wächterfunktion wahrnimmt. Die Ultrastruktur des Gewebes unterstützt diese Aufgabe mit einem festen Gewebsverbund der einzelnen Epithelzellen durch Anheftungsproteine. Wesentlich für die zum Lumen gerichtete Abdichtung sind dabei Strukturen, die als Zonulae occludentes mit dem Begriff tight junctions bezeichnet werden. Deren Funktion wiederum bedarf aktiver Mitarbeit eines intakten Mikrobioms. Bei mangelhafter Besiedlung tritt Lockerung bis Öffnung dieser Verbindungen auf. Es entsteht ein „Leck“ (leaky gut) als mögliche Ursache u. a. für chronische Entzündungen.

Das Prinzip der **Polarität** zeigt sich darin, dass Grenzbildung durch Membranstrukturen und Wahrnehmung des Immunsystem funktionell dem Nerven-Sinnes-System zuzuordnen sind und damit konträr zu den dynamischen Prozessen des Stoffwechsels stehen.

2. Nasennebenhöhlenentzündung

In der ambulanten HNO-Praxis hat die Behandlung entzündlicher Erkrankungen einen hohen Stellenwert. Das Auftreten in akuter Form und die Problematik der zunehmenden Chronifizierung sind von großem Allgemeininteresse. Nasennebenhöhlenentzündung dürfte dabei eine der am häufigsten gestellten Diagnosen sein.

Eine Sinusitis ist per definitionem eine entzündliche, von Viren oder Bakterien begleitete Veränderung der Schleimhaut der Nasennebenhöhlen. In den vergangenen Jahrzehnten stand antibiotische Behandlung im Vordergrund und ist teilweise mit verantwortlich für die Resistenzproblematik. Inzwischen wurde deutlich, dass überwiegend Viren als Auslösefaktoren anzusehen sind. Eine Antibiose ist nur erforderlich, wenn die Schleimhaut nicht mehr im Stande ist, ihre physiologische Keimbesiedelung in ausbalanciertem, gesundem Zustand zu halten und sich pathogene Keime, die eigentlich nur eine geringen Anteil des Mikrobioms darstellen, ungehemmt vermehren.

2.1 Grundsätzliches zur Entzündung

Zunächst erscheint es sinnvoll, den Vorgang einer Entzündung phänomenologisch anzusehen. Eine Entzündung ist eigentlich ein Stoffwechselvorgang. Etwas dem Leib Fremdes soll überwunden bzw. ausgeschieden werden, um zu gesunden. Der Organismus setzt das nicht zu ihm Gehörige aus sich heraus. Es findet zunächst Abbau statt, damit im anschließenden Aufbau am Ende dieses Prozesses ein gesunder Zustand eintritt. So gesehen ist die Entzündung gesteigerte Eigenaktivität, die man nach ihrem Sinn befragen muss. Denn die Entzündung ist „zu etwas gut" und nicht nur „Folge von". Das legt den Gedanken nahe, ihr nicht mit einer „Anti"-Haltung zu begegnen, sondern mit den gesundenden Kräften zusammenzuarbeiten.

Es ist sinnvoll, die pathophysiologischen Wesenszüge einer Entzündung unter dem Blickwinkel der oben angeführten funktionellen Gliederungen anzusehen. Es eröffnen sich dann neue Perspektiven für sichere Behandlungswege, welche die Antibiose zwar nicht immer vermeiden, aber auf ein geringes und dann notwendiges Maß reduzieren lassen.

In der Anschauung beobachtet man die vier klassischen Qualitäten der Entzündung nach Aulus Cornelius Celsus (26. v. Chr. – 50 n. Chr.): *Calor*, *Dolor*, *Tumor* und *Rubor*.

An der messbar gesteigerten Wärme (*Calor*) ist die Eigenaktivität des Organismus ablesbar.

Im Schmerz (*Dolor*) drückt sich eine verstärkte seelische Wahrnehmung des Leibes aus.

Mit *Tumor* ist die flüssig-halbfeste Schwellung gemeint als Ausdruck gesteigerter vitaler Stoffwechselprozesse und vermehrter Ex- und Transsudation bei drohenden oder stattfindenden Auflösungsvorgängen vorher ausdifferenzierter Gewebsstrukturen.

Im *Rubor* zeigt sich die Hyperämie, die über die Zirkulation die im Entzündungsprozess benötigten Substanzen heranschafft.

So ergeben sich folgende Beziehungen zu den vier Wesensgliedern:

Calor	Fieber, Hyperthermie	Ich
Dolor	Empfinden, Schmerz	Astralleib
Tumor	Quellung, Ödem	Ätherleib
Rubor	Hyperämie, Substanzstrom	Physischer Leib

Auch die Dreigliederung des menschlichen Organismus lässt sich im Ablauf der Entzündung erkennen. Vom Grundprinzip her ist eine Entzündung ein Stoffwechselprozess, den in seinem Ablauf aber das Nerven-Sinnes-System moduliert. So tritt in der ersten Phase das formende Prinzip des Nerven-Sinnes-Pols in den Hintergrund, damit

Substanzauflösung stattfinden kann. In der abschließenden aufbauenden Heilphase werden die gestaltenden Kräfte des Nerven-Sinnes-Pols wieder intensiv tätig.

Das Rhythmische System gestaltet dabei den zeitlichen Ablauf, der sich im Temperaturverlauf (remittierendes, undulierendes Fieber) abbildet.

Form, Gestaltung	Nerven-Sinnes-System
zeitlich geordneter Entzündungsverlauf	Rhythmisches System
Stoffwechselprozess der Entzündung	Stoffwechsel-Gliedmaßen-System

Girke spricht von einer Tag- und Nachtseite der Entzündung und stellt den Ablauf in folgendem Schema dar:

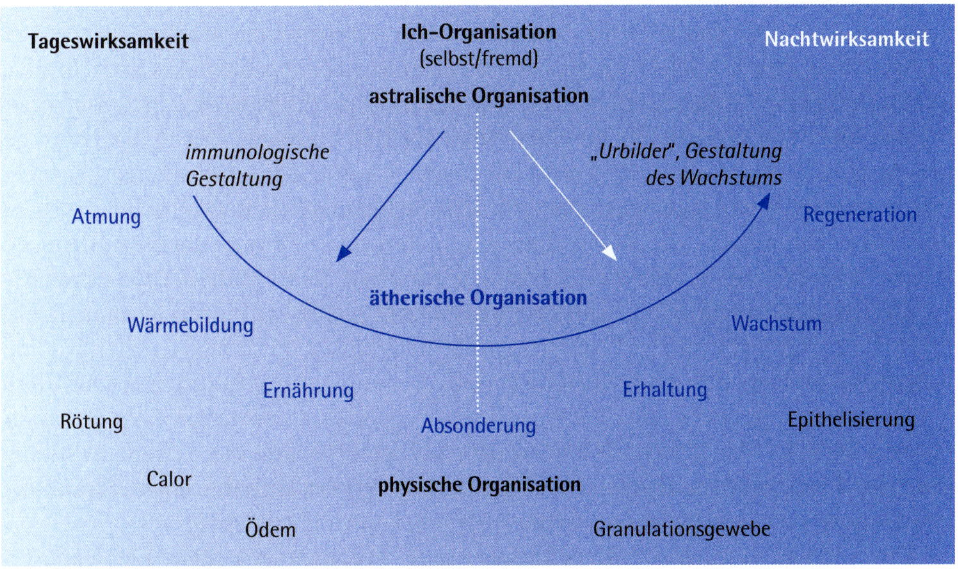

Das Wirken der Wesensglieder in den polaren Entzündungsphasen[1]

Tritt jedoch die Situation ein, dass entweder der aufbauende Stoffwechselprozess nicht stark genug ist oder die Formkräfte des Nerven-Sinnes-Pols zu massiv einwirken, dann erfüllt die Entzündung nicht ihre Aufgabe, eine die Integrität des Organismus störende Fremdqualität zu überwinden, und es kommt zu einer chronischen Inflammation.

Es ist zu erkennen, dass sich das Entzündungsgeschehen in der Polarität von Stoffwechsel- und Nerven-Sinnes-Pol abspielt. Den auflösenden Inflammationsvorgängen stehen die strukturbildenden Aufbaukräfte gegenüber.

Betrachtet man den Kopf unter funktionell-anatomischen Gesichtspunkten, so tritt wiederum das Dreigliederungsprinzip hervor:

- In der oberen Region überwiegt der Nerven-Sinnesanteil. Den HNO-Arzt interessiert im Nasendom die Riechfunktion.
- Im mittleren Bereich begegnen wir der Nasenhaupthöhle und den Nebenhöhlen, die durch rhythmische Prozesse der Atmung charakterisiert sind.

- Die Mundhöhle mit dem beweglichen Unterkiefer ist dem Stoffwechsel-Gliedmaßen-System zu zuordnen. Sie dient der Nahrungsaufnahme und zeigt in der Kaufunktion Gliedmaßenbeweglichkeit.

Wie entsteht eine Sinusitis? In erster Linie kommt ursächlich eine „Erkältung" in Betracht. Das ist gleichbedeutend mit einer Schwächung der Ich-Organisation, die sich über die Wärme mit den Wesensgliedern verbindet. Dabei ist, wie oben erwähnt, nicht nur die physische, sondern auch die seelische Wärme gemeint. Dieser Gesichtspunkt bedarf besonders in unserem gegenwärtigen Lebensumfeld besonderer Beachtung. Immer mehr Tätigkeitsfelder fordern dem Nerven-Sinnes-Bereich Kräfte ab. Stress ist die gängige Bezeichnung, ein Vorherrschen von Kopfarbeit. Es handelt sich dabei um abbauende „kältende" Abläufe. Der Sprachgenius sagt es uns: „Bewahre einen kühlen Kopf, fälle eiskalte Entscheidungen, alles ist cool". Eine Studie der Stanford University stellte fest, dass zwischen 1860 und 2017 die durchschnittliche Körpertemperatur um 0,5 °C abgenommen hat.[2] Eine Vorliebe für kaltes, blaues Licht ist zu beobachten. Aus Bildschirmen strahlt Helligkeit mit hohem Blauanteil und bewirkt bei Übermaß Schlafstörungen, indem die Melatoninbildung, die für einen gesunden und ausreichenden Schlaf sorgt, gehemmt wird. Die nächtliche Regenerationsphase (=Aufbauphase) bietet dem tagsüber stattfindenden Abbau nicht mehr das erforderliche Gegengewicht. Das bedeutet also, es liegt eine Schleimhaut vor, die in ihrer wahrnehmenden Seite (= Immunsystem) geschwächt ist. Das sind ideale Voraussetzungen für Viren, in die Mukosa einzudringen.

Dementsprechend hat sich auch das Erscheinungsbild einer Sinusitis gewandelt. Vor drei bis vier Jahrzehnten stand eher bakterielle Beteiligung mit massiven Eiterabsonderungen im Vordergrund, heute überwiegt virale Genese. Anknüpfungspunkte für Viren bestehen dort, wo geschwächte Nerven-Sinnes-Verhältnisse und verminderte Wahrnehmung bestehen – das bezieht sich besonders auf das Erkennen von Fremdeinwirkung durch das Immunsystem. Damit ist auch gesagt, dass für das Eintreten einer Erkrankung eine Disposition vorliegen muss und der Begriff Erreger nicht zutrifft.[3]

Letztendlich ist auch die Konstitution *ein* zu beachtender Faktor. Ein *schlanker* Mensch, der in seinem Stoffwechsel wenig Wärme entstehen lässt und zu kalten Füßen neigt, mag eher betroffen sein als eine gut durchwärmte Person.

Damit sind die Voraussetzungen dargestellt, denen sich nun eine entzündliche Qualität entgegenstellt. Es entfaltet sich ein Vorgang, der zunächst mit Abbau und Schmerzempfindungen einhergeht, um nach erfolgter Bereinigung eine Basis für Regeneration und Neuaufbau zu bilden. So gesehen liegt in dem Auftreten einer Entzündung schon der Beginn des Heilungsprozesses.

Pathophysiologisch und molekularbiologisch stellen sich diese Vorgänge so dar, dass Zytokine kaskadenartig – ausgelöst durch geschädigtes und abgestorbenes Gewebe in der Nachbarschaft von Endothelzellen, Fibroblasten, Makrophagen, Granulocyten und Lymphocyten – Interleukinen, Tumornekrosefaktor (TNF), Interferone u. a. freisetzen. Diese lösen die Bildung von Cortisol und sogenannten Akute-Phase-Proteinen wie z. B. C-reaktivem Protein (CRP) aus, um damit Gewebsschädigungen einzugrenzen und Heilungsprozesse einzuleiten.

Zahnärztliche Bemerkungen

Förderlich für Nasennebenhöhleninfektionen sind beengte Raumverhältnisse im Mittelgesicht, insbesondere im Oberkiefer, die eine kieferorthopädische Behandlung angeraten sein lassen, da der Gaumen den Boden der Nasen- und Kieferhöhle bildet.

- Dies ist oft erkennbar an Beeinträchtigungen der Mundfunktionen wie Schluck-, Kau-, Sprech- und Stimmbildungsstörungen, „Fremdkörper" im weitesten Sinne,
- wie devitale Zähne, ungünstig durchgeführte Wurzelkanalbehandlungen, die zu chronischen Sinusitiden führen,
- Implantatversorgungen mit schwierigen Verläufen,
- Verwendung von für den Patienten unverträglichen Materialien in der Zahnmedizin,
- Anlagen überzähliger Zähne, Zahndurchbruchstörungen, retinierte Zähne (meist Weisheitszähne).

In all diesen Fällen sind therapeutische Abhilfen möglich [→ Kapitel XIV 4. Entzündliche Erkrankungen im Überschneidungsgebiet der HNO- und Zahnheilkunde.].

2.2 Diagnostik der Sinusitis

Wie oben schon erwähnt, hat sich das Erscheinungsbild der Sinusitis den Zeitverhältnissen entsprechend verändert. Schnupfen oder Einschränkungen der Nasenatmung stehen oft nicht im Vordergrund. Es kommt nicht selten vor, dass der Patient bei allgemeiner Abgeschlagenheit eher über Reizhusten oder Kehlkopfsymptome wie Räusperzwang und Stimmveränderungen klagt. Erst die Sonografie der Nebenhöhlen offenbart dann die Flüssigkeitseinlagerungen in den Schleimhäuten. Generell sollte bei Bronchitiden, besonders auch bei Kindern, eine Untersuchung der Nebenhöhlen stattfinden. Wenn der Begriff Atemwege benutzt wird, schließt das logischerweise ein, dass obere und untere funktionell immer als Einheit – weltläufig ausgedrückt: United Airways – wahrzunehmen sind. Der Begriff *sinubronchiales Syndrom* bezeichnet korrekt die pathologische Situation.

2.3 Therapie

Die im Folgenden dargestellten Therapiemaßnahmen haben sich in einigen Jahrzehnten bewährt. In Zeiten weiter zunehmender Resistenzentwicklung gegen Antibiotika sei hervorgehoben, dass diese nur in seltenen Fällen zusätzlich gegeben werden mussten. Das erwies sich dann als notwendig, wenn zur Wiederherstellung der Selbstregulation des Mikrobioms der Schleimhäute die überhand nehmenden pathologischen Keime zu eliminieren waren.

Ein wichtiger Faktor für das Entstehen eines Infektes ist der gestörte Wärmehaushalt des betroffenen Menschen. Wärme ist das Element, in dem die Ich-Organisation beheimatet ist, die dafür sorgt, dass alle Wesensglieder im rechten Verhältnis zueinander wirksam sind und damit Gesundheit gewährleisten. Eine Erkältung – und damit muss nicht ausschließlich äußerer Temperatureinfluss gemeint, es kann auch eine seelische Situation dahinter verborgen sein („es läuft mir kalt den Rücken herunter") – macht den Menschen sofort anfälliger gegenüber Fremdeinwirkungen. Die natürliche Reaktion besteht in erhöhter Wärmeproduktion des Organismus, die sich im Idealfall zum Fieber steigert, das als Selbstheilungsvorgang die Vermehrung der Viren behindert. Fiebersenkende Maßnahmen begünstigen die Vermehrung der Viren.

Unsere heutige Zivilisation – modern gesprochen: unser Lifestyle – bewirkt, dass viele Menschen nicht mehr fiebern können. Es ist schon erfreulich, wenn Patienten erhöhte Temperaturen angeben.

Daher sind die alten Hausmittel mit Wärmeanwendungen innerlich und äußerlich richtig:

heiße Fußbäder, Lindenblütentee, heiße Ingwerwurzelaufgüsse, Holunderblütentee oder heißer Holundersaft, Kopfdampfbäder [→ Kapitel XVI Äußere Anwendungen]

Die Initialphase der Entzündungen ist gekennzeichnet als abbauender Stoffwechselprozess, den die strukturierende Einflussnahme des Nerven-Sinnes-Systems moduliert. Daher sind Medikamente hilfreich, welche die Dynamik des astralisch abbauenden Impulses dämpfen.

Diese Fähigkeit ist der Heilpflanze *Aconitum napellus* (Eisenhut) gegeben.

Eine breite Kombination mit einer Aconitumkomponente findet sich in den beiden in der Zusammensetzung fast identischen Präparaten *Infludoron Streukügelchen* (Weleda) und *Infludo, flüssige Mischung* (Weleda). Besonders bewährt hat sich der Einsatz von *Infludoron* als Mittel der ersten Wahl. Da ein Virusinfekt sich oft im ersten Stadium durch zunächst noch harmlose, katarrhalische Vorboten ankündigt, kann man ein weiteres Fortschreiten abwehren durch die Einnahme von

- *Infludoron* (Weleda) Globuli — alle 20–30 Min. 7–10

So gelingt es in vielen Fällen, dass nach wenigen Einnahmen der Organismus erste eingedrungene Viren eliminiert und eine weitere Inkubation verhindert.

Die wesentlichen darin wirksamen Substanzen sind:
Phosphor, der bei Raumtemperatur spontan entflammt, offenbart seine „entzündliche" Qualität in seiner formauflösenden, dynamischen und wärmebildenden Wirkung.
Aconit mäßigt die oft mit Schmerzen verbundene abbauende Tendenz, und *Ferrum* unterstützt die Ich-Organisation in ihrem restrukturierendem Impuls.

Kommt es jedoch zur Manifestierung des Infektes, empfiehlt sich ein Wechsel auf

- *Infludo* (Weleda) Mischung — an den ersten 2–3 Tagen 2-stündlich 8–10, danach ausklingend bis zur Genesung 5–3 × 8–10 gtt

oder auf ein Präparat, das ähnliche Substanzen beinhaltet:

- *Metavirulent* (meta Fackler) Dil. in den ersten 2–3 Tagen 2-stündlich 10, dann ausklingend bis zur Genesung 5–3 × 10 gtt

Da die aktuell im Umlauf befindlichen Virustypen je nach Jahr und Jahreszeit wechseln, kann die Effektivität der angewandten Medikamente unterschiedlich ausfallen.
In der Behandlung der Sinusitiden kommt es im Wesentlichen darauf an, die Grundfunktionen der Schleimhaut wiederherzustellen: Stoffwechsel und Grenzbildung.

Um einen gesunden Zustand der Nebenhöhlen zu erreichen, ist von einer drei- bis vierwöchigen Behandlungsdauer auszugehen. Die bestehenden Schwellungen und Abbausubstanzen weisen auf zu viel Stofflichkeit in Bereichen hin, die eigentlich lufthaltig und -durchgängig sein sollten. Das heißt, es befindet sich zu viel Stoffwechsel am falschen Ort. Durch Anregung und Hinlenkung der Stoffwechselaktivität in den unteren Bereich des Menschen (Stoffwechsel-Gliedmaßen-System) lässt sich die überschießende Fülle im Nasennebenhöhlenbereich abbauen.

Bitterstoffe wirken kräftigend auf die Verdauungsvorgänge. Auch in den Schleimhäuten des Kopfes finden sich Bitterstoffrezeptoren.

Gentiana lutea (Enzianwurzel) zählt zu den bittersten Pflanzensubstanzen. Gentiana ist u. a. als Bestandteil im Präparat

- *Sinupret forte* oder *extract* (Bionorica) 3 × 1

enthalten und wird daher auch in der anthroposophischen HNO-Praxis häufig verordnet.

Ein weiteres Präparat ist:

- *Sinudoron* (Weleda) Mischung 3 × 10–15 gtt

Es enthält *Quarz* (kristallin strukturierend), stabilisiert die Grenzbildung und unterstützt die durch *Argentum* angeregten Aufbauvorgänge. Die Komponente *Berberis, Fructus* hat durch den Säuregehalt eine harmonisierende und eindämmende Wirkung auf den Stoffwechsel.

Initial in gleicher Zusammensetzung ist anwendbar:

- *Argentum/Berberis comp.* (Weleda) Amp. s.c. nuchal oder prämaxillär vom Mundhof aus 1 × täglich bis 2 × wöchentlich

Bei Patienten mit konstitutionell schwachem Stoffwechselsystem zeigt Schwefel (Wärmeträger) anregende Wirkung:

- *Hepar sulfuris D6* (Weleda) Trit. 3 × 1 MSP zunächst für 1 Woche, nach einer Woche Pause kann man die Gabe über eine oder mehrere Wochen wiederholen

Da meist zäher Schleimfluss besteht, dienen der Ausscheidung

- *Myristica sebifera comp.* (Wala) Globuli velati — 3 × 5–10

Zur **Abschwellung der Nasenschleimhäute** sind xylametazolinhaltige Nasentropfen oder -sprays nur in Ausnahmefällen anzuwenden. Sie wirken optimal abschwellend, drosseln aber durch ihre Vasokonstriktion die Schleimhautdurchblutung.

Sinnvoller ist es, den Schleimhautstoffwechsel durch ätherische Öle anzuregen und strukturierende Prozesse zu aktivieren. Dies wird erreicht durch Eucalyptusöl und Berberis in

- *Nasenbalsam* (Wala) oder *Schnupfencreme* (Weleda) — mehrmals täglich in den Nasenvorhof einbringen

Für Säuglinge und Kinder gibt es

- *Nasenbalsam für Kinder* (Wala)

Altbewährt sind lauwarme Nasenspülungen mit

- *Emser Salz* (Sidroga) — nach Bedarf 1–3 × täglich

Als Schleimhaut anregend ist

- *Euphorbium comp. SN* (Heel) Nasenspray — Erwachsene bis 5 × 1 Sprühstoß beidseitig, Kinder 3 × 1

mit dem Wirkstoff Luffa anzusehen.

Empfohlener Behandlungsablauf bei akuter Sinusitis:

Ausgehend von einer Behandlungsdauer von 3–4 Wochen bis zu völliger Regeneration der Nebenhöhlen hat sich folgendes Vorgehen bewährt:

- *Sinupret forte* oder *extract (Bionorica)* Tabletten — 3 × 1 täglich bis zu 2 Wochen

oder

- *Sinudoron* (Weleda) Mischung — 3–5 × täglich 10–15 gtt

oder

- *Sinusitis Hevert (Hevert)* Tabletten — anfangs je nach Bedarf 4 × 2, nach 1 Woche auf 3 × 2 täglich reduzieren

dazu

- *Nasenbalsam* (Wala) — mehrfach täglich in den Nasenvorhof einbringen oder

- *Schnupfencreme* (Weleda) mehrfach täglich in den Nasenvorhof einbringen

und

- *Hepar sulfuris D6* (Weleda) Trit. 3 × 1 MSP in der 1. und 3. Woche

Dazu Kopfdampfbäder, eventuell auch Meerrettichauflagen auf Oberkiefer und Stirn [→ Kapitel XVI Äußere Anwendungen].

Da die oral zugeführten Medikamente über die geschwächte Schleimhaut aufzunehmen sind, unterliegen sie einem verzögerten Wirkungseintritt.

Eine spürbar schnellere initiale Besserung ist zu erreichen durch zusätzliche s.c.-Injektionen, weil sie gewährleisten, dass die volle Dosis sofort im kranken Organismus wirkt.

Eine Besonderheit der Anthroposophischen Medizin ist die Anwendung von Organpräparaten. Diese haben die Fähigkeit, im Sinne einer Leitschiene ein Heilmittel gezielt in den betroffenen Organbereich zu dirigieren. Es handelt sich um eine Abfolge von 3–4 Injektionen über 3–6 Tage verteilt. Die Injektionen erfolgen – vorsichtig ausgeführt sind sie kaum schmerzhaft für den oft ängstlichen Patienten – mit feinster Kanüle, vorzugsweise prämaxillar vom Mundvorhof aus, anteilig auf beide Seiten verteilt. Ersatzweise kann man s.c. in den Nacken injizieren.

1. Inj.: 1 Amp. *Hepar sulfuris comp.* (Wala) (enthält Membrana sinuum paranasalium und Hepar sulfuris)

2. Inj.: 1 Amp. *Membrana sinuum paranasalium Gl D12* (Wala) zusammen mit 1 Amp. *Myristica sebifera comp.* (Wala)

3. Inj.: 1 Amp. *Membrana sinuum paranasalium Gl D12* (Wala) zusammen mit 1 Amp. *Echinacea/Argentum* (Wala)

Bei starken Schwellungen ergänzt man mit

- *Berberis/Quarz* (Wala) Amp. s.c.

oder

- *Berberis, Fructus Rh D3* (Weleda) Amp. s.c.

Ernährung

Die geschilderten Maßnahmen lassen sich durch die Ernährung unterstützen:

Die Speisen sollten die Patienten möglichst warm zu sich nehmen. Das gilt besonders für die erste Mahlzeit am Morgen. Ideal ist ein warmer Haferbrei, angereichert mit 2 EL Öl (Lein-, Raps- oder Weizenkeimöl) sowie Obst, Mandeln und Nüssen.

Kohlehydrate wie Zucker und Weißmehlprodukte sind möglichst wegzulassen. Sie belasten das Immunsystem und wirken entzündungsfördernd. Man beachte deren oft gewaltigen Anteil in Getränken, Fruchtjogurt und Fertiggerichten.

Viel Gemüse, Eiweißzufuhr durch mageres Fleisch, Fisch, Geflügel, Milchprodukte, Hülsenfrüchte und Nüsse sind empfehlenswert.

2.4 Die chronische Sinusitis

Eine chronische Entzündung entsteht, wenn das Ziel einer akuten Inflammation – Verwandlung, Erneuerung, Heilung – nicht erreicht wird. Es liegt eine Funktionsschwäche der Schleimhaut vor, der es nicht gelingt, aus dem Ausscheidungsprozess in die Regenerationsphase überzuleiten. Der dynamische Stoffwechselvorgang kommt zum Erliegen und mündet so in eine Sklerosesituation. Funktionell steht dem geschwächten Stoffwechsel-Gliedmaßen-System ein Überwiegen des Nerven-Sinnes-Pols gegenüber. Dieser Zustand ist unter heute üblichen Lebensumständen immer häufiger anzutreffen, gefördert z. B. durch Berufsbelastung, die überwiegend in Kopfarbeit besteht. Hinzu kommt Bewegungsmangel. Die tagsüber stattfindenden Abbauvorgänge finden oft nicht mehr ausreichende Regeneration im gesunden Schlaf. In dieser Konstellation spiegelt sich auch der Wandel von noch vor Jahrzehnten überwiegend mit Bakterien einhergehenden Verläufen hin zu fast ausschließlich durch Viren ausgelösten Infekten. Diese haben immer dort einen leichten Zugang, wo geschwächte Nervenstruktur vorliegt. Die wahrnehmende Sinnesfunktion des Immunsystems reagiert träge. Die von der Ich-Organisation zu erwartende Durchwärmung fehlt.

2.5 Therapie der chronischen Sinusitis

Um in einer chronisch geschwächten Schleimhaut einen Heilungsprozess anzuregen, bedarf es naturgemäß eines längeren Zeitraumes, der individuell unterschiedlich ist, aber eher im Rahmen von Wochen und Monate liegt.

Bei Betrachtung der Wesensgliedersituation ist eine Schwäche des Bildekräfteleibes (Ätherleib) erkennbar, als dessen zentrales Organ die Leberorganisation (Leber-Pankreas-Komplex) anzusehen ist, deren Hauptfunktion aufbauende Stoffwechselprozesse sind. Dementsprechend ist hier im Sinne einer konstitutionellen Therapie eine Basis zu schaffen. Dabei ist der Tagesrhythmus der Leberfunktion zu beachten. Am Morgen steht die Ausscheidung von Galle und Pankreassekret im Vordergrund, um die Nahrung für den Verdauungsvorgang zuzubereiten.

Für diese Aufgabe sind Bittermittel förderlich:

- *Choleodoron* (Weleda) 10–15 Tr. morgens in 20ml warmem Wasser

kombiniert mit

- *Gentiana lutea 5 %* (Weleda) Dil. 10–15 gtt

oder

- *Gentiana Magen Globuli velati* (Wala) 3 × 5–10

Zur intensiven Initialbehandlung in ähnlicher Zusammensetzung sind auch

- *Gentiana Magen Inject* (Wala) Amp. s.c. 1 × wöchentlich

oder

- *Schafgarbentee* 2–3 Tassen zum Frühstück

zu empfehlen. Letzterer regt den Gallefluss an.

In der zweiten Tageshälfte treten dann der innere Stoffaufbau und die Regenerationsimpulse der Leber in den Vordergrund:

- *Hepatodoron* (Weleda) Tabletten 3–5 um ca. 17–20 Uhr zerkauen und langsam im Mund zergehen lassen

Dazu kommen die auf die Nebenhöhen direkt gerichteten Medikamente. Um eine nachhaltige Wirkung zu erzielen, ist eine Behandlungsdauer von durchschnittlich 4–6 Wochen notwendig.

Eine Substanz mit einem intensiven Bezug zu Wärme- und Stoffwechselprozessen ist Schwefel:

- *Sinupret* (Bionorica) Tabletten 1. Woche 5 × 1, die restlichen 3–6 Wochen 3 × 1

oder

- *Sinudoron* (Weleda) Mischung 3–5 × 10–15 gtt

oder

- *Sinusitis Hevert* (Hevert) Tabletten 1. Woche 4–5 × 2, danach 5 Wochen 3 × 2

Ausscheidungsfördernd wirken

- *Myristica sebifera comp.* (Wala) Globuli velati 3–5 × täglich 5–10

dazu

- *Nasenbalsam* (Wala) oder *Schnupfencreme* (Weleda) — mehrmals täglich in den Nasenvorhof einbringen

oder

- *Euphorbium comp. SN* (Heel) Nasenspray — 3 × täglich

Weitere unterstützende Maßnahmen sind Dampfbäder oder warme Nasenspülungen mit

- *Emser Salz* (Sidroga)

Bei über viele Monate oder Jahre bestehender Chronizität ist es ratsam, die oben angeführten Maßnahmen durch eine intensive Injektionsbehandlung mit Organpräparaten zu ergänzen.

1. Phase:

- *Hepar sulfuris comp.* (Wala) Amp. s.c. — 1–2-tägig, 6–10 Tage 1 prämaxillär vom Mundvorhof

2. Phase:

- Organpräparat *Membrana sinuum paranasalium Gl D12* (Wala) Amp. s.c. — 1

zusammen mit

- *Myristica sebifera comp.* (Wala) Amp. s.c. — 2 Wochen 3 × wöchentlich 1 prämaxillär, dann 2 Wochen 2 × wöchentlich

3. Phase:

- Organpräparat *Membrana sinuum paranasalium Gl D12* (Wala) Amp. s.c. — 1

zusammen mit

- *Echinacea/Argentum* (Wala) Amp. s.c. — 2 Wochen 3 × wöchentlich 1, dann 2 Wochen 2 × wöchentlich 1

4. Phase:

- Organpräparat *Membrana sinuum paranasalium Gl D6* (Wala) Amp. s.c. — 1

zusammen mit

- *Quarz D20* (Wala) Amp. s.c. — 1 × wöchentlich 1, 4 Wochen lang

Die Ernährung trägt auch hier zur Stabilisierung und Anregung im Stoffwechsel bei [→ Kapitel VIII.2.3, letzter Abschnitt].

3. Allergie im Respirationstrakt und Asthma

Wir unterscheiden saisonale und perenniale (ganzjährige) Allergien der oberen Luftwege. Man kann das Auftreten zum Jahreslauf in Beziehung setzen: Beispielsweise gibt es am Anfang des Jahres die Allergie auf Haselnuss, dann folgen die weiteren Windbestäuber wie Birke usw., danach die Gräser, Artemisia und Ambrosia. Den Übergang zur perennialen Allergie bilden Pilze, um dann in alles das einzumünden, was tierischer Natur ist: Hausstaubmilben, Gefieder und Tierhaare. Jenseits dieser noch mit bestimmten Wesen verbundenen Allergien beobachten wir degenerative Zustände wie polypöse Sinusitis und Polyposis nasi, bei denen offensichtliche Allergien nicht nachzuweisen sind, wohl aber besondere Empfindlichkeiten gegenüber chemischen Stoffen, z. B. Salicylsäure in Form von Medikamenten oder im Rotwein. Ähnlich können scharfe Nahrungsmittel wirken, die ihre Schärfe durch Schwefelverbindungen erhalten, wie sie im Rucolasalat enthalten sind oder während des Gärprozesses in Wein und Bier entstehen, oder die in Form von Sulfiten zur Stabilisierung zugesetzt werden. Eine Heilung geht den umgekehrten Weg: Das Auftreten einer akuten Birkenallergie bedeutet die Besserung einer chronischen Hausstauballergie, sie verläuft vom chronischen durch das akute Stadium zur Genesung.

Betrachtet man diese Auflistung, so fällt wieder eine Polarität auf: Am Anfang des Jahres finden wir die Allergene, die mit einer gesteigerten Lebendigkeit zusammenhängen, gegen Ende wird es in der Dunkelheit und feuchten Wärme, in denen die Pilze gerne gedeihen, immer seelenhafter, was dann bei den Tierhaarallergien am deutlichsten ist. Die Antigenität spiegelt auch den jeweiligen spezifischen tierischen Charakter der Spezies wider, so dass wiederum polar organisierte Allergene vorliegen. Einen solchen Gegensatz stellen Hund und Katze dar: Der Hund ist in der Lage, in eine Begegnung zum Menschen zu treten, weshalb man ihn ja auch für die verschiedensten Aufgaben abrichten kann. Die Katze hat die Tendenz, seelenhaft in den Menschen einzutauchen und mit ihm zu verschmelzen. Sie ist aber nicht an ihn in einer aktiven Begegnung gebunden, vielmehr bindet sie sich an den Raum, in dem Mensch und Tier leben. Das Katzenwesen zieht den Astralleib des allergischen Menschen an, wenn ihn das Ich nicht deutlich genug an den eigenen Ätherleib heran führt. Katzenallergien treten wesentlich häufiger auf als Allergien gegen Hundefell. In ähnlicher Weise besteht ein Gegensatz zwischen Ente und Gans, weshalb eine gute Gänsedaune weniger allergen ist als ein preiswerteres Produkt, dem Entenfedern beigemischt sind. Eine weitere Polarität stellen Kamel und Pferd dar. Will man allergenarme Pferde züchten, so muss die Behaarung mehr den Charakter des Kamelfelles bekommen. Einziehdecken aus Kamelhaar sind weniger allergen als Federbetten.

3.1 Heuschnupfen

Der echte Heuschnupfenpatient (saisonal), der zu uns in die Praxis kommt, hat schon verschiedenste Therapieversuche hinter sich. Letztlich sind diese durch eine Beeinflussung der Vigilanz gekennzeichnet. Als schnelle und einfache Verordnung erhält er ein Antihistaminikum. Nach einiger Zeit ist dieser Patient aber erneut vorstellig: „Meiner Nase geht es besser, aber ich war immer so müde, haben Sie nicht etwas anderes?" Er bekommt nun ein Cortisonpräparat, lokal und systemisch, das als Nebenwirkung Wachheit und Euphorisierung zeigt. (Es ist das erlaubte und bescheinigte Doping vieler Spitzensportler, die überdurchschnittlich häufig Allergiker oder Asthmatiker sind.) Ohne dies zu durchschauen, hat der behandelnde Arzt das Richtige getan: Er hat dem Patienten geholfen, sich aus dem Seelenzustand hinaus zu bewegen, in dem er „stecken geblieben" ist; er schiebt ihn entweder vom Träumen weiter in Richtung Schlaf, oder er ermöglicht ihm, besser wach zu sein und die Umwelt zu ergreifen.

Seelisch gesehen kann der Mensch mit Heuschnupfen nicht mit der nötigen Beweglichkeit zwischen den beiden Funktionszuständen Wachen und Schlafen abwechseln, er ist mehr im Zwischenzustand gefangen, im Träumen. Dies ist nicht als Wertung aufzufassen, denn die Aufgabe eines kreativen Menschen besteht darin, diese noch träumend undifferenzierten Seeleninhalte zu verwandeln, entweder in die klare Erkenntnis oder in das handwerkliche Kunstwerk. (Das Märchen von Frau Holle schildert das: Die Goldmarie ist in den Brunnen gesprungen, in das Traumland der Frau Holle, und hat von dort etwas Schönes mitgebracht: das Gold.)

Während also das Seelenleben sich zusammen schiebt, sozusagen „verklumpt", ist es im Lebendig-Leiblichen genau umgekehrt, die Prozesse fallen auseinander: Wir finden verstärkte Schwellungen vornehmlich in solchen Strukturen, die ohnehin als konvex zu bezeichnen sind, wie beispielsweise die Conchae nasales, die vegetativ gesteuerte Schwellkörper sind, und unmittelbar daneben trockene rote Entzündungen in den konkaven Strukturen wie dem Naseneingang. Beispielsweise lässt sich so die häufiger vorkommende Epistaxis im vorderen Nasenabschnitt erklären. Die Augenlider sind rot und gleichzeitig verdickt, die Trachea ist trocken mit Reizhusten, und der Patient bekommt keine Luft durch die Nase wegen der beschriebenen angeschwollenen Conchae nasales.

Auch die einzelne Niesattacke lässt die Beziehung zwischen Bewusstsein und körperlicher Reaktion erkennen: Zunächst ist das Bewusstsein auf dem blühenden Roggenfeld eingeschränkt, weil der Astralleib des Menschen von der übermächtigen Vitalkraft des Grases aufgesogen wird. (Die blühende Natur hat ein unendliches Bedürfnis nach Seele, das erfüllen die Insekten oder eben die Seele eines Menschen.) Im Kranken selber überwiegt dann der Ätherleib, weshalb die wässrige Stauung der Schleimhäute entsteht. In der Folge zieht der Mensch seinen Astralleib in einer Konvulsion wieder zu sich heran, dabei kommt es zur verstärkten Sekretion, die ausgeschnaubt wird, so dass der Patient dann für einen mehr oder weniger langen Zeitraum wieder ausgeglichen ist. Zum Aufwachen, das heißt die Aufnahme des Ichs und des Astralleibes in die eigene Organisation, gehört die Sekretion, die beispielsweise beim COPD-Patienten die morgendliche Bronchialtoilette ermöglicht.

Man stelle sich nun den Zitronenblütenduft im griechischen Frühling vor und dazu dann die spätere Frucht. Die starke Ausdehnungstendenz des Duftes hat sich in die Säure des Zitronensaftes verdichtet und zusammengezogen (wo Säure ist, wirkt der Astralleib). Als Gegengewicht schafft sich die Zitrone (Citrus limon) eine Schale, die nach der Reife immer mehr verhärtet. In diesem Geschehen bildet sich das Gleiche ab, was oben als Allergie geschildert wurde. Der Kontrast zwischen harter Schale und saurem Fruchtsaft ist für die Zitrone normal, tritt er aber wie oben beschrieben im Menschen auf, indem Schwellung und rote Entzündung unmittelbar aufeinander stoßen, macht dies die Pathologie des allergischen Geschehens aus. Deshalb gab Rudolf Steiner als Heilmittel für Heuschnupfen, damals Heufieber genannt, Früchte mit starker Fruchtsäure und einer lederartigen Schale an. So entstand das Präparat Gencydo, dessen Bestandteile Zitrone und Quitte sind.

Will man einen Patienten auf seine Heuschnupfensaison vorbereiten, ist es sinnvoll, wöchentlich Gencydo zu spritzen:

- *Gencydo 3 % (auch 1 oder 5 %)* (Weleda) Amp. s.c. — 1 ml zwischen die Schulterblätter

Es ist aber auch die Injektion in die Streckseite des Oberarms möglich oder vor der Ellenbeuge in die Nähe des Akupunkturpunktes Dickdarm 10, aber nicht direkt in ihn hinein.

Entsprechendes Präparat:

- *Citrus/Cydonia* (Wala) Amp. s.c. (wird als D2 = 1 % hergestellt)

Will man akuten Heuschnupfen behandeln, ist es oft sinnvoll, diese Arzneimittel zusammen mit

- *Apis ex animale Gl D12* (Wala) Amp. s.c.

zu spritzen.

Häufig ist das folgende Kombinationspräparat rasch hilfreich:

- *Chamomilla, Radix / Citrus-Cydonia / Quarz* (Weleda) Amp. s.c. — bis zu 1 × täglich Streckseite Oberarm

Citrus/Cydonia lässt sich zudem lokal verwenden.

Empfehlenswert ist daher auch

- *Heuschnupfenspray* (Weleda) — routinemäßig 2 × täglich

oder über mehrere Tage und Wochen im Sinne einer Umstimmung, auch ohne akute Veranlassung.

Den oben genannten Kontrast der körperlichen Reaktionen spiegelt auch Luffa operculata wider, denn der Luffaschwamm ist das getrocknete sklerotisierte Gerüst der saftigen Baumfrucht, die sich durch die Trocknung zum Luffa„schwamm“ verwandelt.

- *Heuschnupfenmittel* (DHU) Tabletten 2 × 1

unterstützt die Behandlung mit Citrus/Cydonia. Es ist eine Präparation aus Luffa operculata, Galphimia glauca und Cardiospermum.

- *Luffa Nasenspray* (DHU) 2 × täglich je 1 Sprühstoß beidseitig

Es lässt sich mit Heuschnupfenspray (Citrus/Cydonia) kombinieren, da es gleichsinnig wirkt.

3.2 Hausstaub- und Tierhaarallergie

Das folgende karikierend überzeichnende Bild soll das etwas andersartige Geschehen in den Wesensgliedern charakterisieren, das bei der Tierhaarallergie vorliegt. Man stelle sich einen Mann im mittleren Lebensalter vor, wie er auf dem Sofa liegt und seine leichte Depression genießt. Er ist inaktiv und pflegt auch sein Seelenleben nicht in tätiger Weise. Indem er seine Seele nicht bewegt, erlebt er nicht so sehr deren Inhalte, sondern die Seele selbst, was ihm einen kleinen lustvollen Schmerz bereitet. Eine blaue Wolke, der Blues, steigt auf und wird von der Katze gesehen, die eine besondere Begabung für solche Wahrnehmungen hat. Sie springt auf die Brust des Mannes, kuschelt sich in die „Seelenwolke“ und fängt an zu schnurren. Der Mann lässt seine Hände über ihr Fell gleiten und empfindet: „Du verstehst mich“. Katze und Mensch sind eins geworden.

Beim Gräserallergiker war es das übermächtige Ätherische, dass Einfluss genommen hat auf den Astralleib des Menschen. Hier ist es das Astralische des tierischen Wesens, das einen Sog ausübt, und wo Mensch und Tier ineinander verschwimmen. Ebenso geschieht es mit Stoffen, die noch das Astralische des jeweiligen Wesens in sich tragen, die Ausscheidungen der Milben, Hautschuppen und anderes. Der Astralleib solch eines Allergikers müsste eigentlich von dessen Ich an den ätherischen und physischen Leib herangedrängt werden, sodass er dort Halt fände. Seine Konstitution leistet das jedoch nicht in genügendem Maße. Deshalb ist es auch möglich, im HNO-Befund eine Differenzierung zwischen saisonalem und ganzjährigem Allergiker vorzunehmen. Die Schleimhäute bei der Milbenallergie sind auch im nicht akuten Zustand bläulich lila verfärbt. Ihre Oberfläche ist meist trocken, zwischen Nasenmuschel und -septum spannen sich feinste silbrige Fäden, da die Viskosität des Sekrets zu hoch ist. Dieses ist eingedickt, weil die Lymphe in der Schleimhaut nicht in richtigem Maße sezerniert wird (Hinweis auf das lokal mangelnde Eingreifen des Ichs). Die Nasenschleimhäute des saisonalen Allergikers sind im nicht akuten Zustand ebenfalls etwas livide verfärbt, aber mit einer orangen Beimischung. Die Oberfläche ist vergleichsweise stärker entzündlich verändert. Durch die Einlagerung von Lymphe entsteht die bläuliche Farbe der ansonsten geschwollenen

Nasenmuscheln. Die Haut eines Tierhaarallergikers ist meist blass und glatt, die Falten sind weniger scharf gezeichnet, die Haare fein und nicht so reichlich, die Bewegungen sind abgerundet und erscheinen nicht so zielgerichtet, während der saisonale Allergiker eine trockene Haut hat bis hin zur Neurodermitis, seine Bewegungen sind mehr direkt.

Wir beschreiben hier eine Konstitution, die wiederum nicht zu bewerten ist, da mit ihr auch schicksalsmäßige Begabungen zusammenhängen. Auf musikalischem Gebiet ist der zuerst beschriebene saisonale Allergiker derjenige, der besser mit den Harmonien und Intervallen umzugehen vermag, während der Tierhaarallergiker eher in der Lage ist, eine musikalische Aussage in einem Spannungsbogen zu erfassen. Selbstverständlich hat jeder Mensch beide Begabungen, die sich aber unterschiedlich intensiv ausbilden. Auf anderem Gebiet entspricht dem Kreativität einerseits und Vorstellungskraft andererseits. Diese Verhältnisse behandelt auch das nachfolgende [→ Kapitel VIII.4 Schnarchen und Nasenatmungsbehinderung], dort zudem in Bezug auf Kinder vor der eigentlichen Entwicklung der Allergie.

Gleichzeitig gehen mit diesen ganzjährigen Allergien Nahrungsmittelunverträglichkeiten einher, deren Besserung als kausale Therapie auch der Schleimhäute des oberen und unteren Luftweges zu sehen ist.

Alles, was der Mensch an Nahrung und sonst zu sich nimmt, ist durch den Verdauungsprozess von der Lebenstätigkeit zu befreien, aus dessen Bereich das Nahrungsmittel stammt. Die eigene Lebenstätigkeit ergreift die so an ihr Ende gebrachte Substanz und belebt sie neu. Es handelt sich jetzt um Substanz, die sich nicht von der eigenen unterscheidet und die der übrige Organismus deshalb auch ohne allergische Erscheinungen aufnehmen kann. Jegliche Substanz hat eine jeweils eigene geistige Qualität mit einem eigenen Rhythmus. Die neuerliche Rhythmisierung der an ihr Ende gebrachten Nahrungssubstanz vollziehen die Kräfte der Milz. In diesem Zustand, der immunologisch indifferent ist, teilt sich die Substanz innerlich dem Blute mit. Aus dieser inneren Welt fließen also Kräfte in das Blut, die grundverschieden sind von dem, was von außen kam, es sind im Idealfall ausschließlich eigene Kräfte. An anderer Stelle des Organismus treten jedoch Stoffe und Vorgänge an den Menschen heran, ohne in der beschriebenen Weise Veränderung zu erfahren. Diese andere Qualität ist in der Lungenatmung, speziell dem Sauerstoff, gegeben, der sich mit seinen Kräften ebenfalls in das Blut einschreibt. Es begegnen sich also im Blut Eigenes (eigen Gewordenes) und Vorgänge, die noch Kräfte des Umkreises tragen. Sie bilden ein Gleichgewicht, eine Balance, die schnell gestört ist. Blei (Milztätigkeit) oder Eisen (Lungentätigkeit) ermöglichen daher therapeutischen Einfluss im Sinne einer Allergiebehandlung.[4]

- *Plumbum mellitum D20* (Weleda) Trit. — 1 MSP

bzw.

- *Ferrum sidereum D20* (Weleda) Tabletten — täglich morgens 2 für 4 bis 8 Wochen

Innerlich hat der Mensch eine eigene organische „Therapie“: Das ist die Nierentätigkeit, die wie ein Hypomochlion der beschriebenen Waage zwischen den Außen- und den Innenkräften des Menschen wirkt und sie seiner Situation gemäß einstellt. Sie bewirkt dies durch Einfluss auf den Astralleib, indem sie regelt, wo und wie stark dieser sich in den Organismus eingliedert. Das beschriebene Kräftespiel hat als Mittler die Nerven in Form von vegetativem (innen, deshalb unbewusst) und zentralem Nervensystem (Bezug nach außen bis zum Tagesbewusstsein). Bei der Asthma- und Allergiebehandlung kommt also noch das Kupfer für die Niere als Heilmittel hinzu, z. B. dann, wenn die Symptomatik zu sehr zum Krampfartigen neigt: Bronchospastik, Asthma. Hier greift der Astralleib wie von außen ein. Ebenso wie ein Muskel in Aktion tritt, wenn er von außen vom Astralleib ergriffen wird und dadurch Kontraktion zeigt, entstehen in solch einer Situation die bronchialen Spasmen, hier allerdings als Pathologie. Wirkt der Astralleib dagegen innerlich im Muskel untergetaucht, regt er die entspannte aufbauende Tätigkeit an, um für die nächste Anspannung bereit zu sein (wie in Otfried Preußlers Märchen *Die Abenteuer des starken Wanja*, der nichts tuend auf dem Ofen abwartete, bis er stark genug war, um der neue starke Zar werden zu können).

Milz (zur Allergiebehandlung bei perennialen Allergien)

- *Plumbum mellitum D20* (Weleda) Trit. — täglich 1 MSP
- *Plumbum D14 (2 Teile) / Stannum D14 (1 Teil)* (Weleda) Trit. — täglich 1 MSP

Lunge (zur Behandlung einer Schwäche des Organs, die sich durch allgemeine Schwäche kundtut)

- *Ferrum siderum D20* (Weleda) Tabletten — täglich morgens 2

Lunge/Niere (allgemein stabilisierend, krampflösend)

- *Levico comp.* (Wala) Amp. oder Globuli velati — 3 × wöchentlich s.c. bzw. täglich 2 × 6 Glob.

Niere (zur Behandlung von Entzündlichkeit und Spastik im Bronchialbereich)

- *Renes/Cuprum* (Wala) Amp. — abends s.c., bei Kindern mit akuter Bronchospastik 1 Amp. oral
- *Cuprum aceticum comp.* (Wala) Amp. s.c. — 2 × wöchentlich

- *Nicotiana comp.* (Wala) Globuli velati — 2 × 6 täglich (bei Bedarf auch mehr)

Leber und Verdauung (Regulierung des Lymphflusses und der Sekretion im Bereich der oberen und unteren Luftwege)

Förderung der Verdauungsfähigkeit:

- *Gentiana lutea 5 %* (Weleda) Dil. — morgens 15 gtt

Unmittelbar vor dem Zubettgehen eingenommen, hilft Gentiana auch bei Durchschlafstörung mit Tachykardie.

- *Gentiana Magen Globuli velati* (Wala) — je 6 morgens und ca. 15 Uhr
- *Taraxacum e planta tota D3* (Wala) Globuli velati — je 5 vor und nach der Schule
- *Chelidonium e planta tota D3* (Wala) Globuli velati — 2 × 6
- *Cichorium Rh D3* (Weleda) Dil. — 2 × 10 gtt
- *Agropyron Globuli velati* (Wala) — 2 × 5 täglich

auch als Trinkampulle:

- *Agropyron Inject* (Wala) Amp. — ½ oral bei Zahnungsbeschwerden

Zahnungsbeschwerden können hartnäckigen Schnupfen mit Bronchitis und Otitis verursachen. In Agropyron comp. ergänzen Kalium carbonicum und Zinnober die Stoffwechselwirkung von Löwenzahn und Ackerquecke.

Im HNO-Bereich findet sich häufig in der Wangeninnenseite, gegenüber den hinteren Molaren, eine Quellung der Schleimhaut, direkt hinter dem Stenon-Gang. Sie ist gelegentlich gleichzeitig stumpf und etwas gerötet. Dies ist als Zeichen für schlechtes Eingreifen des Astralleibes im Darm zu werten und spricht gut an auf

- *Stibium arsenicosum D6* (Weleda) Trit. — 2 MSP täglich (auch bei Lichenisierung der genannten buccalen Stelle)

Grundsätzlich ist bei akuter Hausstauballergie wie auch bei Heuschnupfen Gencydo wirksam:

- *Gencydo 3%* (Weleda) Amp. s.c. — 3 × wöchentlich 1

Das Eingreifen des Astralleibes in die übrigen Wesensglieder lässt sich durch die Atmung beeinflussen: Die Einatmung und das sich Stützen auf die eingeatmete Luft, zum Beispiel durch Glottisschluss, führen den Astralleib wie von außen heran, was den Organismus zu einer Kraftentfaltung anregt, die aber auch bis zu einer Spastik führen kann. Umgekehrt entlässt die Ausatmung den Astralleib aus solch einer Verengung in die Weite (Sympathikotonus versus Parasympathikus). Man stelle sich einen Arbeiter vor, der einen schweren Gegenstand heben will. Er holt tief Luft und staut sie durch Mund- und Glottisschluss. Jetzt kann er zwar nicht mehr denken, aber er hat all seine Kraft in die Muskeln seines Körpers gelegt. Wenn er den Gegenstand loslässt, atmet er aus und betrachtet das Geleistete, er ist dann wieder ansprechbar.

Asthma ist eine Rhythmusstörung hinsichtlich der Atmungsfunktion und entsprechend zu therapieren. Begibt sich der Patient abends zur Ruhe, so atmet er Ich und Astralleib aus, sie wirken nicht mehr in gleicher Weise im Organismus wie am Tage. Im Schlaf ist ihre Wirksamkeit im unteren Organismus im gesunden Fall indirekt dadurch gegeben, dass sie als Abdruck des Tagesgeschehens noch im physischen Leib anwesend sind, dieser Abdruck ist im Krankheitsfall aber gestört. Er lässt sich durch Gewürze oder spezifisch durch Veronica verstärken. Dadurch zieht der Stoffwechsel nicht ständig Ich und Astralleib in den Organismus hinein, und der Schlaf wird erholsamer. Wir fördern damit die Schlaftiefe. Als „Gegenmaßnahme" gibt man morgens Calcium carbonicum, das zu einer substantiellen Ausatmung führt, wie sie bei der Sekretbildung durch den Aufwachprozess erforderlich ist.

Diese Therapie spannt den Patienten besser in den Rhythmus des Tages. Wachen und Schlafen bekommen wieder ihre jeweils eigene Qualität und schieben sich nicht mehr ineinander.

- *Veronica officinalis, ethanol. Decoctum, Urtinktur* (Weleda) — abends 10–15 gtt
- *Calcium Quercus* (Wala) Globuli velati — morgens 6

3.4 Atemtherapie bei allergischem Asthma

Das Problem des Asthmatikers besteht darin, dass er nicht ausreichend Luft bekommt, weil er es nicht vermag, genügend aus zu atmen. Er befindet sich dauernd im eingeatmeten Zustand. Die Polarität lässt sich im Selbstversuch erleben, wenn man mehrere Atemzüge bei extrem vergrößertem Totraum ausführt, etwa bei der Atmung durch das Ansatzrohr eines Staubsaugers. Dabei ist zu beobachten, wie man die Ausatmung immer mehr forciert, man atmet bereits wieder aus, bevor man richtig eingeatmet hat, denn das oberste Gebot für die Atmung ist die Ausatmung des CO_2. Mit Ein- bzw. Ausatmung sind Seelenzustände verbunden, wie das Bild des Arbeiters illustriert: Die Einatmung und das Festhalten der Luft verstärken die Willenskraft, die Ausatmung das Tagesbewusstsein. Auch bei deutlichen Schwächezuständen staut ein Kranker die Einatmung in sich auf, er stöhnt, um genügend Vitalkraft zu sammeln. Ist man dagegen genötigt, überwältigende

Seeleninhalte aufzunehmen, so versucht man, durch verstärkte Ausatmung mit dem Laut „Puh“, sich dieser Inhalte wieder zu entledigen.
Mit der Einatmung zieht man demnach den Astralleib an sich heran, wodurch er eine verdichtete Vitalkraft bewirkt, am Muskel die Anspannung, im Seelischen den Willen und pathologisch den Spasmus. Andererseits führt die Ausatmung zu einer Entspannung, der Astralleib kann sich weiten.

Diese Verhältnisse stellte Rudolf Steiner im Zusammenhang mit Schmecken und Riechen dar.[5] Er ging von der Vorstellung einer blühenden Linde aus: Da ist einerseits der Baum, der seinen „Schemen“ in Form des Duftes in die Umgebung hinaus sendet. Andererseits vollzieht der Mensch die gleiche Gebärde innerlich im umgekehrten Sinne: von seinem Ätherleib, der über das Sinnessystem den Eindruck des Lindenduftes von außen aufnimmt, strömt etwas in den Astralleib. Die Bewegung vom Ätherleib in den eigenen Astralleib ist das kräftemäßige Ereignis des Riechens. (Die weiteren Ausführungen Steiners beschreiben das Schmecken als die Bewegung vom Ätherleib zum physischen Leib, mit dem Ergebnis des Schmeckens als Auflösungsprozess, entgegengesetzt der Salzbildung).
Verliert sich nun der Mensch seelisch in die äußere Vitalität, wie es bei Allergien geschieht (Beispiel Roggenfeld), so muss seine Reaktion darauf die Verdichtung sein, er hat den Astralleib wieder an sich heranzuziehen. Wenn das nun durch die reflektorische Einatmung in überschießendem Maße passiert, entsteht die Bronchospastik, der Asthmaanfall ist eine zu starke Verdichtung.

So gesehen erscheint eine allergische Rhinitis als ein gestörtes Riechen, der Mensch ist dann insofern „nicht ganz bei Sinnen“. Tatsächlich zeigen viele Allergiker einen gestörten Riechsinn.

Mit der beschriebenen Verdichtung, den Astralleib von außen zu sich heranzuziehen, ist der Asthmatiker fortwährend beschäftigt, das ist seine Pathologie. Würde man ihn nun trainieren tief einzuatmen, um dann den Atem kontrolliert loszulassen, d. h. ihn zu stauen, so therapierte man in die falsche Richtung. Die Übung muss darin bestehen, widerstandslos auszuatmen, nicht sofort wieder einzuatmen und das Bewusstsein in dieser Pause nach außen zu lenken, nicht in die eigene Innerlichkeit, etwa durch die Aufforderung zum „Spüren“. Sportlicher Ehrgeiz ist bei solchen Übungen kontraproduktiv, da man ihn als Willensanstrengung nur durch die Einatmung entfalten könnte.

In diesem Sinne entwickelte der ukrainische Physiologe Konstantin Buteyko (1923–2003) eine Asthmatherapie, die an der Ausatmung ansetzt.[6] Er hatte zu Zeiten der UdSSR in Moskau die Aufgabe, die Atmung von schwerstkranken Menschen zu erforschen. Dies inspirierte ihn zu seiner Asthma-Atemtherapie.

Als Ratio zu den Übungen beschrieb er die Wirksamkeit von Stickstoff, CO_2 und Sauerstoff. Gegenwärtige Forschungen beziehen sich zusätzlich auf das im Menschen gebildete und abgeatmete Stickoxid NO. Die genannten Gase bilden die physische Grundlage, durch welche die übersinnlichen Wesensglieder in den physischen Leib hinein wirken. Für ein echtes Verständnis, das zu einer praktischen Anwendung führt, sind aber in erster Linie die Ein- und Ausatmung mit ihren Bezügen zu den Seelen- und Lebenskräften ausschlaggebend.

Goethe (1749–1832) schrieb ein kleines Gedicht, mit dessen Hilfe sich die Verhältnisse nachempfinden lassen, umso mehr, wenn man bei der Rezitation innerlich oder real die dazu passende Gebärde macht:

Im Atemholen sind zweierlei Gnaden:
Die Luft einziehen, sich ihrer entladen,
Jenes bedrängt, dieses erfrischt;
So wunderbar ist das Leben gemischt.
Du danke Gott, wenn er dich presst,
Und dank ihm, wenn er dich wieder entlässt.

Goethe kannte noch nicht den von Steiner ausgearbeiteten Begriff „Astralleib", er benutzte in seinem Kunstwerk den größeren Begriff „Gott" für die geistige Wirksamkeit.

BERND OELMÜLLER

4. Nasenatmungsbehinderung und Schnarchen

Der HNO-Arzt wird nicht selten mit dem Problem des Schnarchens konfrontiert, teils als primäre Konsultation, teils als Zuweisung durch ein Schlaflabor. Viele Patienten mögen sich mit den dort angebotenen Optionen (Atemmaske, OP an Nase oder weichem Gaumen) nicht befreunden. Auch geplagte Ehefrauen liefern ihre Männer gelegentlich dem Messer des Chirurgen aus. Die folgenden Ausführungen behandeln ausschließlich die funktionellen und nicht die chirurgischen Aspekte.

Schnarchen kommt in jedem Lebensalter vor: Säuglinge, Klein- und Vorschulkinder, Erwachsene sowie betagte Menschen schnarchen aus entwicklungsbedingt unterschiedlichen Gründen und bedürfen dementsprechend auch differenzierter Therapien. Man stellt uns Kinder vor, die wenige Wochen nach der Geburt „keine Luft bekommen", die Eltern drehen Videos, die zeigen, wie das Kind im Schlaf einen Atemstopp hat, der sich mit einem lauten Schnarcher endlich löst. Der HNO-Untersuchungsbefund zeigt eine auffallend blasse, bläulich-livide und etwas geschwollene Schleimhaut der Conchae nasales. Die Tonsillen haben die unterschiedlichsten Größen, teilweise in umgekehrtem Verhältnis zu der des Köpfchens: Kinder mit einem großen Kopfumfang zeigen häufig kleine Tonsillen und solche mit einem schmaleren Kopf haben eher große Tonsillen. Die an sich kleinen Tonsillen des großköpfigen Kindes sind allerdings ähnlich verquollen wie die Nasenschleimhaut. Bei der weiteren Untersuchung sollte man auch das Abdomen betrachten und perkutieren. Dabei findet sich meistens ein ausgeprägter Meteorismus, ein Hinweis auf eine gestörte Tätigkeit des Verdauungstraktes.

Es folgt die Erweiterung der Anamnese in Hinblick auf die Geburt. Hier zeigt sich in der Mehrzahl der Fälle eine Rhythmusstörung: Das Kind wurde z. B. deutlich nach dem errechneten Geburtstermin geboren und der Geburtsvorgang hat relativ viel Zeit in Anspruch genommen. Häufig waren auch Mutter und Kind in Not und es gab „schlechte Herztöne", so dass es zu einer instrumentellen Beendigung der Geburt kam. Der

Rhythmus einer Geburt ist Ausdruck des Ätherleibes der Mutter und des Kindes. Dessen Ätherleib nimmt in der weiteren Entwicklung den Astralleib auf, kann dies aber aufgrund der Störung der Rhythmik nicht, da sich der Ätherleib in Wiederholungen auslebt, die in solch einem Fall gestört waren. Ätherleib und Astralleib wiederum haben die Aufgabe, sich mit dem physischen Leib zu verbinden, was durch die Geschehnisse ebenfalls gestört wurde. In den geschwollenen Organen in Nase und Rachen drücken sich diese Missverhältnisse aus.

Auch in einem allgemeinen Hypotonus der gesamten Muskulatur erkennt man die so entstandene Konstitution, das Kind ist zu schlaff. Im Wachzustand am Tag greift der Astralleib gerade noch genügend in Ätherleib und physischen Leib ein, um die Atemwege frei zu halten. Soll das Kind dann aber schlafen, so ziehen sich Astralleib und Ich wie bei jedem schlafenden Menschen aus physischem und Ätherleib zurück. Es fehlt jetzt in der Bewegungsorganisation ein Tonus, der den Unterkiefer in eine Stellung bringt, welche die Luftwege im Rachen freihält. Zunge und Mundboden fallen auf die großen Tonsillen und blockieren die Atmung. Zusätzlich schwellen die Nasenmuscheln an. Glücklicherweise bewirkt die Einschränkung der Atmung mit Abfallen des Blutsauerstoffgehaltes ein Aufwachen, ebenso wie es ein Anstieg des CO_2 tut. Das Kind wacht deshalb tendenziell auf und bekommt dadurch wieder Spannung in seine Organisation, so dass die Atmung frei wird. Allerdings ist solch ein immer wieder unterbrochener Schlaf nicht erholsam, weil nicht die nötige Schlaftiefe erreicht wird.

Wir können die beschriebene Rhythmusstörung ein Trauma nennen, das die Verbindung der oberen Wesensglieder mit den unteren behindert. Ein therapeutisches Ziel ist eine besser durchwärmte Funktionalität des Stoffwechselorganismus. Man erreicht das durch von außen auf den oberen Bereich des Abdomens applizierte Wärme. Das kann durch Kleidung geschehen oder durch Wickel (zur Nacht ein 4 × 4 cm großes, mit Olivenöl getränktes Leinenläppchen auf die Haut im Epigastrium, darauf Heilwolle, die in der Apotheke käuflich ist, oder ein Wolllappen aus alter Kleidung. Das Olivenöl wird zuvor mit 10 % ätherischem Lavendelöl vermischt, das Ganze gehalten durch einen festgesteckten Umschlag).

Innerlich kommen alkoholfreie Tropfen zur Anwendung:

- *Taraxacum Stanno cultum Rh D3* (Weleda) Dil. — 2 × täglich ca. 8 gtt (Dosis altersabhängig)

Durch Stibium metallicum praeparatum D6 nimmt man Einfluss auf die physische Dichte des Organismus. Folgendes Bild macht das verständlich: Man stelle sich einen Raucher vor, der den Qualm gezielt ausbläst. In Mundnähe strömt der Rauch schmal parallel und wirft sich umso raumgreifender auf, je weiter er vom Mund entfernt ist. (Diese Gestaltung findet sich auch im Nasennebenhöhlensystem. Vorn oben ist die Stirnhöhle am weitesten, in Siebbein und Nase sind die Strukturen schmal. Ebenso die Mastoidzellen, die peripher groß sind und proximal einen engen Zugang im Aditus ad antrum haben.) In der peripheren Abrundung strebt der Astralleib zu einem Abschluss der gebildeten Struktur, was seine grundlegende Tendenz ist. Die Wirksamkeit des Antimons (Stibium) hält die Strömung des Astralleibes an einer gewissen Stelle auf. Das kann mehr zentral geschehen, wo die vom Astralleib vermittelte Gestaltung noch nicht so ausladend ist, oder peripher. Rudolf Steiner beschrieb eine kristallisierende Kraft des Antimons und fasste es zusammen mit den Worten „Der Mensch ist ganz Antimon." In unserem konkreten Fall soll dieser Punkt, wo die kristallisierende Kraft des Antimons der Gestaltungskraft begegnet, etwas mehr zentral liegen. Dadurch wird die physische Struktur feiner und dichter. Das Antimon hat eher eingegriffen.

■ *Stibium metallicum praeparatum D6* (Weleda) Amp.	2 × ½ ml pro Woche oral, je nach Alter auch 2 × 1 ml, abhängig vom Alter insgesamt 4–8 Amp. für einen Monat

Das Hineinführen des kleinen Kindes in die irdischen (mineralischen) Verhältnisse, wie sie durch die allgegenwärtige Wirksamkeit des Antimonprozesses erfolgt, wird durch die Begegnung des Kindes mit der Mutter beeinflusst. Die physiologische Geburt wendet im Zuge der Geburt den Blick der Mutter vom *Kind im Leibe* um in einen *Blick nach außen*, wo sich ihr Kind jetzt befindet: „Da bist Du ja." So entsteht wie automatisch die Begegnung von Mensch zu Mensch im Irdischen. Diese notwendige Umwendung wird gestört oder unterbleibt, wenn eine Sektio oder sonstige instrumentelle Beendigung der Geburt erforderlich wurde. Die Mutter nimmt das Kind gewissermaßen wieder in ihren Leib hinein, sucht es wie vor der Geburt in ihrem eigenen Organismus und bleibt so im „Wir" stecken. Sie kann dem Kinde nicht hinreichend das „Du" schenken. (Es klingt vermessen, wenn ein männlicher HNO-Arzt solche Beobachtungen schildert, doch die Mütter bestätigen sie ihm bereitwillig als deren eigene Erlebnisse.) Ausgehend von der ersten zarten Liebkosung entwickelt sich in solch einem Fall ein verstärktes Kuscheln als Gewohnheit, das letztendlich zu einer allgemeinen seelischen und körperlichen Hypotonie führt, zu hysterischen Reaktionsweisen und einer *Tendenz* zur Tierhaarallergie, die sich um das 9. Lebensjahr verwirklichen kann. Die Kraft der Sinnesorganisation, mit der eine Empfindung *ergriffen* werden muss, ist in einem solchen Fall zu schwach. Wir drücken das mit den anthroposophischen Termini so aus: Der Empfindungsleib mit seiner Wirkung von der Peripherie zum Körper hin überwältigt die Empfindungsseele, deren Kraft vom Antlitz hinaus ihm entgegen zielt. In gegebenem Fall muss man die Mutter also auf diese Verhältnisse hinweisen, um durch die vis-a-vis Begegnung die irdische Wirksamkeit des kindlichen Organismus anzuregen, selbstverständlich ohne gänzliche Aufgabe einer liebenden Körperbeziehung. Der Tastsinn spiegelt in das kindliche Seelenleben hinein Sicherheit und Gottvertrauen in die Umwelt, die es sich dem jeweiligen Alter entsprechend erobert. In der notwendigen Begegnung von Antlitz zu Antlitz und Ich zu Ich fließt zwischen Mutter und Kind die gleiche Liebe, wie sonst durch das Kuscheln übermäßig „verabreicht" wird.

Das Schnarchen des jüngeren Schulkindes und der Jugendlichen beruht auf einer ähnlichen Verfassung. Auch hier steht es mit einem allgemeinen Hypotonus in Verbindung. Für Eltern, Erzieher und Arzt stellt sich die Situation in der unterschiedlichen Ausprägung der Willensfähigkeit dar. Dieser Wille, der bei dem hypotonen Kind schwach ist, wird beim Übergang zwischen Wachen und Schlafen noch weiter gemindert und aufgegeben, die Gedankenbildung unterliegt nicht mehr dem Willen, wodurch das

Träumen entsteht. Genauso lässt auch die Motorik der Gliedmaßen nach. Ein schlecht geführter Wille ist beim Kind mit verhältnismäßig großen Tonsillen verbunden (meistens rechts betont). Die verstärkt träumende Wesensart mancher Kinder dokumentiert sich in den lividen und geschwollenen Nasenmuscheln, bis hin zur Allergie auf z.B. Bettfedern. Und so findet man nachts das schlafende Kind mit offenem Mund schnarchend, Unterkiefer und Mundboden mit Zunge sind in den Rachen auf die großen Tonsillen gefallen. Die Körperhaltung ist dabei nach hinten überstreckt, um überhaupt eine Atmung zu ermöglichen.

Die Betätigung des Willens stützt sich auf die Leber, die in solch einer Situation therapeutisch zu behandeln ist. Neben Heileurythmie (L vor dem unteren Abdomen, M, U, S und abschließend E) und Pädagogik kommen die verschiedensten Medikamente zur Anwendung:

- *Gentiana Magen Globuli velati* (Wala) — 2 × 6 (vor und nach der Schule) für 8 Wochen

Alternativ:

- *Gentiana lutea D1* (Weleda) Dil. — 1 × täglich 10 gtt für 4 oder 8 Wochen morgens

Bei schlechter Schlafqualität gibt man Gentiana auch direkt zur Nacht, damit der Stoffwechselorganismus für sich arbeiten kann und nicht immer wieder Ich und Astralleib heranzieht.

- *Carduus marianus D3 (oder 4)* (DHU) Tabletten — morgens 2

oder

- *Taraxacum Stanno Cultum D3* (Weleda) Dil. — 2 × 10 gtt

oder

- *Chelidonium Ferro Cultum D3* (Weleda) Dil. — morgens 10 gtt bis zu 4 Wochen

Letzteres ist hilfreich, wenn mit der Konstitution auch eine gewisse Depression verbunden ist. Es schmerzt, innerlich die eigene Seele wahrzunehmen, wenn in ihr nicht ausreichend Dynamik herrscht, sie muss sich bewegen. Das an die Heilpflanze gegebene Ferrum verstärkt die ohnehin vorhandene Eisenhaftigkeit der Pflanze, sie erhält dadurch dynamisierende Kraft.

Sollte sich bereits ein Bild entwickelt haben, das eine Tierhaarallergie nahelegt (allergoid), lässt sich dieses durch Plumbum und Stannum beeinflussen:

- *Plumbum D14 (1 Teil) / Stannum D14 (2 Teile)* (Weleda) Trit. — morgens 1 MSP für 8 Wochen

Eine Tonsillenhyperplasie ist zuverlässig zu beeinflussen mit

- *Lachesis comp.* (Wala) Globuli velati — 2 × 6 für 4 Wochen

Die Wirkung ist nicht konstitutionell, bietet aber eine schnelle Hilfe, um den „kissing tonsils" beizukommen. Die Eltern können solch eine Kur zwei bis dreimal im Jahr selbstständig ansetzen, sofern nicht gerade eine akute und schmerzhafte Tonsillitis besteht. Da das Präparat Hepar sulfuris enthält, sollten die Eltern es im Falle einer akuten Tonsillitis nicht unbeobachtet geben, damit nicht eventuell ein Abszess provoziert wird. (Das gleiche gilt auch für Erysidoron 2).

Die landläufige Pädagogik vermittelt den Kindern viele Seeleninhalte, die sie mit ihren Beinen nicht erlaufen können, und die sie nicht im sinnvollen Tun erfassen, d. h. die Lehrinhalte bleiben theoretisch, abstrakt. Dasjenige, von dem sie abstrahiert wurden, wirkt dann nicht im tätigen oder bildhaften Erleben. Dadurch unterbleibt die Schulung des Willens. Die Waldorfschulen nehmen auf diese jedoch notwendige Unterrichtspraxis Rücksicht. In diesem Zusammenhang steht die Beobachtung, dass Kinder in Waldorfschulen deutlich weniger Allergien und Asthma haben.

Die nächste Gruppe der Patienten, die wegen Nasenatmungsbehinderung und Schnarchproblemen die Praxis aufsuchen, sind die Erwachsenen mittleren Alters. Die Rhinoskopie zeigt eine weit gestellte und gut belüftete Nase, was eine Untersuchung mit einem Metallspiegel, den man unter die atmende Nase hält, bestätigt. Hierbei bildet sich die innere Form mitsamt dem Septum und gleichzeitig die Quantität des Luftstromes als Beschlag auf dem Metall ab. In der Nase findet sich kein pathologisches Sekret, die Schleimhäute sind wieder etwas livide verfärbt und trocken. Die blaue Verfärbung entsteht durch eine leichte Dominanz des wässrigen Elementes, das durch die Schleimhaut nicht zur Sekretion gebracht wird. Während der Patient der Erläuterung des Befundes lauscht, hält er den Mund geschlossen und atmet beschwerdefrei durch die Nase. Diese Tatsache macht darauf aufmerksam, dass die Schwellzustände der Conchae abhängig sind von der Vigilanz und Leistungsbereitschaft; der Standardwitz ist „je nach Temperament weglaufen oder zurückschlagen, wenn es zu gefährlich wird", eben Leistungsbereitschaft, welche die Nasenmuscheln dazu bringt, abzuschwellen. Auch angestrengte Denkarbeit lässt diese abschwellen, denn die Nasenatmung hängt eng mit dem Bewusstseinsprozess im Denken zusammen. Wo der Hund die Spur des Hasen mithilfe seines Riechorgans verfolgt, benutzt der Mensch die gleichen Kräfte zum Verfolgen eines Gedankens (man spricht gelegentlich vom Riecher des Geschäftsmannes für eine Gelegenheit, oder vom Kriminalisten als dem Schnüffler).

Wir haben also bei der Untersuchung keine Berechtigung, die anamnestische Angabe der Nasenatmungsbehinderung anzuzweifeln, denn wenn der Patient dann abends wieder in der Ruhe ist und sich freut, weil er nicht operiert werden muss, fällt die Nase doch wieder zu. Wir haben es also auch beim Erwachsenen mit der Differenzierung eines Spannungszustandes zu tun, d. h. dem Eingreifen des Astralleibes.

Im Prozess des Aufwachens am Morgen ergreifen Ich und Astralleib den lebendigen physischen Leib und veranlassen ihn zu den verschiedensten Gebärden, Bewegungen und zur Aufrichtung. So geht man durch seinen Tag, um am Abend zur Nachtruhe wieder Ich und Astralleib aus der physischen Leiblichkeit heraus zu ziehen. Dabei entsteht die Frage: Wer veranlasst jetzt meine Organisation zur notwendigen Spannung, die dafür sorgt, dass ich nicht zusammenfalle wie die Qualle am Strand? Die Antwort ist: Während des Tages habe ich durch meine Aktivität einen Abdruck in meiner physischen Leiblichkeit erzeugt, den ich während der Nacht verbrauche, um den nötigen Tonus aufrecht zu erhalten. Als Bild hierfür mag das Erlebnis dienen, welches man nach einer langen Autofahrt hat, wo die Räder noch immer rollen, während man bereits im Bett liegt; oder nach einem ungewohnten Segeltörn, wo das Bett zum Boot wird.

Während der bisherigen Biografie wurde aus dem ehemals Kopf-betonten, etwas hypotonen Jugendlichen der denkende Erwachsene, der die ursprüngliche Konstitution zu seiner persönlichen Kultur entwickelte. Was blieb, ist die schwache Verbindung des Astralleibes mit den übrigen Wesensgliedern, sodass der oben beschriebene Abdruck in die physische Organisation nicht deutlich genug ist. Wir haben als behandelnder Arzt nicht die Aufgabe, die beschriebene Verfassung zu kritisieren oder zu beurteilen, denn immerhin ist die Menschheit auf solche denkenden Mitglieder angewiesen. Aber wir können Ratschläge geben, was der Kranke tun kann, um „nicht auf seine Begabung hereinzufallen".

Unser Patient braucht also eine stärkere Spannung, die er mit in die Nacht nimmt. Er kann sie sich zusätzlich verschaffen, wenn er vor dem Schlaf noch einmal in die Leistung geht. Das kann körperlich geschehen, indem er schnellen Schrittes um den Block läuft, oder seelisch, indem er Denkleistung vollbringt, zu der er sich zwingen muss und die nicht gerade seinen täglichen Aufgaben entspricht (z. B. Philosophie, Anthroposophie). Ich und Astralleib erzeugen auf diese Weise einen zusätzlichen Abdruck in jene Wesensglieder, die im Bett bleiben und weiter funktionieren müssen. Auch eine kleine Mahlzeit – das sogenannte Betthupferl – hilft, dass der Stoffwechsel etwas hat, an dem er sich „festhalten" kann.

Es gibt ein Manöver, das man ausführen kann, um den exzessiven Gebrauch von abschwellenden Nasentropfen zu ersetzen. Es handelt sich um eine vorbereitende Übung, die sonst bei Anwendung der Atemtherapie nach Buteyko erfolgt, um die Nasenmuscheln zum Abschwellen zu bringen. Man blockiert den gesamten Luftraum einschließlich Nase, indem man sich diese bei geschlossenem Mund zwischen Daumen und Zeigefinger zudrückt. Dies führt man einige Sekunden aus, ohne es zu lange auszudehnen. Die Conchae nasales ziehen sich dabei reflektorisch zusammen, und die Nase wird augenblicklich frei. Die Beweglichkeit der Halswirbelsäule nimmt ebenfalls Einfluss auf die Schwellungszustände der Conchae, weshalb sich das Manöver durch gleichzeitige ausgiebige Nickbewegungen unterstützen lässt. Will man eine bleibende Wirkung erzielen, so ist dem Organismus eine neue Gewohnheit anzuerziehen. Der Ätherleib ist das Wesensglied, in dem sich die Erinnerungen und Gewohnheiten befinden. Dementsprechend ist obige Übung mindestens vier Wochen jeden Abend vorzunehmen, da der Ätherleib im Vier-Wochen-Rhythmus schwingt (der Zyklus der Frau ist ein Sonderfall des Ätherleibes, der auch bei Kindern und Männern im Vier-Wochen-Rhythmus wirkt).

Die medikamentöse Therapie zielt wieder auf das Organ der Willensausübung, die Leber, und auf das Organ des Rhythmus im Stoffwechsel, die Milz. Scleron, als das Heilmittel für die Milz, enthält Plumbum mellitum D12 und führt die Gedanken und den Antrieb dichter an den Organismus heran, so dass der oben beschriebene Abdruck im Laufe des Tages deutlicher wird. Das Blei schafft einen Individualraum (eine saturnische Wirksamkeit) und der Honig und Rohrzucker – mellitum – bilden das Medium, durch welches das Ich den Leib ergreift, in ihm wirksam sein kann. Das Hepatodoron ist, wie die Namensgebung bereits nahelegt, die Hilfe für die Lebertätigkeit, der physische Leib wird verdichtet, ohne seine Lebendigkeit im Sinne einer Verhärtung zu verlieren. (Gelegentlich limitiert ein Jucken der Haut an den Beinen die Einnahme, da Leber und Haut in einer Beziehung stehen.) Durch die Anwendung dieser beiden Heilmittel weiß der Patient, was er will, und kann es vollbringen. „Nebenwirkung: gute Geschäfte".

- *Hepatodoron* (Weleda) Tabletten — täglich 2 × 2 kauen und schlucken
- *Scleron* (Weleda) Tabletten — täglich 2 × 2 im Mund zergehen lassen (enthält Plumbum mellitum D12)

Beide Präparate sind gleichzeitig vier Wochen lang einzunehmen.

Das eigentliche Schnarchen entsteht durch ein Flattern der Strukturen im Pharynx, vor allem des Velum palatinum. Es kann bei geöffnetem Mund geschehen, aber auch bei geschlossenem. Die Beschaffenheit der Schleimhaut des Velums ist in beiden Fällen ausschlaggebend (auch im wortwörtlichen Sinn).

Ist die Gesamtverfassung durch eine Suchtkrankheit beeinträchtigt, so finden wir das auch im Schleimhautbild des Rachens wieder: Es zeigt sich eine charakteristische chronische Rötung im Bereich des weichen Gaumens, der Uvula und der Rachenhinterwand. Die organische Antwort auf diese durch qualitativen Ernährungsmangel verursachte Rötung ist die Schwellung. In Zusammenhang mit der gleichzeitig erzeugten muskulären Hypotonie sind zumindest zur Nacht die Luftwege blockiert. Therapeutisch ist die Behandlung des Grundleidens erforderlich.

Auch der Genuss von Alkohol ohne Suchtkrankheit kann akut und vorübergehend zum Schnarchen und zur Nasenatmungsbehinderung führen, wenn die „Entspannung" zu weit geht. Der Patient ist gegebenenfalls auf diese körperlichen Reaktionen hinzuweisen, damit er entscheiden kann, was ihm wichtiger ist: der unbefangene Genuss oder die nicht beeinträchtigte Atemfunktion (siehe Wilhelm Busch, die Hochzeitsnacht in der „Frommen Helene").

Internisten dringen oft auf eine Wiederherstellung von Nasenatmung und freiem Rachen, um einer Herzkreislaufbelastung abzuhelfen. Sie stellen die kardiovaskulären Symptome in einen kausalen Zusammenhang mit der Atmungsbehinderung, diese belaste das Herz.

Es ist jedoch auch möglich, die Kausalität umgekehrt zu denken. Eine mehr oder weniger chronische Epipharyngitis ist häufig bei Herzproblemen zu beobachten. Nasenrachenraum, Kehlkopf, das Herz selbst, das Pankreas, die Blase und Uterus bzw. Prostata sind die Orte, wo die Ich-Organisation in physischen Leib und Ätherleib vermittelnd eingreift und die „in allen Etagen“ Herzcharakter zeigen. Das Herz bringt die von rechts wirkenden Kräfte in eine Beziehung zu den linken. Von rechts gehen verhärtende Kräfte aus, von links lösende. Das Herz schafft einen Raum, der davon ausgespart ist, und in dem der Mensch er selbst sein kann. Die Kräfte des Herzens können sich durch biografischen Stress, Angriff auf die individuelle Daseinsberechtigung teilweise nach oben verschieben, wenn sie im Herzen selbst nicht gehalten werden. Wir HNO-Ärzte diagnostizieren die Belastung des Herzens anhand einer roten Entzündung des Epipharynx, wobei auch der weiche Gaumen gerötet und geschwollen erscheint mit Betonung der Uvula. Akut ist dieses Bild bei einem Streptokokkeninfekt zu beobachten, wir bezeichnen es dann als Angina retronasalis. Besteht dieser Zustand über Monate und Jahre, so erschlafft das Velum und verdickt sich, die Uvula hängt rot und extrem verlängert in den Hypopharynx hinein und schafft damit die Grundlage für nächtliches Schnarchen. Sofern keine internistische Behandlung erforderlich ist, setzt der HNO-Arzt eine antientzündliche Therapie an:

- *Apis Belladonna* (Wala) Globuli velati — 2 × 6 täglich, am Anfang auch 3 × oder häufiger, für 8 Wochen

Dazu der Übergriff in das internistische Fach:

- *Crataegus comp.* (Weleda) Dil. — 2 × 15 gtt für 8 Wochen

Ein Mensch, der für einen Moment eine schwere körperliche Leistung vollbringt, stützt sich durch einen Glottisschluss und den geschlossenen Mund auf die eingeatmete Luft. Er lebt für einen kurzen Augenblick ohne Atmung im „Hau-ruck“, das Bewusstsein ist herabgelähmt, des Menschen ganzes Wesen sammelt sich in der Muskulatur, um den Kraftakt zu vollbringen. Ein Kranker, dem die Kräfte schwinden, stöhnt. Er staute ebenfalls den Ausatmungsstrom und lebt mehr in der eingeatmeten Luft. Dadurch fließen ihm zusätzliche Kräfte zu, durch die er sich notdürftig halten kann. Dieses Aufstauen der Kräfte erreicht der *schlafende* Kranke, indem er bei geschlossenem Mund den weichen Gaumen gegen das Rachendach anhebt und bei der Ausatmung gegen diesen Widerstand atmet. Auch diese Situation kann ein hörbares Schnarchen verursachen. Es ist dann nicht Ursache für eine Herzbelastung, sondern ein organischer Notbehelf, um eine solche zu kompensieren. (Eine COPD-Patientin, die wegen ihrer andauernden Logorrhoe viel belächelt wurde, bekannte: „Wenn ich viel spreche, geht es mir besser.“ Durch den wechselnden Glottisschluss beim Sprechen flossen ihr die sonst fehlenden Kräfte zu.)

Eine rationelle Therapie liegt in einem so gelagerten Fall in den Händen der Internisten.

Hochbetagte Menschen, die noch seelisch und geistig aktiv sind, zeigen häufig blasse Nasenschleimhäute, die wohlgeformt sind und so erscheinen, als ob sie an den Bewusstseinsprozessen nicht mehr teilnehmen. Solche Persönlichkeiten haben es nicht mehr nötig, mithilfe der Nase durch differenzierte Luftwiderstände Einfluss auf ihren Astralleib, den Bewusstseinsträger, zu nehmen. Sie stützen sich nicht mehr in jugendlicher Art auf ihre Leiblichkeit, um ihrem Seelenleben dadurch Halt zu geben. Sie haben sich durch ihre Biografie diesen Halt im Seelischen erarbeitet und man steht ihnen als Arzt mit Verehrung gegenüber.

Sind die geistigen Fähigkeiten eingeschränkt, finden sich im Spiegelbefund häufig geschwollene Nasenmuscheln, die oft in der Nacht die Atmung blockieren. Die lymphatischen Gewebe des Waldeyerschen Rachenringes haben sich weitgehend zurückgebildet und stellen in der Regel kein Atemhindernis mehr dar. Wohl aber stimmt auch hier der allgemeine Tonus nicht. Der Patient beklagt sich über die verstopfte Nase, und ein andauernder Reizhusten und Schnarchen behindern die Nachtruhe. Der gesteigerten Konvexität der Nasenmuscheln steht eine trocken rote Konkavität der Trachea gegenüber. Die Ich-Organisation beherrscht die beiden konstituierenden Faktoren (Schwellung und auflösende Entzündung, Berg und Tal), aus denen eine Physiognomie gebildet ist, nicht mehr vollkommen.

Um hier Abhilfe zu schaffen, ist darauf zu achten, dass das Raumklima nicht zu „dicht" ist, d. h. nicht zu warm und nicht zu feucht. Es sollte ein klarer Kontrast bestehen zwischen Raumklima und notwendiger Kleidung. Der alte Mensch möge sich weiterhin seiner Umgebung deutlich gegenüberstellen, um noch genügend Gestaltungskraft für seine Leiblichkeit aufzubringen.

Literatur

1 Aus: Girke, M.: Innere Medizin. Salumed Verlag Berlin 2020. S. 235.

2 Protsiv, M., Ley, C., Lankester, J. et al.: Decreasing human body temperature in the United States since the Industrial Revolution. ELife 2020; 9. e49555. Doi: 10.7554/eLife.49555 (Abfrage Oktober 2020).

3 Es ist bekannt, dass unter Stressbelastung die Virenaktivität in biologischen Systemen zunimmt, so auch messbar im Speichel eines Menschen. Siehe auch: Hardtmuth, T.: Anmerkungen zum CORONA-Syndrom. www.anthroposophische-meditation.de/fileadmin/media/Coronakrise/Corona-Syndrom_Dr.-Thomas-Hardtmuth.pdf (Abfrage Oktober 2020).

4 Steiner, R.: Eine okkulte Physiologie (GA 128). Rudolf Steiner Verlag Dornach 1991. 2. bis 4. Vortrag.

5 Steiner, R.: Geisteswissenschaft und Medizin (GA 312). Rudolf Steiner Verlag Dornach 2020. 8. Vortrag.

6 Weiterführende Informationen zur Atemtherapie nach Buteyko finden sich auf https://atemweite.de.

KAPITEL IX
Erkrankungen der Mundhöhle

DIRK MEISTER

1. Leitgedanken

Die größte Körperöffnung des Menschen, der Mund, führt in die Mundhöhle. Wie Tür und Vestibül eines Hauses für Ein- und Ausgang erschaffen sind, stellt die Mundhöhle einen Raum für die Begegnung des Individuums Mensch mit der Außenwelt dar.

Funktionell finden Bewegungsabläufe statt, die in den Körper hinein- oder aus ihm herausführen:

- Speisen werden aufgenommen, zerkleinert und mit Speichel zu einem primären Nahrungsbrei angereichert.
- Ein- und Ausatmung sind über die Mundhöhle möglich.
- Der Geschmackssinn prüft die Nahrung.
- Über das gesprochene Wort richten wir uns an den Mitmenschen.

Im Sinne der Dreigliederung finden wir also Stoffwechsel, rhythmische Prozesse und Nerven-Sinnes-Tätigkeit.

Auch in der Morphologie zeigt sich im sphärischen Gewölbe des harten Gaumens, als obere Begrenzung der Mundhöhle, der Bezug zum Nerven-Sinnes-Menschen.

In den absteigenden Ästen des mit dem Schläfenbein gelenkig verbundenen Unterkiefers lässt sich das strahlige Prinzip der Gliedmaßen erkennen. In den Bögen der Unter- und Oberkiefer ist der Bezug zum mittleren Menschen mit der rhythmischen Anordnung der Rippenbögen sichtbar.

Eine Ordnung nach den Wesensgliedern ergibt folgende Einteilung: Im Physisch-Materiellen finden sich von den fast kristallinen Strukturen in den Zähnen abgestufte Übergänge über Knochen, Wangenmuskulatur, Mundboden und Zunge bis hin zur zarten Schleimhaut.

Im wässrigen Milieu von Speichel- und Schleimabsonderungen impulsiert der Stoffaufbau durch Ätherkräfte.

In den Geschmackswahrnehmungen sind Seelenkräfte in Form von Sympathie und Antipathie tätig.

In der Sprache äußert sich der individuelle menschliche Geist.

Bezüglich der Krankheitsbilder hat sich in den letzten Jahrzehnten ein grundsätzlicher Wandel vollzogen. Standen früher Erkrankungen (z. B. die Tonsillitis) mit mannigfaltiger bakterieller Beteiligung im Vordergrund, so finden wir heutzutage eine zunehmende Tendenz zu Infekten mit viralem Hintergrund. Moderne Lebensgewohnheiten beanspruchen die Ätherkräfte, besonders den Wärmeäther. Gleichzeitig besteht eine Schwächung im Nerven-Sinnes-Pol bei Überwiegen von Kopfarbeit im Berufsleben. Dies scheint

Viren mit ihrer Affinität zum Nerven-Sinnes-System geradezu zu animieren, den menschlichen Organismus zu befallen.

2. Mundschleimhauterkrankungen

2.1 Stomatitis aphtosa

Wie bereits geschildert, treten heute vermehrt virogene Pathologien auf. Bei der Stomatitis aphtosa zeigen sich äußerst schmerzhafte Irritationen der Zungenränder und Mundschleimhäute, teilweise mit Ulzerationen nach Bläschenbildung.

In der Entzündung kommt es zu einer Dissoziation der unteren Wesensglieder bei gleichzeitiger Schwäche des Astralleibes und der Ich-Organisation. Therapeutisch gilt es, diese wieder zusammenzuführen.

Als äußere Anwendungen empfehlen sich Mund- und Rachenspülungen drei- bis siebenmal täglich mit

- *Salbeitee*

oder

- *Salviathymol N Madaus* (MEDA) Lösung

oder

- *Tinctura Myrrhae* (Apothekenrezeptur)

zusammen mit

- *Ratanhia comp.* (Weleda) Lösung

oder

- *Echinacea Mund- und Rachenspray* (Wala)

und das Auftragen von

- *Mundbalsam* (Wala) Gel

oder

- *Salbei-Zahnfleischbalsam* (Weleda) nach Bedarf mehrfach täglich

Des weiteren hat sich bei der Stomatitis aphtosa die Gabe folgender Arzneimittel bewährt:

- *Apis/Belladonna cum Mercurio* (Wala) Globuli velati

oder

- *Lachesis comp.* (Wala) Globuli velati — 3 Tage 2-stündlich 7–10, dann 3 Tage 3-stündlich 7–10

und ergänzend

- *Meteoreisen* (Wala) Globuli velati — 5–3 × 7–10, bei Abklingen der Symptome reduzieren
- *Gelsemium comp.* (Wala) Globuli velati — 5–3 × 7–10, bei Abklingen der Symptome reduzieren

Bei schweren Verläufen zusätzlich bis zum deutlichen Rückgang der Beschwerden

- *Gingiva suis-Injeel* (Heel) Amp. s.c.

zusammen mit

- *Echinacea/Argentum* (Wala) Amp. s.c. — ggf. anfangs täglich, sonst 3–2 × pro Woche in die Wangenschleimhaut

dazu

- *Silicea comp.* (Wala) Amp. s.c. — in gleicher Häufigkeit nuchal

2.2 Soor-Candidose

Treten fein gesprenkelte bis flächig konfluierende weißliche, abwischbare Beläge – bei Rötung der Schleimhäute – auf, liegt meist, wie ein Abstrich bestätigt, ein Candida albicans-Befall vor. In begrenztem Maße gehören diese Hefen zur normalen Mundflora. Folgende Faktoren begünstigen eine Ausbreitung:

- Diabetes mellitus
- HIV-Infektion
- Antibiose, Dysbiose
- Säuglings- und Greisenalter
- übermäßiger Zuckerkonsum
- Asthmatherapie mit Cortisonspray

Therapie

Da meist der Darm mit betroffen ist:

- *Gentiana lutea D1* (Weleda) Dil. — 3–4 × 10 gtt über 3–4 Wochen
- *Borax D4* (DHU) Tabletten — 1–1–1 über 3–4 Wochen

oder

- *Borax D6* (DHU) Dil. — 5–5–5 gtt über 3–4 Wochen

und

- Symbioselenkung nach Stuhluntersuchung (z.B. Institut für Mikroökologie Herborn)

Während der Therapie gilt von Seiten der Ernährung: kein Zucker, wenig Kohlehydrate.

2.3 Morbus Behçet

Dabei handelt es sich um eine small-vessel-Vasculitis mit Autoimmun-Komplex-Assoziation. Als Multisystemerkrankung befällt sie die kleinen Blutgefäße. Sie zählt zum Formenkreis rheumatischer Leiden, es kommt zu Ulzerationen in der Mundhöhle und auch an anderen Schleimhäuten (Genitale, Darm). Die Ulzerationen treten schubweis mehrfach jährlich auf und sind therapieresistent.

Zur Unterstützung des aufbauenden Stoffwechselpols gibt man

- *Choleodoron* (Weleda) Dil. — 10–10–0 gtt

und

- *Hepatodoron* (Weleda) Tabletten — 0–0–3

sowie

- *Gingiva suis-Injeel* (Heel)

und

- *Calcium Quercus Inject* (Wala)

und

- *Borago comp.* (Wala) — je 1 Amp. zusammen als Mischspritze s.c.

im Wechsel mit

- *Stibium metallicum praeparatum D6* (Weleda)

und

- *Argentum metallicum praeparatum D10* (Weleda) — je 1 Amp. zusammen als Mischspritze s.c. in die Mundschleimhaut (Wange), je nach Schweregrad ggf. täglich, im Verlauf 3–2 × pro Woche

2.4 Lichen ruber mucosus

Im Bereich der Mundschleimhaut tritt der Lichen ruber mit streifigen, netzförmig verlaufenden milchigweißen Linien vorzugsweise im Wangenbereich auf. Die Patienten verspüren meist nur ein leichtes Brennen oder haben ein pelziges Gefühl. Es kann aber auch zu ulzerierenden und dann schmerzhaften Veränderungen kommen. Feingeweblich besteht eine Entzündung mit histiozytären Infiltraten bis unter die Basalmembran mit zellulärer Autoimmunreaktion.

Menschenkundlich liegt ein zu starker, vom Nerven-Sinnes-Pol ausgehender Abbauprozess vor. Die normalerweise frühestens im Stratum granulosum beginnende Apoptose dringt hier bis in das Stratum basale vor.

Therapie

- *Gingiva suis-Injeel* (Heel)

zusammen mit

- *Echinacea/Argentum* (Wala)

oder

- *Stibium arsenicosum D8* (Weleda) — je 1 Amp. als Mischspritze s.c. 2–3 × wöchentlich in die Mundschleimhaut

Die Therapie erfolgt meist über einige Wochen, die Gabe als Trinkampullen ist ebenfalls möglich.

2.5 Leukoplakie

Dabei handelt es sich um hyperkeratotische, nicht abwischbare weißliche Beläge, besonders der Wangenschleimhaut, die der histologischen Abklärung bedürfen.

Therapeutisch kommen niedrig dosierte Mistelpräparate – lokal, subkutan injiziert – zum Einsatz, zusammen mit

- *Gingiva suis-Injeel* (Heel) Amp. s.c. — 2–3 × wöchentlich

Sollte nach 2–3 Wochen keine Rückbildung erfolgen, ist eine Gewebsexzision erforderlich. Anschließend ist eine Mistelbehandlung über Monate weiterzuführen und die Nachbeobachtung wesentlich.

3. Speicheldrüsenerkrankungen

3.1 Sialadenitis

Die Entzündungen treten vorwiegend in den Glandulae submandibulares, linguales und parotis auf. Auch hier liegt die Ursache in der Schwächung der unteren Wesensglieder, z. B. nach Operationen, bei Marasmus, mangelhafter Mundhygiene oder Alkoholabusus. Symptomatisch besteht eine dauerhaft schmerzhafte Schwellung der betroffenen Drüse, bei Rötung der Ausgangspapille teilweise mit eitrigem Sekretabgang.

- *Archangelica comp.* (Weleda) Salbe Salbenauflagen — submandibuläre Auflagen bis die Beschwerden abklingen
- *Apis/Belladonna cum Mercurio* (Wala) Globuli velati — 3 Tage 2-stündlich 7–10, dann 3 Tage 3-stündlich 7–10

oder

- *Erysidoron 1* (Weleda) Mischung — 3 Tage 2-stündlich 10, danach 3 Tage 3-stündlich 10 gtt

dazu

- *Myristica sebifera comp.* (Wala) Globuli velati — 5–3 × 10

Das Lutschen von Zitronenscheiben oder Ascorbinsäuretabletten regt die Speichelsekretion an.

Glandula parotis (Wala) als Organpräparat, stellvertretend auch für andere Speicheldrüsen, zeigt oft als folgende Mischspritze, s.c. in die Nähe der betroffenen Drüse injiziert, rasche Wirkung:

- *Glandula parotis Gl D5* (Wala) Amp. — 1–3 × in 1–3 Tagen Abstand, oft schon nach einer Injektion deutliche Wirkung

zusammen mit

- *Echinacea/Argentum* (Wala) Amp. s.c.

Bei nicht ansprechender Therapie ist durchaus eine antibiotische Behandlung notwendig, bei Abszedierung auch eine HNO- oder oralchirurgische Intervention.

3.2 Parotitis epidemica (Mumps)

Mumps gehört zu den klassischen Kinderkrankheiten. Masern, Röteln und Mumps treten wegen der Schutzimpfung zwar nur noch selten auf, allerdings ist der Impfschutz unzuverlässig. Es handelt sich um eine hoch ansteckende Virusinfektion, die den ganzen Körper befällt. Nach zwei Wochen Inkubationszeit kommt es zu schmerzhaften Schwellungen der Ohrspeicheldrüse. Typisches Kennzeichen ist das Abstehen der Ohrläppchen. Fieber besteht 3–4 Tage. Nach Höhepunkt am 21. Tag ist die Krankheit nach 4 Wochen überstanden. Es erkranken überwiegend Kinder im Alter von 2–15 Jahren, doch auch Fälle im Erwachsenenalter sind nicht ausgeschlossen, teilweise mit gefürchteten Komplikationen an Ovarien oder Hoden. Auch eine Mitbeteiligung der Bauchspeicheldrüse (ebenfalls seröse Drüse!) ist möglich.

Solange Fieber besteht, ist Bettruhe geboten und leichte Kost (Gemüsesuppe, Zwieback, Tee). Saures (Joghurt) ist aufgrund der Belastung durch die Parotis zu vermeiden.

Zu empfehlen ist

- *Archangelica comp.* (Weleda) Salbe — 2–3 × täglich auf die Ohrspeicheldrüse auftragen

Für die perorale Medikation eignen sich

- *Apis Belladonna* (Wala) Globuli velati — 2–3 Tage 2-stündlich 5–10, dann 3 Tage 5 × 5

Bei abdominellen Beschwerden (Pancreas)

- *Cichorium/Pancreas comp.* (Wala) Globuli velati — 5 × 5

3.3 Sialolithiasis

Durch die Anlagerung von anorganischem Material an eingedicktes Sekret kann es zur Konkrementbildung in den Drüsenausführungsgängen kommen. Besonders beim Essen schwellen die Drüsen (85% Glandula submandibularis, 15% Glandula parotis) durch Stau des Speichels an, bis hin zu schmerzhaften Entzündungsreaktionen und Vereiterungen.

Bis zu einem Konkrementdurchmesser von etwa 5 mm (Sonographie) ist eine schonende sialendoskopische Bergung des Konkrements therapeutisch die erste Wahl. Alternativ kann man nach Schlitzung des – besonders bei der Glandula submandibularis gut zugänglichen – Ausführungsganges unter Lokalanästhesie das Konkrement meist leicht entfernen. Bei im Drüsenkörper liegendem Stein, sehr großen Konkrementen oder frustranen Therapieversuchen ist die operative Totalentfernung der Drüse gegebenenfalls notwendig.

Die perorale Begleitbehandlung erfolgt mit

- *Apis Belladonna* (Wala) Globuli velati — 3 Tage 2-stündlich 7–10, dann 3 Tage 3-stündlich 7–10

oder

- *Erysidoron 1* (Weleda) Mischung — 3 Tage 2-stündlich 10, dann 3 Tage 3-stündlich 10 gtt

oder

- *Arnica, Planta tota D3* (Weleda) Dil. — 1–3-stündlich 10 gtt

3.4 Sialadenosen

Es handelt sich um parenchymatöse Stoffwechsel- und Sekretionsstörungen, vorwiegend der Glandula parotis.

Zur Behandlung appliziert man

- *Glandula parotis Gl D5* (Wala) Amp.

als Mischspritze zusammen mit

- *Echinacea/Argentum* (Wala) Amp. s.c. — über der geschwollenen Drüse

Meist reichen zwei bis drei Injektionen in drei bis sieben Tagen Abstand zur Aufhebung der Störung.

Geschmacksstörungen

Die für die vier Geschmacksqualitäten süß, sauer, salzig und bitter auf der Zunge lokalisierten Geschmacksknospen geben ihre Wahrnehmungen über die Fasern der Nervi trigeminus, glossopharyngeus und facialis (Chorda tympani) weiter. Die Geschmacksnuancen entstehen durch Mitbeteiligung des Riechsinnes (Bulbus olfactorius) über den Nasenrachen. Geschmacks- und Geruchsstörungen treten meist bei Virusinfekten, aber auch als Nebenwirkungen von Antibiotika oder Psychopharmaka auf.

- *Nervus glossopharyngeus Gl D5* (Wala) Amp.

als Mischspritze zusammen mit

- *Echinacea/Argentum* (Wala) Amp. s.c. — anfangs 2–3 × wöchentlich, später je nach Wirkung in ein- bis mehrwöchigem Abstand

ergänzt durch

- *Topas D8* (Apotheke an der Weleda) Trit. — 1–1–1 MSP

Bei Mitbeteiligung des Riechsinnes analog

- *Bulbus olfactorius Gl D8* (Wala) Amp.

als Mischspritze zusammen mit

- *Echinacea/Argentum* (Wala) Amp. s.c. — anfangs 2–3 × wöchentlich, später je nach Wirkung in ein- bis mehrwöchigem Abstand

ergänzt durch

- *Jaspis D10* (Apotheke an der Weleda) Trit. — 1–1–1 MSP

3.5 Parotistumoren

Pleomorphes Adenom (früher Parotismischtumor)

Über Jahre zeigen sich langsam größer werdende knotige, feste bis zystische Verhärtungen im Drüsenparenchym der Glandula parotis. Die Feinnadelbiopsie als diagnostische Maßnahme unter Sonographie wird kontrovers diskutiert. Bei unklarem sonographischem Befund sollte man die Raumforderung durch Enukleation oder im Rahmen einer partiellen lateralen Parotidektomie unter Neuromonitoring des Nervus facialis einer histologischen Aufarbeitung zuführen.

Therapie

Es handelt sich um einen gutartigen Tumor, der jedoch karzinomatös entarten kann. Daher ist eine rechtzeitige Totalentfernung unter Neuromonitoring zur Schonung des durch die Drüse fächerförmig ziehenden Nervus facialis sinnvoll. Nach Teilresektionen können Rezidive auftreten.

Bei diesen Eingriffen kommt es auch bei schonender Operationsweise zu Traumatisierungen des Nervus facialis mit der Folge einer partiellen Fazialisparese. Diese bildet sich rasch durch folgende Behandlung zurück:

- *Nervus facialis Gl D5* (Wala) Amp. s.c.

als Mischspritze zusammen mit

- *Arnica, Planta tota Rh D6* (Weleda) Amp. s.c. — 2 × wöchentlich über dem Kieferwinkel, bis die Lähmungserscheinungen abgeklungen sind

Operationen sind willkürlich gesetzte Wunden. Daher hat sich für alle Eingriffe im HNO-, aber auch zahnärztlich-kieferchirurgischen Bereich eine medikamentöse Begleitung bewährt. Sie reduziert postoperative Schwellungen sowie Schmerzen.

Da es sich um terminlich planbare Operationen handelt, kann man bereits zwei Tage vor dem Eingriff beginnen mit

- *Arnica, Planta tota D6* (Weleda) Dil. — 5 × 10 gtt

oder

- *Traumeel* (Heel) Tabletten — 5 × 1

Falls der Operateur mitmacht, direkt vor OP und direkt danach

- *Arnica, Planta tota D6* (Weleda) Amp. s.c. — 1 × in die Peripherie des OP-Feldes

Nach dem Aufwachen auf der Station wieder

- *Arnica, Planta tota D6* (Weleda) Dil. — 1–2 Tage 2–3-stündlich 10 gtt, danach 1 Woche 5–3x10 gtt

oder

- *Traumeel* (Heel) Tabletten — 1–2 Tage 2–3-stündlich 1, danach 1 Woche 5–3 × 1

3.6 Karzinom der Glandula parotis

Ob ein primäres Karzinom der Parotis oder ein karzinomatös entartetes pleomorphes Adenom vorliegt, läßt sich nur durch präoperative Untersuchungen klären. Diagnostisch gilt daher das gleiche Vorgehen wie beim pleomorphem Adenom (s.o.).

Therapie

Es erfolgt eine Radikaloperation der Parotis unter Neuromonitoring mit dem Versuch, den Nervus facialis zu erhalten. Bei notwendiger Opferung des Nervs lässt sich die Kontinuität durch Nerventransplantat wiederherstellen. Gleichzeitig findet eine ipsilaterale funktionelle Neck-Dissection statt. In Abhängigkeit vom Tumorstaging besteht die Nachbehandlung meist in einer Radiatio und ggf. einer Chemotherapie. Parotiskarzinome haben eine hohe Metastasierungstendenz.

Die Anthroposophische Medizin behandelt Krebspatienten begleitend mit Mistelpräparaten. Es handelt sich um Zubereitungen aus der ganzen Pflanze. Die Wirkung besteht einerseits in einer Immunmodulation, andererseits haben die Viscotoxine und Lektine karzinomzellabtötende Wirkung.

Die Mistelpräparate abnobaVISCUM, Iscador, Helixor und Iscucin werden nach anthroposophisch-medizinischen Richtlinien hergestellt. Für jedes Präparat gibt es Differenzierungen nach den Wirtsbäumen der verarbeiteten Misteln. Je nach Karzinomlokalisation erfolgt dann in der Therapie die Zuordnung [→ Kapitel XI Onkologie].

4. Lymphatischer Rachenring

Das Lymphsystem (Immunsystem) hat zu gewährleisten, dass zwischen Umwelt und menschlichem Organismus eine eindeutige Abgrenzung – „Selbst“ gegenüber dem „Nichtselbst“ – besteht. Es ist dem wässrigen Element und damit den Ätherkräften verbunden.

Der lymphatische Rachenring (Rachen- und Gaumenmandeln sowie Zungengrundtonsille) markiert den Übergang von der Mundhöhle und dem Nasenrachen in den Rachen, um die sich in Luft- und Speiseröhre trennenden Wege in das Körperinnere möglichst von Fremdem freizuhalten.

Ähnliche Lymphgewebskonzentrationen sind im weiteren Verlauf des Verdauungstraktes immer am Übergang sich funktionell unterscheidender Abschnitte (Cardia, Pylorus, Appendix) anzutreffen. Da im ersten Lebensjahrsiebt die Bildekräfte des Ätherleibes im Vordergrund stehen und der formende astralische Impuls noch schwankend wirkt, kommt es hier oft zu Störungen.

Mundatmung, Schnarchen, „adenoide Fazies“ und häufig rezidivierende obere Atemwegsinfekte sind typische Symptome.

Als Ausdruck der aufbauenden, quellenden Lebensprozesse des Kindes zeigt sich im lymphatisch-wässrigen System eine oft überbordende Stoffwechselaktivität, die teils zu wässrigen Einlagerungen im Lymphgewebe, aber auch zu parenchymatöser Hyperplasie führt. Das engt den Nasenrachen und die Nasenatmung ein und beeinträchtigt über die Ohrtrompeten die Mittelohrbelüftung.

Therapie

Selbstverständlich besteht zunächst der Wunsch, durch konservative Maßnahmen operative Interventionen wie Adenotomie, Paukendrainage und Tonsillenresektion (Tonsillotomie) zu vermeiden. Therapieversuche mit abschwellenden Rhinologika, eventuell auch topisch wirkenden Cortisonsprays, führen leider oft nicht zum Erfolg. So stellt sich dann doch schnell die Operationsindikation als gegeben ein. Genau gesehen liegt diesem Vorgehen eine räumlich-mechanistische Betrachtung zugrunde, indem man Platz schafft, wo es eng ist, und für Belüftung der Mittelohren über die Paukenröhrchen von außen sorgt.

Betrachtet man die Lebens- und Wachstumsvorgänge des Kindes im Kopfbereich unter menschenkundlichen Gesichtspunkten, so gelingt es bei über der Hälfte der Fälle Operationen zu vermeiden.

Beim altersentsprechenden Vorwiegen von aufbauendem Stoffwechsel liegt meist ein Zuviel dieser Vorgänge im Kopfbereich vor, wo in erster Linie Nerven-Sinnes-Tätigkeit und die rhythmischen Vorgänge in der Atmung dominieren sollten.

Es ist daher hilfreich, den Stoffwechselpol des Kindes anzuregen:

- *Gentiana Magen Globuli velati* (Wala) — 3–5 vor dem Essen über Wochen bis Monate

Hinsichtlich der Ernährung ist besonders am Morgen eine kräftige, vor allem warme Mahlzeit förderlich. Idealerweise ist ein Haferbrei, in Wasser aufgekocht, mit Nüssen und evtl. etwas Leinöl zu empfehlen. Milch (tierisches Eiweiß) ist ebenso zu vermeiden wie entzündungsfördernder Zucker. Die Wärme des Essens regt einen geordneten Verdauungsvorgang an und durchwärmt zudem den gesamten Körper deutlich. Ebenfalls ist durch entsprechende Bekleidung für den Wärmeerhalt zu sorgen (Wollpullover).

Da eine Abgrenzung zur Außenwelt Aufgabe des Lymphsystems ist, wirken Substanzen, die auch im Naturreich abgrenzen, z.B. als Kalk in der Schalen- und Rindenbildung (Ei, Muscheln, Schneckengehäuse), stabilisierend.

- *Calcium Quercus* (Wala) Globuli velati — 2–3 × täglich 5

oder

- *Conchae D6, D12* (Weleda) Trit. — 1 MSP über Wochen oder einige Monate

Wenn die Ätherkräfte gegenüber den formenden astralen Kräften zu sehr dominieren, empfehlen sich

- *Barium jodatum D6* (DHU) Globuli — 5–5–5 für 4–6 Wochen
- *Pharynx Gl D15* (Wala) Amp. — 2–3 × wöchentlich als Trinkampulle

Da die Ostien der Eustachischen Röhre der Rachenmandel benachbart sind und reichlich Lymphgewebe enthalten, besteht meist gleichzeitig ein Tubenkatarrh bzw. Paukenerguss (Serotympanon):

- *Myristica sebifera D6, D12* (DHU) Globuli — 3 × 3–5

im täglichen Wechsel mit

- *Levisticum e radice D6* (Wala) Globuli velati — 3 × 3–5

Intensive Wirkung erzielt man auch mit folgender Rezeptur:

- *Sylvin D6, Levisticum D10, Hydrastis D6, Mercurius dulcis D12 aa 20,00* (Apotheke an der Weleda) Dil. — 5–5–5 gtt

Die Maßnahmen sind über Wochen bis Monate durchzuführen. Die Mehrzahl der üblicherweise operativ (Adenotomie mit Paukendrainage) behandelten Kinder ist so – durch konservative Therapie ohne Eingriff – erfolgreich zu behandeln. Beim restlichen Drittel ist eine Operation oft nicht zu vermeiden. Treten in diesem Zusammenhang trotz erkennbarem Rückgang des Serotympanons Sprachentwicklungsverzögerung auf, muss man die Indikation zur operativen Therapie großzügiger stellen.

4.2 Erkrankungen der Tonsillen

4.2.1 Tonsillenhyperplasie

Wie bei der Hyperplasie der Rachenmandel, die eine beeinträchtigte Nasenatmung bewirkt, kann gleichzeitig auch eine entsprechende Vergrößerung der Tonsillen (Gaumenmandeln) vorliegen, so dass Mediankontakt besteht, der im Extremfall zur Atemobstruktion führt.

Die Behandlung erfolgt prinzipiell wie bei der Hyperplasie der Rachenmandel. Zur Unterstützung gibt man hier

- *Pharynx Gl D15* (Wala) Amp. — per os 3 × wöchentlich

Bei Therapieresistenz und Atemobstruktion ist eine operative Verkleinerung (Teilresektion) der Tonsillen (Tonsillotomie) auf das Normalmaß mittlerweile Standard. Sie schmälert die immunologische Bedeutung der ja im Wesentlichen erhalten gebliebenen Tonsillen nicht und umgeht das nicht zu unterschätzende Nachblutungsrisiko bei einer Totalentfernung. Der Eingriff kann teils ambulant erfolgen.

4.2.2 Angina tonsillaris acuta

Zu den Symptomen zählen Schmerzen beim Schlucken, beidseitig, seitlich im Rachen, Fieber, Schwellung der Tonsillen, teilweise mit Rötung und Belägen sowie eine Schwellung der regionären Halslymphknoten. Bei Virusinfekten tritt oft nur eine schmerzhafte starke Schwellung ohne wesentliche Rötung auf.

Die Begriffe Angina und Enge / Angst haben den gleichen Sinngehalt. Anginen erscheinen gehäuft zu biografischen Schwellensituationen: Einschulung, Pubertät, Ende der Schulzeit, Examina. Der Schritt in neue Lebensabschnitte ist unterschwellig mehr oder weniger mit Erwartungsangst verbunden.

Äußerlich sind zu empfehlen:

- *kalte Halswickel, Zitronenwickel* [→ Kapitel XVI Äußere Anwendungen], *Salbenauflagen mit Archangelica comp.* (Weleda) oder *Mercurialis Heilsalbe* (Wala)

Kinder behandelt man mit

- *Apis Belladonna* (Wala) Globuli velati

oder

- *Apis/Belladonna cum Mercurio* (Wala) Globuli velati — anfangs stündlich 5–7, bei Linderung der Beschwerden reduzieren auf 3 Tage 2-stündlich 5–7, dann 3 Tage 3-stündlich 5–7

Bei starken Beschwerden zusätzlich und damit meist ein Antibiotikum erübrigend

- *Angocin Anti-Infekt N* (Repha) Tabletten — täglich 4–5 × 3

bis deutliche Besserung eintritt.

Bei rechtsbetontem Befund empfiehlt sich auch

- *Lycopodium D6* (DHU) Globuli — anfangs stündlich 5–7, danach 3 Tage 2-stündlich 5–7, danach 3 Tage 3-stündlich 5–7

Bei linksbetontem Befund

- *Lachesis comp.* (Wala) Globuli velati — wie oben

Bei Erwachsenen eignet sich

- *Erysidoron 1* (Weleda) Mischung — 3 Tage 2-stündlich 10 gtt, danach 3 Tage alle 3 Stunden 10 gtt

Zur Intensivierung:

- *Pharynx Gl D15* (Wala) Amp. s.c. — 1–3 Tage 1–2 × täglich in den Nacken

zusammen mit

- *Echinacea/Argentum* (Wala) Amp. s.c.

oder

- *Apis/Belladonna cum Mercurio* (Wala) Amp. s.c.

Bei starken Beschwerden zusätzlich und damit meist ein Antibiotikum erübrigend

- *Angocin Anti-Infekt N* (Repha) Tabletten — täglich 4–5 × 3

Da Schwefel (Hepar sulfuris) den Entzündungsvorgang forciert, ist Erysidoron 2 (Weleda) mit Vorsicht anzuwenden, da unter Umständen ein Peritosillarabszess entstehen kann.

Bei Übergreifen auf das peritonsilläre Gewebe lässt sich mit

- *Mercurius cyanatus D6* (Weleda) Dil. — 2-stündlich 10 gtt

der Astralimpuls verstärken.

Kommt es dennoch zu einem Peritonsillarabszess, muss nach Punktion unter Lokalanästhesie eine Inzision erfolgen. Eine sogenannte Abszesstonsillektomie lässt sich auf diese Weise meist vermeiden.

Begleitend gibt man

■ *Zinnober D6* (Weleda) Tabletten	stündlich 1
und	
■ *Echinacea Mund- und Rachenspray* (Wala)	2–3 × täglich 1–2 Sprühstöße in den Rachen bzw. auf die Tonsillen oder das Zahnfleisch
oder	
■ *Bolus Eucalypti comp.* (Weleda) Pulver	3–5x täglich 1 Messlöffel in 100 ml Wasser zum Gurgeln suspendieren oder 3–5 × täglich einen Messlöffel im Mund zergehen lassen

Bei Virusinfekten wirken

■ *Infludoron* (Weleda) Globuli	alle 1–2 Stunden 10
oder	
■ *Infludo* (Weleda) Dil.	2-stündlich 10–15 gtt
■ *Metavirulent* (meta Fackler) Dil.	2-stündlich 10–15 gtt
■ *Aconitum comp.* (Wala) Globuli velati	alle 1–2 Stunden 7–10
bzw.	
■ *Aconitum comp.* (Wala) Amp. s.c.	1 × täglich in der Akutphase

Die Streptokokkenangina ist eine Tonsillitis mit Beteiligung hämolysierender Streptokokken Gruppe A (Hämolyse, Angriff auf die Ich-Organisation) und wird oft per Abstrich mit Scharlach gleichgestellt. Bei letzterem handelt es sich um eine eigenständige Krankheitsentität, die einer differenzierten Behandlung bedarf, wobei die gemeinsame mikrobiologische Ätiologie durchaus gewürdigt wird.

4.2.3 Zur Frage der Antibiotika-Behandlung

Die oben dargestellten Therapien haben sich in Jahrzehnten der praktischen Anwendung bewährt und waren in den meisten Fällen ohne eine Antibiose erfolgreich. Zeigt sich jedoch, dass der Gesamtorganismus nicht die nötigen Kräfte mobilisieren kann, die einen Heilungsprozess in Gang setzen, ist eine Antibiotika-Gabe nach Abstrichentnahme zur Erreger- und Resistenzbestimmung unbedingt erforderlich. Dabei handelt es sich eher um eine symptomatische Behandlung, indem man den Organismus von der zusätzlichen Notwendigkeit, die pathogenen Keime zu überwinden, entlastet. Dabei nimmt man in Kauf, dass das gleichzeitige Abtöten gutartiger Mikrobionten das Mikrobiom empfindlich stört. Es kommt zur Dysbiose. Daher sind schon während der Antibiose durch Zufuhr funktionell wesentlicher Darmbakterien (z. B. Lactobazillen, Enterokokken, Bifidobakterien), sogenannte Probiotika, gravierende Störungen abzufangen.

Ein in diesem Sinne wirksames Präparat ist

- *OMNi-BiOTiC 10* (AllergoSan) — während der Antibiose 2 × täglich 1 Beutel 1 Std. nach Antibiotikagabe, danach weitere 2 Wochen 1 × 1 Beutel täglich

Ein weiteres Mittel ist

- *Symbioflor 1* (SymbioPharm) — nach der Antibiose 2–3 × täglich Erw. 30 gtt, Kinder 20 gtt 2 Wochen lang

Ein Medikament, das wie ein Antibiotikum wirkt, aber die oben geschilderten Auswirkungen auf das Mikrobiom nicht hervorruft, stellt man aus der Kapuzinerkresse und der Meerrettichwurzel her. Beide Pflanzen enthalten Senfölglykoside, die der Organismus aktiviert. Senföle hemmen die Bakterien- und Virenausbreitung. Da die Resorption bei Eintritt ins Duodenum erfolgt, entfallen die negativen Effekte auf die Darmflora. Auch ließen sich bisher keine Resistenzentwicklungen beobachten:

- *Angocin Anti-Infekt N* (Repha) Tabletten — 4–3 × 4–3 nach dem Essen bis zur weitestgehenden Genesung

4.2.4 Monocytenangina (Pfeiffer'sches Drüsenfieber)

Als virusinduzierte Erkrankung (Epstein-Barr-Virus) handelt es sich um eine rasch mit hohem Fieber eintretende, schmerzhafte Angina mit Belägen und im ganzen Körper auftretenden Schwellungen der lymphatischen Organe (Lymphknoten, Milz, Leber).

Die Therapie erfolgt analog der Tonsillitis acuta, ergänzt durch

- *Meteoreisen Inject* (Wala) Amp. s.c. — täglich 1–3 × in der akuten Phase, bei Abklingen der Beschwerden alle 1–2 Tage 1

Eine Monocytenangina schwächt den Ätherleib besonders stark. Der Patient benötigt idealerweise mehrere Wochen Bettruhe und eine zweiwöchige Kontrolle der Leberwerte. Zusätzlich zu der angegebenen Therapie ist eine Unterstützung der Leberfunktion sinnvoll:

- *Choleodoron* (Weleda) — morgens 10–15 gtt

und

- *Hepatodoron* (Weleda) Tabletten — abends 3–5 zerkauen und im Mund zergehen lassen

4.2.5 Chronische Tonsillitis

Darunter fallen häufig rezidivierende (bis zu 10 × jährlich), teils eitrige Tonsillitiden, typischerweise mit regelmäßigem Wiederaufflammen der Entzündung kurz nach Beenden einer Antibiotikatherapie.
Als Hauptursache für chronische Tonsillitiden sind immer wieder durchgeführte Antibiotikabehandlungen anzusehen. Ohne die anschließende Wiederherstellung der Bakterienflora in Mund, Rachen und Darm resultiert daraus eine Dysbiose.

Circa drei bis vier Wochen nach einer Antibiotikaeinnahme tritt oft die nächste Tonsillitis auf, weil der in der Entzündung angelegte Ausscheidungsprozess unterdrückt wurde und der Organismus einen erneuten Anlauf nimmt. Wie bereits erwähnt, können latente Angstzustände ein Anlass für rezidivierende Tonsillitiden darstellen. Auch Impfbelastungen kommen infrage.

Chronische Entzündung [→ Kapitel VIII.2.1 Nasennebenhöhlenerkrankungen] bedeutet, dass eine die Integrität des Organismus störende Fremdqualität vorliegt. Die vorausgegangenen Behandlungen erreichten nicht das Ziel, die Fremdqualität auszuscheiden. Es gilt daher, deren Abbau anzuregen. Dies gelingt durch eine mehrwöchige Behandlung mit

- *Zinnober D6* (Weleda) Tabletten — 2-3 Wochen 1-1-1, danach 2-3 Wochen 1-0-1

Im Zusammenwirken von Merkur und Schwefel lässt sich über Wochen eine kontinuierliche Ausleitung erreichen.

Eine Steigerung der Effektivität ist durch das Organpräparat

- *Pharynx Gl D15* (Wala) Amp. s.c. — 5 Wochen lang 2 × wöchentlich 1

möglich.

Da in den meisten Fällen mehrfache Antibiosen zu nachhaltigen Störungen der Darmflora führen, ist außerdem eine probiotische Behandlung notwendig [→ Abschnitt 4.2.3].

Nach dem alten Heilerprinzip, eine chronische Inflammation durch eine akute Entzündung auszuleiten, ist es positiv zu bewerten, wenn wieder eine akute Tonsillitis auftritt. Erfolgt dann die Behandlung in oben dargestellter Weise, ist die Tendenz zu weiteren Tonsillitiden meist gebrochen.

4.2.6 Operative Maßnahmen

Bei Behandlung der Krankheitsbilder Tonsillenhyperplasie, Angina tonsillaris acuta, Monocytenangina und der chronischen Tonsillitis in oben beschriebener Weise lässt sich eine Tonsillektomie weitestgehend vermeiden. Bei klinischen und serologischen Hinweisen auf eine Erkrankung des rheumatischen Formenkreises kann eine Tonsillektomie im Sinne eine Fokalsanierung indiziert sein.

5. Pharyngitis

5.1 Akute Pharyngitis

Den schmerzhaften Beschwerden im Rachen mit Beteiligung eines Schnupfens oder Tubenkatarrhs mit Fieber und Kopfschmerzen liegt meist ein Virusinfekt zugrunde. Es besteht eine starke Rötung und Granulation, insbesondere im Nasenrachen und an der Rachenhinterwand.

Schon wenn sich erste Symptome ankündigen, ist – besonders in der lichtarmen Jahreszeit – die rechtzeitige Gabe von

- *Infludoron* (Weleda) Globuli — alle 30 Minuten 10

so effektiv, dass nach einigen Stunden der Infekt coupiert ist und man die Einnahme beenden kann.

Bestehen Beschwerden weiter, kommen zur Anwendung:

- *Infludo* (Weleda) Dil. — 3 Tage 2-stündlich 10 gtt + 3 Tage 3-stündlich 10 gtt

oder

- *Metavirulent* (meta Fackler) Dil. — 3 Tage 2-stündlich 10 gtt, dann 3 Tage 3-stündlich 10 gtt

und

- *Gelsemium comp.* (Wala) Globuli velati — 2-stündlich 10

Bei Persistieren und Zunahme der Beschwerden erfolgt die Behandlung mit

- *Erysidoron 1* (Weleda) Mischung — 3 Tage 2– stündlich 10, dann 3 Tage 3-stündlich 10 gtt

bei Kindern:

- *Apis Belladonna* (Wala) Globuli velati — 3 Tage 2-stündlich 5, dann 3 Tage 3-stündlich 5

oder in gleicher Dosierung

- *Apis/Belladonna cum Mercurio* (Wala) Globuli velati

und

- *Zinnober D6* (Weleda) Tabletten — 2-stündlich 1

Initial lässt sich die Behandlung intensivieren durch:

- *Pharynx Gl D15* (Wala) Amp.

als Mischspritze mit

- *Echinacea/Argentum* (Wala) Amp. s.c. — 1. und ggf. 2. Tag

Bei Tendenz zur Bronchitis empfiehlt sich

- *Bryonia/Spongia comp.* (Weleda) Dil. — 3 Tage 2-stündlich 10, dann 3 Tage 3-stündlich 10 gtt

5.2 Pharyngitis sicca

Es zeigt sich eine hartnäckige Schleimansammlung eines eher opalfarbigen, zähen Sekretes, meist bis in den Larynxbereich hinunter, verbunden mit Räusperzwang, auch geläufig unter dem Begriff „Globus hystericus". Dabei handelt es meist sich um eine Unterfunktion der Schleimhäute, oft nach einem Virusinfekt oder durch Beeinträchtigung der Drüsenelemente. Häufig lösen auch Medikamente wie Betablocker oder Psychopharmaka eine Pharyngitis sicca aus. Eisenmangel kann ebenfalls vorliegen und steht dann eventuell im Zusammenhang mit einem Resorptionsdefizit bei geschwächtem Stoffwechselpol. Auch im Rahmen eines Sjögren-Syndroms bestehen trockene Schleimhäute.

Zur Therapie haben sich bewährt

■ *Pharynx Gl D5* (Wala) Amp.	
als Mischspritze mit	
■ *Echinacea/Argentum* (Wala) Amp. s.c.	3–2 × pro Woche 4–6 Wochen lang
und	
■ *Borax Pentarkan S* (DHU) Dil.	3 × 7–10 gtt

Bei Schwäche des Stoffwechselpols empfiehlt sich eine Anregung der Leber, des Zentralorgans des Metabolismus:

■ *Choleodoron* (Weleda) Mischung	morgens 10–15 gtt
und	
■ *Hepatodoron* (Weleda) Tabletten	abends 3–5 zerkauen und im Mund zergehen lassen

Bei länger als vier Wochen persistierender Symptomatik ist eine Lupenlaryngoskopie durch den Facharzt erforderlich.

6. Lymphome der Halsregion

Besonders im Kindesalter lassen sich im gesamten Halsbereich viele verschiebbare Lymphknoten tasten, was eher eine physiologisch normale Situation darstellt, da sich der Organismus in der ersten Lebensphase mit den Einwirkungen der Umwelt ins rechte Verhältnis zu setzen hat. Das früher häufig als Lymphatismus zu beobachtende Bild des mit leicht geöffnetem Mund etwas dumpf vom Bewusstsein her wirkenden Kindes mit überquellender Aktivität der Ätherkräfte ist heute eher selten anzutreffen.

Akut treten meist wenig schmerzhafte Schwellungen der regionären Halslymphknoten bei Entzündungen im entsprechenden Lymphabflussbereich auf. Bei Virusinfekten sind die Schwellungen schmerzhaft und klingen häufig erst nach Wochen wieder ab.

Im Einzelfall sollte eine sonographische (typische sonomorphologische Differenzierungsmöglichkeit zwischen reaktiven und malignitätsverdächtigen Lymphomen) und eine serologische Diagnostik erfolgen (Serologie für: EBV (Ebstein-Barr-Virus), CMV (Cytomegalie), Bartonella henselae, Toxoplasmose, HIV).

Differenzialdiagnostisch ist bei Persistenz und Zunahme an maligne Ursachen zu denken (Morbus Hodgkin, akute Leukämie, Burkitt-Lymphom).

7. Maligne Erkrankungen der Mundhöhle

7.1 Mundbodenkarzinom

Hyperkeratotische Bezirke, Leukoplakien und nicht rasch abheilende Ulzerationen der Mundschleimhaut sind verdächtig. Meist bestehen zunächst keine Schmerzen. Erst später treten Indurationen bei fortschreitendem Wachstum und Infiltration der Umgebung auf, schließlich mit Schluckbeschwerden, eingeschränkter Mundöffnung und regionalen Metastasen. Erst spät kommt es zu Schmerzen. Anamnestisch sind oft schlechte Mundhygiene sowie starker Tabak- und Alkoholabusus zu finden.

7.2 Zungengrundkarzinom

Frühzeitig treten starke Schmerzen auf, besonders beim Schlucken, die bis ins Ohr ausstrahlen. Induration des Zungengrundes (Palpation von der Mundhöhle aus!) und Hypoglossusparese sind oft einzige Symptome. Zunächst zeigen sich keine Schleimhautveränderungen. Erst spät treten Ulzerationen auf. Anamnestisch finden sich oft schlechte Mundhygiene sowie starker Tabak- und Alkoholabusus.

7.3 Tonsillenkarzinom

Die Anamnese zeigt einseitige Größenzunahme der Tonsille mit Schluckschmerzen, die in das Ohr ausstrahlen, und Kieferklemme. Anamnestisch finden sich oft schlechte Mundhygiene sowie starker Tabak- und Alkoholabusus.

7.4 Therapie für Mundboden-, Zungengrund- und Tonsillenkarzinom

Die operative Behandlung ist nahezu ausnahmslos in einer En-Bloc-Tumorexzision mit Ausräumung der abführenden Lymphbahnen, möglichst als funktionelle Neck-Dissection, zu sehen. Wegen der zu beiden Seiten ableitenden Lymphbahnen ist sie, insbesondere bei Mundboden- und Zungen-Ca, nicht nur ipsi- sondern auch kontralateral auszuführen. In den meisten Fällen erfolgen anschließend in entsprechenden Schwerpunktkliniken Röntgenbestrahlungen und Chemotherapie.

Anthroposophisch-medizinisch besteht eine onkologische Begleitbehandlung in einer Verabreichung von Mistelpräparaten per s.c.-Injektion oft über mehrere Jahre. Die Therapie sollte möglichst schon vor der Operation beginnen und sofort nach der OP bzw. während einer eventuellen radiologischen und/oder chemotherapeutischen Nachbehandlung weitergeführt werden. Die dabei meist auftretenden, oft sehr belastenden Nebenwirkungen lassen sich durch die Viscumtherapie erheblich lindern. Eine effektive Viscumbehandlung bedarf der nötigen Fachkenntnis. Umfassende Darstellungen zur

Mistel finden sich im Vademecum Anthroposophische Arzneimittel 2017 [→ auch Kapitel XI Onkologie].[1]

Bei Zungengrund- und Mundbodenkarzinomen hat sich die sonst ungünstige Prognose durch großräumige sogenannte Monoblockoperationen mit anschließender Defektdeckung durch gefäßversorgte Hautlappenplastiken verbessert.

Eine strukturierte Tumornachsorge mit regelmäßigen sonographischen und röntgenologischen Kontrolluntersuchungen über fünf Jahre erhöht die Aussicht auf Heilung der Krebserkrankungen im Kopf-Hals-Bereich deutlich.

Literatur

1 GAÄD (Hrsg.): Vademecum Anthroposophische Arzneimittel 2017. Der Merkurstab 2017; 70 (Suppl.).

KAPITEL X
Kehlkopf

HARALD ZÜHLKE

1. Einleitung

1.1 Evolutive Entwicklungsprozesse

Bei den Fischen gehen Atmung (durch die Kiemen) und Nahrungsaufnahme (durch das Maul) noch parallel. Eine Überkreuzung von Luft- und Nahrungsweg gibt es erstmals bei den Amphibien. Bei den Säugetieren entsteht ein gegliederter Kehlkopf, der aber noch nicht zu einer differenzierteren Lautbildung (Sprache) fähig ist. Erst beim Menschen beginnt durch die Aufrichtung des Körpers in die Senkrechte etwa ein Jahr nach der Geburt der Descensus des Kehlkopfes, was den Abstand zwischen Kehldeckel und weichem Gaumen vergrößert. So entsteht ein Raum, in den kleine Luftportionen aus der Lunge hineingestoßen und Sprachlaute erzeugt werden können. Der Rachen- und Mundraum (Speiseweg) bildet das „Ansatzrohr" für Sprache und Gesang. Dies ist ein Beispiel dafür, dass die Evolution durchaus zielgerichtet verläuft: Nur so bekommt die an sich problematische Überkreuzung von Luft- und Speiseweg ihren Sinn.[1]

1.2 Die menschlichen Sprachorgane

Der Kehlkopf gehört zum Atmungssystem, er ist der obere Abschluss der Luftröhre, die durch die 18 bis 20 hufeisenförmigen Knorpelspangen schon den Bezug zum Rhythmischen System zeigt. Die Atmung als solche ist ein rhythmisches Geschehen innerhalb des Luftelementes. Die Sprachorgane steigern aber nun diese Rhythmik und heben sie auf ein individuelles Niveau.

Während das Ohr als einziges Organ des Menschen bei der Geburt schon hoch differenziert und vollständig ausgewachsen ist, muss der Kehlkopf zunächst den Ort seiner Tätigkeit aufsuchen. Er hat bei der Geburt noch keine Funktion und wächst bis zur Pubertät. Die Länge der Stimmlippen verdoppelt sich dann beim Knaben, wodurch die Stimme um eine Oktave tiefer wird, beim Mädchen wird sie etwa eine Terz tiefer. Das Ohr ist unser ältestes Organ, es steht am Ende seiner Evolution, der Kehlkopf befindet sich hingegen erst am Anfang seiner Entwicklung.[2]

Der menschliche Kehlkopf entwickelt sich durch Umbildung der Kiemenbögen. Aus diesen gehen die wichtigsten Kehlkopfknorpel und die Trachea hervor. Er entsteht im „Kopfbereich" der Lungenanlage und wandert nach unten. Interessant ist, dass er sich bei den Vögeln bis in den Brustraum hinunter bewegt, bei den Säugetieren aber im Kopfbereich bleibt. Der menschliche Kehlkopf hält die Mitte und ermöglicht dadurch einen erweiterten Rachenraum, den Meso- und Hypopharynx. Durch die akustischen

Veränderungen im neu gewonnenen Mund-Rachen-Raum lassen sich Konsonanten in den Strom der Stimme hineingestalten. Der Kehlkopfhochstand des Säugetiers ermöglicht diesem, während des Fressens zu atmen. Der Mensch trennt die Nahrungsaufnahme um der Sprache willen vollkommen von Atmung und Stimmbildung. Er muss beim Schlucken den Kehlkopf mit dem Kehldeckel verschließen.

Der Reichtum der motorischen Möglichkeiten des ganzen Leibes wiederholt sich in der feineren Bewegung der Kehlkopfmuskulatur und -knorpel.

Die Stimme ist ebenso mannigfaltiger Töne fähig wie die Gliedmaßen des Leibes einer Fülle von Gebärden.

Der Bau des Kehlkopfes erinnert an das Prinzip eines Blas- und gleichzeitig eines Streichinstrumentes [→ Kapitel IV Die Bewegungsnatur der Sprache].

Der gesamte Sprachorganismus zeigt deutlich die Dreigliederung: Der Stoffwechsel-Gliedmaßen-Pol erscheint in der Zwerchfellmuskulatur und in der Lunge (Gasaustausch), das pneumatische Haupt bildet mit dem Ohr als dem Wahrnehmungsorgan den Bewusstseinspol. Die Mitte des Ganzen bildet als rhythmisches System der Kehlkopf mit dem Mesopharynx und der die Laute plastizierenden Mundmuskulatur. Funktionell erkennen wir im Sprachorganismus die verinnerlichte und geistig gesteigerte Zusammenfassung des Bewegungsmenschen.

Die Ausatmungsluft wird beim Schließen der Stimmlippen durch die so entstehende Stimmritze hindurchgepresst, wodurch die ursprünglich laminare Strömung verwirbelt und in rhythmische Schwingungen versetzt wird. Phonation oder Stimmbildung beruht auf den Bewegungen der Stimmlippen, während die Artikulation durch die unterschiedliche Gestaltung dieses Luftstromes durch Gaumen, Zunge, Zähne und Lippen erfolgt. Der Ausatmungsstrom wird also im Kehlkopf unterbrochen, wie der Blutstrom im Herzen, und in kleineren Portionen in den Rachen- und Mundraum entlassen, wo er weiter durchgeformt und schließlich als Wort in die Außenwelt tritt.[3] Damit nun aber ein Wort entstehen kann, ist noch ein Geistiges nötig: der Wortinhalt. Es bedarf also der Mitwirkung des Nervensystems, d.h. des Bewusstseins, wobei der Kehlkopf selbst normalerweise unbewusst bleibt. Die gesunde Funktion der Sprachzentren im Gehirn reicht dafür allein nicht aus, das schöpferische Ich des Menschen, sein Seelisch-Geistiges, bringt letztendlich das Wort hervor. Das Wort ist also das weltliche Abbild eines geistigen Inhaltes, die „Luftverkörperung" der Gedanken. Bei der Wahrnehmung des gesprochenen Wortes erhält der Empfänger diverse differenzierbare Eindrücke von den Qualitäten der vier Wesensglieder des Sprechers, auch eine Einschätzung der Wahrhaftigkeit. Es entsteht also eine Interaktion zwischen Sprecher und Zuhörer.

1.3 Der Kehlkopf als Marsorgan

Der Mensch ist als Mikrokosmos ein Abbild des Makrokosmos, er ist aus kosmischen Kräften entstanden. Deshalb sei exemplarisch an einem Organ der Bezug zu den kosmischen Ursprüngen aufgezeigt.

In den Vorträgen über eine okkulte Physiologie[4] schilderte Rudolf Steiner die menschlichen Organe als ein inneres Planetensystem, und wies auf die jahrtausendealten

Untersuchungen okkulter Wissenschaft hin, die sich mit dem Zusammenhang der Funktionen dieser Organe mit den sieben Planetenmetallen befassten.

Dabei ergibt sich folgende Zuordnung:

Sonne	Gold	Herz, Auge
Mond	Silber	Gehirn, Genitalorgane
Mars	Eisen	Galle, Kehlkopf, Knie
Merkur	Quecksilber	Lunge, Darm, Lymphsystem
Jupiter	Zinn	Leber, Gelenke
Venus	Kupfer	Niere, Schilddrüse, Venen
Saturn	Blei	Milz, Pankreas, Knochen, Nerven

Die Beziehung des Menschen zu den Metallen ist dabei immer so, dass die entsprechende Organfunktion die Metallwirkung überwindet, oder, therapeutisch gesprochen, dass das entsprechende Metall eine unregelmäßige Tätigkeit eines „Planetenorgans" wieder normalisiert. Der Makrokosmos mit seinen Kräften findet sich wieder im Mikrokosmos Mensch.

Der Planet Mars verdankt die rötliche Färbung seinem hohen Eisengehalt. Auch auf der Erde ist Eisen das am häufigsten vorkommende Metall, es durchzieht alle Gesteinsarten wie die Blutgefäße den Menschen. Mit dem Wesen des Eisens ist Kraftentfaltung zur Gestaltung der Umwelt (Technik), aber auch die Tendenz zu Gewalt und Unterjochung der Mitmenschen verbunden (Mars als Kriegsgott).

Das Eisen bringt als Inkarnationsmetall im Hämoglobin den Lebensstoff (Sauerstoff) in den Körper.

Das Blut ist zunächst der Wirkungsort des Eisenprozesses, dieser vermittelt eine ausgeglichene Dynamik zwischen Beschleunigung und Hemmung. Vom Blut aus durchstrahlt dieser Prozess den ganzen Organismus und ermöglicht, dass Geist und Seele die Leibessubstanzen durchdringen und zu ihrem Instrument machen können. Hierbei kommt es zu Stau- und Umwandlungsprozessen, die für Eisen charakteristisch sind.

Im Stoffwechselbereich staut das Leber-Galle-System den Eisenprozess. Bei der Gallenbildung in der Leber werden die Eisenkräfte freigesetzt und bilden die Grundlage für die Entfaltung eines freien Willens. In ihrer speziellen Ausprägung bedingen sie das cholerische Temperament.

Polar zu diesem Eisenprozess im Stoffwechsel belebt sich im Kopfbereich das Nerven-Sinnes-System. Das im Eisen verborgene, gestaute Licht, das beim Schleifen des Metalls als helle Funken erscheint, bewirkt, dass uns im Nerven-Sinnes-System „ein Licht aufgeht", Bewusstsein entsteht.

Seine Vergeistigung erfährt der Eisenprozess im Kehlkopforgan. Hier bewirkt er, dass Stauprozesse die hinaus strömende Luft zur Sprache gestalten und so zum Träger und Vermittler der individuellen menschlichen Geistigkeit werden.[5]

Dass der Kehlkopf ein Organ der Seelenäußerung ist, zeigt sich schon an den zahlreichen Redewendungen: jemandem etwas husten, das hat mir die Sprache verschlagen, das ist dir wohl im Halse steckengeblieben usw.

Die Stimme hat eben mit der Stimmung des Menschen zu tun, und ein Mensch mit einer kräftigen Stimme kann eigentlich keinen Eisenmangel haben.

Gesteigerte Eisenprozesse äußern sich also in Hitzigkeit, Blutfülle, Bewegungsdrang, Heiserkeit (hyperfunktionelle Dysphonie) und Reizhusten. Schwache Eisenprozesse zeigen sich durch ständiges Frieren, Anämie, Trägheit, schwache Stimme und schleimige Bronchitis.

Psychisch wird man bei gesteigertem Eisenprozess zum Draufgänger, aggressiv und tollkühn, bei schwachem Eisenprozess hingegen denkfaul, ängstlich, unsicher, unentschlossen und wehrlos. Das Gesunde liegt immer in der Mitte. Eisen ist Mut und steht zwischen den beiden Polen Angst und Übermut.

Die anthroposophische Medizin verwendet gern das kosmische Eisen, das Meteoreisen. Die Analyse der Meteoriten ergibt im Schnitt einen Gehalt von 90% Eisen, 9% Nickel und 0,6% Kobalt. Kraft des Nickels bleibt das kosmische Eisen – im Gegensatz zum irdischen – absolut rostfrei. Die meisten Meteoriten verglühen in der Erdatmosphäre (Sternschnuppen) und schweben als feinster Staub zur Erde. Dieses Äther-Eisen wird dann im Hämoglobin stofflich verdichtet. Nicht nur die Nahrung ist Eisenspender für den Menschen, sondern auch dieses kosmische Eisen. Wir kommen hier in die Grenzgebiete von Geist und Stoff.

Bei „grippalen Infekten“, bei denen meistens der Kehlkopf mitbetroffen ist, hilft das Meteoreisen in Kombination mit Phosphor (Lichtträger) und Quarz (Formkraft):

- *Meteoreisen Inject* (Wala) Amp. s.c. — täglich 1

oder

- *Meteoreisen* (Wala) Globuli velati — täglich 5 × 5

Bei Erschöpfungszuständen nach längerer Erkrankung oder Stress wirkt

- *Ferrum sidereum D20* (Weleda) Tabletten — täglich 1 × 1 für 1–2 Monate

Heilpflanzen, die für eine Eisentherapie in Frage kommen, sind

- die große Brennnessel (Urtica dioica)
- die Anisfrüchte (Pimpinella anisum)
- die Walderdbeere (Fragaria vesca)

Diese Pflanzen haben keinen auffälligen Eisengehalt, sondern entscheidend sind ihre Fähigkeiten im Umgang mit dem Eisen. So kann beispielsweise die Brennnessel den Eisengehalt der Böden regulieren. Ist zu viel Metall im Boden, z. B. in der Nähe von Schienensträngen, nimmt die Brennnessel viel Eisen auf; ist zu wenig Eisen da, gibt sie welches ab. Diese Regulierungsfähigkeit macht sie zur Heilpflanze im Eisenstoffwechsel und damit auch für den Kehlkopf.

Den Eisenprozess regt man an mit Anaemodoron, einer Kombination aus Urtica dioica und Fragaria vesca:

- *Anaemodoron* (Weleda) Dil. — 10–10–10 gtt vor den Mahlzeiten in Wasser einnehmen, 1–2 Monate lang

2. Kehlkopferkrankungen

2.1 Entwicklungsstörungen

Kongenitale Stenosen sind bei erheblicher Atemnot im Säuglingsalter zu operieren. Missbildungen, die keine Atemnot oder Schluckstörungen hervorrufen, sollte man erst im Erwachsenenalter chirurgisch behandeln.

In solchen Fällen ist zuvor im Jugendalter (ab 12. Lebensjahr) ein Therapieversuch mit dem Organpräparat sinnvoll:

- *Larynx Gl D30* (Wala) Amp. s.c. — 1 × wöchentlich 1 in den Nacken

Insgesamt 10 Ampullen, dann nach einem halben Jahr die Serie wiederholen.

Für Laryngocelen oder Tracheomalazie gilt ein entsprechendes Vorgehen.

2.2 Funktionelle Erkrankungen

2.2.1 Stimmlippenknötchen

Diese Verdickungen der Stimmlippen finden sich beidseitig im Bereich der größten Schwingungsamplitude bei Kindern (Schreiknötchen) oder bei Erwachsenen, die starken Sprechbelastungen ausgesetzt sind (Lehrerinnen). Es sind organische Manifestationen einer vokalen Hyperfunktion. Therapeutisch sind zunächst Stimmruhe (kein Fußballspielen o. ä.) und logopädische Übungsbehandlung erforderlich.

Medikamentös geben wir etwa 3 Monate lang Eisensulfid als

- *Pyrit D6* (Weleda) Trit.

zusammen mit

- *Stibium metallicum praeparatum D6* (Weleda) Trit. — jeweils 6 × täglich 1 MSP

das strukturierende Formkräfte vermittelt.

2.2.2 Stimmlippenpolypen

Stimmlippenpolypen sind gutartige, umschriebene, breitbasige oder gestielte Vorwölbungen der Stimmlippen, vorwiegend bei Männern.

Ursache sind mechanische Faktoren, Fehlbeanspruchungen der Stimmlippen sowie Alkohol und Tabakrauch (chronische Entzündung). Durch Phonationstraumen kommt es zur Wandschädigung der submukösen Kapillaren mit Zirkulationsstörung, Ödembildung und Exsudation.

Neben der notwendigen operativen Abtragung kann man

- *Stibium metallicum praeparatum D6* (Weleda) Trit. — 5 × täglich 1 MSP

zur Anregung der Formkräfte geben.

2.2.3 Kontaktgranulome

Sie entstehen durch mechanisches Reiben der Aryknorpel aufeinander, gerade auch bei hyperfunktioneller Dysphonie, bei Rauchern, bei oesophagealem Reflux, bei Kehlkopfasymmetrie und bei seelischen Überlastungen.

Die Therapie besteht in logopädischer Behandlung, Raucher-Entwöhnung, evtl. Behandlung einer Reflux-Krankheit. Bei Lehrerinnen ist die Berufsfähigkeit kritisch zu beurteilen.

Parallel dazu verordnen wir zur Regulierung des Flüssigkeitsorganismus

- *Berberis/Quarz* (Wala) Amp. s.c. — 2 × wöchentlich 1 über 4–6 Wochen

oder

- *Stannum metallicum praeparatum D12* (Weleda) Trit. — 2 × täglich 1 MSP

Auch eine Inhalationstherapie mit

- *Levico D3* (Weleda) Amp. — in 2 ml physiol. NaCl-Lösung mit einem Zerstäuber-Inhaliergerät, z. B. Pari Boy, 1 × täglich

ist indiziert. Levico ist ein natürliches Mineralwasser aus Oberitalien, das Eisen-Arsen-Verbindungen enthält und dadurch astralisierend wirkt.

2.2.4 Reinke-Ödem

Ursache ist eine chronische Traumatisierung einer oder beider Stimmlippen in der oberflächlichen Schicht der Lamina propria, wodurch ein Transsudat im Reinke`schen Raum, zunächst wässrig, später gallertig entsteht. Begünstigende Faktoren sind stimmliche Überlastung, Rauchen und berufliche Noxen.

Neben dem Ausschluss der Noxe ist ein Durchorganisieren des wässrigen Organismus notwendig:

- *Bryonia/Stannum* (Wala) Globuli velati — täglich 5 × 5 im Mund zergehen lassen

oder die kanadische Gelbwurz

- *Hydrastis canadensis D4* (DHU) Dil. — 3 × täglich 10–15 gtt mit Wasser

Grundsätzlich lässt sich der Wasser-Organismus auch durch eine Stärkung der Leber behandeln:

- *Hepatodoron* (Weleda) Tabletten — 0–0–3 (die Leber ist nachts am aktivsten) mindestens 3 Monate lang

Wegen der mit dem Reinke-Ödem immer einhergehenden Entzündung geben wir zusätzlich gern

- *Archangelica comp.* (Wala) Globuli velati — 5–5–5

oder

- *Silicea comp.* (Wala) Globuli velati — 5–5–5

2.3 Verletzungen und Fremdkörper

Leichte, stumpfe Traumen des Kehlkopfes lassen sich meist konservativ behandelt. Wegen drohender Ödeme geben wir

- *Apis/Belladonna cum Mercurio* (Wala) Amp. s.c.

und

- *Quarz D30* (Wala, Weleda) Amp. s.c. — je 1 in den Nacken

Äußerlich sind Umschläge mit Arnika-Tinktur angezeigt.

Schwerwiegende Traumen mit Schluckstörungen und Atemnot gehören in sofortige klinische Behandlung. Eingehende ambulante Diagnostik oder gar Intubation sind zu vermeiden, um nicht noch mehr Schäden anzurichten.

Neben der Gewalteinwirkung von außen kann es auch durch Fremdkörper oder durch Intubation zu Schädigungen von innen kommen. Hier muss man natürlich den Fremdkörper möglichst schnell und schonend entfernen.

Die meisten Aspirationen geschehen im Kleinkindalter (Spielzeugteile, Gummibärchen etc.) oder bei alten Menschen mit Schluckstörungen. Über 50 % der Todesfälle im Kleinkindalter in Europa sind durch Erstickung nach Fremdkörperaspiration bedingt. Man legt das Kleinkind über das Knie mit dem Kopf nach unten und schlägt mehrmals mit der flachen Hand kräftig auf den Rücken. Erwachsene sollen sich hinknien mit dem Kopf auf dem Boden, dann schlägt man auch ihnen mehrmals kräftig auf den Rücken. Reicht das nicht, ist das „Heimlich-Manöver", auch „Heimlich-Handgriff" genannt, indiziert: Man setzt sich hinter den Patienten und umgreift seinen Körper so, dass man die eigene Faust auf dem Oberbauch des Patienten mit der anderen Hand umfassen kann und zieht dann ruckartig nach hinten, bis der Bolus durch die Druckerhöhung in der Lunge wieder nach oben kommt. Reicht auch das nicht, ist eine endoskopische Fremdkörperentfernung notwendig.

Im Anschluss ist wieder die antiödematöse Therapie mit

- *Archangelica comp.* (Wala) Amp. s.c.

und

- *Quarz D30* (Wala, Weleda) Amp. s.c. je 1 in den Nacken

indiziert.

Intubationstraumen erfordern außer dieser Therapie oft eine logopädische Behandlung.

2.4 Entzündliche Erkrankungen

2.4.1 Akute Epiglottitis

Wegen der Schwere der Erkrankung mit einer Letalität von 5–10 % sind diese Patienten in jedem Fall stationär in einer Fachabteilung zu behandeln. Es bestehen starke Schluckschmerzen, kloßige Sprache, inspiratorischer Stridor und oft hohes Fieber. Bei der Racheninspektion oder Kehlkopfspiegelung besteht die Gefahr eines plötzlichen Atemstillstandes. Eine Abszessbildung ist häufig.

Die Therapie besteht in Antibiotika-Infusionen (z. B. Cephalosporine der 3. Generation). Die zusätzliche anthroposophische Therapie möchte die überschießenden Stoffwechselprozesse aus dem Kehlkopf zurückdrängen und so die Wesensglieder wieder ins Gleichgewicht bringen:

- *Apis/Belladonna cum Mercurio* (Wala) Amp. s.c.

oder

- *Larynx/Apis comp.* (Wala) Amp. s.c. täglich 1 in den Nacken

Zur Abszess-Prophylaxe gibt man zusätzlich

- *Argentum/Quarz* (Wala) Amp. s.c. — täglich 1

2.4.2 Laryngitis subglottica (Pseudokrupp)

Bei Kleinkindern, deren subglottisches Gewebe noch sehr weich und gut durchblutet ist, kann diese Region bei ödematöser Anschwellung zu lebensbedrohlicher Luftnot führen. Typisch ist der bellende, spastische, vor allem nachts auftretende Husten mit inspiratorischem Stridor.

Hier überwiegt der Ätherleib, da die Formkräfte der oberen Wesensglieder zu schwach sind. Wir geben deshalb Mittel, die den Astralleib und die Ich-Organisation stärken:

- *Bryonia / Spongia comp.* (Weleda) Dil. — alle 2 Stunden 8–10 gtt in Wasser

Die darin enthaltene Honigbiene kräftigt durch Licht- und Wärmekräfte die Ich-Organisation. Belladonna und die jodhaltige Spongia wirken astralisierend. Bryonia, die Zaunrübe, ein abnormes Kürbisgewächs mit riesiger Wurzelbildung, in der sich ein Harz als sulfurische Substanz bildet, hilft durch ihre Gestaltungskraft bei wässrigen Stauungen im Atmungstrakt.[6]

2.4.3 Akute Laryngitis

Die Symptome gehen von Heiserkeit bis zu Aphonie, Hustenreiz, Schmerz und evtl. auch Verschleimung. Es handelt sich um überschießende Stoffwechselprozesse, die sich oft vom Hypopharynx zum Kehlkopf hin ausbreiten. Allgemein ist Wärmezufuhr und die Vermeidung von eiskalten Getränken zu empfehlen. Trockene, staubige Luft sowie Rauchen und Alkohol sind zu vermeiden. Um die überschießenden Ätherkräfte wieder in ein Gleichgewicht mit den astralischen Formkräften zu bringen, ist ein Zitronen-Halswickel sinnvoll [→ Kapitel XVI Äußere Anwendungen].

Medikamentös ist Pyrit (Schwefeleisen) das Mittel der Wahl:

- *Pyrit D6* (Weleda) Trit. — halbstündlich 1 MSP

Der Schwefelanteil greift in die überschießenden Stoffwechselprozesse ein, Eisen stärkt den Kehlkopf (Marsorgan).

Bei starker Verschleimung sind Zinnober-Tabletten indiziert:

- *Zinnober D20* (Weleda) Tabletten — stündlich 1 im Mund zergehen lassen

Mercurius (Zinnober = HgS) bringt das Lymphsystem in Bewegung (Merkurprozess).

Auch die Kombinationen

- *Anis-Pyrit* (Weleda) Tabletten

oder

- *Pyrit / Zinnober* (Weleda) Tabletten täglich 5 × 1

sind sinnvoll.

Eine weitere bewährte Arznei-Kombination ist

- *Archangelica comp.* (Wala) Amp. s.c. täglich 1

bzw.

- *Archangelica comp.* (Wala) Globuli velati täglich 5 × 5

Die Archangelica (Engelwurz) ist ein bis zu 2m hohes Kraut an feuchten Standorten mit zur Kugel gesteigerter Doldenblüte und kräftigen Wurzeln. Die Stängel sind hohl und haben so eine besondere Beziehung zum Luftorganismus. Im Präparat Archangelica comp. sind außerdem Argentum nitricum, Hyoscyamus, Pyrit und Salbei enthalten.

Die Küchenzwiebel (Allium cepa) kann man auch innerlich einnehmen, entweder man isst die Zwiebel direkt, was wohl nicht jeder mag, oder man verordnet

- *Cepa D3* (DHU) Tabletten täglich 5 × 1

Die Küchenzwiebel enthält viele sulfurische Stoffe, aber auch Schleim, Inulin, Zucker und Vitamin C. Sie unterstellt die Flüssigkeitsorganisation dem Einwirken des Astralleibes: Wässrige Stauungen (Ödeme) werden überwunden und ausgesondert, entzündliche Prozesse gedämpft, die Schleimabsonderung gefördert.

Auch das Organpräparat ist wie so oft sehr hilfreich:

- *Larynx/Apis comp.* (Wala) Amp. täglich 1

oder

- *Larynx/Apis comp.* (Wala) Globuli velati täglich 5 × 5

Bei jeder Form von Laryngitis kann der Patient dieses Kompositionspräparat auch mittels elektrischer Zerstäuber (z. B. PARI) inhalieren:

- *Larynx/Apis comp.* (Wala) 1 Amp. in 2 ml NaCl 0,9 % (= insgesamt 3 ml), 1 × täglich

2.4.4 Chronische Laryngitis

Eine chronische Laryngitis kann vielfältige Ursachen haben:

- nicht ausgeheilte akute Laryngitis
- chronische Sinusitis oder Tonsillitis
- Inhalationsnoxen (Zigaretten, Staub, Chemikalien, Hitze)
- klimatisierte Raumluft
- gastroösophagealer Reflux
- falsche Stimmtechnik
- ständige Mundatmung

Diese Erkrankung äußert sich durch Heiserkeit, Räusperzwang, Reizhusten sowie ein Trockenheits- und Engegefühl im Rachen.

Selbstverständlich sollte man die Ursachen nach Möglichkeit ausschalten.

Zusätzlich behandeln wir Entzündung und funktionelle Stimmstörung auch mit Kochsalz-Inhalationen sowie

- *Pyrit D4* oder *D6* (Weleda) Trit. 3 × täglich 1 MSP im Mund zergehen lassen

und auch mit

- *Larynx comp.* (Wala) Globuli velati 5–5–5 über 2–3 Monate

An pflanzlichen Mitteln haben sich Archangelica oder Arum triphyllum bewährt. Arum triphyllum, ein Aronstabgewächs, das in tropischen Sumpfgebieten im Schatten wächst, produziert eine merkwürdige, stinkende Blüte. Sie wird nicht von Bienen, sondern von anderen kleinen Tieren bestäubt. Die Wurzelknolle kommt nie ans Tageslicht. Die Pflanze neutralisiert mit ihren astralischen Kräften das überschießend Wässrige.

- *Arum triphyllum D3* (DHU) Amp. s.c. 2 × wöchentlich 1

oder

- *Arum triphyllum D2* (DHU) Trit. 2 × täglich 1 MSP

Auch die therapeutische Sprachgestaltung ist heilsam. Durch körperliche Bewegung und gleichzeitige Artikulationsübungen wirkt man auf die physiologischen Prozesse ein.

2.4.5 Reflux-Laryngitis

Eine relativ häufige Zivilisationskrankheit ist das Zurückfließen von Magensäure in den Ösophagus und sogar bis in den Larynx. Dabei kommt es zu einer Rötung im hinteren Kehlkopfbereich (Arygegend) sowie zu Heiserkeit, Brennen und Räusperzwang.

Wichtig ist es, scharf gewürzte Speisen, Alkohol, Kaffee und Süßigkeiten (besonders Schokolade) zu meiden. Man sollte Übergewicht abbauen, kleinere Speiseportionen zu sich nehmen und 3 Stunden vor dem Schlafengehen nichts mehr essen. Bei den Getränken sind stilles Wasser und Tee zu empfehlen.

Die bis in den Hals heraufreichenden Verdauungsprozesse muss man in Magen und Darm zurückverlagern. Hier helfen Bittermittel wie z.B.

- *Gentiana Magen Globuli velati* (Wala) 5–5–5

und basische Substanzen wie

- *Solutio alkalina 5 %* (Weleda) Dil. 10–10–10 gtt
mit Wasser verdünnt einnehmen

Bei einer größeren Hiatushernie ist manchmal dennoch eine Fundoplicatio indiziert.

2.5 Andere Störungen im wässrigen Organismus

Beim Vitalitätsverlust im Ätherleib, wie z.B. beim Schwinden der körperlichen Kräfte des Greises, wo die Schwäche des Lebensleibes im Wasserorganismus zu Austrocknung, Atrophie und Mangel an Stimmlippenvolumen führt, erscheint die Stimme dünn und höher.

Überwiegt durch das Schwinden der seelisch-geistigen Kräfte wie beim Trinker der Wasserorganismus, wird die Stimme tief und flach in der Modulation durch ödematöse Veränderungen der Stimmlippen und Spannungsverlust der Muskulatur.

Hier sollte man durch Heileurythmie und Sprachgestaltung Körper, Seele und Geist beleben [→ Kapitel XVIII Therapeutische Eurythmie, Sprachgestaltung und Gesangstherapie].

2.6 Nervenerkrankungen

2.6.1 Neuralgie des Nervus laryngeus superior

Die überwiegend bei älteren Menschen auftretende einseitige, in die supralaryngeale Halsregion episodisch einschießende Symptomatik ist meist mit einer Druckschmerzhaftigkeit auf Höhe des Durchtritts des Nervus laryngeus superior durch die Membrana hyothyroidea verbunden.

Als Schmerztrigger gelten Schlucken, Husten und lokaler Druck.
Zur Harmonisierung der Empfindungsorganisation empfiehlt sich

- *Aconitum comp.* (Wala) Amp. s.c. 3 × wöchentlich 1

oder

- *Aconitum comp.* (Wala) Globuli velati 10–10–10

Bei Verspannung der Halsmuskulatur und Abgrenzungsschwierigkeiten zum HWS-Syndrom ist eine begleitende Gabe von

- *Magnesium phosphoricum comp.* (Wala) Globuli velati 10–10–10

hilfreich. Zusätzlich sind entspannende Maßnahmen wie Wärmeapplikation im Nacken zur Nacht, Lockerung von HWS-Myogelosen durch entsprechende Therapien [→ Kapitel XIII Halswirbelsäule], Haltungsoptimierung und Dehnungsübungen des Halses als Basismaßnahmen zu empfehlen. Bei unbefriedigendem Ergebnis ist eine Lokalanästhesie mit Xylocain 0,5 % an der Nervendurchtrittsstelle zu erwägen.

2.6.2 Stimmlippenparesen

Bei zentralen Paresen, die oft mit einer laryngealen Spastik, unwillkürlichen hyperkinetischen Stimmlippenbewegungen und einer zittrigen Stimme in Erscheinung treten, empfehlen wir einen Therapieversuch mit

- *Cerebellum comp.* (Wala) Amp. s.c. 3 × wöchentlich 1

sowie

- *Magnesium phosphoricum comp.* (Wala) Amp. s.c. 3 × wöchentlich 1

Bei nukleären (bulbären) Paresen verabreichen wir

- *Medulla oblongata D30* (Wala) Amp. s.c. 2 × wöchentlich 1

Parallel helfen Heileurythmie und Sprachgestaltung [→ Kapitel XVIII Therapeutische Eurythmie und Sprachgestaltung].

Bei den peripheren Recurrensparesen ist zunächst nach Schilddrüsen-, Bronchial- oder Mediastinal-Tumoren zu suchen. Auch Gefäßveränderungen (Aneurysmen) oder Traumen kommen als Ursache in Frage.

Bei einer Lähmung nach Strumaresektion oder auch bei einer idiopathischen Lähmung ist die logopädische Behandlung, evtl. in Kombination mit einer Elektro-Therapie, indiziert.

Zusätzlich injiziert man

- *Larynx comp.* (Wala) Amp. s.c. — 2 × wöchentlich 1 über der erkrankten Kehlkopfseite

2.7 Tumoren

Die Larynx-Tumoren, Papillome und Karzinome, sind eine Domäne der operativen HNO-Heilkunde.

Ein Tumor bildet sich, wenn die Gestaltungskräfte der oberen Wesensglieder das betreffende Organ nicht ausreichend durchdringen, so dass eine Entdifferenzierung und ein Eigenleben der Zellen entsteht.

„Der Mensch ist ein Ganzes, das mit dem Kosmos zusammenhängt und eigentlich immer gegen den Eigensinn der Zellen zu kämpfen hat."[7]

Der Tumor ist also eine Erkrankung des gesamten Organismus und nicht der Zellen. Ursache der Bildung ist eine Lockerung zwischen Astral- und Ätherleib, dadurch wuchert das Physisch-Ätherische in einem Organ. Das Differenzieren geht vom Astralleib aus, die Integration in den Gesamtorganismus von der Ich-Organisation. Auslöser ist oft ein Abusus von Nikotin und Alkohol.

Bei Papillomen versuchen wir in der Regel, die Rezidivneigung nach der Operation durch Gabe des Lebensbaumes zu bremsen:

- *Thuja occidentalis D6* (Weleda) Dil. — 10–10–10 gtt in Wasser einnehmen über Monate

Der von R. Steiner angegebene Weg zur Bekämpfung der Karzinome durch Injektionspräparate von Viscum album (Mistel) bezweckt eine Intensivierung der dem Organismus inhärenten Gestaltungskräfte gegenüber den Autonomietendenzen der Zelle. Generell sind Ich, astralischer Leib und Ätherleib in ihrem Einfluss auf den physischen Leib zu stärken, lokal soll der Tumor dem Organismus wieder eingegliedert oder abgestoßen werden. Dabei erweist sich die Mistelbehandlung des Krebses als eine Therapie, die einerseits direkt zytostatisch wirkt, andererseits das Immunsystem aktiviert [→ Kapitel XI Onkologie].[8]

- *Iscador Qu* (Iscador) Amp. s.c., beginnend mit Serie 0 — 2–3 × wöchentlich 1

oder

- *abnobaVISCUM Quercus 0,2 mg* (Abnoba) Amp. s.c. — 2–3 × wöchentlich 1 in den Oberbauch

Qu bedeutet Quercus = Eichenmistel, die Eiche ist der Marsbaum.

Nach der Injektion sollte eine Temperaturerhöhung von 0,5–1 °C für 1–2 Tage eintreten, was die verstärkte Aktivität der Ich-Organisation anzeigt.
Die Mistelbehandlung ist jedoch mehr als eine Phytotherapie und eine Immunstärkung. Sie ist in der Lage, die pathologisch veränderten Wesensglieder wieder ins Gleichgewicht zu bringen und verbessert die Lebensqualität.

Viscum dämpft auch die Nebenwirkungen einer eventuellen Chemo- oder Strahlentherapie.

3. Übersicht über die möglichen Therapien bei Kehlkopferkrankungen

Ziel jeder Therapie ist es, das Gleichgewicht zwischen den Wesensgliedern wiederherzustellen. Die Behandlung der oberen Wesensglieder wirkt immer auch auf die unteren. So werden bei der Therapie des Ätherleibes gleichzeitig der physische Leib sowie bei der Behandlung des Astralleibes Ätherleib und physischer Leib mit angesprochen, während die Stärkung der Ich-Organisation alle Wesensglieder beeinflusst.

3.1 Therapien des physischen Leibes

- **Ruhe (Sprechverbot, Arbeitsunfähigkeitsbescheinigung)**
- **Vermeiden von Lufttrockenheit, Staub, Zigarettenrauch, Alkohol, Wohngiften (z. B. Formaldehyd) usw.**
- **Chemisch definierte Medikamente**
  - Inhalationen von Salzlösungen (z. B. MucoClear 6 %, PARI, täglich 1 Amp.) oder anderen Sekretolytika (z. B. Tacholiquin, bene)
  - sog. „Anti-Mittel“: Antiallergika, Antibiotika, Antimykotika, Antiphlogistika, Zytostatika (Chemotherapeutika)
- **Operative Therapien**
  - mikrochirurgische Eingriffe, Endoskopien
  - Kehlkopfteilresektionen oder Totalexstirpation mit und ohne Neck-Dissection
  - rekonstruierende, plastische Operationen
- **Strahlentherapie**

3.2 Behandlung des Ätherleibes (Beeinflussung des wässrigen Organismus, der Lebensprozesse)

- **Medikamentöse Therapie**
  - Inhalationen von Gencydo 1 % (Weleda) Amp., täglich 1
  - Mittel zur Behandlung des Wasserorganismus
    - Bryonia D3 (DHU) Globuli, 10–10–10 (bei subglottischer Laryngitis)

- Allium Cepa D3 (DHU) Tabletten, 5 × 1 (bei Rhinitis und Laryngitis)
    - Hydrastis D4 (DHU) Trit., 3 × 1 MSP (bei festsitzendem Schleim)
    - Calcium: Conchae 50% (Weleda) Trit., täglich 2 × 1 Dosierlöffel
    - Argentum metallicum praep. D6 (Weleda) Amp., 2 × wöchentlich s.c. (zum Aufbau bei erschöpfenden Fieberprozessen)
  - Leberstärkende Mittel
    - Hepatodoron (Weleda) Tbl., 0–0–3
    - Hepar-Stannum D4 (Weleda) Amp., 2 × wöchentlich 1 s.c.
  - Verdauungsstärkende Mittel
    - Gentiana Magen Globuli velati (Wala) 3–5 × täglich 5
    - Digestodoron (Weleda) Dil., 10–10–10
  - Organ-Präparate (Wala)
    - Larynx/Apis comp. (Wala) Globuli velati (bei Laryngitis) täglich 5 × 5
    - Cerebellum comp. (Wala) Globuli velati (bei zentralen Stimmlippenparesen) täglich 3 × 5
- **Äußere Anwendungen**
  - Wickel und Auflagen
  - Lymphdrainage
  - Akupunktur
- **Übungsbehandlungen**
  - Logopädische Therapien

3.3 Behandlung des Astralleibes (Therapie des Luftorganismus, des Seelenleibes)

- **Vermeiden von Stress am Arbeitsplatz und in der Familie**
- **Atem-Therapien, Yoga und Entspannungsübungen**
- **Gesprächstherapie**
- **Künstlerische Therapien**
- **Behandlung des Luftorganismus**
  - Archangelica comp. (Wala) Globuli velati, alle 2 Stunden 5 (bei Laryngitis sicca, Tracheitis, Reizhusten)
  - Berberis/Quarz (Wala) Globuli velati, 10–10–10 (bei chronischer Pharyngitits und Laryngitis)
- **Astralisierende Mittel**
  - Arum triphyllum D2 (DHU) Trit., 5 × 1 MSP (bei trockenem Husten und Heiserkeit bis zur Aphonie)
  - Belladonna, z.B. in Apis/Belladonna cum Mercurio (Wala) Globuli velati, 5–5–5 (bei Pharyngitis, Stomatitis, Laryngitis)
  - Hyoscyamus D4 (DHU) Tabletten, 3 × 1 (Begleitbehandlung bei Krampfhusten)
  - Jod, z.B. enthalten in Bryonia / Spongia comp. (Weleda) Dil. (bei Pseudokrupp) je nach Schweregrad halbstündlich bis stündlich 5 gtt in Wasser

- Mercurius cyanatus D6 (Weleda) Dil., 3 × 7 gtt in Wasser (bei flächenhaften diphtherieähnlichen Belägen in Rachen und Kehlkopf)
- Zinnober D6 (Weleda) Tabletten, 1–1–1 (bei katarrhalischen, rezidivierenden Entzündungen in Rachen und Kehlkopf)
- Inhalationen mit Levico-Wasser D3, 1 Amp. 1:1 mit physiol. NaCl 1 × täglich (PARI) (bei allg. Schwäche und Neigung zu Asthma)

3.4 Stärkung der Ich-Organisation (des Wärme-Organismus)

- **Mittel, die den Eisen- und Lichtprozess fördern**
  - Mineralische Mittel
    - Meteoreisen (Wala) Globuli velati, 4–5 × täglich 5 (bei grippalem Infekt mit Halsschmerzen und Husten)
    - Pyrit D6 (Weleda) Trit., 1–1–1 MSP (bei Laryngitis, Stimmstörungen, körperlicher Schwäche)
    - Phosphorus D12 (Wala) Globuli velati, 5–5–5 (Begleittherapie bei Laryngitis, Tracheitis, Bronchitis, „Durchlichtung" bei körperlicher Schwäche)
    - Quarz D20 (Wala) Globuli velati, 3–3–3 (bei akuten und chronischen Entzündungen, zur Abgrenzung, Strukturierung von Haut und Schleimhaut)
  - Pflanzliche Mittel
    - Arnica e planta tota D6 (Wala) Globuli velati, 3 × täglich 5–10 (nach traumatischen Einwirkungen)
    - Urtica dioica Ferro culta Rh D3 (Weleda) Dil., 5 × täglich 10 gtt (Aufbaustoffwechsel bei geschwächter Atemfunktion)
    - Anis-Pyrit (Weleda) Tabletten, alle 2 Stunden 1 (bei Laryngitis und Tracheitis)
    - Eucalyptus comp. (Weleda) Paste, 1–2 × täglich auf die Haut (bei Lymphknotenschwellungen und drohender Abszessbildung)
    - Chamomilla D4 (DHU) Tabletten, 1–1–1 (bei Angstgefühl bei starkem Reizhusten (Pertussis))
    - Salbei, z.B. Salviathymol N Madaus (MEDA), Tropfen zum Mundspülen und Gurgeln (bei Pharyngitis und Laryngitis)
  - Tierische Mittel
    - Apis mellifica D6 (DHU, Weleda) Globuli, 5–5–5 (bei Tonsillitis, Lymphangitis, Tracheitis)
- **Mistel-Therapie**
- **Heileurythmie**
- **Sprachgestaltung**

Literatur

1 Rohen, J. W.: Morphologie des menschlichen Organismus. Verlag Freies Geistesleben Stuttgart 2002. S. 224.

2 Husemann, A.: Der Leib der Sprache. In: Zinke, J.: Luftlautformen sichtbar gemacht. Verlag Freies Geistesleben Stuttgart 2003. S. 73.

3 Vogel, L.: Der dreigliedrige Mensch. Philosophisch-anthroposophischer Verlag am Goetheanum Dornach 1992. S. 317.

4 Steiner, R.: Eine okkulte Physiologie (GA 128). Rudolf Steiner Verlag Dornach 1996. S. 166.

5 Schramm, H.: Metalle und Mineralien in der Therapie. Novalis Verlag Schaffhausen 1991. S. 89.

6 Schramm, H.: Heilmittel der anthroposophischen Medizin. Urban & Fischer Verlag München 2009. S. 287.

7 Steiner, R.: Geisteswissenschaft und Medizin (GA 312). Rudolf Steiner Verlag Dornach 1985. S. 151.

8 Leroi, A. u. R.: Ursachen und Behandlung des Karzinoms. In: Husemann, F., Wolff, O. (Hrsg.): Das Bild des Menschen als Grundlage der Heilkunst, Band III. Verlag Freies Geistesleben Stuttgart 1986. S. 373.

KAPITEL XI
Behandlung von Tumoren im Kopf-Hals-Bereich

MARION DEBUS, RAINER SCHEER

1. Einleitung

Der Mund- und Rachenraum des Menschen ist sowohl in leiblicher wie seelisch-geistiger Hinsicht der entscheidende Begegnungsraum zwischen Innen- und Außenwelt: In ihm findet die erste Verinnerlichung der Außenwelt in Form von Nahrungsaufnahme und Atmung statt, begleitet von entsprechenden Sinneswahrnehmungen wie Geschmack und Geruch. Auf der anderen Seite ermöglicht die spezifisch menschliche Gestaltung dieses Bereichs (geschlossene Zahnreihe durch frühe Verknöcherung des Zwischenkieferknochens, Tiefertreten des Kehlkopfes), dass sich der Luftstrom der Ausatmung zur Ich-geprägten Sprache formen lässt und der Mensch dadurch seinem inneren Wesen Ausdruck verleihen kann.[1] Für jeglichen sozialen Austausch mit den Mitmenschen, sei es in Form eines Gespräches, eines gemeinsamen Essens oder auch Zärtlichkeit in der Partnerschaft, ist dieser Bereich von zentraler Bedeutung.

Die feine Balance zwischen Innen- und Außenwelt, zwischen Aufnahme der Außenwelt und kräftiger Selbstbehauptung im Sich-Aussprechen, spiegelt sich auch in intensiven immunologischen Prozessen wider, die diesen Übergangsbereich prägen: Der lymphatische Rachenring als zentrales Organ des menschlichen Immunsystems spielt eine wesentliche Rolle. Von entscheidender Bedeutung ist weiterhin die von der Speichelzusammensetzung abhängige Mundflora, die für eine funktionierende Schleimhautbarriere sorgt. Die schützende Funktion des Speichels erstreckt sich bis in den Ösophagus und Magen.[2]

2. Epidemiologie und Risikofaktoren

Tumoren im Kopf-Hals-Bereich betreffen die Mundhöhle, den Rachenraum (Pharynx) – unterteilt in Naso-, Oro- und Hypopharynx – sowie den Kehlkopf (Larynx). Sie machen weltweit ca. 6% aller Krebserkrankungen aus und treten bei Männern 2–5 mal öfter auf als bei Frauen.

Hinsichtlich der Lokalisation ist die Mundhöhle mit 44% am häufigsten betroffen, gefolgt von Kehlkopf (31%) und Pharynx (25%).

Es handelt sich fast immer (90%) um Plattenepithelkarzinome.

Als Risikofaktoren sind Nikotin- und Alkoholabusus absolut führend: Bis zu 90% aller Patienten mit einem Tumor in diesem Bereich haben eine Raucheranamnese, wobei Rauchen das Risiko für ein Mundhöhlenkarzinom um das 4–5-fache und für Kehlkopfkrebs um das 10-fache erhöht. Alkohol steigert unabhängig davon ebenfalls das Risiko, insbesondere für ein Hypopharynx-Karzinom. Von Bedeutung ist, dass Alkohol- und

Nikotinabusus synergistisch und dosisabhängig wirken: Bei gleichzeitigem starken Alkohol- und Nikotinabusus kann sich das Risiko bis auf das 35-fache erhöhen.[3]

Bei jeglichem Suchtverhalten ist die Grenze zwischen Innen- und Außenwelt aus dem Gleichgewicht geraten, die Seele vermag sich gegenüber dem Suchtmittel nur unzureichend abzugrenzen, was übermäßigen und schädlichen Konsum zur Folge hat. Die durch Alkoholkonsum bewirkte Bewusstseinsveränderung verstärkt diese seelische Entgrenzung.

Dies spiegelt sich in der Art wider, wie Alkohol auf physischer Ebene krebsauslösend wirkt: Alkohol zerstört die schützende Lipidschicht auf den oralen Mukosazellen, so dass Lücken zwischen den Epithelzellen entstehen. Dadurch erhöht sich die mukosale Permeabilität, was Schadstoffe leichter eindringen lässt, welche die so wesentliche Mundflora und damit in Zusammenhang stehend das mukosale Immunsystem beeinträchtigen.[4] Besonders gravierend ist jedoch die Veränderung des Speichels: Acetaldehyd, der erste und toxischste Metabolit von Alkohol mit hohem karzinogenen und mutagenen Potenzial, reichert sich rasch in überproportionalen Mengen im Speichel an und übt auf diese Weise eine krebsfördernde Wirkung auf die Schleimhäute des oberen Gastrointestinaltraktes aus, befördert durch die bereits „löchrige" Schleimhautbarriere. Interessanterweise erhöht gleichzeitiges Rauchen diese Acetaldehyd-Konzentration im Speichel noch einmal um ein Mehrfaches, was einen wesentlichen Faktor für die synergistischen Effekte von Rauchen und Alkoholabusus in Bezug auf Kanzerogenität darstellt (neben den im Tabakrauch enthaltenen karzinogenen Substanzen wie z. B. Nitrosaminen, die direkt zu DNA-Schäden in den Epithelzellen führen).[5]

Wir sehen also, wie die stoffliche Wirkung von Alkohol und Rauchen in diesem sensiblen Bereich der Berührung zwischen Innen- und Außenwelt zu einer Störung der strukturellen und funktionellen Grenzfläche führt, die mit seelischen Entgrenzungsphänomenen im Suchtverhalten in Beziehung steht.

Ein weiterer Risikofaktor von zunehmender Bedeutung, insbesondere für Oropharynxkarzinome, ist die persistierende Infektion mit dem Humanen Papilloma-Virus (zu 90 % HPV16). Das Papilloma-Virus spielt als sexuell übertragene Infektion für das Plattenepithelkarzinom der Zervix – des „Muttermunds" – eine wichtige Rolle. Auch bei der Zervix handelt es sich um einen Übergangsbereich zwischen der Außenwelt-Zugewandtheit der Scheide und der Innenwelt der Gebärmutter, in der der Embryo, abgesondert und geschützt vor allen äußeren Einflüssen, heranwachsen kann. Zudem ist dieser Bereich in intimer Weise mit menschlicher Begegnung verbunden. Eine Hülle für diese Grenzfläche bildet eine stabile Partnerschaft auf dem Boden einer warmen menschlichen Beziehung. Kommt es hier zu einer „Entgrenzung" im Sinne häufig wechselnder Intimpartner, so steigt das Risiko einer HPV16-Infektion, auch im Oropharynxbereich (dem häufigsten Manifestationsort eines HPV16-induzierten HNO-Karzinoms). Bestimmte Sexualpraktiken (Oralverkehr) steigern das Risiko zusätzlich.[6] Die Patienten sind meist jünger und haben eine deutlich günstigere Prognose (8-Jahres-Überleben 70,9 % verglichen mit 30,2 % bei nicht HPV-positiven Tumoren) mit besserem Therapieansprechen.[7]

Neben weiteren seltenen Risikofaktoren spielt eine Schwächung des Immunsystems, z. B. durch Immunsuppressiva, eine Rolle bei der Entstehung von Kopf-Hals-Tumoren.[8]

Aus dem Gesamtbild der Risikofaktoren wird ersichtlich, wie das Immunsystem bei HNO-Tumoren an diesem entscheidenden Ort der Begegnung von Innen- und Außenwelt auf unterschiedliche Weise herausgefordert ist: Durch lokale und systemische Schädigung bei Alkohol- und Nikotinabusus, durch chronisches Infektionsgeschehen sowie durch andere Erkrankungen, die mit einer Immunsuppression einhergehen.

Eine Stärkung der immunologischen Funktionen im Schleimhautbereich dieser Region scheint von zentraler Bedeutung für die langfristige Überwindung dieser – trotz eingreifender Therapien – bis heute mit einer unbefriedigenden Prognose verbundenen Gruppe von Tumorerkrankungen zu sein.

3. Psychologische Aspekte

Aufgrund der in hohem Maße von einem ungünstigen Lebensstil abhängigen Risikofaktoren für Tumoren im Kopf-Hals-Bereich haben viele Patienten schon vor der Erkrankung an vielfältigen seelischen Belastungen zu tragen: Ein oft schwieriges soziales und familiäres Milieu, sich wechselseitig bedingend und verstärkend durch eine Suchtproblematik (Nikotin, Alkohol). Viele Erkrankte sprechen von sich aus nicht viel über ihre Gefühle, was im Verlauf häufig zur Folge hat, dass sie weniger psychoonkologische Unterstützung erhalten. Dabei ist aus klinischen Studien bekannt, dass ein großes Bedürfnis nach emotionaler Unterstützung besteht.

Die HPV16-positiven Oropharynxkarzinome bedürfen auf andere Weise einer besonderen Sensibilität im Umgang. Schuldfragen und Selbstkritik spielen hier oft eine große Rolle und sind entsprechend einfühlsam aufzugreifen.[9]

Die Lokalisation der Erkrankung samt eingreifenden Therapien verstärken diese Herausforderungen weiter: Nach dem zu verkraftenden emotionalen Schock bei Erstdiagnose wird das Identitätsgefühl durch krankheits- und/oder therapiebedingte Entstellungen im Gesichtsbereich bei oft ohnehin eher gering ausgeprägtem Selbstbewusstsein stark in Frage gestellt. Das veränderte Erscheinungsbild sowie funktionelle Einschränkungen wie Sprachschwierigkeiten erschweren die menschliche Beziehungsgestaltung im Freundeskreis und in der Partnerschaft. Geschmacks-, Kau- und Schluckstörungen vermindern die Freude am (gemeinsamen) Essen und damit einem wesentlichen Faktor der Lebensfreude überhaupt.

Wenn der Mund das Universalorgan des Ausdrucks in der Sprache, der menschlichen Beziehung und der (gemeinschaftlich) kultivierten Ernährung ist, dann ist unmittelbar ersichtlich, dass ein Tumor im Kopf-Hals-Bereich all diese zutiefst mit dem Menschsein verbundenen Qualitäten in Frage stellt.

Von daher ist es nicht verwunderlich, dass Ängste und Depressionen eine große Rolle spielen (22–57 %) und eine im Vergleich zu anderen Krebserkrankungen bis zu vierfach erhöhte Suizidrate anzutreffen ist.[10]

Ein sorgfältiges, geduldiges Aufklärungsgespräch, das alle medizinischen und sozialen Aspekte umfasst und dem Patienten Raum gibt, seine Sorgen und Nöte zu äußern, sowie eine zuverlässige, stabile Begleitung ist für den gesamten Behandlungsverlauf wesentlich. Gerade das bei Kopf-Hals-Tumoren besonders bedrohte Identitätsgefühl fordert, von Beginn an auf biographische Aspekte einzugehen. Für Brustkrebspatientinnen konnte gezeigt werden, dass ein ausführliches ärztliches Beratungs- und Biographie-Gespräch bei Erstdiagnose vor Behandlungsbeginn mit einer signifikanten Verbesserung der mittelfristigen Gesundheit/Lebensqualität sowie emotionaler, sozialer und kognitiver Funktionen assoziiert ist. Auch Schmerzen und Appetitlosigkeit waren nach sechs Monaten weniger häufig anzutreffen.[11] Es ist anzunehmen, dass dies auch für Patienten mit HNO-Tumoren zutrifft.

4. Stadienabhängige Primärbehandlung

Bei 30–40 % der Patienten erfolgt die Diagnose in den Stadien I und II; hier gelingt eine Heilung in 70–90 % der Fälle entweder mit alleiniger Operation oder alleiniger Strahlentherapie. Welche Methode zum Einsatz kommt, ist entsprechend der Lokalisation des Tumors zu entscheiden.

60 % der Patienten werden jedoch leider erst in den fortgeschrittenen Stadien III und IV vorstellig – hier ist die Prognose deutlich schlechter (5-Jahres-Überleben < 50 %). In diesen fortgeschritteneren Stadien kommt entweder eine Operation mit adjuvanter Strahlentherapie (bzw. Radiochemotherapie in Hochrisikosituationen) oder eine Radiochemotherapie mit Cisplatin/5-FU zum Einsatz.[12]

5. Rezidivbehandlung und metastasierte Erkrankung

Rezidive nach Operation, Bestrahlung bzw. Radiochemotherapie sowie die metastasierte Erkrankung haben eine schlechte Prognose. Bis vor einigen Jahren gab es kaum wirksame systemische Second-line-Optionen. Mittlerweile haben sich – neben anderen Immuntherapien, die derzeit noch in Erprobung sind – die Checkpoint-Inhibitoren Nivolumab und Pembrolizumab[13] einen festen Platz in den Behandlungsprotokollen erobert, entweder alleine oder in Kombination mit Chemotherapie.[14] Es ist davon auszugehen, dass sich das Spektrum an immuntherapeutischen Ansätzen in den nächsten Jahren erweitern wird.

6. Begleitbehandlung bei Strahlen- und Chemotherapie[15]

Die durch eine zytotoxische oder strahlentherapeutische Behandlung geschwächten ätherischen Aufbaukräfte im Schleimhautbereich mit der Folge von Aphthen und Ulzerationen lassen sich auf vielfältige Weise – auch prophylaktisch – unterstützen.

Strahlentherapie

Als Basismedikation zur Stärkung der vitalen, aufbauenden Kräfte bewährt sich

- *Thuja occidentalis Argento culta Rh D3* (Weleda) Dil. 3 × täglich 5 gtt

oder

- *Thuja occidentalis Argento culta D2* (Weleda) Dil. 3 × täglich 10–15 gtt

Bei unter einer Bestrahlung im Verlauf fast immer auftretenden Fatigue hat sich bewährt:

- *Levico comp.* (Wala) Amp. s.c. 1 × täglich – 3 × wöchentlich 1 oder ggf. auch als Trinkampulle

Hautpflege

Für

- *Wecesin® Streupuder* (Weleda)
- *Seidenpuder* (Dr. Hauschka)

oder auch

- *Hauttonikum* (Weleda)

liegen bei Applikation direkt nach Bestrahlung und am Abend vor dem Schlafengehen (niemals vor der Bestrahlung!) gute Erfahrungen vor. Allerdings sollte man diese Präparate nicht anwenden, wenn die Haut offene Stellen aufweist. Die Behandlung ist während der Bestrahlung und je nach Hautbefund zwei bis vier Wochen danach durchzuführen.

Auch durch die tägliche Hautpflege mit

- *Calendula-Wundsalbe 10 %* (Weleda)

(Erfahrungen leiten sich besonders von der Brustbestrahlung bei Mammakarzinom ab) lässt sich das Hauterythem deutlich vermindern oder sogar vermeiden.

Ein im Verlauf der Bestrahlung auftretendes Erythem oder Schwellungsgefühl kann man mit

- *Apis D12–D30* (DHU) Dil. täglich 5–10 gtt

oder

- *Apis ex animale D12–D30* (Wala) Amp. s.c. ggf. 2–3 × wöchentlich

bessern.

Bei dank moderner Bestrahlungstechniken eher seltenen Fällen von radiogenen Epithelolysen oder Ulzera hat sich bewährt:

- *Cinis Capsellae comp.* (Rezepturpräparat, z.B. Apotheke an der Weleda) 1–2 × täglich auftragen

Prophylaxe und Behandlung der Mukositis

Mukositisprophylaxe

- *Calendula ex herba D3* (Wala) Amp. täglich 1 per os

oder

- *Calendula Urtinktur* (Weleda) Dil. 3 × täglich 10–15 gtt

und

- *Ratanhia Mundwasser* (Weleda) mehrmals täglich verdünnt anwenden

Auch

- *Causticum Hahnemanni D12* (DHU) Dil. 2 × täglich 5–7 gtt

oder

- *Causticum Hahnemanni D12* (DHU) Globuli 2 × täglich 5–7

kann man vorbeugend geben.

Einen hohen, geradezu unverzichtbaren Effekt auf die Reduktion von Nebenwirkungen hat die Gabe von einem Esslöffel Honig vor und nach der Bestrahlung. Evtl. empfiehlt sich eine zusätzliche Spülung des Mundraumes mit 1 : 20 verdünnter

- *Calendula-Essenz* (Wala, Weleda)

oder

- *Salbei Mundspülung* (Dr. Hauschka MED)

Honig unterstützt die aufbauenden, gestaltenden Kräfte und wirkt heilungsfördernd auf Wunden in den Bereichen der Haut und Schleimhäute. Zugleich verfügt er über ein breites antibakterielles Spektrum, das bisher keine Resistenzentwicklung kennt.

Montallebnejad et al.[16] gaben in ihrer Studie 20 ml Honig 15 Minuten vor, 15 Minuten nach und schliesslich 6 Stunden nach Radiatio, was die Nebenwirkungen hochsignifikant reduzierte. In einer anderen Studie mit vereinfachtem Setting kamen 20 ml Honig 15 Minuten vor und 15 Minuten nach einer oropharyngealen Bestrahlung zum Einsatz. Mukositiden WHO Grad 3 traten in der Honig-Gruppe nur bei 18 % gegenüber 44 % in der Kontroll-Gruppe auf, die Mundspülungen mit Benzydamin (Tantum verde®) erhalten hatte, Grad 4-Mukositiden sogar nur in 4 % gegenüber 22 %.[17] In der Praxis haben sich (wie beispielsweise in der Mayo-Clinic praktiziert) auch geringere Honigmengen bewährt.

Bei bestehender Mukositis

Basistherapie:

- *Calendula ex herba D3* (Wala) Amp. — täglich 1 per os

oder

- *Calendula D6* (DHU) Globuli — 3 × täglich 10

und

- *Mundbalsam flüssig* (Wala) — mehrfach täglich 1 Pipettenfüllung in ca. 20 ml Wasser

Spülung des Mundraumes mit 1 : 20 verdünnter

- *Calendula-Essenz* (Wala, Weleda)

und

- *einem Esslöffel Honig* — mehrmals täglich

Weiterhin sind zu empfehlen:

- *Stutenmilch*, auch mit Eiswürfeln
- *Sanddornfruchtfleischöl* (Vorsicht, stark färbend!)

- *Leinsamenwasser* (Schleim), aufgekocht und abgegossen
- *Eibischwurzeltee*, kleidet die Mundschleimhaut mit schleimigem Extrakt aus
- *Propolis Tropfen* — ca. 15–20 Tropfen in ein Glas Wasser geben und Mundhöhle ausspülen
- *Helago® Pflege-Oel* (Helago) — z. B. mit Wattestäbchen oder dem Finger im Mundraum verteilen

Bei Läsionen oder Aphten

500 ml physiologische *Kochsalzlösung*[18] sowie 50 ml *Combudoron® flüssig* (Weleda) als Vorratslösung mischen, davon täglich 100 ml mit 1 Amp. *Silicea comp.* (Wala) versetzen

und über den Tag verteilt als Mundspülung verwenden, teilweise schlucken.

Bei starken Beschwerden kommen folgende Organpräparate in Betracht:

- *Apis ex animale D12* (Wala) Amp. s.c. — 1 × täglich bis 3 × wöchentlich 1

oft kombiniert mit

- *Argentum nitricum D12* (Weleda) Amp. s.c. (bei scharfem Splitterschmerz)

evtl. ergänzt durch

- *Mercurius vivus D6* (Weleda) Tabletten — 1–3 aufgelöst in etwas Wasser

Bei Ödem und ggf. Schmerz

- *Solum Inject 10 ml* (Wala) Amp. i.v. — bei Bedarf 1

Pemphigoid

- *Silicea comp.* (Wala) Amp. s.c. — bis 2 × täglich[19]

und

- *Mundbalsam flüssig* (Wala)

Chemotherapie

Die wichtigste Begleitbehandlung während einer Chemotherapie ist die Misteltherapie. Mehrere Studien (s. u.) zeigten, dass darunter deutlich weniger Nebenwirkungen auftreten und sich das Allgemeinbefinden während und nach der Behandlung (z.B. im Hinblick auf Fatigue) verbessert. Diese Resultate bestätigen sich in breiter klinischer Erfahrung. Die Misteltherapie beeinflusst dabei die Wirkung bzw. die Metabolisierungswege der Zytostatika nicht.

Allgemeine Gesichtspunkte

(Eine ausführliche Beschreibung findet sich im Vademecum Anthroposophische Arzneimittel.[20])

- *Hepatodoron®* (Weleda) Tabletten — täglich morgens 1–2, abends 2–3 kauen

ist bei so gut wie allen Patienten, die eine Chemotherapie erhalten, als Basismedikation zu empfehlen. Viele Tumorpatienten erleben darunter eine Stabilisierung und Regulierung der Stoffwechselfunktionen, die sie schwer in Worte fassen können, die sie aber veranlasst, sich Hepatodoron® immer wieder verschreiben zu lassen und es „treu" zu nehmen.

Zahlreiche Patienten profitieren auch von einer allgemeinen Unterstützung des Herz-Kreislauf-Systems. Die vielfältigen rhythmischen Vorgänge im Organismus und ihre harmonische Integration sind bei einer Krebserkrankung im Allgemeinen und unter einer Chemotherapie im Besonderen oft tiefgreifend gestört, zudem kommt es im Rahmen einer cisplatinhaltigen Chemotherapie zu einer Volumenbelastung des Kreislaufs durch die notwendige intensive Hydrierung.

- *Cardiodoron®* (Weleda) Dil. — 3 × täglich 15–20 gtt

oder

- *Cardiodoron® / Aurum comp.* (Weleda) Dil. — 3 × täglich 15–20 gtt

oder

- *Crataegus comp.* (Weleda) Dil. — 3 × täglich 15–20 gtt

Dabei ist nicht selten zu beobachten, dass die durch Cardiodoron® bewirkte „Stärkung der Mitte" auch emotional stabilisiert.

Kommt es im Zuge einer länger dauernden Chemotherapie zu einer depressiven Symptomatik mit „innerer Lichtlosigkeit", die bei Patienten mit Kopf-Hals-Tumoren ohnehin sehr häufig ist, so gehört

- *Hypericum Auro cultum Rh D3* (Weleda) Dil. — 3 × täglich 15 gtt zum unverzichtbaren und vielfach bewährten Repertoire.

(Gängige und in dieser Situation viel zu häufig verschriebene Antidepressiva sind bei diesen Depressionen, die mit einer vitalen Schwächung einhergehen, meist nicht wirksam und können relevante Nebenwirkungen verursachen.)

Bei ausgeprägter *Fatigue* ist häufig

- *Levico comp.* (Wala) Amp. s.c. oder per os — 1 × täglich bis 3 × wöchentlich

sehr hilfreich.

Es traten unter diesem Präparat in Kombination mit

- *Medulla ossium Gl D5* (Wala) Amp. s.c.

(beide als Trinkampulle täglich über vier Wochen) auch Besserungen des roten Blutbilds bei *chemotherapieinduzierter Anämie* auf.

Bei Übelkeit können

- *Nausyn®* (Weleda) Tabletten — 3 × täglich bis alle 2 Stunden 1

oder

- *Nux vomica/Nicotiana comp.* (Wala) Globuli velati — 3 × täglich 10

hilfreich sein.

Kortikosteroide

Relativ hoch dosierte Kortikosteroide in Form von Prednisolon oder Dexamethason sind fester Bestandteil der Antiemese einer cisplatinhaltigen Chemotherapie, aufgrund der Gefahr einer verzögerten Nausea auch noch in den Tagen danach. Innere Unruhe und Schlafstörungen machen in diesem Zusammenhang vielen Patienten zu schaffen. Zudem kommt es bei mehrtägigen Protokollen gelegentlich zu tachykarden Herzrhythmusstörungen. Bei innerer Unruhe und Schlafstörungen hat sich *Bryophyllum* in verschiedenen Formen bewährt:

- *Bryophyllum 50 %* (Weleda) Trit. — 4 × täglich 2 MSP
- *Bryophyllum D5 / Conchae D7 aa 10 ml* (Weleda) Amp. per os (bei akuten Zuständen wirksamer, ggf. i.v.)

- *Bryophyllum Argento cultum D2* (Weleda) Dil. — 20 gtt

zur Nacht bei Schlafstörungen, insbesondere auch bei Durchschlafstörungen.

Bei *Herzrasen* zusätzlich

- *Aurum / Hyoscyamus comp.* (Weleda) Dil. 3 × täglich 20 gtt

und

- *Cardiodoron®* (Weleda) Dil. 3 × täglich 15–20 gtt

ergänzt durch

- *Aurum / Lavandula comp.* (Weleda) Creme als Herzeinreibung oder Herzsalbenlappen

Nephro- und Neurotoxizität durch Cisplatin

Platinhaltige Chemotherapeutika zeichnen sich u.a. besonders durch ihre Nephro- und Neurotoxizität aus. Besonders betroffen ist bei Cisplatin der Nervus statoacusticus, weshalb neben einer Überprüfung der Nierenfunktion ein Hörtest vor Beginn der Chemotherapie zum Standard gehört. Eine periphere Polyneuropathie kommt zwar öfter vor, steht in der Praxis aber weniger im Vordergrund. Für beide Nebenwirkungen, die miteinander zusammenhängen, hat sich

- *Equisetum cum Sulfure tostum D3–D6* (Weleda) Trit. 3 × täglich 1 MSP

als Begleitbehandlung bewährt.

Bei unter platinhaltiger Chemotherapie auftretenden Hörstörungen kann eine Therapie mit

- *Nervus statoacusticus Gl D5* (Wala) Amp. s.c. 2–3 × wöchentlich 1

hilfreich sein.[21]

Regelmäßige Ingwer-Nierenwickel, vor allem am Tag der Chemotherapie, durchwärmen von der Nierenregion ausgehend den ganzen Menschen und sind zur Unterstützung der Ausscheidungsfunktion sehr hilfreich.

5-Fluorouracil

5-Fluorouracil in seiner heute üblichen Darreichungsform als Dauerinfusion beeinträchtigt die Patienten subjektiv in der Regel wenig. Der fehlende Haarausfall deutet auf eine vergleichsweise geringe Beeinträchtigung der Lebens- und Regenerationskräfte hin. Eine seltene, aber gefährliche Nebenwirkung ist das Auftreten von Koronarspasmen, die sich in Form pektanginöser Beschwerden äußern und bis zum Myokardinfarkt führen können. Die Therapie ist dann in der Regel abzubrechen. Bei fortgeschrittenen Kopf-Hals-Tumoren, wo die nachgewiesenermaßen deutlich lebensverlängernde Chemotherapie alternativlos auf 5-FU basiert, hat ein solcher Therapieabbruch für den Patienten schwerwiegende Konsequenzen. Hier zeigt neben Cardiodoron®

- *Cuprum aceticum D3* (Weleda) Dil. 3 × täglich 20 gtt

oft eindrucksvolle Wirksamkeit und kann eine Fortführung der Chemotherapie ermöglichen.

Beim *Hand-Fuß-Syndrom* erweist sich

- *Dermatodoron®* (Weleda) Dil. 3 × täglich 15 gtt

als hilfreich. Äußerlich zeigt

- *Rosatum Heilsalbe* (Wala)

eine gute Wirksamkeit.

7. Die Rolle des Immunsystems und seine Beziehung zum Wärmeorganismus

In Übereinstimmung mit den beschriebenen Risikofaktoren mit ihrer Auswirkung auf das lokale Immunsystem ist aus zahlreichen Untersuchungen bei Kopf-Hals-Tumoren bekannt, dass die immunologische Situation in der Tumor-Umgebung („Tumor-Microenvironment"), insbesondere die Anzahl tumorinfiltrierender T-Lymphozyten, aber auch andere Parameter, eine unabhängige prognostische Variable darstellt.[22] Manche Chemotherapien, zu denen auch das bei Kopf-Hals-Tumoren zum Einsatz kommende Cisplatin gehört, bzw. eine Strahlentherapie („abscopal effects")[23] können im Zuge ihrer Zytotoxizität einen sogenannten immunogenen Zelltod auslösen: Die sterbende Tumorzelle sendet immunstimulierende Signale aus, die ihrerseits umso besser wirken, je dichter das Infiltrat entsprechender Immunzellen im Tumorstroma ist (sog. Immunoscore). Die mit einem Progress einhergehende aktive Unterdrückung der Immunreaktion durch den Tumor („Immunosubversion")[24] lässt sich dadurch wieder rückgängig machen. Der Einsatz von immunverstärkenden Therapien wie Checkpoint-Inhibitoren oder Mistelpräparaten allein oder im Rahmen einer Strahlen- und/oder Chemotherapie ist daher grundsätzlich pathophysiologisch sinnvoll und vielversprechend. Allerdings sind die bisherigen Erfolge mit Checkpoint-Inhibitoren eher bescheiden: Zwar können sie im Einzelfall, auch in weit fortgeschrittenen Fällen, beeindruckende, langanhaltende Remissionen bewirken, jedoch profitieren derzeit nur ca. 5–15 % aller Patienten mit fortgeschrittenen Kopf-Hals-Tumoren von dieser alleinigen oder zusätzlichen Behandlung.[25] Für die Wirkung spielt neben dem PDL-1-Status und der „Tumor mutational burden" auch der oben erwähnte Immunoscore eine Rolle: Die durch die Checkpoint-Inhibitoren bewirkte funktionelle Verstärkung der T-Zell-Antwort erfolgt nur dann, wenn sich auch genügend T-Zellen im Tumorstroma befinden, die sich aktivieren lassen. Ist dies nicht der Fall, bleibt die Therapie wirkungslos.

Interessanterweise wird ein Tumor mit einem hohen Immunoscore als „heiß" („hot") bezeichnet, wohingegen ein Tumor mit fehlender Immunreaktion als „kalt" („cold") gilt, und man erforscht heute intensiv, wie ein kaltes Tumormicroenvironment in ein heißes umzuwandeln ist.[26]

Hier stellt sich nun die Frage nach dem Zusammenhang des Wärmeorganismus mit den immunologischen Funktionen und damit einhergehend dem Entstehen und dem Verlauf einer Tumorerkrankung.

8. Kälteprozesse als Risikofaktoren der Krebserkrankung

Kulturell bedingte Kälteprozesse finden wir heute auf verschiedenen Ebenen – sie stehen in unmittelbarem Zusammenhang mit der Krebskrankheit als einem Zeitphänomen:

Im Hinblick auf die *körperliche Wärme* belegen zahlreiche Untersuchungen hinreichend, dass bei vielen Krebspatienten die innere Wärmebildung vermindert ist. Bewegungsmangel und auffallend wenig fieberhafte Infekte in der Vorgeschichte spielen dabei eine Rolle[27], aber auch zahlreiche andere Faktoren, die mit unserem modernen, „westlichen" Lebensstil zusammenhängen (z. B. exzessiver Gebrauch von Antibiotika bei Infektionen).[28] Insgesamt ist die Körpertemperatur seit dem 19. Jahrhundert pro Jahrzehnt um 0,03 °C gesunken.[29] Der bei Kopf-Hals-Tumoren im Vordergrund stehende Alkohol- und/oder Nikotinabusus wirkt sich ebenfalls auf jeweils unterschiedliche Weise negativ auf den Wärmeorganismus aus.

In Bezug auf die *seelische Wärme*, die laut Studien mit der körperlichen unmittelbar zusammenhängt[30], fällt die heutige starke Tendenz zur Individualisierung in unserer Gesellschaft ins Gewicht – und als deren Kehrseite die Gefahr der Vereinzelung. 2018 zeigte eine gemeinsame Studie der Universitäten Zürich und Adelaide für 178 Länder, dass das Krebsrisiko signifikant sinkt, je größer die Familie bzw. die Anzahl der im Haushalt lebenden Personen ist.[31] Die Vertrauenswärme, die innerhalb einer Familie in besonderer Weise anzutreffen ist, scheint sich ausgesprochen positiv auf das Krebsrisiko auszuwirken. Dieser Aspekt dürfte bei HNO-Tumoren eine besondere Rolle spielen, lebt ja doch eine nicht geringe Anzahl dieser Patienten in schwierigen sozialen Verhältnissen. Hiermit übereinstimmend zeigte sich, dass verheiratete Patienten mit *Mundhöhlenkarzinom* ein signifikant besseres tumorspezifisches 5-Jahres-Überleben haben als unverheiratete Patienten (66,7 % versus 54,9 %) sowie ein signifikant besseres 5-Jahres-Gesamtüberleben (OS) von 56 % versus 41.1 %.[32] Diese Zahlen entsprechen bei soliden Tumoren einer sehr wirksamen onkologischen Therapie und betonen die Wichtigkeit, das soziale Umfeld des Patienten im therapeutischen Prozess gut im Auge zu behalten.

Es kann für jeden Menschen hilfreich sein, sich von Zeit zu Zeit zu fragen, ob man die *eigenen Lebensziele* im Sinne der individuellen Biographie mit ihrer einmaligen, unverwechselbaren Mission noch klar vor Augen hat, oder ob man lediglich in einem Getriebe funktioniert, das sich im Laufe der Zeit aus familiären oder beruflichen Gründen so ergeben hat, das aber kaum noch Freiraum für die Verwirklichung ureigenster, innerster Impulse bietet. Das Leben dreht sich dann äußerlich in rasantem Tempo, wohingegen sich innerlich nicht mehr viel bewegt. Eine Patientin nannte dies einmal „Stillstand bei hoher Geschwindigkeit". Es bleibt keine Kraft mehr, mit Hingabe auf Neues zuzugehen und der Welt den eigenen Stempel einzuprägen; das Leben ist bestimmt von den äußeren Notwendigkeiten. Man könnte dies auch einen *geistigen Kälteprozess* nennen. Suchterkrankungen aller Art, insbesondere aber Alkoholabusus, wirken hier zusätzlich erschwerend.

9. Ich-Organisation und Wärmeorganismus

Die Ich-Organisation findet im *menschlichen Wärmeorganismus* ihren intimsten Ausdruck: Der Mensch hat im Vergleich zu allen anderen Säugetieren die am feinsten ausgebildete Wärmeregulation[33], woran besonders die nackte Haut mitwirkt. Diese Fähigkeit zur differenzierten Wärmeregulation war evolutionsbiologisch entscheidend für die Ausbildung des außerordentlich wärmeempfindlichen Großhirns, dem der Mensch sein besonderes Denkvermögen und die Fähigkeit zur Selbstreflexion, das *Ich-Bewusstsein*, verdankt.[34]

Der Wärmeorganismus beeinflusst andererseits – wie oben bereits angedeutet – auf der körperlichen Ebene unmittelbar die *Tätigkeit des Immunsystems*, indem er dieses gewissermaßen „befeuert". In diesem Sinne weisen zahlreiche Untersuchungen darauf hin, dass fieberhafte Zustände Proliferation und Ausreifung sämtlicher Immunzellen befördern sowie deren Fähigkeit steigern, z. B. Bakterien zu lysieren oder Antikörper zu bilden.[35] In dem auf diese Weise durch den Wärmeorganismus unmittelbar beeinflussten Immunsystem spricht sich die leiborientierte Tätigkeit der Ich-Organisation aus. Sie schafft immer wieder aufs Neue in einem Prozess der „Selbstbehauptung" einen von äußeren Fremdeinflüssen einerseits, von Krebserkrankungen als „inneren Fremdeinflüssen" andererseits freien organismischen Binnenraum. So zeigte sich für Mammakarzinom-Patientinnen, dass ein subjektives Kältegefühl („thermal discomfort") mit tumor-immunologisch ungünstigen Zytokin-Konstellationen im Tumormicroenvironment assoziiert war.[36]

Es wird unmittelbar ersichtlich, dass die Wärmeorganisation, die sich selbst in einer ständig ausgleichenden und jedem Tätigkeitsgrad des Organismus angepassten Bewegung befindet, diejenige Instanz ist, die es dem Ich ermöglicht, sich mit dem physischen Leib zu verbinden. Wie oben bereits erwähnt, wiesen mehrere Untersuchungen nach, dass ein direkter Zusammenhang zwischen physisch erlebter und seelisch-geistiger Wärme besteht.[37]

Die oben beschriebenen Kälteprozesse, vielfach unser heutiges Leben sowohl auf der körperlichen wie auch der seelisch-geistigen Ebene bestimmend, hindern das Ich am gesunden Ergreifen des Wärmeorganismus, über den es gestaltend und formend auf den Leib einwirkt. (So drückte der Arzt Friedrich Schiller (1759–1805) in seinem Drama „Wallensteins Tod" diesen Tatbestand aus: „Es ist der Geist, der sich den Körper baut.") Die Entwicklung des Ichs und des eng mit ihm verbundenen Astralleibs, der vor allem in allen Zelldifferenzierungsvorgängen wirkt[38], beginnt sich teilweise von der des Ätherleibs und physischen Leibs zu trennen. In dem entstehenden „Vakuum" kann sich nun ein fremdes Wesen – als eine Art Gegenbild des eigenen Ichs – entwickeln, mit ganz eigenen Entwicklungsgesetzen, die durch die tumortypische Hypermutabilität stark beschleunigt im Verhältnis zum übrigen Organismus in Erscheinung treten. Der

Krebsforscher Harold E. Varmus sprach anlässlich der Nobelpreisverleihung 1989 von Krebszellen als „a distorted version of our normal selves".[39]

Das Ich spürt diesen *allmählichen Entfremdungsprozess* halb unbewusst als Vertrauensverlust in den Körper, der sichere Anker im Leib geht verloren. Dies kann sich in Schwächegefühl, Depressionen und Ängsten zeigen, die manchmal schon lange vor der Krebsdiagnose auftreten können.

Lange vor der systematischen Erforschung des Immunsystems sprach Rudolf Steiner bereits 1922 mit Bezug auf die Misteltherapie davon, dass man den Tumor mit einem „Wärmemantel" umhüllen müsse.[40] So wie die Wärme alles durchdringt, kann das dynamisch in der Wärme wirksame Ich integrierend auf die übrigen Wesensglieder wirken, indem der Astralleib wieder kräftiger seine Formimpulse in den Ätherleib hineinstrahlt bzw. der Ätherleib geneigter gemacht wird, die Formimpulse des Astralleibs aufzunehmen. Dadurch lässt sich schließlich die Verselbständigung des Physischen überwinden. Spontanheilungen oder unerwartet gute Tumorverläufe nach schweren Infektionserkrankungen zeigen, dass dies im Prinzip möglich ist. Die *Misteltherapie* setzt genau hier an.

10. Zum Verständnis der weißbeerigen Mistel (Viscum album L.)

Die Misteltherapie verstärkt das eigenraumbildende Wirken der Ich-Organisation im Wärmeorganismus.

Schon botanisch fällt die stark eigenraumbetonende Gestalt der Mistelpflanze (*Viscum album* L.) ins Auge: Als ein auf unterschiedlichen Wirtsbäumen wachsender Kugelbusch hat sich die Mistel aus dem Bereich der Schwerkraft, die dem Wurzelwachstum normaler Pflanzen seine Orientierung gibt, emanzipiert. Ebenso ignoriert sie die übliche, dem Sonnenlicht zugewandte heliotrope Ausrichtung des Sprosswachstums, um stattdessen ihre eigenen Wachstumsgesetze zu verfolgen, die schließlich zum Phänomen des sich in alle Himmelsrichtungen gleichermaßen ausdehnenden, zugleich jedoch ganz auf das eigene Zentrum hin orientierten Kugelbusches führen. Dieser innenraumschaffenden *räumlichen Emanzipation* entspricht im Sinne einer *zeitlichen Emanzipation* die sich gegenläufig zu den jahreszeitlichen Rhythmen entwickelnde Blüten- und Fruchtbildung im Winter, während im Sommer, von der hochstehenden Sonne durch das Laub des Wirtsbaums abgeschirmt, eine Art Ruhestadium herrscht.[41] Weitere Gesichtspunkte zur räumlichen und zeitlichen Emanzipation der Mistel sind in der Übersicht von Scheffler nachzulesen.[42] Die Fähigkeit, in der kalten Jahreszeit zu blühen und zu fruchten, deutet bereits auf eine eindrückliche Wärmeautonomie hin. Bestimmte Vögel (z. B. Misteldrossel) fressen die schleim- und leimhaltigen weißlichen Beeren. Die später ausgeschiedenen Samen haften dann durch Leimsubstanzen der Beeren an den Ästen.[43] Vögel haben eine physiologische Körpertemperatur von 39–41 °C – der Mistelsame hat also bereits eine „Fiebertherapie" durchgemacht, bevor er auf dem Wirtsbaum keimt!

Vor diesem Hintergrund ist es nachvollziehbar, dass die Therapie mit Mistelpräparaten zu einer Anregung des Wärmeorganismus führt und auf der anderen Seite die Inhaltsstoffe der Mistel, die unten näher aufgeführt und beschrieben sind, auf vielfältige und umfassende Weise zu einer Anregung des Immunsystems führen. Alle Mistelpräparate anthroposophischer Herkunft (Abnobaviscum®, Helixor®, Iscador® und Iscucin®) werden entsprechend grundlegender Angaben Rudolf Steiners[44] nach einem ähnlichen Prinzip durch eine Mischung von Sommer- und Wintersaft (die sich in ihren Inhaltsstoffen deutlich unterscheiden[45]) in einer speziellen, je nach Präparat unterschiedlich ausgeführten Apparatur unter Anwendung z. T. hochtouriger Drehzahlen hergestellt, um einen „neuen Substanzzustand" und hierdurch eine verbesserte Wirksamkeit zu erreichen.[46] Dabei wird der Sommer-Extrakt in den rotierenden Winter-Extrakt eingetropft.[47]

11. Klinische Wirkung der Misteltherapie auf den viergliedrigen Menschen

Wärmeorganismus und Ich-Organisation

Sehr rasch nach Beginn der Misteltherapie kommt es zu einer deutlich erlebbaren inneren *Erwärmung* bzw. zu einer Abnahme der Kälteintoleranz.[48]

Diesem mehr subjektiven Empfinden kann im Verlauf eine auch objektiv nachweisbare *Anhebung der Körpertemperatur* bzw. eine *Rhythmisierung der tageszeitlichen Temperaturkurve* folgen. Die Patienten erleben ihren Körper wieder als einen durchwärmten Innenraum, in dem sie sich wohlfühlen.

Es ist anzunehmen, dass die vielfältig dokumentierten *immunologischen Wirkungen* der Misteltherapie mit diesen Veränderungen des Wärmeorganismus (die bei entsprechend hochdosierter Gabe der Mistel sogar bis zu hochfieberhaften Zuständen führen können, siehe unten) einhergehen. Klinisch zeigt sich dies oft an einer von den Patienten sehr geschätzten Infektresistenz.

Das Wieder-Ergreifen des Wärmeorganismus durch die Ich-Organisation unter einer Misteltherapie äußert sich auch seelisch-geistig in einer *gesteigerten Persönlichkeitspräsenz* und Initiativkraft im Umgang mit der Erkrankung.

Seelenleben und Ätherleib

In Bezug auf ihr *Seelenleben* berichten viele Patienten im Zusammenhang mit ihrer Krebserkrankung über *depressive* Zustände und innere Lichtlosigkeit, die häufig schon lange vor der Diagnose bestanden. Die lebendige, atmende Schwingungsfähigkeit, welche die Grundlage eines gesunden Gefühlslebens ausmacht, erstarrt gewissermaßen, innere Schwere und Antriebslosigkeit sind die Folge.

Auch der „große Atemrhythmus" von Schlafen und Wachen ist meist gestört, was mit Müdigkeit, *Fatigue* und Erschöpfung einhergeht.[49] Eine solchermaßen herabgesetzte Vitalität, die Tumorwachstum oder Therapiefolgen weiter verstärken und auch mit für den Patienten sehr belastenden Konzentrations- und Gedächtnisstörungen verbunden ist, erscheint als Ausdruck einer *Schwächung des Ätherleibes.*

Infolge der Misteltherapie ist oftmals eine *antidepressive*, aufhellende Wirkung zu beobachten sowie ein Gefühl der „Verjüngung" und des *allgemeinen Kräftezuwachses.* Zytoreduktive Therapien werden besser toleriert (siehe unten). Der Schlaf kann sich bessern, der Appetit nimmt zu. Viele Patienten berichten, dass sie unter begleitender Mistelbehandlung weniger unter chemotherapiebedingter Fatigue leiden.

Physische Organisation

Obwohl nicht die Regel, sind unter einer alleinigen Misteltherapie immer wieder Remissionen oder beeindruckende Krankheitsstabilisierungen zu beobachten, was sowohl für die niedrig- als auch die hochdosierte (bzw. intraläsionale) Gabe gilt (siehe unten). Dabei kommen die zytotoxischen, apoptoseinduzierenden sowie immunmodulatorischen Eigenschaften der Mistelextrakte zum Tragen. Die unten angeführten Kasuistiken sind eindrucksvolle Beispiele dafür.

Bis zum Eintritt einer nachweisbaren Remission dauert es meist mehrere Monate, die Wirkung auf der physischen Ebene tritt also zuletzt auf.

Bevor wir auf die Misteltherapie von Kopf-Hals-Tumoren näher eingehen und einige Kasuistiken vorstellen, sei die Pharmazie, Pharmakologie und klinische Erforschung der Mistelpräparate behandelt.

12. Pharmazie und Pharmakologie der Mistelpräparate[50]

Mistelpräparate finden seit über 100 Jahren in Form von Injektionen zur Behandlung von Krebspatienten Anwendung. Anregungen und Hinweise Rudolf Steiners und deren Umsetzung durch die Ärztin Ita Wegman (1876–1943) führten 1917 zu den ersten Präparaten.[51] Mittlerweile gehören die Misteltherapeutika zu den bekanntesten und meist verwendeten komplementären Arzneimitteln in der Onkologie. Ihre Anwendung erfolgt heute zumeist individuell im Rahmen eines integrativen onkologischen Therapiekonzepts, bestätigt durch vielfältige therapeutische Erfahrung und zahlreiche präklinische und klinische Studien. Es sind weit mehr als 150 klinische Studien bei den verschiedenen Krebserkrankungen veröffentlicht.

12.1 Die Mistel und ihre Inhaltsstoffe

Arzneiliche Verwendung findet in Europa die weißbeerige Mistel (*Viscum album* L, Santalaceen). Ihre für die Tumortherapie relevanten Inhaltsstoffe sind seit langem bekannt und gut untersucht. Dabei handelt es sich um Mistellektine[52], Viscotoxine[53], Flavonoide[54], Phenylpropane und Lignane[55], Triterpene[56], Polysaccharide[57] und Jasmonate[58]. Auch die Art der Formulierung (Herstellung) von Mistelextrakten spielt eine nicht unwesentliche Rolle, so dass es nicht verwundert, dass ggf. enthaltene Liposomen zur Gesamtwirkung beitragen können.[59]

12.2 Die Mistel und ihre Wirkungen

Den Effekt von Mistelextrakten auf immunologische Reaktionen belegen zahlreiche *in vitro*- und *in vivo*-Untersuchungen, die seit dem letzten Drittel des vergangenen Jahrhunderts erfolgten. Die in den Extrakten enthaltenen Antigene (siehe Inhaltsstoffe) modulieren sowohl das unspezifische als auch das spezifische Immunsystem. Die meisten der Untersuchungen führte man mit den Proteinen der Mistel, den Lektinen und Viscotoxinen, sowie den Polysacchariden durch.

Die vielfältigen Wege, auf denen Mistelextrakte das Immunsystem beeinflussen, finden sich in Übersichten dargestellt, auf die beispielhaft verwiesen sei.[60]

In vitro und *in vivo* aktivieren Mistelextrakte Monozyten/Makrophagen, Granulozyten, natürliche Killer-Zellen (NK-Zellen)[61], T-Zellen (vor allem T-Helferzellen), induzieren verschiedenste Zytokine[62], stabilisieren die DNA, vermindern Chromosomenschäden und verbessern die DNA-Reparatur.[63]

Lange vor Aufklärung der molekularen Mechanismen von Entzündung im Zusammenhang mit Krebs war bekannt, dass chronische Entzündungen zu maligner Entartung und Krebs beitragen können. Mistelextrakte greifen in Entzündungsmechanismen ein. So konnte gezeigt werden, dass Mistelextrakte die Cyclooxygenase COX-2-Spiegel selektiv senken.[64]

Zytotoxische Effekte sind ebenfalls seit vielen Jahren bekannt.[65] Nachweise liegen für eine Vielzahl von Tumorzellen sowohl *in vitro*[66] als auch *in vivo*[67] vor. Diese zytotoxischen Wirkungen von Mistelextrakten rufen vor allem die Apoptose-induzierenden Mistellektine hervor[68], während die Viscotoxine den nekrotischen Zelltod induzieren.[69]

Bei Tieren zeigen Mistelextrakte ebenfalls deutliche antitumorale Wirkungen.[70]

Fazit: Mistelextrakte sind komplexe Vielstoffgemische mit multimodalen antitumoralen Wirkungen. Daher lässt sich die Wirksamkeit von Mistel-Gesamtextrakten nicht an einem einzelnen Inhalts- bzw. Wirkstoff oder einer Wirkstoffgruppe festmachen.

12.3 Mistel als Arzneimittel und deren Anwendung

Alle auf dem Markt befindlichen Mistelpräparate sind Gesamtextrakte. Einige wenige sind auf Lektine standardisiert, obgleich die Lektine nicht allein wirksamkeitsbestimmend, sondern nur als eine Gruppe von zahlreichen relevanten Inhaltsstoffen (siehe oben) wirksamkeitsmitbestimmend sind. Die Mehrheit der Mistelpräparate ist daher Prozess-standardisiert. Pharmakologisch betrachtet sind Gesamtextrakte mehr als die Summe ihrer einzelnen Inhaltsstoffe, wie eindrucksvoll Untersuchungen zu Wechselwirkungen zeigen.[71] Einen besonderen Stellenwert für die Zukunft der Misteltherapie haben pharmazeutische Forschung und Entwicklung an Mistelextrakten, die zur Entdeckung neuer oder besonderer Wirkungen und Anwendungsmöglichkeiten führen. Jüngst berichteten Schläpfer und Urech[72] über Tumorremissionen bei der topischen Anwendung mit einer Mistelsalbe (Viscum album, Resina 10 %, Unguentum), und Leneweit und Kollegen[73] beschrieben Möglichkeiten des Einsatzes kolloidaler Mistel-Formulierungen für eine zielgerichtete Tumortherapie.

Mistelpräparate sind in Deutschland für die Behandlung von Tumorerkrankungen zugelassen, d. h. ihre pharmazeutische Qualität, Wirksamkeit und Unbedenklichkeit ist seitens des Bundesinstituts für Arzneimittel und Medizinprodukte (BfArM) geprüft. Es gibt vier Präparate der anthroposophischen und (nur noch) eines der phytotherapeutischen Therapierichtung. Zu den anthroposophischen Mistelpräparaten gehören Abnobaviscum®, Helixor®, Iscador® und Iscucin®, die in jeweils verschiedenen Konzentrationen und Sorten, d. h. hergestellt aus Misteln unterschiedlicher Wirtsbäume, verfügbar sind. Dies ermöglicht eine Patienten-individuelle Dosierung je nach Tumorart, -stadium und -verlauf. Von dem nunmehr einzig verbliebenen Präparat der phytotherapeutischen Therapierichtung, Lektinol®, gibt es nur eine Konzentration. Der Wirtsbaum der eingesetzten Mistel wird nicht genannt. Zu den Phytotherapeutika zählte auch das nicht mehr im Handel befindliche Eurixor®, mit dem eine HNO-Studie[74] (näheres weiter unten) erfolgte.

Alle Mistelpräparate zeichnen sich durch eine gute Verträglichkeit aus.[75]

Abgesehen von einigen wenigen Ausnahmen (beispielsweise i.v.-Applikation für Potenzstufen ab D10) ist bei den anthroposophischen Mistelpräparaten behördlicherseits die subkutane Applikation mit einer sogenannten einschleichenden Dosierung (stufenweise Konzentrationssteigerung) zugelassen.[76] Auch Lektinol® ist subkutan zu applizieren (Fachinformation Lektinol® 2015).

Die über diese üblicherweise angewendeten subkutanen Injektionen hinausgehenden primär hochdosierten oder Off-Label-Anwendungen, wie z. B. intravenöse, intrapleurale, intravesikale und intratumorale Mistel-Gaben, sind unter der Supervision von mit der Misteltherapie bereits vertrauten SpezialistInnen und unter engmaschiger klinischer Kontrolle durchzuführen. Diese Zulassungs-überschreitenden Off-Label-Anwendungen der Mistel gelten in der Hand erfahrener Ärzte in der Regel ebenfalls als sicher.[77] Sie bedürfen der schriftlichen Zustimmung des Patienten/der Patientin. Ausführliche Beschreibungen der klinischen Durchführung der erwähnten Off-Label-Anwendungen finden sich im Vademecum Anthroposophische Arzneimittel, Band 2.[78]

12.4 Die Mistel in der klinischen Anwendung und ihre Bewertung

Veröffentlicht sind weit mehr als 150 klinische Studien bei verschiedenen Krebserkrankungen, in unterschiedlichen Stadien und mit unterschiedlichen Fragestellungen und Zielsetzungen wie beispielsweise Überleben, Lebensqualität und Tumorverhalten. Die Studienqualität ist unterschiedlich, überwiegend zeigen sich positive Resultate für die Misteltherapie. Die negativen Ergebnisse zweier aktueller Reviews[79] sind auf verschiedene methodische Mängel zurückzuführen.[80]

Fazit: Aus der Gesamtheit der bisherigen klinischen Studien und basierend auf den zugelassenen Anwendungsgebieten ergibt sich für die Mistel in der Tumortherapie folgendes Bild:

- Patienten profitieren in allen Phasen einer Krebserkrankung von der Misteltherapie.
- Die Wirkungen der Mistel in der Tumortherapie sind:
- Verbesserung der Lebensqualität[81]:
  - u. a. Fatigue[82], Schlaf(qualität), Appetit, Kräftigung, geringere Infektanfälligkeit, Wiederherstellung der Arbeitsfähigkeit
- Tumorremissionen[83]
- starke Hinweise auf Verlängerung der Überlebenszeit[84]:
  - Patienten leben länger bei guter Lebensqualität.[85]
  - Fortschreiten der Erkrankung verlangsamt sich.
- Verminderung der Nebenwirkungen konventioneller onkologischer Therapien.[86]

Es ist grundsätzlich möglich, alle Krebserkrankungen in sämtlichen Stadien begleitend mit Mistelpräparaten zu behandeln. Misteltherapie ist vor, während oder nach einer konventionell ausgerichteten Behandlung durchführbar. Da sie die Nebenwirkungen konventioneller Verfahren, insbesondere der Chemotherapie, vermindern kann, ohne deren Wirkung bzw. Metabolismus zu beeinträchtigen[87], ist der Einsatz der Mistel gerade während solcher Therapien von besonderer Bedeutung. Nicht unerwähnt bleiben soll eine Untersuchung aus dem Forschungsinstitut Havelhöhe zur Kosteneffektivität der begleitenden Misteltherapie bei Lungenkrebspatienten im Stadium IV.[88] Diese erste umfassende Bewertung der stationären Kosten und der Kosteneffektivität von Integrativen-Onkologie-Therapiekonzepten beim NSCLC im Stadium IV legt nahe, dass der kombinierte Einsatz von CTx und Mistel in der analysierten Patientenstichprobe klinisch wirksam und vergleichbar kosteneffektiv wie CTx allein ist.

In der Palliativsituation erfolgt in Deutschland die Erstattung der Mistelpräparate durch die gesetzliche Krankenversicherung (GKV). Darüber hinaus ist das ebenfalls möglich, beispielsweise zur Behandlung von schwerwiegenden Nebenwirkungen anderer onkologischer Therapien (AM-RL).[89] Dabei ist insbesondere an das chemotherapie-assoziierte Erschöpfungssyndrom (Fatiguebeschwerden) zu denken. Ferner berücksichtigt die leider immer noch häufige nicht erfolgte Kostenübernahme nicht angemessen die vorliegende Evidenzlage.[90]

Mistelpräparate gehören also zu den am besten wissenschaftlich untersuchten pflanzlichen Arzneimitteln. Demzufolge ist das Schrifttum außerordentlich reichhaltig und vielfältig. Nachfolgend seien zur weiteren Information die folgenden Bücher (Auswahl) bzw. Webseiten empfohlen:

Internetseite der Medizinischen Sektion am Goetheanum der Freien Hochschule für Geisteswissenschaft, CH-Dornach: www.mistel-therapie.de.
Kienle, G., Kiene, H.: Die Mistel in der Onkologie, Fakten und konzeptionelle Grundlagen. Schattauer Verlag Stuttgart 2003.
Scheer et al. (Hrsg.): Beiträge des jeweiligen Mistelsymposiums 2001, 2005, 2009, 2013, 2016, 2020. KVC-Verlag Essen.[91] www.mistelsymposium.de
GAÄD (Hrsg.): Vademecum Anthroposophische Arzneimittel 2017. Der Merkurstab 2017; 70 (Suppl.). Band 2.: www.vademecum.org.
Wilkens, J.: Misteltherapie – differenzierte Anwendung der Mistel nach Wirtsbäumen. Sonntag-Verlag Stuttgart 2015.
Girke, M.: Innere Medizin. Grundlagen und therapeutische Konzepte der Anthroposophischen Medizin. Salumed Verlag Berlin 2020.

13. Misteltherapie bei HNO-Tumoren

Die Misteltherapie bei der Behandlung von Tumoren im Bereich der Mundhöhle bzw. des vorderen Halsbereiches ist bisher vergleichsweise wenig verbreitet. Hier spielen die geringe Anzahl anthroposophisch orientierter HNO-Ärzte sowie das Fehlen einer entsprechenden stationären Abteilung eine Rolle.

Erschwerend kam eine 2001 publizierte Studie hinzu, deren Ergebnisse jedoch kritisch zu bewerten sind. Im Anschluss an die Analyse dieser Untersuchung finden sich etliche Kasuistiken von sachgerecht und erfolgreich durchgeführten Mistelbehandlungen. Mit dieser Übersicht über die Misteltherapie mit besonderem Fokus auf Erfahrungen und Evidenzlage bei diesen Tumorarten sollen daher Möglichkeiten bei der Behandlung dieser Tumoren mit Mistelpräparaten aufgezeigt werden.

14. Randomisierte Studien

Es gibt lediglich eine einzige, etwa 20 Jahre alte, vergleichende klinische Studie bei Kopf-Hals-Tumoren.[92]

Hier wurden 477 Patienten mit Plattenepithelkarzinomen aus dem Kopf-/Halsbereich (Mundhöhle, Oro- und Hypopharynx, Larynx) in einer multizentrischen Studie behandelt, stratifiziert nach zwei Gruppen. Gruppe A: nur Operation, Gruppe B: Operation und Radiatio

- Gruppe A und B jeweils randomisiert für eine zusätzliche Behandlung mit Mistelextrakt versus keine Zusatztherapie
- Mistelpräparat: Eurixor® (biosyn; Mistelpräparat normiert auf 70 ng Mistellektin-1/ml)
- Dosierung: 1 ng ML-1 pro kg KG, subkutan appliziert, 2 × wöchentlich über 60 Wochen
- Behandlungszyklen von jeweils 12 Wochen, gefolgt von 4 Wochen Pause
- 72 % erhielten Misteltherapie ein bis vier Tage präoperativ, die restlichen Patienten unmittelbar nach der OP.

Ergebnis: Die mistelbehandelten Patienten in Gruppe A und B hatten kein besseres 5-Jahres-rezidivfreies Überleben als die Kontrollgruppe.

Kritikpunkte an dieser Studie[93]

Die Behandlung war nicht optimal:

a) Das geprüfte Mistelpräparat Eurixor® war auf Mistellektin 1 normiert und wurde in einer sehr niedrigen und starren Dosis von 1 ng ML1/kg Körpergewicht über die ganze Laufzeit der Studie gegeben.

b) Die Annahmen von Gabius[94], der die optimale immunologisch wirksame Lektin-Dosis auf 1 ng/kg KG schätzte, berücksichtigten nicht Daten von eindrücklichen antitumoralen Effekten viel höherer Dosierungen mit Mistelgesamtextrakt. Die der Studie zugrundeliegenden Hypothesen (die Wirkung der Misteltherapie hänge ausschließlich vom Lektingehalt ab und Mistellektin I (ML-1) sei die einzige aktive Komponente), waren unzutreffend.

15. Kasuistiken

Fallbericht 1: Subkutane Applikation[95]

Es handelte sich um einen 68-jährigen Patienten mit einem aggressiven, nicht-resezierbaren Larynx-Karzinom, der nach palliativer Bestrahlung eine Misteltherapie erhielt und sich vollständig erholte.

Die Fallbeschreibung in Stichworten: 68-jähriger Patient, Nikotinabusus, transglottisches Larynxkarzinom: T3N0M0, kurative Radiochemotherapie (55 Gy, Cisplatin 100mg/m^2), 6 Monate nach Therapieende persistierendes Larynxödem und Heiserkeit, Biopsien zeigten Carcinoma in situ: es folgte eine totale Laryngektomie, 9 Monate nach OP Plattenepithelkarzinom-Rezidiv links am Tracheostoma (3 × 3 cm), Rezidiv-OP: Intraoperativ ausgedehnter Befund mit 75 %-iger Ummauerung von Trachea und Pharynx sowie signifikanter retrosternaler Ausdehnung bis in die rechte Retroklavikular-Region. Es folgten Tumordebulking und palliative Radiatio der Retrosternalregion. 3 Monate nach Ende der Bestrahlung Beginn der Misteltherapie auf Wunsch des Patienten. Präparat: *Abnobaviscum® Fraxini* als subkutane Injektion in die Bauchhaut über 72 Monate (November 2006 bis

Dezember 2012). Im Verlauf vollständige Rückbildung des parastomalen und mediastinalen Rezidivs, bis April 2013 kein Anhalt für Rezidiv, Patient danach aus Behandlung entlassen. Zuletzt Misteltherapie reduziert auf zwei kurze „Kuren" pro Jahr.

Bei dieser Art der Behandlung handelt es sich um eine subkutane Applikation, wie sie die Fachinformation des Arzneimittels beschreibt. Allerdings erfolgte, abweichend von der dort empfohlenen langsamen Aufdosierung, im vorliegenden Fall eine schnelle Dosissteigerung (Beginn mit Dosis 2mg, gefolgt von einer raschen Steigerung auf 20mg, während 4 Monaten im Wechsel mit 2mg 3 × pro Woche, dann weitere Steigerung bis auf 2x20 mg (40mg) 3 × pro Woche; zuletzt 40 mg 1x pro Woche).

Die nächsten beiden Fälle, die von Dirk Meister, Co-Autor dieses Buches, stammen und bisher noch nicht veröffentlicht sind, erweitern das Spektrum der subkutanen Applikation.

Fallbericht 2: Subkutane Injektion[96]

H. R., 63 Jahre, Larynxkarzinom

Herr R. stellte sich im März 1994 vor, nachdem im Laufe fast eines Jahres die Stimme immer heiserer geworden war. Laryngoskopisch zeigten sich malignomverdächtige Veränderungen der beiden vorderen Drittel des linken Stimmbandes und der vorderen Kommissur. Bereits präoperativ begann die Behandlung mit *Abnobaviscum® Amygdali* (Mandelmistel).

Ab März erfolgte die Gabe von *Abnobaviscum® Amygdali*, montags und mittwochs 0,2 mg, freitags 0,02 mg. Am 11.04.1994 fand eine mikrolaryngoskopische Resektion des linken Stimmbandes in einer Portion mit dem tumorös veränderten Gewebe in der vorderen Kommissur statt. Histologie: Mäßig verhornendes Plattenepithelkarzinom (T2N0M0). Nach zunächst regelrechter primärer Wundheilung trat nach sechs Wochen in der vorderen Kommissur ein Rezidiv auf, das sich mikrolaryngoskopisch entfernen ließ. Ab Oktober 1996 3 × wöchentlich *Abnobaviscum® Amygdali* 0,02 mg, ab Januar 1997 im Wechsel zwei Monate Injektionen, dann ein Monat Pause. Ab Dezember 2000 zwei Monate Injektionen, vier Monate Pause.

Danach war Herr R. bis zur letzten Laryngoskopie im Mai 2002 rezidivfrei. Der Kehlkopf war so gut verheilt, dass Herr R. mit gut verständlicher, rauher Stimme kommunizieren konnte. Eine Kehlkopf-Teilresektion ließ sich durch dieses Vorgehen vermeiden. Die Misteltherapie erfolgte konsequent bis 2002. Der Patient ist im Herbst 2003 an den Folgen eines Schlaganfalles verstorben.

Fallbericht 3: Subkutane Applikation bei Präkanzerose[97]

L.N., Jahrgang 1927, Leukoplakie Stimmband

Bei Herrn N. war wegen eines Stimmbandkarzinoms 1994 eine Entfernung des linken Stimmbandes (Chordektomie) erfolgt. 2004 kam es zu einem Rezidiv (Carcinoma in situ) im Bereich einer Synechie in der vorderen Kommissur, das laserchirurgisch im Mai 2004 entfernt wurde. Wegen erneuter Leukoplakiebildung schon sechs Wochen nach dem Eingriff sollte eine weitere Operation erfolgen. Da der

Patient bei vorgeschädigtem Herzen und wegen Narkoseproblemen bei der vorausgegangenen Operation eine Möglichkeit suchte, einen erneuten Eingriff zu vermeiden, ergab sich die Option einer Misteltherapie. Diese erfolgte mit einem Kiefern-Mistel-Präparat (*Abnobaviscum® Pini*) in Kombination mit dem Organpräparat *Larynx Gl D8* (Wala) 3 × wöchentlich als s.c. Injektion.
Ab Juni 2004 erfolgte die Gabe von *Abnobaviscum® Pini* montags D20, mittwochs D10, freitags D6, nach einem Monat D10–D10–D6. Diese Dosierung erfolgte durchgängig bis Dezember 2005, danach weiter die gleiche Dosierung, jedoch im Wechsel mit zwei Monaten Injektionen, dann ein Monat Pause bis Dezember 2006.
Nach einem Jahr hatten sich die Leukoplakien restlos zurückgebildet. Es bestanden wieder glatte, zarte Schleimhautverhältnisse im Bereich der vorderen Kommissur. Die vorliegende Fotodokumentation, leider nicht von bester Qualität, lässt dennoch den positiven, von Präkanzerosen bereinigten und bei Untersuchung im UKE Hamburg bestätigten Zustand erkennen.
Ab Januar 2007 erfolgte ein Wechsel auf *Helixor® A*, Serie I (Tannenmistel), zwei Monate Injektionen, dann zwei bis drei Monate Pause. Ab Januar 2008 in unregelmäßigen Abständen ein- bis zweimal pro Jahr ein Monat Injektionen mit entsprechend längeren Pausen, zuletzt Juni 2010.
Während der gesamten Therapie wurde das jeweilige Mistelpräparat zusammen mit dem Organpräparat *Larynx Gl D8* (Wala) s.c. nuchal injiziert. Da bis dahin kein auffälliger Kehlkopfbefund bei ca. vierteljährlichen Kontrollen bestand, erfolgte ab Sommer 2010 keine weitere Mistelbehandlung. Bei regelmäßigen Nachuntersuchungen war Herr N. bis zum Tod im April 2017 rezidivfrei.

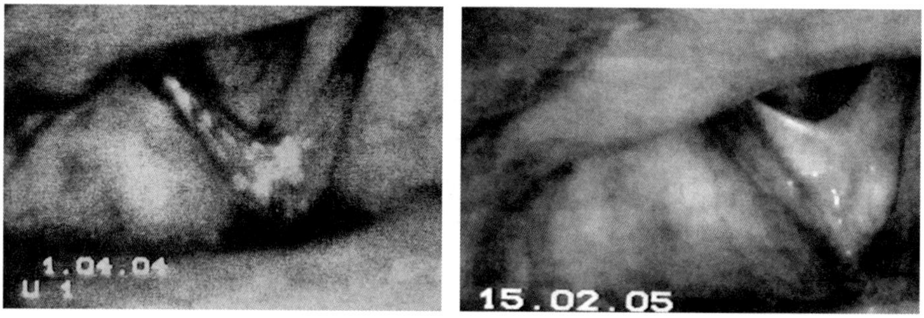

links: präoperativer Befund 1.4.2004 (UKE Hamburg)
rechts: Befund 15.02.2005 (UKE Hamburg)[98]

Fallbericht 4: Peritumorale, niedrig dosierte Applikation[99]

Diese Off-label-Applikation beschreibt die Kontrolle eines fortgeschrittenen Plattenepithelkarzinoms der Zunge durch kontinuierlich wiederholte peritumorale Injektion eines Mistelpräparats:
Ein 66-jähriger Mann stellte sich im Mai 2007 mit den Beschwerden Juckreiz und Brennen an der Unterzunge beim Trinken von Säften, nächtlichen Schweißausbrüchen und Anzeichen von Lustlosigkeit bei seinem Arzt vor. Schlechter Geruch des Atems war vorhanden. Die lokale Untersuchung und die Kernspintomographie

zeigten einen exophytischen Tumor am Zungengrund mit tastbaren und massiv vergrößerten Lymphknoten auf beiden Seiten des Halses. Die histologische Untersuchung des Areals ergab ein schlecht differenziertes Plattenepithelkarzinom mit geringer Keratoseneigung. Zusammenfassend zeigte sich bei allen Befunden ein Oropharynx- und Hypopharynxkarzinom am dorsalen Rand der rechten Zungenseite im Stadium cT 4a-b , cN 2b , cM 0. Der Patient lehnte jede Art von Operation oder Strahlentherapie ab, da er Nebenwirkungen und Komplikationen befürchtete. Nach einer Reihe von Konsultationen mit mehreren Onkologen und Kopf- und Halschirurgen erklärte sich der Patient schließlich bereit, ein Behandlungsprotokoll zu befolgen, das peritumorale Injektionen eines Mistelpräparats (*Abnobaviscum® Abietis* 0,2 mg) alle zwei Wochen in Kombination mit der Injektion von Zusatzkomponenten (*Silicea comp.* (Wala) Amp.) vorsah, die von Spezialisten für die Behandlung von fortgeschrittenem Krebs verabreicht wurden. Diese Behandlung begann im November 2007.
Als ein absolut überraschendes Ergebnis und entgegen den Erwartungen der behandelnden Ärzte, aber völlig im Einklang mit der Überzeugung des Patienten, stoppte der Tumor seit November 2007 sein Wachstum und schrumpfte. Beim Vergleich der Kernspintomographie vom Mai 2008 zeigte die Lymphknotenmetastase an der Halsstelle keine fortschreitende Erkrankung, und auch der Primärtumor an der Zunge wurde kleiner. Die histologische Untersuchung des Primärtumors (Mai 2009) ergab Plattenepithelkarzinomzellen, die in größeren Epithelzellen eingebettet waren, zusammen mit punktförmigen Verhornungen, umgeben von einer lokalen Entzündungsreaktion. Der Allgemeinzustand des Patienten war zu diesem Zeitpunkt ausgezeichnet. Es gab keinen Gewichtsverlust, der Patient nahm aktiv am normalen gesellschaftlichen Leben teil. Aus klinischer Sicht könnte man die Situation als „Einfangen" einer Tumorerkrankung durch peritumorale Injektionen von Mistelpräparaten beschreiben. Während der Tumor der Zunge noch in Teilremission war, wurde im Juni 2009 ein zweiter bösartiger Tumor in der rechten Niere festgestellt. Retrospektive Untersuchungen früherer MRT-Bildgebung zeigten, dass bereits im Mai 2007 eine winzige Unregelmäßigkeit an der Stelle des nun manifesten zweiten Tumors sichtbar war, der ohne histologische Untersuchung blieb, weil der Patient eine Biopsie verweigerte. Die weitere Behandlung folgte kontinuierlich dem Protokoll der peritumoralen Injektionen von Mistelpräparaten. Mit dieser Methode war zwar der Tumor der Zunge weiterhin unter Kontrolle, aber der zweite Tumor im Bereich der Niere wuchs rasch und schränkte das Überleben des Patienten ein.

Fallbericht 5: Intratumorale, hochdosierte Applikation[100]

Hier führte die zehnmonatige intratumorale Applikation einer alleinigen Hochdosis-Misteltherapie zu einer partiellen Remission bei einem Patienten mit adenoid-zystischem Karzinom (ACC):
Ein aktiver 88-jähriger Patient mit einem schnell wachsenden ACC im Bereich des harten Gaumens verweigerte eine operative Entfernung und fragte nach alternativen Behandlungsmethoden. Er wurde mit hochdosierten intraläsionalen Mistel-

Injektionen (*Abnobaviscum® Quercus* und *Fraxini* jeweils 20 mg) über einen Zeitraum von 10 Monaten behandelt. Der Tumor verringerte sich in der Größe, wurde weicher und verschieblich. Eine Probeentnahme des Tumors im Verlauf zeigte eine stark entzündliche Reaktion im Gewebe; Infiltration des Tumors mit Lymphozyten, Plasmazellen und Eosinophilen. Der Patient blieb in einem guten Allgemeinzustand während der Therapie und der Folgezeit (fünf Monate), bis zu seinem plötzlichen Herztod, ohne Beziehung zur Karzinom-Erkrankung oder der Behandlung. Die Mistel-Behandlung wurde gut vertragen, und Nebenwirkungen wie Fieber, lokale Entzündungen, Schwellungen und Schmerzen traten während der Behandlung nicht auf.

Fallbericht 6: Intratumorale, hochdosierte Applikation[101]

- 50-jährige Patientin
- Nikotin- (20 Zigaretten/Tag) und Alkoholabusus (50–70g Ethanol/Tag)
- Ulcus-Bildung im Bereich des harten Gaumens rechts, 1.8 cm Durchmesser
- Histologie Biopsie: Wenig verhornendes Plattenepithelkarzinom G1–2
- Ablehnung sämtlicher konventioneller Behandlungsansätze
- 20.4.1994 erste intra- und peritumorale Injektion mit 1ml *Abnobaviscum® Quercus* 20mg.
- Behandlungsschema: Erste 3 Wochen 2 Injektionen wöchentlich, dann 1x wöchentlich.
- Fotodokumentation ab der 6. Injektion. Erste klinisch beobachtbare Rückbildungszeichen fanden sich nach vier Injektionen.
- Nach 12 Wochen (15 Injektionen) Tumor makroskopisch nicht mehr nachweisbar.
- Kontrollbiopsien nach 10 Wochen: Kein Karzinom nachweisbar, lediglich in einem Fragment eine leichtgradige Dysplasie.
- Nach Remission (bis 12.9.1994) Therapie für weitere acht Wochen mit gleicher Dosis lokal in das ehemalige Tumorgebiet fortgesetzt.
- Danach (bis 12.12.1994) für weitere 12 Wochen in das Lymphabflussgebiet am rechten Hals.
- Anschließend (bis 20.5.1995) subkutan in die Bauchhaut.
- Nach halbjähriger Unterbrechung der Misteltherapie (6–12/1995) Lymphknotenmetastase rechte Halsseite. Diese wurde 4/1996 operiert mit anschließender Neck-Dissection.
- 9/1996 kein Hinweis auf weitere Metastasen.
- Nebenwirkungen: kurzzeitiger lokaler Schmerz bei den Einstichen
  - vorübergehender leichter Schwindel ca. 30 min nach erster Injektion.
  - heftige entzündliche Reaktion im lokalen Lymphabflussgebiet, Maximum nach 24 Stunden, Normalisierung nach 72 h. Nach vier Injektionen nicht mehr auftretend.
  - Fieber bis 38.6 °C am Tag nach der ersten Injektion, kontinuierliche Abnahme des Fiebers im Verlauf der Behandlung.
  - Deutliche Müdigkeit am Tag nach der Injektion.

- Eine intratumorale Hochdosis-Milieutherapie erfolgt (wie oben beschrieben) off-label.

Zusammenschau

In der bisher einzigen randomisierten Studie zur Misteltherapie bei HNO-Tumoren von Steuer-Vogt[102] mit subkutanen Gaben von Eurixor® entsprach die Dosierung nicht der Anwendung anthroposophischer Mistelpräparate, wie sie in deren jeweiligen Fachinformationen festgelegt ist[103] bzw. in der Praxis erfolgt.[104] Die Misteldosis war mit 1 ng ML1 pro kg Körpergewicht niedrig und lediglich körpergewichtsadaptiert. (Zur Orientierung: Die Lektingehalte der verschiedenen Mistelpräparate sind v.a. bedingt durch unterschiedliche Herstellungsverfahren nicht unmittelbar miteinander vergleichbar. Die Eurixor®-Dosis lag ungefähr in der Größenordnung der Einstiegsdosis der anthroposophischen Mistelpräparate.) Dosisanpassungen entsprechend den Reaktionen des einzelnen Patienten, wie dies mit anthroposophischen Mistelpräparaten (Abnobaviscum®, Helixor®, Iscador® und Iscucin®) üblich ist, waren in der Studie nicht vorgesehen. Möglicherweise war das ein Grund für das Ausbleiben einer Wirksamkeit in dieser mit 477 Patienten groß angelegten Studie.[105]

Dem gegenüber erfolgte in den geschilderten Fällen 1–3 die Mistelgabe zwar auch subkutan, allerdings mit unterschiedlicher, entsprechend den Reaktionen des Patienten angepasster Dosierung. Natürlich handelt es sich hier nur um Einzelfälle, jedoch zeigen sie das Potenzial einer individuell geführten subkutanen Misteltherapie und illustriert die Problematik der Steuer-Vogt-Studie. Diese Art der Anwendung entsprach (weitgehend) dem Vorgehen gemäß Fachinformation bzw. Zulassung, wobei bei Fall 1 die Dosissteigerung vergleichsweise rasch erfolgte.[106] Bemerkenswert sind alle drei geschilderten sehr langen Verläufe, insbesondere die von Herrn Meister geschilderte erfolgreiche Therapie eines Patienten mit einer Präkanzerose (Fallbericht 3).

Bei den Fallberichten 4 bis 6 wurde das jeweilige Mistelpräparat intra- bzw. peritumoral gegeben, also off-label, was einerseits ein erhöhtes Nebenwirkungsrisiko (ausgeprägte Lokalreaktion in der Mundhöhle als Zeichen der Immunreaktion) mit sich bringt und deshalb in die Hand eines erfahrenen Arztes gehört, anderseits aber konsequent und erfolgreich die antitumoralen Eigenschaften von hochdosierten Mistelpräparaten nutzt.

Bemerkenswert ist der 4. Fallbericht, bei welchem dem behandelnden Arzt mit peritumoralen, niedrig dosierten Mistelinjektionen die Kontrolle des Zungenkarzinoms gelang. Durch dieses Vorgehen reduziert sich das Risiko einer massiven Lokalreaktion in der Mundhöhle erheblich, wobei dann die immunologische gegenüber der zytotoxischen Wirkung im Vordergrund steht. Allerdings ist das Feld der immunologischen Effekte ein weites, und gerade die vermehrte Antigenfreisetzung durch lokale Zytotoxizität kann wiederum eine tumorspezifische Immunstimulation hervorrufen.[107] Die Autoren führen den Behandlungserfolg auf immunologische Wirkungen der Mistel auf Makrophagen vom M1-Typ zurück, wodurch es zur Reifung der dendritischen Zellen und damit günstigen Bedingungen in der Immunüberwachung kam.[108] So war durch die niedrig dosierten peritumoralen Mistelinjektionen eine wirksame Tumorkontrolle möglich. Leider wuchs der zweite Tumor in der Niere weiter, was aber auch daran lag, dass der Patient keine weitere spezifische Therapie zuließ.

Nach eigenen klinischen Erfahrungen (Marion Debus) hat die Misteltherapie zudem einen hohen Stellenwert in der *adjuvanten* Behandlung von Mundhöhlenkarzinomen nach kurativer Therapie. So gelang bei einem Patienten längerfristige Rezidivfreiheit – nach wiederholten Lokalrezidiven früher Stadien – unter einer konsequent durchgeführten subkutanen Misteltherapie. Bei einer Patientin kam es nach siebenjähriger Rezidivfreiheit (während der durchgehend mit Mistel behandelt wurde) zu einem Rezidiv ein Jahr nach Absetzen der Misteltherapie.

Eine langfristige Anwendung der Misteltherapie auch in der adjuvanten Situation über viele Jahre hinweg, ggf. lebenslang bei hohem Rezidivrisiko, erscheint vor diesem Hintergrund bei Kopf-Hals-Tumoren wesentlich.

16. Fazit

Eine Misteltherapie kann wesentlich zur Tumorkontrolle beitragen, indem sie in Einzelfällen Remissionen induziert sowie die allgemeine Vitalität, Lebensqualität und Verträglichkeit konventioneller Therapien verbessert. Auch liegen zunehmend Daten für einen potenziell überlebensverlängernden Effekt vor.

Die vorliegenden Einzelfallberichte geben Hinweise auf eine remissionsinduzierende, anhaltende Wirkung der Misteltherapie bei HNO-Tumoren, sowohl als subkutane Injektion als auch in Form von niedrig- und hochdosierter intra-/periläsionaler Applikation. Die Kasuistiken ermutigen zu einer breiten klinischen Anwendung sowie zur Durchführung entsprechender klinischer Studien.

Literatur

1 Soldner, G.: Der menschliche Mundraum. Der Merkurstab 2015; 68 (2). S. 102–106.

2 Waszkiewicz, N., Zalewska, A., Szulc, A. et al. The influence of alcohol on the oral cavity, salivary glands and saliva. Polski merkuriusz lekarski 2011; 30 (175). S. 69–74.

3 Economopoulou, P., Psyrri, A.: Epidemiology, risk factors and pathogenesis of squamous cell tumours 2017. https://oncologypro.esmo.org/education-library/essentials-for-clinicians/head-neck-cancers/1-epidemiology-risk-factors-squamous-cell-tumours (Abfrage Februar 2021).

4 Feng, L., Wang, L.: Effects of alcohol on the morphological and structural changes in oral mucosa. Pakistan Journal of Medicine Science 2013; 29 (4). S. 1046–1049. Sarkar, D., Jung, M. K., Wang, H. J.: Alcohol and the Immune System. Alcohol Research 2015; 37 (2). S. 153–155.

5 Salaspuro, V., Salaspuro, M.: Synergistic effect of alcohol drinking and smoking on in vivo acetaldehyde concentration in saliva. International Journal of Cancer 2004; 111 (4). S. 480–483.

6 Rettig, E., Kiess, A. P., Fakhry, C.: The role of sexual behavior in head and neck cancer: implications for prevention and therapy. Expert Review Anticancer Therapy 2015; 15 (1). S. 35–49.

7 Chow, L. Q. M.: Head and Neck Cancer. New England Journal of Medicine 2020; 382 (1). S. 60–72.

8 Economopoulou, P., Psyrri, A.: Epidemiology, risk factors and pathogenesis of squamous cell tumours 2017. https://oncologypro.esmo.org/education-library/essentials-for-clinicians/head-neck-cancers/1-epidemiology-risk-factors-squamous-cell-tumours (Abfrage Februar 2021).

9 Reich, M., Leemans, C. R., Vermorken, J. B. et al.: Best practices in the management of the psycho-oncologic aspects of head and neck cancer patients: recommendations from the European Head and Neck Cancer Society Make Sense Campaign. Annals of Oncology 2014; 25 (11). S. 2115–2124.

10 Ebd.

11 Thronicke, A., Kröz, M., Merkle, A. et al.: Psychosocial, Cognitive, and Physical Impact of Elaborate Consultations and Life Review in Female Patients with Non-Metastasized Breast Cancer. Complementary Medical Research 2018; 25 (2). S. 92–101.

12 Chow, L. Q. M.: Head and Neck Cancer. New England Journal of Medicine 2020; 382 (1). S. 60–72.

13 Zum erweiterten Verständnis dieser Substanzen siehe Debus, M.: Moderne Immuntherapien in der Onkologie. Der Merkurstab 2017; 70 (5). S. 384–391.

14 Chow, L. Q. M.: Head and Neck Cancer. New England Journal of Medicine 2020; 382 (1). S. 60–72.

15 GAÄD (Hrsg.): Vademecum Anthroposophische Arzneimittel 2017. Der Merkurstab 2017; 70 (Suppl.). Bd. 2. www.anthromedics.org (Abfrage Februar 2021). www.pflegevademecum.de (Abfrage Februar 2021).

16 Motallebnejad, M., Akram, S., Moghadamnia, A. et al.: The effect of topical application of pure honey on radiation-induced mucositis: a randomized clinical trial. Journal of Contemporary Dental Practice 2008; 9 (3). S. 40–47.

17 Maiti, P. K., Ray, A., Mitra, T. N. et al.: The effect of honey on mucositis induced by chemoradiation in head and neck cancer. Journal of the Indian Medical Association 2012; 110 (7). S. 453–456.

18 Vorschlag von Bernd Oelmüller.

19 Vorschlag von Bernd Oelmüller.

20 GAÄD (Hrsg.): Vademecum Anthroposophische Arzneimittel 2017. Der Merkurstab 2017; 70 (Suppl.). Bd. 2.

21 Ebd.

22 Heß, A.-K., Jöhrens, K., Zakarneh, A. et al.: Characterization of the tumor immune micromilieu and its interference with outcome after concurrent chemoradiation in patients with oropharyngeal carcinomas. OncoImmunology 2019; 8 (8): e1614858.

23 Kroemer, G., Galluzzi, L., Kepp, O. et al.: Immunogenic cell death in cancer therapy. Annual Review of Immunology 2013; 31. S. 51–72. Rubner, Y., Wunderlich, R., Rühle, P.-F. et al.: How does ionizing irradiation contribute to the induction of anti-tumor immunity? Frontiers in Oncology 2012; 2. S. 75.

24 Orange, M.: Mistletoe Therapy for Cancer Patients. A thesis submitted to The University of Birmingham for the degree of Master of Science in Clinical Oncology. School of Cancer Sciences, University of Birmingham 2010. Kap. 2.2.3. Dunn, G. P., Old, L. J., Schreiber, R. D.: The three Es of cancer immunoediting. Annual Review of Immunology 2004; 22. S. 329–360.

25 Chow, L. Q. M.: Head and Neck Cancer. New England Journal of Medicine 2020; 382 (1). S. 60–72.
26 Duan, Q., Zhang, H., Zheng, J. et al.: Turning Cold into Hot: Firing up the Tumor Microenvironment. Cancer 2020; 6 (7). S. 605–618.
27 Wrotek, S., Kamecki, K., Kwiatkowski, S. et al.: Cancer patients report a history of fewer fevers during infections than healthy controls. Journal of Pre-Clinical and Clinical Research 2009; 3 (1). S. 31–35.
28 Petrelli, F., Ghidini, M., Ghidini, A. et al.: Use of antibiotics and risk of cancer: a systematic review and meta-analysis of observational studies. Cancers 2019; 11 (8). S. 1174.
29 Protsiv, M., Ley, C., Lankester, J. et al.: Decreasing human body temperature in the United States since the Industrial Revolution. ELife 2020; 9. e49555.
30 Williams, L. E., Bargh, J. A.: Experiencing physical warmth promotes interpersonal warmth. Science 2008; 322 (5901). S. 606–607.
31 You, W., Rühli, F. J., Henneberg, R. J. et al.: Greater family size is associated with less cancer risk: an ecological analysis of 178 countries. BMC Cancer 2018; 18 (1). S. 924.
32 Shi, X., Zhang, T.-T., Hu, W.-P. et al.: Marital status and survival of patients with oral cavity squamous cell carcinoma: a population-based study. Oncotarget 2017; 8 (17). S. 28526–28543.
33 Schad, W.: Der Entwicklungsgang zur organischen Eigenwärme. Der Merkurstab 2012; 65 (6). S. 516–521.
34 Soldner, G., Stellmann, M. H.: Individuelle Pädiatrie. Wissenschaftliche Verlagsgesellschaft Stuttgart 2018. Kap. 6.4.2. Neurodermitis und Wärmeorganisation.
35 Orange, M.: Mistletoe Therapy for Cancer Patients. A thesis submitted to The University of Birmingham for the degree of Master of Science in Clinical Oncology. School of Cancer Sciences, University of Birmingham 2010. Kap. 2.5.3.
36 Gandhi, S., Sarma, M., Attwood, K. et al.: Immunological changes with perception of cold in breast cancer (BC) patients. Journal of Clinical Oncology 2020; 38 (15). e12559.
37 Williams, L. E., Bargh, J. A.: Experiencing physical warmth promotes interpersonal warmth. Science 2008; 322 (5901). S. 606–607.
38 Debus, M.: Charakteristik der Krebserkrankung unter dem Gesichtspunkt der vier Wesensglieder des Menschen. In: GAÄD (Hrsg.): Vademecum Anthroposophische Arzneimittel 2017. Der Merkurstab 2017; 70 (Suppl.). Bd. 2. Kap. 3.
39 Mukherjee, S.: The Emperor of all Maladies. A Biography of Cancer. Harper Collins Publishers London 2011. Kap. The hunting of the sarc.
40 Steiner, R.: Physiologisch-Therapeutisches auf Grundlage der Geisteswissenschaft. Zur Therapie und Hygiene (GA 314). Rudolf Steiner Verlag Dornach 2011. Vortrag vom 27.10.1922.
41 Göbel, T.: Zur Raum- und zur Zeitgestalt der Weißbeerigen Mistel, Viscum album L. Eine goetheanistische Betrachtung. In: Scheer, R., Becker, H., Berg, P. A. (Hrsg.): Grundlagen der Misteltherapie. Aktueller Stand der Forschung und klinische Anwendung. Hippokrates-Verlag Stuttgart 1996. S. 3–27.
42 Scheffler, A.: Heilpflanzenerkenntnis aus der Sicht der anthroposophischen Medizin am Beispiel der Mistel Viscum album L. In: Scheer, R., Bauer, R., Becker, H. et al. (Hrsg.): Die Mistel in der Tumortherapie 3, aktueller Stand der Forschung und klinische Anwendung. KVC-Verlag Essen 2001. S. 519–559.
43 Ramm, H.: Geisteswissenschaftliche Aspekte zur Mythologie und Biologie der Mistel: Die Vogelwelt und der Mistelbildungsprozess. In: Selg, P., Orange, M., Ramm, H. et al. (Hrsg.): Mistelforschung und Krebstherapie. Verlag des Ita Wegman Instituts Arlesheim 2016. S. 125–154.
44 Unger, G.: Kurze Geschichte der Heilmittelzentrifuge des Institutes Hiscia unter Einbeziehung der Hinweise Rudolf Steiners zur Herstellung der Mistelpräparate. In: Leroi, R. (Hrsg.): Misteltherapie. Eine Antwort auf die Herausforderung Krebs. Die Pioniertat Rudolf Steiners und Ita Wegmans. Verlag Freies Geistesleben Stuttgart 1987. S. 45–57.
45 Urech, K., Ramm, H.: Die Polarität der Mistel: Polarität der Giftprozesse in der Mistel. In: Ramm, H., Urech, K.: Aus der Arbeit mit der Mistel – Erfahrungen, Ergebnisse, Perspektiven. Verlag des Ita Wegman Instituts Arlesheim 2017. S. 245-260.
46 Steiner, R.: Physiologisch-Therapeutisches auf Grundlage der Geisteswissenschaft. Zur Therapie und Hygiene (GA 314). Rudolf Steiner Verlag Dornach 2011. Vortrag vom 27.10.1922.
47 GAÄD (Hrsg.): Vademecum Anthroposophische Arzneimittel 2017. Der Merkurstab 2017; 70 (Suppl.). Band 2. S. 928–933.

48 Gutsch, J.: Praktische Erfahrungen im Umgang mit der Misteltherapie. Der Merkurstab. 2009; 62 (4). S. 300–303.

49 Gutenbrunner, C., Girke, M., Dimeo, F. et al.: Das Cancer Fatigue-Syndrom – eine Übersicht. Physikalische Medizin, Rehabilitationsmedizin, Kurortmedizin 2010; 20 (2). S. 86–91.

50 Die nachfolgenden Ausführungen – abgesehen von den zwei Einzelfällen von Herrn Meister – entstammen weitgehend der in SOM veröffentlichen Arbeit: Scheer, R., Debus, M.: Mistelpräparate und ihr Einsatz bei Mundhöhlenkarzinomen - eine Übersicht. Systemische Orale Medizin 2020; 9 (4), 6–13.

51 Steiner, R.: Physiologisch-Therapeutisches auf Grundlage der Geisteswissenschaft (GA 314). Rudolf Steiner Verlag Dornach 2011. Vortrag vom 27.10.1922.

52 Luther, P., Becker, H.: Die Mistel – Botanik, Lektine, medizinische Anwendung. Springer Verlag Berlin Heildelberg 1987. Franz, H.: Mistletoe Lectins. In: Franz, H. (Hrsg.): Advances in Lectin Research; Vol 4. Springer Verlag Berlin 1991. S. 33–50. Pfüller, U.: Chemical constituents of European Mistletoe (Viscum album L.). In: Büssing, A. (Hrsg.): The Genus Viscum. Harwood Academic Publishers Amsterdam 2000. S. 101–122. Pfüller, U., Schumacher, U.: Lectins, viscotoxins and biologically active low molecular weight components of aqueous mistletoe extracts. In: Scheer, R., Alban, S., Becker, H. et al. (Hrsg.): Die Mistel in der Tumortherapie 5, aktueller Stand der Forschung und klinische Anwendung. KVC-Verlag Essen 2020. S. 31–36. Pfüller, U., Schumacher, U.: Die Mistellektine als wirksamkeitsmitbestimmende Bestandteile von Mistelextrakten. In: Scheer, R., Alban, S., Becker, H. et al. (Hrsg.): Die Mistel in der Tumortherapie 3, aktueller Stand der Forschung und klinische Anwendung. KVC-Verlag Essen 2013. S. 3–12.

53 Samuelsson, G., Pettersson, B.: The amino acid sequence of viscotoxin B from the European mistletoe (Viscum album L., Loranthaceae). European Journal of Biochemistry 1971; 21 (1). S. 86–89. Schaller, G., Urech, K.: Cytotoxicity of different viscotoxins and extracts from European subspecies of Viscum album L. Phytotherapy Research 1996; 10 (6). S. 463–477. Winterfeld, K., Bijl, L. H.: Viscotoxin, ein neuer Inhaltsstoff der Mistel (Viscum album L.). Liebigs Annalen der Chemie 1948; 561 (12). S. 107–115. Girmann, B.: Beiträge zur Isolierung und Strukturaufklärung der Viscotoxine aus Viscum album L. sowie den cytotoxischen Komponenten der Gilvocarcin-Reihe aus Streptomyceten (Dissertation). Cuvillier Verlag Göttingen 2002.

54 Becker, H., Exner, J.: Vergleichende Untersuchungen von Misteln verschiedener Wirtsbäume anhand der Flavonoide und Phenolcarbonsäuren. Zeitschrift für Pflanzenphysiologie 1980; 97 (5). S. 417–428. Büssing, A.: Biological and pharmacological properties of Viscum album L. From tissue flask to men. In: Büssing, A. (Hrsg.): The Genus Viscum. Harwood Academic Publishers Amsterdam 2000. S. 123–182.

55 Wagner, H., Feil, B., Seligmann, O. et al.: Phenylpropanes and lignans of Viscum album L. Planta Medica 1986; 52 (4). S. 102–104.

56 Krzaczek, T.: Pharmacobotanical research on the subscecies of Viscum album L. III. Terpens and sterols. Annales Universitatis Mariae Curie-Skłodowska 1977; 32. S. 125–134. Jäger, S., Winkler, K., Pfüller, U. et al.: Solubility Studies of Oleanolic Acid and Betulinic Acid in Aqueous Solutions and Plant Extracts of Viscum album L. Planta medica 2007; 73 (2). S. 157–162. Urech, K., Scher, J. M., Hostanska, K. et al.: Apoptosis inducing activity of viscin, a lipophilic extract from Viscum album L. Journal of Pharmacy and Pharmacology 2005; 57 (1). S. 101–109.

57 Wagner, H., Jordan, E.: An immonologically active arabinogalactan from Viscum album berries. Phytochemistry 1988; 27 (8). S. 2511–2517. Müller, E. A., Anderer, F. A.: Chemical specifity of effector cell/tumor cell bridging by a Viscum album rhamnogalacturonan enhancing cytotoxicity of human NK cells. Immunopharmacology 1990; 19 (1). S. 69–77. Edlund, U., Hensel, A., Fröse, D. et al.: Polysaccharides from Fresh Viscum album L. Berry Extract and Their Interaction with Viscum album Agglutinin I. Arzneimittel-Forschung 2000; 50 (7). S. 645–651.

58 Dorka, R., Miersch, O., Hause, B.: Chronobiologische Phänomene und Jasmonatgehalt bei Viscum album L. In: Scheer, R., Alban, S., Becker, H. et al. (Hrsg.): Die Mistel in der Tumortherapie 2, aktueller Stand und klinische Anwendung. KVC-Verlag Essen 2009. S. 49–66.

59 Fischer, S., Scheffler, A., Kabelitz, D.: Oligoclonal in vitro response of the CD4 T cells to vesicles of mistletoe extracts in mistletoe-treated cancer patients. Cancer Immunology Immunotherapy 1997; 44 (3). S. 150–156.

60 Büssing, A. (Hrsg.): Mistletoe. The Genus Viscum. Harwood Academic Publishers Amsterdam 2000. Kienle, G. S., Kiene, H.: Die Mistel in der Onkologie: Fakten und konzeptionelle Grundlagen. Schattauer Verlag Stuttgart New York 2003. Klein, R.: Effekte von Mistelextrakten auf immunkompetente Zellen in vitro und in vivo und ihre mögliche Bedeutung für die Therapie von Tumorerkrankungen und andere klinische Entitäten. In: Scheer, R., Bauer, R., Becker, H. et al. (Hrsg.): Fortschritte in der Misteltherapie, aktueller Stand der Forschung und klinische Anwendung. KVC-Verlag Essen 2005. S. 207–221. Oei, S. L., Thronicke, A., Schad, F.: Mistletoe and Immunomodulation: Insights and Implications for Anticancer Therapies. Evidence-Based Complementary and Alternative Medicine 2019. doi: 10.1155/2019/5893017.

61 Braedel-Ruoff, S.: Immunomodulatory effects of Viscum album extracts on natural killer cells: review of clinical trials. Forschende Komplementmedizin 2010; 17 (2). S. 63–73.

62 Büssing, A. (Hrsg.): Mistletoe. The Genus Viscum. Harwood Academic Publishers Amsterdam 2000. Kienle, G. S., Kiene, H.: Die Mistel in der Onkologie: Fakten und konzeptionelle Grundlagen. Schattauer Verlag Stuttgart New York 2003.

63 Büssing, A., Schietzel, M.: Apoptosis-inducing properties of Viscum album L. extracts from different host trees correlate with their content of toxic mistletoe lectins. Anticancer Research 1999; 19 (1). S. 23–28. Büssing, A., Azhari, T., Ostendorp, H. et al.: Viscum album L. extracts reduce sister chromatid exchanges in cultured peripheral blood mononuclear cells. European Journal of Cancer 1994; 30 (12). S.1836–1841. Kovacs, E., Hajto, T., Hostanska, K.: Improvement of DNA repair in lymphocytes of breast cancer patients treated with Viscum album extract (Iscador). European Journal of Cancer 1991; 27 (12). S. 1672–1676.

64 Hedge, P., Maddur, M. S., Friboulet, A. et al.: Viscum album exerts anti-inflammatory effect by selectively inhibiting cytokine-induced expression of cyclooxygenase-2. PLOS ONE 2011; 6 (10). e26312.

65 Samuelsson, G.: Mistletoe toxins. Systematic Biology 1974; 22 (4). S. 566–569. Olsnes, S., Stirpe, F., Sandvig, K. et al.: Isolation and characterization of viscumin, a toxic lectin from Viscum album L. (mistletoe). Journal of Biological Chemistry 1982; 257 (22). S. 13263–13270.

66 Übersichten in: Büssing, A. (Hrsg.): Mistletoe. The Genus Viscum. Harwood Academic Publishers Amsterdam 2000. Kienle, G. S., Kiene, H.: Die Mistel in der Onkologie: Fakten und konzeptionelle Grundlagen. Schattauer Verlag Stuttgart New York 2003.

67 Drees, M., Berger, P., Dengler, A. et al.: Direct Cytotoxic Effects of Preparations Used as Unconventional Methods in Cancer Therapy in Human Xenografts in the Clonogenic Assay and in Nude Mice. In: Arnold, W., Köpf-Maier, P., Micheel, B. (Hrsg.): Immunodeficinet Animals: Models for Cancer Research. Karger Verlag Basel 1996. S. 115–122.

68 Büssing, A., Suzart, K., Bergmann, J. et al.: Induction of apoptosis in human lymphocytes treated with Viscum album L. is mediated by the mistletoe lectins. Cancer Letters 1996; 99 (1). S. 59–72. Büssing, A., Schietzel, M.: Apoptosis-inducing properties of Viscum album L. extracts from different host trees correlate with their content of toxic mistletoe lectins. Anticancer Research 1999; 19 (1). S. 23–28. Janssen, O., Scheffler, A., Kabelitz, D.: In vitro effects of mistletoe extracts and mistletoe lectins. Cytotoxicity towards tumor cells due to the induction of programmed cell death (apoptosis). Arzneimittelforschung 1993; 43 (11). S. 1221–1227.

69 Büssing, A., Vervecken, W., Wagner, M. et al.: Expression of mitochondrial Apo2.7 molecules and caspase-3 activation in human lymphocytes treated with the ribosome-inhibiting mistletoe lectins and the cell membrane permeabilizing viscotoxins. Cytometry 1999; 37 (2). S. 133–139. Büssing, A., Schaller, G., Pfuller, U.: Generation of reactive oxygen intermediates (ROI) by the thionins from Viscum album L. Anticancer Research 1998; 18 (6). S. 4291–4296.

70 Büssing, A. (Hrsg.): Mistletoe. The Genus Viscum. Harwood Academic Publishers Amsterdam 2000. Kienle, G. S., Kiene, H.: Die Mistel in der Onkologie: Fakten und konzeptionelle Grundlagen. Schattauer Verlag Stuttgart New York 2003. Christen-Clottu, O., Klocke, P., Burger, D. et al.: Eine randomisierte placebokontrollierte Studie zur Behandlung des Equinen Sarkoids bei Pferden mit Viscum album (Iscador P). In: Scheer, R., Alban, S., Becker, H. et al. (Hrsg.): Die Mistel in der Tumortherapie 3, aktueller Stand der Forschung und klinische Anwendung. KVC-Verlag Essen 2013. S. 463–473. Biegel, U., Klocke, P., Ruess-Melzer, K. et al.: Mistletoe extracts (Viscum album) as an adjuvant therapy concept in feline fibrosarcoma. In: Scheer, R., Alban, S., Becker, H. et al. (Hrsg.): Die Mistel in der Tumortherapie 3, aktueller Stand der Forschung und klinische Anwendung. KVC-Verlag Essen 2013. S. 475–485.

71 Scheffler, A.: Wechselwirkungen zwischen Mistelinhaltsstoffen – Motivsuche in der pflanzlichen Substanzkomposition. In: Scheer, R., Bauer, R., Becker, H. et al. (Hrsg.): Fortschritte in der Misteltherapie – Aktueller Stand der Forschung und klinische Anwendung. KVC-Verlag Essen 2005. S. 13–22.

72 Schläpfer, D., Urech, K.: Remissionen von aktinischer Keratose, Basalzellkarzinom und Plattenepithelkarzinom bei topischer Behandlung mit „Viscum album, Resina 10%, Unguentum", Drei Fallbeschreibungen. In: Scheer, R., Alban, S., Becker, H. et al. (Hrsg.): Die Mistel in der Tumortherapie 5, aktueller Stand der Forschung und klinische Anwendung. KVC-Verlag Essen 2020. S. 355–360.

73 Leneweit, G., de Matos, M. B. C., Beztsinna, N. et al.: Colloidal Formulation of Mistletoe Extracts by a Pharmaceutical Flow Process for Targeted Cancer Therapy. In: Scheer, R., Alban, S., Becker, H. et al. (Hrsg.): Die Mistel in der Tumortherapie 5, aktueller Stand der Forschung und klinische Anwendung. KVC-Verlag Essen 2020. S. 59–69.

74 Steuer-Vogt, M. K., Bonkowsky, V., Ambrosch, P. et al.: The effect of an adjuvant mistletoe treatment programme in resected head and neck cancer patients: a randomized controlled clinical trial. European Journal of Cancer 2001; 37 (1). S. 23–31.

75 Melzer, J., Iten, F., Hostanska, K. et al.: Efficacy and safety of mistletoe preparations (Viscum album) for patients with cancer diseases. A systematic review. Forschende Komplementärmedizin 2009; 16 (4). S. 217–226.

76 Kirch, M., Spingler-Kliemsch, I., Werner, C. et al.: Entwicklung der regulatorischen Bewertung anthroposophischer parenteraler Mistelzubereitungen. In: Scheer, R., Alban, S., Becker, H. et al. (Hrsg.): Die Mistel in der Tumortherapie 4, aktueller Stand der Forschung und klinische Anwendung. KVC-Verlag Essen 2016. S. 3–27.

77 Kienle, G. S., Mussler, M., Fuchs, D. et al.: Intravenous mistletoe treatment in integrative cancer care: A qualitative study exploring the procedures, concepts, and observations of expert doctors. Evidence-Based Complementary and Alternative Medicine 2016: e4628287. Kienle G. S., Grugel, R., Kiene, H.: Safety of higher dosages of Viscum album L. in animals and humans – systematic review of immune changes and safety parameters. BMC Complementary and Alternative Medicine 2011; 72 (11). doi: 10.1186. Oei, S. L., Thronicke, A., Kröz, M. et al.: Use and Safety of Viscum album L. Applications in Cancer Patients With Preexisting Autoimmune Diseases: Findings From the Network Oncology Study. Integrative Cancer Therapies 2019. doi: 10.1177/1534735419832367. Steele, M. L., Axtner, J., Happe, A. et al.: Use and safety of intratumoral application of European mistletoe (Viscum album L) preparations in Oncology. Integrative Cancer Therapies 2015; 14 (2). S. 140–148.

78 GAÄD (Hrsg.): Vademecum Anthroposophische Arzneimittel 2017. Der Merkurstab 2017; 70 (Suppl.). Band 2. S. 941–969.

79 Freuding, M., Keinki, C., Micke, O. et al.: Mistletoe in oncological treatment: a systematic review: part 1: survival and safety. Journal of Cancer Research and Clinical Oncology 2019; 145 (3). S. 695–707. Freuding, M., Keinki, C., Micke, O. et al.: Mistletoe in oncological treatment: a systematic review: part 2: quality of life and toxicity of cancer treatment. Journal of Cancer Research and Clinical Oncology 2019; 145 (4). S. 927–939.

80 Matthes, H., Hofheinz, R. D., Bar-Sela, G. et al.: Letter to the editors. Journal of Cancer Research and Clinical Oncology 2019; 145 (9). S. 2405–2407.

81 Kienle, G. S., Kiene, H.: Review article: Influence of Viscum album L. (European mistletoe) extracts on quality of life in cancer patients: a systematic review of controlled clinical studies. Integrative Cancer Therapies 2010; 9 (2). S. 142–157. Loef, M., Walach, H.: Quality of life in cancer patients treated with mistletoe: a systematic review and meta-analysis. BMC Complementary Medicine and Therapies 2020; 20 (1). S. 227.

82 Kröz, M., Zerm, R., Pranga, D. et al.: Cancer related Fatigue (CRF) und Cancer related Insomnie bei Brustkrebspatientinnen – Zwei Seiten einer Medaille? – Klinik, Diagnose und evidenzbasierte Therapien der CRF – Eine Übersicht. In: Scheer, R., Alban, S., Becker, H. et al. (Hrsg.): Die Mistel in der Tumortherapie 5, aktueller Stand der Forschung und klinische Anwendung. KVC-Verlag Essen 2020. S. 521–532.

83 Reynel, M., Villegas, Y., Kiene, H. et al.: Bilateral Asynchronous Renal Cell Carcinoma With Lung Metastases: A Case Report of a Patient Treated Solely With High-dose Intravenous and Subcutaneous Viscum album Extract for a Second Renal Lesion. Anticancer Research 2019; 39 (10). S. 5597–5604. Werthmann, P. G., Huber, R., Kienle, G. S.: Durable clinical remission of a skull metastasis under intralesional Viscum album extract therapy: Case report. Head & Neck 2018; 40 (7) S. 77–81.

84 Ostermann, T., Appelbaum, S., Poier, D. et al.: A Systematic Review and Meta Analysis on the Survival of Cancer Patients Treated with a Fermented Viscum album L. Extract (Iscador): An Update of Findings. Complementary Medical Research 2020; 27 (4). S. 260–271.

85 Tröger, W., Galun, D., Reif, M. et al.: Quality of life of patients with advanced pancreatic cancer during treatment with mistletoe: a randomized controlled trial. Deutsches Ärzteblatt International 2014; 111 (29/30). S. 493–502. Tröger, W., Galun, D., Reif, M. et al.: Viscum album [L.] extract therapy in patients with locally advanced or metastatic pancreatic cancer. A randomised clinical trial on overall survival. European Journal of Cancer 2013; 49 (18). S. 3788–3797.

86 Piao, B. K., Wang, Y. X., Xie, G. R. et al.: Impact of complementary mistletoe extract treatment on quality of life in breast, ovarian and non-small cell lung cancer patients. A prospective randomized controlled clinical trial. Anticancer Research 2004; 24 (1). S. 303–310.

87 Doehmer, J., Eisenbraun, J.: Assessment of extracts from mistletoe (Viscum album) for herb-drug interaction by inhibition and induction of cytochrome P450 activities. Phytotherapy Research 2012; 26 (1). S. 11–17. Engdal, S., Nilsen, O. G.: In vitro inhibition of CYP3A4 by herbal remedies frequently used by cancer patients. Phytotherapy Research 2009; 23 (7). S. 906–912. Weissenstein, U., Kunz, M., Oufir, M. et al.: Absence of herb-drug interactions of mistletoe with the tamoxifen metabolite (E/Z)-endoxifen and cytochrome P450 3A4/5 and 2D6 in vitro. BMC Complementary and Alternative Medicine 2019; 19 (1). S. 23.

88 Thronicke, A., Reinhold, T., von Trott, P. et al.: Cost-effectiveness of real-world administration of chemotherapy and add-on Viscum album L. therapy compared to chemotherapy in the treatment of stage IV NSCLC patients. PLOS ONE 2020; 15 (7). e0236426.

89 Gemeinsamer Bundesausschuss: Richtlinie des Gemeinsamen Bundesausschusses über die Verordnung von Arzneimitteln in der vertragsärztlichen Versorgung (Arzneimittel-Richtlinie/AM-RL). BAnz AT 19.02.2021 B5 www.g-ba.de/downloads/62-492-2395/AM-RL-2020-11-20_iK-2020-02-20_AT-19-02-2021-B5.pdf (Abfrage März 2021).

90 Rostock, M.: Die Misteltherapie in der Behandlung von Patienten mit einer Krebserkrankung. Bundesgesundheitsblatt 2020; 63. S. 535–540.
2. Nonnweiler Erklärung. 2011: www.mistelsymposium.de/deutsch/-mistelsymposien/5-mistelsymposium-2011/2-nonnweiler-erklaerung.aspx (Abfrage Februar 2021).

91 Scheer, R., Alban, S., Becker, H. (Hrsg.): Die Mistel in der Tumortherapie 5, aktueller Stand der Forschung und klinische Anwendung. KVC-Verlag Essen 2020. Scheer, R., Alban, S., Becker, H. (Hrsg.): Die Mistel in der Tumortherapie 4, aktueller Stand der Forschung und klinische Anwendung. KVC-Verlag Essen 2016. Scheer, R., Alban, S., Becker, H. (Hrsg.): Die Mistel in der Tumortherapie 3, aktueller Stand der Forschung und klinische Anwendung. KVC-Verlag Essen 2013. Scheer, R., Alban, S., Becker, H. (Hrsg.): Die Mistel in der Tumortherapie 2, aktueller Stand der Forschung und klinische Anwendung. KVC-Verlag Essen 2009. Scheer, R., Bauer, R., Becker, H. (Hrsg.): Fortschritte in der Misteltherapie, aktueller Stand der Forschung und klinische Anwendung. KVC Verlag Essen 2005. Scheer, R., Bauer, R., Becker, H. (Hrsg.): Die Mistel in der Tumortherapie, Grundlagenforschung und Klinik. KVC Verlag Essen 2001.

92 Steuer-Vogt, M. K., Bonkowsky, V., Ambrosch, P. et al.: The effect of an adjuvant mistletoe treatment programme in resected head and neck cancer patients: a randomized controlled clinical trial. European Journal of Cancer 2001; 37 (1). S. 23–31.

93 Kiene, H.: Kommentar zu "Mistletoe or Not Mistletoe is Still the Question". Forschende Komplementärmedizin 2001; 8 (5). S. 309–311.

94 Gabius, H. J.: Lektin aus Mistelextrakt als potenter Immunmodulator. Deutsches Ärzteblatt 1990; 87 (47). S. 3746.

95 Shakeel, M., Trinidade, A., Geider, S. et al.: The case for mistletoe in the treatment of laryngeal cancer. Journal for Laryngology and Otology 2014; 128 (3). S. 302–306.

96 Diese Fallbeschreibung von Dirk Meister, Co-Autor des Buches, ist bisher unveröffentlicht.

97 Auch dieser Fallbericht von Dirk Meister ist bisher nicht veröffentlicht.

98 Fotos: UKE Hamburg.

99 Metelmann, H. R., von Woedtke, T., Masur, K. et al.: Immunotherapy and Immunosurveillance of Oral Cancers: Perspectives of Plasma Medicine and Mistletoe. In: Rezaei, N. (Hrsg.): Cancer Immunotherapy for Organ-Specific Tumors. Springer Verlag Berlin Heidelberg 2015. S. 313–318. Metelmann, H. R., Hyckel, P., Podmelle, F.: Oral cancer treatment and immune targets – A role for dentritic cells. Journal of Cranio-maxillo-facial Surgery 2012; 40 (2). S. 103–104.

100 Werthmann, P. G., Helling, D., Heusser, P. et al.: Tumour response following high-dose intratumoural application of Viscum album on a patient with adenoid cystic carcinoma. BMJ Case Reports 2014. doi: 1010.1136.

101 Scheffler, A., Mast, H., Fischer, S. et al.: Komplette Remission eines Mundhöhlen-Karzinoms nach alleiniger Mistelbehandlung. In: Scheer, R., Becker, H., Berg, P. A. (Hrsg.): Grundlagen der Misteltherapie – Aktueller Stand der Forschung und klinische Anwendung. Hippokrates Verlag Stuttgart1996. S. 453–564.

102 Steuer-Vogt, M. K., Bonkowsky, V., Ambrosch, P. et al.: The effect of an adjuvant mistletoe treatment programme in resected head and neck cancer patients: a randomized controlled clinical trial. European Journal of Cancer 2001; 37 (1). S. 23–31.

103 Kirch, M., Spingler-Kliemsch, I., Werner, C. et al.: Entwicklung der regulatorischen Bewertung anthroposophischer parenteraler Mistelzubereitungen. In: Scheer, R., Alban, S., Becker, H. et al. (Hrsg.): Die Mistel in der Tumortherapie 4, aktueller Stand der Forschung und klinische Anwendung. KVC-Verlag Essen 2016. S. 3–27.

104 GAÄD (Hrsg.): Vademecum Anthroposophische Arzneimittel 2017. Der Merkurstab 2017; 70 (Suppl.). Band 2. S. 934–944.

105 Kiene, H.: Kommentar zu "Mistletoe or Not Mistletoe is Still the Question". Forschende Komplementärmedizin 2001; 8 (5). S. 309–311.

106 Shakeel, M., Trinidade, A., Geider, S. et al.: The case for mistletoe in the treatment of laryngeal cancer. Journal for Laryngology and Otology 2014; 128 (3). S. 302–306.

107 Kepp, O., Marabelle, A., Zitvogel, L.: Oncolysis without viruses – inducing systemic anticancer immune responses with local therapies. Nature Reviews Clinical Oncology 2019; 17 (1). S. 49–64.

108 Metelmann, H. R., von Woedtke, T., Masur, K. et al.: Immunotherapy and Immunosurveillance of Oral Cancers: Perspectives of Plasma Medicine and Mistletoe. In: Rezaei, N. (Hrsg.): Cancer Immunotherapy for Organ-Specific Tumors. Springer Verlag Berlin Heidelberg 2015. S. 313–318.

KAPITEL XII

Altersbedingte Veränderungen im Hals-Nasen-Ohrenbereich

DIRK MEISTER

1. Einleitung

In Zeiten zunehmender Lebenserwartung kommt der Kenntnisnahme altersbedingter Veränderungen der Menschen eine größer werdende Bedeutung zu. Die leiser werdende Stimme, ein nachlassender Geruchs- und Geschmacksinn, die Altersschwerhörigkeit, Schwindel oder häufiges Räuspern sind typische Symptome des älter werdenden Menschen.

Diese Erscheinungen sind Zeichen des physiologischen Alterungsprozesses. Während zu Beginn des Menschenlebens der Organismus „kräftig im Safte" steht, ist ab der Lebensmitte – mit 35 bis 40 Jahren – eine zunächst kaum spürbare, aber langsam zunehmende Tendenz zur Flüssigkeitsreduzierung und Verfestigung des Körpers erkennbar.[1] Dieser Vorgang tritt natürlich am deutlichsten dort in Erscheinung, wo Lebensvorgänge im Zusammenspiel mit dem Wässrigen ablaufen – also in Verbindung mit Drüsen und Schleimhäuten.

Diese Organe seien zunächst betrachtet, um anschließend in anthroposophisch erweiterter Weise Bezüge zwischen dem HNO-Bereich und dem Gesamtorganismus Mensch herzustellen.[2]

1.1 Physiologische Wirksamkeit der Wesensglieder

Das Augenmerk des untersuchenden HNO-Arztes liegt auf den Höhlungen des Kopfes, in die er sich mit entsprechender Untersuchungstechnik direkte und indirekte Einblicke verschafft: Mundhöhle, Nasen- und Nasennebenhöhlen sowie Mittelohrhöhle.

Rein *physisch* sind diese Räume in die Schädelknochengestaltung hineinplastiziert und im Inneren mit Schleimhautepithel ausgekleidet. Die Lumina sind überwiegend lufthaltig bzw. -durchgängig.

Sehen wir uns die Lebensprozesse an, die sich in diesen Höhlungen abspielen, so finden wir diese weniger in den eher leblosen knöchernen Strukturen, sondern in den *Lebens- und Bildekräften* der Schleimhäute.

Im Blasswerden und Erröten der Schleimhäute und in der stets mit dem Atemvorgang in Verbindung stehender Belüftung all dieser Höhlen – Innenraumbildungen – sehen wir Merkmale der *Beseelung* (griechisch: pneuma) und darin die Wirksamkeit der astralischen Organisation.

Im Zusammenspiel von Atmung, Mund- und Zungenbewegung sowie Kehlkopf äußert das *Ich* durch die Sprache seine menschliche Individualität.

1.2 Funktionelle Dreigliederung der Schleimhaut

Unter dem Aspekt der funktionellen Dreigliederung erkennen wir im Hören, Riechen, Schmecken und im Gleichgewichtssinn den Bezug zum *Nerven-Sinnes-System.*

Die Schleimhaut, in ihrer Fähigkeit Stoffliches aufzunehmen und abzugeben, repräsentiert das *Stoffwechsel-Gliedmaßen-System.*

Im Atem, der Sprache, dem Gesang, aber auch in den pulsierend durchbluteten Schleimhäuten lebt das *Rhythmische System.*

Verfolgen wir die Schleimhaut vom Kopf her in ihrem weiteren Verlauf durch den Körper, tritt diese Dreigliederung erneut in Erscheinung.

Im Bereich des Kopfes sind in die Schleimhäute wesentliche Nerven-Sinnes-Funktionen eingebettet: Riech- und Geschmacksinn, die zum Hören notwendige Schallübertragung im Mittelohr, das für das Sprechen wichtige Zusammenspiel der Mund-, Zungen-, Gaumen- und Kehlkopfbewegungen.

Über den Kehlkopf und die Luftröhre führt die Schleimhaut in die Lunge. Die dort stattfindende Atmung und ihre Verbindung mit der pulsierenden Blutzirkulation trägt rhythmischen Charakter.[3] Der Weg durch die Speiseröhre führt in den Stoffwechselbereich der Verdauungsorgane mit deren resorbierenden und sekretorischen Funktionen.

So gesehen stellt die Schleimhaut ein Ganzes dar, das durch den Körper hindurchziehend einen Innenraum bildet, der die drei Funktionsprinzipien miteinander verbindet. Gleichzeitig verkörpert sie aber auch eine Grenzfläche, an und in der die Außenwelt, also Fremdes, mit dem menschlichen Leib in Beziehung tritt. Hier entscheidet sich aktiv, welche Stoffe diese Grenze überschreiten dürfen und welche abzuwehren sind. Diese Wächteraufgabe erfüllt das Immunsystem, das mit seinen zellulären Strukturen die Schleimhaut begleitet und besonders intensiv an Eintrittspforten des Körpers wie Mund-Rachen-Raum (lymphatischer Rachenring) und Darm (Appendix = Tonsille des Darms) anzutreffen ist.

Die Zusammenhänge verdeutlichen, dass Störungen, die sich im HNO-Bereich zeigen, durch Therapieansätze behandelbar sind, die z. B. die Grundfunktionen des Stoffwechsel-Gliedmaßen-Systems anregen oder beruhigen. Die Tätigkeit des Rhythmischen Systems lässt sich harmonisierend und ausgleichend durch Gesang, Atemübungen oder Eurythmie impulsieren.

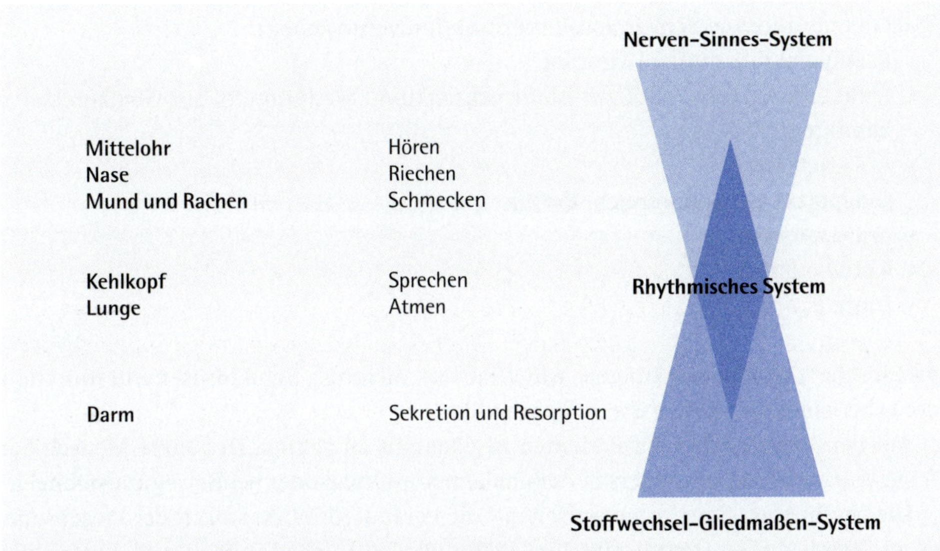

Schleimhautfunktionen vor dem Hintergrund der Dreigliederung

1.3 Die Veränderungen der Schleimhautfunktion im Alter

Im Allgemeinen besteht die wesentliche Altersveränderung in der physiologischen Atrophie der Schleimhaut. So wie im gesamten Organismus ein Trockenwerden und Verfestigen, also ein Sklerotisieren stattfindet, spielt sich dieser Vorgang deutlich sichtbar in den Schleimhäuten ab. Das wässrige Element tritt zurück. Damit wird die Mucoziliarfunktion eingeschränkt. Die Drüsenelemente der Mucosa sondern einen im wässrigen Anteil reduzierten und damit viskoseren Schleim ab, den die Ziliartätigkeit nicht mehr intensiv genug in Bewegung setzt. Sekretplaques lagern sich ab, vorzugsweise im Nasenrachen, auf den Stimmbändern, in Trachea und Bronchien. Erst durch Räuspern, also willentlich erzeugte, stoßartige Luftimpulse, werden die Ablagerungen herausgeschleudert. Patienten klagen paradoxerweise oft über zu viel Verschleimung, da sie die zähen Ablagerungen spüren. Die normalerweise im Kopfbereich pro Tag gebildeten 1–1,5 Liter Sekret werden bei normaler wässrig-schleimiger Konsistenz nicht wahrgenommen.

Zu diesen alterungsbedingten Schwächungen kommen oft weitere Belastungen hinzu. Bei Virusinfekten entsteht eine Minderung der Mucosafunktion dadurch, dass Viren auch bei banalen Erkältungen die sekretorischen Elemente (Becherzellen) der Schleimhaut schädigen. Da ein Teil der Drüsenelemente sich nach Abklingen des Infektes nicht regeneriert, kommt es auf diesem Wege zu einer weiteren Reduktion der Schleimhautbefeuchtung.

Auch an Nebenwirkungen von Medikamenten ist zu denken.

Medikamente, die eine Schleimhautunterfunktion verursachen:

- Parasympathikolytika (Atropin)
- Betablocker (Metoprolol zur Blutdrucksenkung, Metipranolol zur Glaukombehandlung)
- ACE-Hemmer
- Omeprazol bei Sodbrennen, Reflux
- Antidepressiva
- Antiallergika
- Diuretika

Systemische Grunderkrankungen wie Diabetes mellitus, Schilddrüsenunterfunktion oder Leberleiden verstärken die Symptomatik.

Auf den Wärmestatus der Patienten ist ebenfalls zu achten. Der ältere Mensch hat oft ein Wärmedefizit, besonders bei schlankem Körperbau oder bei Bewegungsmangel.

Die beschrieben Symptome weisen auf die veränderte Wirksamkeit der Wesensglieder im dreigliedrigen Organismus hin. Während sich in der Kindheit und Jugend die oberen Wesensglieder mit dem Stoffwechsel- und Gliedmaßen-System verbinden, ziehen sie sich im Alter aus dem System zurück. Daraus resultieren die degenerativen Veränderungen wie Muskelatrophie und Osteoporose. Dem entspricht eine Abnahme der Stoffwechselfunktion der Schleimhäute, die sich in Atrophie und einer reduzierten Bildung des Sekretfilms auf der Oberfläche bei zunehmender Viskosität darstellt. Dadurch entstehen Sekretplaques, bei gleichzeitig eingeschränkter Bewegung des Flimmerepithels (Mukoziliarfunktion).

Da generell also von einer Verminderung der Stoffwechselaktivität im Alter auszugehen ist, sind folgende Medikamente bei allen im Speziellen dargestellten Störungen zur Anregung des Stoffwechselpols einsetzbar:

- *Choleodoron* (Weleda) Dil. — 10-10-0 gtt
- *Hepatodoron* (Weleda) Tabletten — 0-0-3

aber auch Bittermittel wie

- *Gentiana lutea, ethanol. Decoctum D1* (Weleda) Dil. — 3 × 5 bis 4 × 10 gtt

oder

- *Gentiana Magen Globuli velati* (Wala) — 3 × 5–10

oder

- *Cichorium, ethanol. Decoctum Ø* (Weleda) Dil. — 3 × 5 bis 4 × 10 gtt

2. Erkrankungen von Nase und Nasennebenhöhlen

2.1 Rhinitis sicca

Die Befeuchtung der Nasenschleimhäute ist reduziert und teilweise sind diese mit Krusten aus eingetrocknetem Sekret belegt.

Nach einem Krankenhausaufenthalt oder bei einer Pflegeheimsituation ist an eine MRSA-Besiedelung zu denken und diese per Nasenabstrich abzuklären.

Therapie

- *Rhinodoron* (Weleda) Nasenspray — 3–5 × täglich
- *Euphorbium comp. SN* (Heel) Nasentropfen — 3–5 × täglich
- *Emser Nasendusche* (Sidroga) — nach Bedarf 1–2 × täglich
- *Nasenbalsam* (Wala) — mehrmals täglich, besonders abends außen auf die Nase auftragen
- *Argentum metallicum praeparatum D6* (Weleda) Amp. s.c. — 2–3 × wöchentlich in den Nacken über mehrere Wochen

oder

- *Argentit D6* (Weleda) Amp. s.c.

ergänzt durch

- *Argentum metallicum praeparatum D6* (Weleda) Trit. — 1-1-1 MSP

oder

- *Argentit D6* (Weleda) Trit. — 1-1-1 MSP

Bei fortgeschrittenen Verläufen mit Brennen der Schleimhäute:

- *Tunica mucosa nasi Gl D5* (Wala) Amp. s.c. — als Mischspritze

anfangs mit

- *Hepar sulfuris comp.* (Wala) Amp. s.c. — 1–3 × wöchentlich, vom Mundvorhof paranasal rechts und links

später zusammen mit

- *Echinacea/Argentum* (Wala) Amp. s.c. — 1–2 × wöchentlich bis eine Besserung eintritt

2.2 Vasomotorische Rhinitis, Naseträufeln

Kennzeichnend für diese Störung sind wechselnd beeinträchtigte Nasenatmung, plötzliche wässrige Sekretion aus der Nase – ein an der Nasenspitze hängender Tropfen – z. B. während des Essens, eventuell schon beim Anblick von Speisen, Zuschwellen der nach unten liegenden Nasenseite im Liegen oder Niesanfälle am Morgen nach dem Aufstehen.

Die Erscheinungen sind Hinweis auf ein instabiles Eingreifen der modulierenden astralischen Funktion.

Therapie

- *Arsenicum album D12* (DHU) Amp. s.c.

zusammen mit

- *Berberis e fructibus D3* (Wala) Amp. s.c.

bzw.

- *Berberis, Fructus Rh D3* (Weleda) Amp. s.c. — 2 × wöchentlich 1 in den Nacken, je nach Wirkung 4–6 Wochen lang

ergänzend dazu

- *Realgar D6* (Apotheke an der Weleda) Trit. — 3–5 × täglich 1 MSP

2.3 Chronische Sinusitis

Die chronische Sinusitis ist gekennzeichnet durch eine dauerhafte Funktionsschwäche der Sinusmukosa. Irgendwann ist die Schleimhaut nicht in der Lage gewesen, belastende Faktoren durch einen intensiven Ausscheidungsvorgang der akuten Entzündung herauszusetzen. So gesehen liegt eine Schwäche des Stoffwechselpols vor. Die Bakterienflora ist meist nicht der Verursacher. Die Mukosa ist ständig mit pathogenen Keimen besiedelt. Dass bestimmte Spezies im Akutstadium überwiegen, ist eher als Indikator für die verschiedenen Entzündungszustände zu werten[4], zumal die meisten Infekte viral sind. Der Begriff Erreger ist eher irreführend. Ein Antibiotikabehandlung ist daher primär meist nicht notwendig, es sei denn die Schleimhaut erweist sich als so geschwächt, dass durch die antibiotische Therapie belastende Mikroorganismen eliminiert werden müssen. Es kommt im Wesentlichen auf die Vitalisierung der Mukosa durch Anregung des Stoffwechselpols an.

Therapie

Um eine nachhaltige Wirkung zu erzielen, ist eine Behandlungsdauer von durchschnittlich 4–6 Wochen notwendig.

Eine Substanz, die einen intensiven Bezug zu Wärme- und Stoffwechselprozessen hat, ist der Schwefel.

- *Hepar sulfuris D6* (Weleda) Trit. — 1-1-1 MSP in der 1., 3. und ggf. 5. Woche

dazu

- *Sinudoron* (Weleda) Dil. — erste Woche 5 × 10–15, danach 3–5 Wochen 3 × 10–15 gtt

oder

- *Sinupret* (Bionorica) Dragees — erste Woche 5 × 1, dann 3–5 Wochen 1-1-1

- *Euphorbium comp. SN* (Heel) Nasentropfen — 1-1-1

oder

- *Nasenbalsam* (Wala) — mehrmals täglich außen auf die Nase auftragen

Ausscheidungsfördernd wirken

- *Myristica sebifera comp.* (Wala) Globuli velati — 5–3 × 5–10

Darüber hinaus hat sich die Unterstützung des Wärmehaushaltes durch Dampfbäder oder das Aktivieren desselben durch Schwefelpflanzen (Meerrettich- oder Senfmehlauflagen über Kiefer- und Stirnhöhlen) ausgesprochen bewährt. Dabei ist auf eine sorgfältige Ausführung zu achten!
Benötigt werden[5]:

- Mullkompresse oder ein dünnes Tuch
- Meerrettich frisch gerieben oder aus dem Glas (ohne Konservierungsmittel, Bio-Qualität)
- neutrales Öl
- *Dr. Hauschka Pflegeöl Moor Lavendel* (Wala) zur anschließenden Hautpflege.

Durchführung

Die Augen des liegenden Patienten sind wegen der starken Reizwirkung des Meerrettichs mit einem mit neutralem Öl getränkten Wattebausch zu schützen. Meerrettich 2 mm dick auf das Tuch geben, dieses anschließend von allen vier Seiten einschlagen, so dass der Meerrettich ganz bedeckt ist und nicht herausquellen kann. Die Kompressen dann ohne Druck auf Stirn- oder Kieferhöhlen legen – nicht zu dicht an die Nase!

Dauer

Ein paar Minuten, solange der Patient es aushält. Nach Abnahme der Kompressen die gut geröteten Hautstellen mit lauwarmem Wasser vorsichtig abtupfen und auf die noch leicht feuchte Haut *Dr. Hauschka Pflegeöl Moor Lavendel* auftragen.

Wenn die Behandlung keine nachhaltige Besserung bewirkt, so kann zusätzlich zu den oben angeführten Maßnahmen eine intensive Injektionsbehandlung mit Organpräparaten zum Ziel führen:[6]

1. Phase:

- *Hepar sulfuris comp.* (Wala) Amp. s.c. — 1–2 × täglich 1 für 6–10 Tage prämaxillär vom Mundvorhof[7]

2. Phase:

- *Membrana sinuum paranasalium Gl D12* (Wala) Amp. s.c.

zusammen mit

- *Myristica sebifera comp.* (Wala) Amp. s.c. — 2 Wochen 3 × wöchentlich je 1 prämaxillär, dann für 2 Wochen 2 × wöchentlich

3. Phase:

- *Membrana sinuum paranasalium Gl D12* (Wala) Amp. s.c.

zusammen mit

- *Echinacea/Argentum* (Wala) Amp. s.c. — 2 Wochen 3 × wöchentlich je 1, dann 2 Wochen 2 × wöchentlich

4. Phase:

- *Membrana sinuum paranasalium Gl D6* (Wala) Amp. s.c.

zusammen mit

- *Quarz D20* (Wala, Weleda) Amp. s.c. — 1 × wöchentlich je 1 für 4 Wochen

Auch hier empfehlen sich zur allgemeinen Anregung des Stoffwechselsystems Choleodoron, Hepatodoron sowie die unter 1.3 beschriebenen Bittermittel.

Eine Schwächung im Bereich der oberen Luftwege vermindert die Schutzfunktion für Kehlkopf, Bronchien und Lunge und begünstigt dort zusätzliche Störungen.

2.4 Rhinopharyngitis sicca

Patienten beklagen einen trockenen Hals und empfinden Schleimablagerungen im Rachen, ohne dass sie nennenswerte Sekretmengen hervorbringen.

Die Untersuchung lässt feine Schleimbeläge im Choanalbereich, auf dem Gaumensegel und dem Rachendach erkennen. Oft klagen die Betroffenen über ein Trockenheitsgefühl.

Die Therapie erfolgt entsprechend der Behandlung der Rhinitis sicca.

- *Pharynx Gl D5* (Wala) Amp. s.c.

zusammen mit

- *Echinacea/Argentum* (Wala) Amp. s.c. — 1 × täglich in den Nacken, über mehrere Wochen bis Besserung eintritt

Da bei trockenen Schleimhäuten die Tubenfunktion mit betroffen sein kann, ist die Anwendung von

- *Myristica sebifera comp.* (Wala) Globuli velati — 3 × 7

im täglichen Wechsel mit

- *Levisticum e radice D6* (Wala) Globuli velati — 3 × 7

hilfreich.

Ergänzend kommt das Organpräparat

- *Tuba auditiva Gl D5* (Wala) Amp. s.c. — 2 × wöchentlich 1 in den Nacken

zur Anwendung.

Dazu verordnet man auch hier zur Anregung des Stoffwechselpols die unter 1.3 beschriebenen Arzneimittel Choleodoron, Hepatodoron, Gentiana lutea, ethanol. Decoctum, Gentiana Magen Globuli velati und Cichorium, ethanol. Decoctum.

2.5 Geruchs- und Geschmacksstörungen

Der *Geruchssinn* vermittelt Wahrnehmungen von Substanzen, die anderen Stoffen entströmen. Im Vergleich zu den meisten Tieren ist der menschliche Riechsinn kümmerlich ausgebildet, wenngleich er in der Lage ist, Stoffe in der Größenordnung einzelner Moleküle zu erkennen. Mit dem Riechprozess ist immer eine seelische Empfindung verbunden, im Sinne von Sympathie und Antipathie. So kann z. B. ein Duft den Appetit anregen oder ihn auch verderben.[8]

So wie sich die Sinnesfunktionen allgemein im Alter abschwächen, vermindert sich auch die Geruchswahrnehmung. Die Verbindung des Seelisch-Geistigen mit dem Leiblichen schwindet. So gesehen ist die Schwächung physiologisch, alterstypisch. Auf seelischer Ebene treten im Alter die in Sympathie und Antipathie widerstreitenden Kräfte zugunsten der Fähigkeit zu harmonisieren zurück.

2.5.1 Respiratorische Hyp- oder Anosmie

Wenn z.B. polypöse Schleimhautveränderungen den Zugang zum Riechspalt beeinträchtigen, entwickelt sich die respiratorische Anosmie. Der Hintergrund ist oft eine Schwächung des Stoffwechselpols. Nach operativer Entfernung der Polyposis, ggf. in Lokalanästhesie, bedarf es dann zur Ergänzung dieser rein mechanischen Maßnahme der funktionellen Anregung des Stoffwechsels, indem man das Quellorgan des Stoffaufbaus, die Leber, in ihrer Aktivität anspricht.

- *Choleodoron* (Weleda) Dil. — 10-10-0 gtt
- *Hepatodoron* (Weleda) Tabletten — 0-0-3

Aber auch Bittermittel wie

- *Gentiana lutea, ethanol. Decoctum D1* (Weleda) Dil. — 3 × 5 bis 4 × 10 gtt

oder

- *Gentiana Magen Globuli velati* (Wala) — 3 × 5–10

oder

- *Cichorium, ethanol. Decoctum Ø* (Weleda) Dil. — 3 × 5 bis 4 × 10 gtt

sind sinnvoll.

2.5.2 Essentielle Hyp- oder Anosmie

Eine essentielle Hyp- oder Anosmie kann bei den in den letzten Jahren deutlich zunehmenden Virusinfekten mit lokaler Schädigung des Riechepithels auftreten.

Zur Therapie eignen sich:

- *Bulbus olfactorius Gl D15, später D8* (Wala) Amp. s.c.

zusammen mit

- *Echinacea/Argentum* (Wala) Amp. s.c. — 2–3 × wöchentlich nuchal

bei gleichzeitiger Behandlung des Infektes z. B. mit

- *Infludo* (Weleda) Dil. — 1–2 × stündlich 5–8 gtt
- *Infludoron* (Weleda) Globuli — ½–1 × stündlich 10
- *Gelsemium comp.* (Wala) Globuli velati — 2–5 × 5–10

Ageusie oder Dysgeusie

Der Geschmackssinn vermittelt Wahrnehmungen von gelösten Stoffen. Dabei spürt man die Eigenarten eines Stoffes, sein inneres Wesen, auf und prüft die Qualität einer Substanz. Die Leber als zentrales Organ aller chemischen Prozesse im Organismus ist mit diesem Wahrnehmungsvorgang verbunden, indem sie ihre Stoffwechselprozesse auf die ihr zuströmenden Substanzen abstimmt. Untrennbar mit dem Schmecken geht das Riechen einher, denn die auf der Zunge wahrnehmbaren Qualitäten süß, sauer, bitter und salzig erfahren ihre Nuancierungen über die Duftstoffe der Nahrung, die über den Nasenrachen an die Geruchsrezeptoren gelangen.

Nun geht mit dem Alter physiologisch ein Schwächerwerden der Sinneswahrnehmungen einher. Dies gilt ebenfalls für den Geschmackssinn. Der Bezug zur Leber wird auch hier wieder deutlich, denn wie entscheidend ihre Tätigkeit für die Differenzierung der Schleimhaut im Mund- und Rachenbereich ist, zeigt sich bei der Leberzirrhose, die mit einer Lackzunge und pergamentartiger, trockener Rachenhinterwand einhergehen kann.

Therapieoption

- *Topas D8* (Apotheke an der Weleda) Trit. — 1-1-1 MSP über Wochen bis Monate

Auch hier ist die Anregung des Stoffwechsel-Systems [→ 2.5.1] sinnvoll.

3. Der Kehlkopf

Als einzigem Lebewesen ist dem Menschen die Sprache gegeben. Einmalig sind daher auch Gestaltung und Funktion des Kehlkopfes. Durch die Aufrichtung des Körpers entsteht zwischen Kopf und Brustkorb ein Freiraum, der dem Kehlkopf – eingebunden in ein Geflecht von Muskeln – feinste Bewegungen ermöglicht. So gestaltet sich im Spannungsfeld zwischen Nerven-Sinnes- und Stoffwechsel-Gliedmaßen-System durch Modulation der rhythmischen Atmung die Sprache. Zu ihr gehört als Mittel der Kommunikation unabdingbar das Hören. Die physiologische Verbindung beider Prozesse, dahingehend, dass der Hörende in seinem Kehlkopf das Gehörte „mitspricht", ja sogar in seinem ganzen Körper feine Muskelbewegungen ausführt, die den Sprachbewegungen synchron folgen, ist durch Hochgeschwindigkeitsfotografie nachgewiesen. Die Muskulatur des Hörenden „tanzt" nach den Klängen der Sprache.[9]

3.1 Altersbedingte Kehlkopfveränderungen

Altersbedingte Kehlkopfabwandlungen spiegeln sich im Wesentlichen in einer Veränderung der Stimme wider, die heiser, brüchig oder kraftlos erscheint. Dabei ist weniger das kalendarische, sondern eher das biologische Alter bedeutsam, oft klingt die Stimme sogar jugendlicher, als es dem körperlichen Zustand entspricht.

Innerhalb des Kehlkopfes zeigen sich Beeinträchtigungen der funktionellen Strukturen, vor allem in den Stimmlippenmuskeln, äußere und innere Kehlkopfmuskulatur verändern sich. Durch die Verfestigungstendenzen nimmt die Elastizität der Stimmlippenmuskeln (Musculi vocales) ab. Gleichzeitig kommt die Atrophie der Muskulatur hinzu. Verringerte Atemexkursionen und ein starrer werdender Brustkorb schwächen den Luftzustrom. Der Glottisspalt schließt bei Phonation nicht eng genug, es bleibt ein ovalärer Spalt. Die Stimmlippen versetzen den Atemstrom dadurch weniger intensiv in Schwingungen, der andere Teil entweicht ungenutzt. Der alte Mensch muss dann die Atemfrequenz steigern. Die stärkeren Luftbewegungen trocknen jedoch die Schleimhautoberflächen zusätzlich aus, neben der meist schon involutionsbedingt bestehenden Atrophie. Verminderte Befeuchtung bedeutet geschwächtes Schwingungsvermögen der Stimmlippen, die Stimme wird heiser.

Bei Frauen beeinflussen die hormonellen Veränderungen die Stimmlage. Die Stimme wird tiefer.[10]

3.2 Laryngitis sicca

Äußeres Merkmal ist das häufige Räusperbedürfnis. Die verminderte Sekretbildung der Larynx- und Trachealschleimhaut führt zu viskösen Auflagerungen auf den Stimmlippen und behindert so deren Schwingungsbewegungen.

Die Schleimhauttrockenheit lässt sich beeinflussen durch

- *Pyrit / Zinnober* (Weleda) Tabletten 5–3 × 1

Wirksam sind ebenfalls

- *Borax Pentarkan S* (DHU) Dil. 10-10-10 gtt

oder

- *Larynx Gl D5* (Wala) Amp. s.c.

zusammen mit

- *Echinacea/Argentum* (Wala) Amp. s.c. — 2–3 × wöchentlich nuchal oder über dem Kehlkopf

- *Stibium sulfuratum aurantiacum D10* (Weleda) Trit. — 1-1-1 MSP

regt den Sekretfluss an.

Das Stoffwechselsystem unterstützen

- *Choleodoron* (Weleda) Dil. — 10-10-0 gtt
- *Hepatodoron* (Weleda) Tabletten — 0-0-3

aber auch Bittermittel wie

- *Gentiana lutea, ethanol. Decoctum D1* (Weleda) Dil. — 3 × 5 bis 4 × 10 gtt

oder

- *Gentiana Magen Globuli velati* (Wala) — 3 × 5–10

oder

- *Cichorium, ethanol. Decoctum Ø* (Weleda) Dil. — 3 × 5 bis 4 × 10 gtt

3.3 Missempfindungen, Kloßgefühl

Ein „Kloßgefühl" in Kehlkopfhöhe kann verschiedene Ursachen haben. Der in diesem Zusammenhang oft gebräuchliche Begriff „Globus hystericus" ist obsolet, da meist funktionelle oder organische Ursachen vorliegen. Eine lupen- oder flexibelendoskopische Kehlkopfuntersuchung ist selbstverständlich.

Neben seelischen Ereignissen wie Trauer oder Erschrecken, die „einem die Kehle zuschnüren", lässt sich oft eine Refluxsymptomatik erkennen. Dabei kann neben dem Reflux von Magensäure auch gasförmiges Aufstoßen eine Reizung des Hypopharynx/Larynx hervorrufen.[11] Leider kommen dann meist Protonenpumpeninhibitoren (Omeprazol) zum Einsatz, die wegen ihrer allgemeinen Wirkung auf alle Schleimhäute eine Verminderung der Befeuchtung hervorrufen und somit die Beschwerden verstärken. Oft lässt sich ein antazider Effekt ohne diese Nebenwirkungen durch bicarbonathaltige Präparate erreichen.

3.4 Neuralgie des Nervus laryngeus superior

Typisch sind Schmerzen beim (Leer)-Schlucken rechts und/oder links im Schlund, in einigen Fällen so schmerzhaft, dass der Patient den Schluckakt vermeidet. Der Triggerpunkt liegt zwischen der Schildknorpeloberkante und dem Zungenbein seitlich. Sofern sich bei Spiegelung des Rachens/Hypopharynx entzündliche Veränderungen ausschließen lassen, ist Anlass der Beschwerden oft eine Blockierung der Zervikalmuskulatur in den Segmenten C3–C5/6. Dort verläuft der Nervus laryngeus superior durch die Zervikalmuskulatur und erfährt einen Reizimpuls. Die Schmerzen treten im Versorgungsgebiet des Nerven auf, das ist die seitliche Pharynxwand. Der Nerv tritt hier durch die Membrana hyothyreoidea in das Schlundinnere ein.

Die Therapie erfolgt durch Behandlung der zervikalen Blockierung mit

- *Arnica / Levisticum D6 comp.* (Weleda) Amp. s.c.

oder

- *Magnesium phosphoricum comp.* (Wala) Amp. s.c. — 1 × wöchentlich bis 1 × täglich

ggf. zusammen mit

- *Aconitum comp.* (Wala) Amp. s.c.

und

- *Disci/Rhus toxicodendron comp. 10 ml* (Wala) Amp. s.c. — 1 × wöchentlich bis 1 × täglich

über die tastbaren Zervikalblockierungen.

Über Nacht empfehlen sich lokale Wärmebehandlungen der Nacken-Schulterpartie, vorzugsweise mit einer Gummiwärmflasche (größere Wärmeausstrahlung als Wärmekissen), z. B. in ein Kopfkissen eingeschlagen. Nur in der Nacht ist die Nackenmuskulatur total entlastet und kann sich regenerieren. Wärme fördert und beschleunigt diesen Prozess.

3.5 Dysphonie

Unter Dysphonie ist nicht allein Heiserkeit zu verstehen, sondern im Hinblick auf alte Menschen eher, wie einleitend beschrieben, eine allgemeine Stimmschwäche. Medikamentös sind daher die Möglichkeiten begrenzt.

So versucht man bei Tonusverlust des Stimmlippenmuskels (Musculus vocalis) und der äußeren Kehlkopfmuskulatur mit

- *Arsenicum album D6* (DHU) Amp. s.c.

zusammen mit

- *Larynx Gl D5* (Wala) Amp. s.c. 1–2 × wöchentlich nuchal

eine Kräftigung zu erreichen.

Bei reduziertem Gesamtkräftezustand sind anregende Medikamente wie

- *Levico comp.* (Wala) Amp. s.c. bzw. Globuli velati 3–4 × wöchentlich 1 bzw. 1–3 × täglich 5–10

oder

- *Levico D3* (Weleda) Amp. s.c. bzw. Dil. 2 × wöchentlich 1 bzw. 1–3 × täglich 5–10 gtt

geeignet.

Hier öffnet sich auch das Feld für stimm- und sprachtherapeutische Behandlungswege im Rahmen der anthroposophischen Kunsttherapien. Eine Stimmkräftigung lässt sich durch Sprachgestaltung erreichen [→ Kapitel XVIII.2 Sprachgestaltung]. Erfolgreich ist oft auch eine Gesangstherapie nach Werbeck-Sverdström [→ Kapitel XVIII.3 Gesangstherapie].[12]

Literatur

1 Fintelmann, V.: Alterssprechstunde. Verlag Urachhaus Stuttgart 2005.

2 Steiner, R., Wegman, I.: Grundlegendes für eine Erweiterung der Heilkunst (GA 27). Rudolf Steiner Verlag Dornach 1991.

3 Girke, M.: Innere Medizin. Grundlagen und therapeutische Konzepte der Anthroposophischen Medizin. Salumed Verlag Berlin 2020. S. 268.

4 Steiner, R.: Geisteswissenschaft und Medizin (GA 312). Rudolf Steiner Verlag Dornach 1999. S. 76–95.

5 Wala Pflege Kompendium. Wala Heilmittel GmbH Bad Boll 2011.

6 Wala Organpräparate Kompendium. Wala Heilmittel GmbH Bad Boll 2010.

7 Vogel, H.-H.: Wege der Heilmittelfindung. Salumed Verlag 2019. S. 458–460.

8 Fintelmann, V.: Alterssprechstunde. Verlag Urachhaus Stuttgart 2005.

9 Husemann, A.: Der hörende Mensch und die Wirklichkeit der Musik. Verlag Freies Geistesleben Stuttgart 2010. S. 28.

10 Wendler, J., Seidner, W., Kittel, G., Eysholdt, U.: Lehrbuch der Phoniatrie und Pädaudiologie. Thieme Verlag Stuttgart 1996. S. 72.

11 Zenner, H.-P.: Praktische Therapie von HNO-Erkrankungen. Schattauer Verlag Stuttgart 2008. S. 350 f.

12 Felber, R., Reinhold, S., Stückert, A.: Musiktherapie und Gesang. Verlag Urachhaus Stuttgart 2000.

KAPITEL XIII

Halswirbelsäule

DIRK MEISTER

Bei Erwähnen der Fachrichtung Hals-Nasen-Ohrenarzt denkt man beim Thema „Hals“ in erster Linie an das Innere: an Pharynx, Tonsillen, Kehlkopf und Speiseröhreneingang. Entgegen anfänglich großem Widerstand, auch aus den Reihen der Experten, zeigten die letzten Jahrzehnte, dass auch das „Äußere“ des Halses, das seinen Innenraum wie eine Manschette umschließt, unbedingt in die Diagnostik- und Therapiekompetenz des Faches gehört[1] – der Komplexität der Strukturen aus Muskulatur, Wirbelsäule und Nervensträngen wegen auch in Zusammenarbeit mit den Fachrichtungen Orthopädie, Neurologie sowie Kiefer- und Zahnheilkunde. Die Vielfalt der funktionellen Elemente erschwert für diesen Bereich das Erstellen evidenzbasierter Studien und zeigt damit indirekt, dass ein lebendiger Organismus nicht ausschließlich aus physikalischen und biochemischen Vorgängen erklärbar ist. Jeder Mensch tritt uns als einmalige Individualität gegenüber und ein Großteil medizinischen Wissens wurde durch praktische Erfahrungen erworben. Da man in allen Fachbereichen Befunde über immer subtilere apparative Technik erhebt, ist es sogar als Gewinn anzusehen, im „urärztlichen“ Sinne Untersuchungen ohne diese Hilfen vorzunehmen. Zur Diagnostik der Halswirbelsäule (HWS) steht dabei die manuelle Untersuchung an erster Stelle. Es bedarf zwar eines längeren Zeitraumes ständigen Übens. Der Tastsinn lässt sich dann aber soweit steigern, dass man schon bei leichter Berührung des Halses Störungen spürt.

Wenn sich bei einer sorgfältigen HNO-Untersuchung keine hinreichenden Befunde für Symptome wie Schwindel, Tinnitus, Hör- und Schluckstörungen finden lassen, sollte man unbedingt nach funktionellen Defiziten der Halswirbelsäule suchen.

Im Folgenden seien zunächst die physisch-anatomischen Verhältnisse dargestellt[2], um dann die Brücke zu schlagen zu einer erweiterten Betrachtungsweise nach den Prinzipien der anthroposophischen Medizin unter dem Aspekt des Wesengliedergefüges und der funktionellen Dreigliederung.

Die Halswirbelsäule (HWS) ist kein einheitliches System. Zu unterscheiden ist zwischen dem kraniozervikalen Übergang (Okziput bis C3) und der unteren HWS (C3 bis C7).

Anatomisch bilden Okziput (C0), Atlas (C1) und Axis (C2) das „Kopfgelenk“, wiederum unterteilt in oberes (C0/1) und unteres C1/2) Kopfgelenk. Neuroanatomisch-funktionell und klinisch rechnet man das Segment C2/3 hinzu. Die subokzipitale Muskulatur enthält bis zu 312 Muskelspindeln pro Gramm Gewebe, zehnmal mehr als die Extremitätenmuskulatur.

Die meisten afferenten Fasern aus den Muskelspindeln enden im Nucleus cervicalis centralis, der über Interneurone die dem aufrechten Gang dienende Rückenmuskulatur (Musculus longissimus dorsi) steuert. Damit ist das Kopfgelenk quasi ein Sinnesorgan zur Wahrnehmung von Position und Bewegung in Zeit und Raum.

Vier segmentale Spinalnerven gehören zum Kopfgelenk:

- C1 Nervus suboccipitalis hat Efferenzen und Afferenzen zu den tiefen suboccipitalen Muskeln.
- C2 Nervus occipitalis major (dorsale Wurzel) ist motorisch für alle Atlasmuskeln und autochtone Muskulatur zwischen Hinterhaupt und HWS zuständig.
- C2 Nervus occipitalis minor (ventrale Wurzel) dient der sensiblen Versorgung des Hinterhaupts, motorisch der Halsmuskulatur (zusammen mit C3).
- C3 Nervus occipitalis tertius versorgt motorisch Musculus levator scapulae und die vordere Halsmuskulatur (zusammen mit C2) und sensibel das Zervikalgelenk C3.

Diese Nerven afferenzieren in die Medulla oblongata und haben enge Verbindung zu den spinalen Anteilen des Nervus trigeminus, aber auch zu den Nervi facialis, glossopharyngeus, vagus, accessorius und hypoglossus. Damit bildet der Hirnstamm ein sensorisches Zentrum für Koordination von Balance und Bewegung gegen die Schwerkraft.

Die segmentalen Ebenen C1-C3 sind für das Kopfgelenk von besonderer Bedeutung in ihrer Verbindung zu den trigeminalen Strukturen sowohl für die oberflächlichen Hautafferenzen als auch für die Tiefensomatik (Muskelspindeln). Darüber hinaus bestehen Projektionen zum Vestibulariskernkomplex und zu den Cochleariskernen.

Somit stellt sich für die HNO-Symptome ein gut erarbeitetes neuroanatomisches Modell dar.

Die Kopfgelenkregion in ihrem Entstehen während der Keimesentwicklung verdient besondere Betrachtung. Die zervikookzipitale Übergangsregion als erster im Embryo angelegter Körperabschnitt lässt sich aufgrund ihrer embryologisch und funktionell zentralen Stellung beim Menschen als vitales Zentrum bezeichnen.[3] Die Entwicklung des Körpers beginnt im kraniozervikalen Übergang. Nicht nur in der Ausprägung des Axialskeletts zeigen sich Besonderheiten, sondern hier ist auch der Quellpunkt für Anlagematerial zur Bildung des Darmes, des Urogenitalsystems und des Herzens. Außerdem entwickeln sich von hier aus der für das Vegetativum so wesentliche Nervus vagus und die Medulla oblongata mit ihren lebenswichtigen Zentren.

Der Hals vermittelt dem Kopf mit seinen Sinnesorganen die Orientierung im Raum, spiegelt durch seine Haltung das emotionale Befinden wider und dient durch Kopfbewegungen der zwischenmenschlichen Kommunikation. Hier findet die Überkreuzung der Atem- und Speisewege statt. Dies ist der Übergang von der bewussten Nahrungsaufnahme zur Weiterleitung in das Unbewusste des Stoffwechsels, der Verdauung.

In der Beziehung der Wesensglieder ist zwischen Kopf und Hals eine Polarisierung erkennbar. Während sich an die Knochensphäre des Neurocraniums (als Ausdruck des physischen Leibes) die Flüssigkeit der Liquorräume an die vom Astralleib geprägten Hirnstrukturen anschließt und so schließlich das Ich-Bewusstsein erwachen kann, finden sich im HWS-Bereich umgekehrte Verhältnisse: Hier liegt der zur Physis gehörende mineralisch-knöcherne Kopfgelenkbereich innen. Es schließt sich der zur ätherischen Organisation zählende, mit Schleimhaut ausgekleidete Kopfdarm an, nach außen hin umhüllt von der Muskulatur, in der sich in der Beweglichkeit des Halses der Astralleib offenbart. Die Sinnestätigkeit der in höchster Dichte vorhandenen Muskelspindeln, der

Hals als Sinnesorgan erlaubt die Wahrnehmung der Kopfstellung. So erfährt der Mensch sich als im Raum bewegendes Wesen, als Ich.

1. Krankheitsbilder

1.1 Zervikovestibulärer Schwindel

Eindeutige anamnestische und diagnostische Anzeichen für zervikovestibulären Schwindel gibt es nicht. Ein sekundenweiser Schwindel nach einer ungewohnten Kopfbewegung oder auch ein länger andauernder am Morgen beim Aufwachen nach falscher Lagerung während des Schlafes können Hinweise sein.

Der HNO-ärztliche Bezug zum Kopfgelenk liegt neurophysiologisch darin, dass das Vestibularorgan auch Generator für motorische Aktionspotentiale der reflektorischen Stellmotorik ist. Über den Tractus vestibulospinalis medialis erhält die Axialmuskulatur einerseits efferente Impulse aus den Vestibulariskernen, andererseits schließen Afferenzen aus den Propriorezeptoren den Reflexkreis der Kopf-Körper-Koordination. Dass bei dynamischen Körperphasen ein stabiles Blickfeld gewährleistet ist (Kopfimpulstest), das feinste neurootologische Korrekturbewegungen in drei Ebenen erfordert, lässt die hochkomplexen Verschaltungen erahnen. Darin spiegelt sich die große interindividuelle Varianz, die eine Zuordnung als zervikovestibulärer Schwindel erschwert.

1.2 Tinnitus

Wissenschaftliche Untersuchungen bestätigten eindrücklich den sensomotorischen Einfluss auf das cochleäre System[4], insbesondere auch die Einflussnahme des Nervus trigeminus. Nicht selten entstehen Ohrgeräusche nach Massagen und chirotherapeutischen Manipulationen, aber auch nach Schleudertraumata. Ebenso können Zahnbehandlungen, Traumen der Schulter oder Beschwerden im Brustwirbelbereich Auslöser sein. In diesen Fällen ist meist ein zeitlicher Zusammenhang mit dem Auftreten des Tinnitus erkennbar, ebenso die Modulierbarkeit durch entsprechende Behandlung. Bei Traumata sind neben manuellen Untersuchungen selbstverständlich bildgebende Verfahren zur Abklärung erforderlich.

Der neurophysiologische Hintergrund dieser reflexartigen Reaktion ist in einer Verschaltung auf spinaler Ebene zwischen Hinterhornneuronen und Kerngebieten des Hörorgans zu sehen. Über die Wurzeln C2/C3 laufende Afferenzen stellen die Verbindung her.

1.3 Schluckstörungen

Schluckstörungen gehören zu den häufig beklagten Beschwerden. Die Patienten schildern als Symptome Enge- und Beklemmungsgefühl, auch unabhängig von der Nahrungsaufnahme, bis hin zu anhaltenden bis intermittierenden Schmerzen, oft in den Bereich zwischen Zungenbein und lateraler Oberkante des Kehlkopfes strahlend. In einigen Fällen erfolgt zum Tumorausschluss eine Schluckendoskopie. Typischerweise ist bei manueller Untersuchung eine Mobilitätsstörung der Segmente C2/C3 und C3/C4 tastbar. Auf jeden Fall ist es vorschnell, einen psychogenen „Globus hystericus" zu konstatieren, da funktionelle Störungen durch manuelle Behandlung gut therapierbar sind. In diesem Zusammenhang durchgeführte logopädische Maßnahmen haben eher geringere Erfolgschancen.

1.4 Craniomandibuläre Dysfunktion

Die Craniomandibuläre Dysfunktion (CMD) gehört zu den häufigsten chronischen Schmerzsyndromen. Zugrunde liegt eine Fehlregulation der Kaumuskulatur und der Kiefergelenke. Die enge Verknüpfung mit dem Kopfgelenk ist schon darin erkennbar, dass jeder Kieferschluss mit einer HWS-Flexion, jede Kieferöffnung mit einer HWS-Extension einher geht und somit eine CMD fast nie isoliert von einer HWS-Störung vorliegt. Vier Fünftel aller CMD-Patienten zeigen Symptome einer Craniocervikalen Dysfunktion (CCD).[5] Auch hier ist das Beschwerdebild vielfältig: Otalgien, Vertigo, Tinnitus, Gesichtsschmerzen, Schluckbeschwerden und Stimmschwäche führen die Patienten zum HNO-Arzt. Anhaltspunkte für eine CMD sind leicht zu finden und geben dann Anlass für eine interdisziplinäre Behandlung [→ Kapitel XIV Zahnärztliche Aspekte].

2. Therapie

Sollte bei der Untersuchung ein Verdacht auf strukturelle Veränderungen wie Frakturen, Bandscheibenvorfall, Tumoren oder Metastasen vorliegen, bedarf es ergänzender Klärung durch bildgebende Verfahren und der Zusammenarbeit mit Orthopäden, Neurologen, Unfallchirurgen sowie Kiefer- und Zahnheilkundlern, um Veränderungen auszuschließen, die dann z. B. Kontraindikation für eine manualtherapeutische Behandlung darstellen und bei Nichtbeachtung sogar zusätzliche Komplikationen auslösen können.

Da ein Patient froh ist, wenn sich seine Beschwerden umgehend zumindest lindern, sind dem anthroposophisch-medizinisch arbeitenden HNO-Arzt schnell wirkende Behandlungen per s.c.-Injektionen möglich.

Die klassische Heilpflanze für Erkrankungen und Traumatisierungen im Bewegungsmenschen ist die Arnika (Arnica montana), in der Kombination mit Levisticum (Wurzel des Liebstöckels) und Apis.

- *Arnica / Levisticum D3 comp.* (Weleda) Amp. s.c.

oder

- *Arnica / Levisticum D6 comp.* (Weleda) Amp. s.c. mit feiner Kanüle (27G oder 30G) paravertebral beiderseits jeweils auf drei Portionen verteilt in Höhe der Segmente C0/C1, C3/C4 und C7/Th1, 1–3 × pro Woche (sehr sichere und vor allem schmerzlösende Wirkung) – kontraindiziert bei Patienten mit Bienengiftallergie (Apis)

Alternativ ist in gleicher Weise anzuwenden

- *Magnesium phosphoricum comp.* (Wala) Amp. s.c.

Es enthält Arnica D2, Magnesium phosphoricum D5 und Formica D7.

Auch Injektionen mit

- *Plantago-Primula comp.* (Weleda) Amp. s.c.

lösen die Spannungen der Muskulatur.

Beide Präparate lassen sich als Mischspritze ergänzen durch

- *Disci/Rhus toxicodendron comp. 10 ml* (Wala) Amp. s.c.

Es handelt sich bei Disci-Präparaten um eine Besonderheit der anthroposophischen Medizin. Diese Präparate entstammen der Gruppe der Organpräparate. Hergestellt werden sie aus dem Nucleus pulposus eines Rindes und übernehmen hier eine Leitschienenfunktion, da das Medikament im Bereich der entsprechenden Segmente der Wirbelsäule in ihrem komplexen Zusammenspiel von Muskulatur, Nervenstrukturen und Gelenken wirkt [→ auch Kapitel XVII Pharmazeutische Aspekte].

Da die in diesem Kapitel behandelten Störungen im Zusammenhang mit Position und Bewegung des Menschen in Raum und Zeit stehen, gilt es auf alle Defizite zu achten, die eine normale Haltung und Bewegung des Körpers beeinträchtigen. Daher ist es sinnvoll, auch nach Störungen der Gliedmaßen im unteren Körperbereich, z.B. in den Fuß-, Knie- und Hüftgelenken zu fragen. Denn die meist einseitig auftretenden Beschwerden verursachen unbewusst Gewichtsverlagerungen auf die gesunde Seite mit der Folge einer Schiefstellung des Iliosakralgelenks, aus dem die Wirbelsäule dann nicht mehr senkrecht herausstrebt. Dies wiederum bewirkt am oberen Ende der Wirbelsäule, dass zur Balancierung des Kopfes eine asymmetrische Tätigkeit der Halsmuskulatur auftritt. In diesen Fällen ist es sinnvoll, wenn der HNO-Arzt mit Injektionen behandelt.

Bei Lumbalsyndrom:

- *Disci/Rhus toxicodendron comp. 10 ml* (Wala) Amp. s.c.

zusammen mit

- *Articulatio sacroiliaca Gl D12* (Wala) Amp. s.c. paravertebral auf je drei Portionen verteilt, beiderseits neben den betroffenen Bereichen

Bei Gelenkbeschwerden ist das Organpräparat des betroffenen Gelenks anzuwenden – bei Arthrose in D6/D8, bei entzündlichen Prozessen in D12/15, bei akuter Entzündung anfangs D30.

- *Articulatio intercarpae Gl* (Wala) Amp. s.c. für Mittel-und Vorfuß
- *Articulatio talocruralis Gl* (Wala) Amp. s.c. für das Sprunggelenk
- *Articulatio genus Gl* (Wala) Amp. s.c. für das Kniegelenk
- *Articulatio coxae Gl* (Wala) Amp. s.c. für das Hüftgelenk
- *Articulatio humeri Gl* (Wala) Amp. s.c. für das Schultergelenk als Mischspritze nach Bedarf, anfangs 1–3 × Woche, später 1 × pro Woche und mit größerem Abstand

zusammen mit

- *Cartilago/Mandragora comp.* (Wala) Amp. s.c.

oder

- *Rhus toxicodendron comp.* (Wala) Amp. s.c.

oder

- *Cartilago comp.* (Wala) Amp. s.c.

Da immer mehr Menschen an Bildschirmen arbeiten und so über längere Zeiträume die gleiche Kopfstellung einnehmen, ist es wichtig, diese häufiger zu wechseln. Das ist einfach zu erreichen, indem man sich angewöhnt, in kürzeren Abständen die Sitzhöhe des Stuhles in beide Richtungen zu wechseln. Neben der Stellung des Kopfes verändert sich dabei auch die Haltung der Arme zur Arbeitsfläche. Das tut den Schultern gut. Arbeitsplätze im Stehen mit beweglicher Tischhöhe erfüllen diesen Zweck ebenfalls, sind jedoch wegen höherer Kosten eher selten anzutreffen.

Nachts im Liegen ist die Muskulatur entlastet. Noch vorhandene Verkrampfungen sind dann durch Wärme zu lösen (wärmendes Halstuch, unter Umständen auch Wärmflasche unter dem Kopfkissen).

Auch wenn es hilfreich ist, dass der HNO-Arzt sich einfache manualtherapeutische Techniken aneignet und diese zusammen mit den geschilderten Injektionen anwenden kann, ist für die weitere Behandlung die Zusammenarbeit mit Heileurhythmisten, Manualtherapeuten oder Osteopathen anzustreben.

Literatur

1 Naumann, H. H., Helms, J., Herberhold, C., Kastenbauer, E. (Hrsg.): Oto-Rhino-Laryngologie in Klinik und Praxis. Band 3: Ohr. Thieme Verlag Stuttgart 1995.

2 Hölzl, M., Behrmann, R., Biesinger, E. et al.: Ausgewählte HNO-Symptome bei funktionellen Störungen der oberen Halswirbelsäule und der Kiefergelenke. HNO 2018; 66 (3). S. 237–250.

3 Kunze, R.: Die Kopfgelenkregion. Der Merkurstab 2017; 70 (6). S. 471–475.

4 Biesinger, E.: Das C2/C3-Syndrom – Der Einfluss zervikaler Afferenzen auf HNO-ärztliche Krankheitsbilder. Manuelle Medizin 1997; 35. S. 12–19.

5 Hülse, M., Neuhuber W., Wolff H.-D. (Hrsg.): Die obere Halswirbelsäule. Patho-Physiologie und Klinik. Springer Verlag Berlin Heidelberg 2005.

KAPITEL XIV

Zahnärztliche Aspekte

RENATE KVISKE

1. Einleitung

Das Gebiet der Zahnmedizin ist durch unsere historisch gewachsene Berufsbezeichnung leider nur unzureichend abgebildet. Unser Arbeitsgebiet ist der gesamte Mundraum, und wenn wir uns als Zahnmediziner gut um diesen und seine Funktionen kümmern wollen, sind viele andere Aspekte einzubeziehen, die den Patienten in seinem körperlichen und auch geistig-seelischen Sein ausmachen. Dieses hat Auswirkungen auf die Gesundheit des Mundraumes, denn, um es populärer auszudrücken: „An den Zähnen hängt ein Mensch." Dieser Mensch hat seinen Mundraum, genau wie alle anderen körperlichen Strukturen, individuell ausgebildet, strukturiert ihn anfänglich embryonal, formt ihn während des ganzen Lebens durch die Kräfte, die über die Muskulatur auf ihn einwirken, ernährt und baut ihn auf mit Hilfe seines Stoffwechsels und „nutzt" ihn auf vielfältige Art und Weise. Dies geschieht durch das Zusammenspiel aller Wesensglieder, deren Wirken sich hier abbildet.

So ist der Mundraum

- der Beginn des Verdauungstraktes: wir nehmen etwas in uns hinein
- der Raum, der die Sprache mit bildet und Teil der Mimik: wir drücken uns aus[1]
- eine Grenze: hier entscheiden wir, was wir in uns hinein nehmen oder aus uns heraussetzen/äußern wollen
- Sinnesorgan (Kauen, Schmecken, Tasten) mit hoher Empfindlichkeit (das Körnchen auf der Kaufläche, das uns stört – Frühkontakte, die kleiner sind als acht Tausendstel Millimeter, sind spürbar)
- wichtiger Teil unserer Körperstatik, in der wir Halt finden. Ist dieses System gestört, manifestiert sich dies unter Umständen als Craniomandibuläre Dysfunktion (CMD). Hier zeigt sich, ob wir „Biss" haben, auch dies als Ausdruck der Persönlichkeit.

Mit der Eustachi-Röhre öffnet sich der Mundraum zum Mittelohr, die Zähne des Oberkiefers stehen in enger Beziehung zur Kieferhöhle. Der Oberkiefer in seiner Enge oder Weite bildet den Boden der Kieferhöhle und die Basis, auf der das Mittelgesicht architektonisch aufbaut. Hier sind z. B. kieferorthopädische Maßnahmen unter Umständen hilfreich für den Menschen, das, was eigene Kräfte in der Kieferentwicklung nicht gut ausformen konnten, nach zu entwickeln und so die Funktionen besser zu ergreifen. Andererseits brauchen wir als Zahnmediziner die Hilfe des HNO-Arztes, z. B. bei gestörter Nasenatmung, da hierbei die Gefahr der Entwicklung von Kieferverformungen, Karies und Parodontopathien zunimmt und nicht allein durch zahnärztliche Maßnahmen zu beeinflussen ist.

Diese Beispiele verdeutlichen, wie verflochten die Gebiete der Zahnmedizin und der Hals-, Nasen-, Ohrenheilkunde sind und wie wichtig es ist, sich hier zum Wohle des Patienten gut auszutauschen und zusammenzuarbeiten.

2. Zahn- und Gebissentwicklung

„Bitten wir einen Menschen, seinen Mund zu öffnen, so sollten wir uns bewusst sein, dass der menschliche Mundraum der intimste Innenraum des menschlichen Leibes ist. Es mag von daher auch merkwürdig erscheinen, dass Zahnärzte und Kieferorthopäden einerseits, ebenso wie Kinder-, und Allgemeinarzt, Internisten und Geriater andererseits wenig Kommunikation pflegen, ja oft unverbunden nebeneinander her am selben Patienten tätig sind".[2]

Mit diesen Worten leitete Georg Soldner seinen Aufsatz *Der menschliche Mundraum* ein. Daher seien in diesem Buch zunächst die Grundzüge der Zahn- und Kieferheilkunde in angemessener Ausführlichkeit geschildert, um im Weiteren die speziellen Berührungbereiche mit der HNO-Heilkunde darzustellen.

Die Mineralisation der Zähne, die zuvor bindegewebig vorgebildet werden, beginnt im zweiten Trimester der Schwangerschaft. Dabei mineralisiert der Zahn fortschreitend von den Höckerspitzen aus und lagert neben den physiologischen Zahnmineralien auch Schicht für Schicht Umweltgifte und Spuren von Medikamenten ein, die man mittlerweile in der jeweiligen Mineralisationsphase dem Alter des Kindes mit hoher Präzision zuordnen kann.

Zusammensetzung und Struktur der Zahnsubstanz hängen vom Wohlbefinden des Kindes in der jeweiligen Phase der Entwicklung ab und prägen den Zahn, solange er in der Mundhöhle steht. So schreibt sich in den Zahn die Historie der Entwicklungsprozesse des Menschen in den ersten 14 Lebensjahren ein.[3]

Dieser Prozess der Zahnbildung, an dem verschiedene Zelltypen beteiligt sind, kommt erst zu einem gewissen Ende mit der Mineralisation der Wurzelspitzen der bleibenden Eckzähne um das 14. Lebensjahr herum (siehe Abb. S. 289). Er begleitet also den Menschen bis ungefähr zum Beginn der Pubertät.

Interessant ist, dass besondere Zeiten des Zahndurchbruchs und -wechsels zum bleibenden Gebiss mit der Individuation in der kindlichen Entwicklung korrelieren. Der Zahnwechsel geht einher mit einer Entzündung mit allen ihren histologischen Merkmalen. Dies ist unabdingbar notwendig, da alte Substanz abgebaut werden muss, um den Aufbau neuer individuellerer Substanz (Knochen, Zähne, Parodont) zu ermöglichen, es findet also auch im Physischen ein Vorgang der Individuation statt, an dem alle Wesensglieder beteiligt sind und welcher der Individuation im Geistig-Seelischen entspricht.

Dieses Geschehen ist physisch und psychisch für das Kind mit deutlichem Kraftaufwand verbunden. Da ist dann das kränkliche, weinerliche Kleinkind, vielleicht fiebernd, das einen Milchzahn durchbringt – zur großen Erleichterung der Eltern, welche die Krankheitszeichen zuvor nicht einordnen konnten – aber auch das miserabel gelaunte Zahnwechselkind im 6. Lebensjahr mit der schmerzhaften bläulich-entzündlichen Auftreibung hinter dem letzten Milchbackenzahn, durch die dann der 6-Jahr-Molar bricht.

Danach ist alles wieder gut. So ist auch der Durchbruch des Weisheitszahns oft mit erheblichen entzündlichen Beschwerden verbunden [→ Abschnitt 2.3.2 Weisheitszähne].

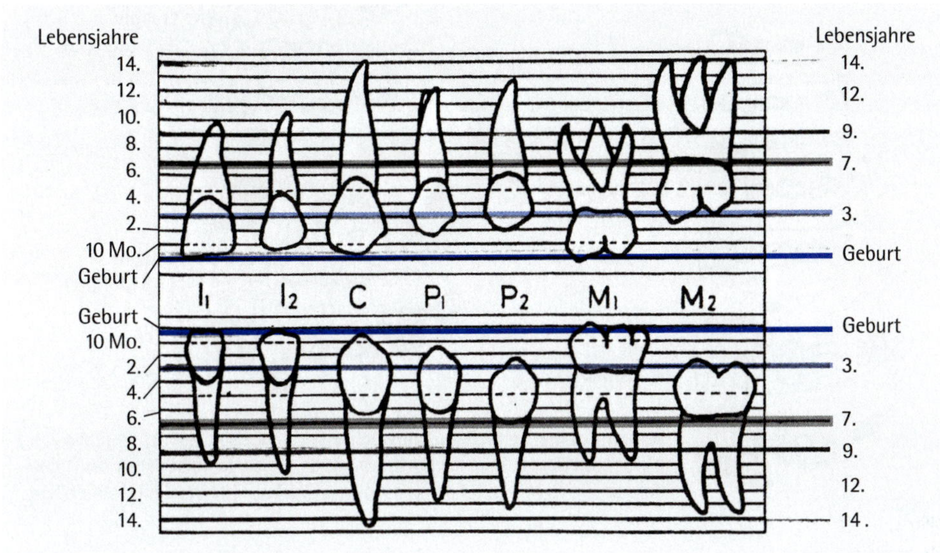

Mineralisation in Bezug zum Lebensalter[4]

2.1 Markante Zeiten des Zahndurchbruches / Zahnwechsels in Korrelation mit besonderen Phasen der kindlichen Entwicklung

- *ca. ab 2. Lebensjahr: Durchbruch der 2. Milchbackenzähne*, es beginnt das Trotzalter, das Kind sagt zum ersten Mal „Ich" zu sich selbst und drückt damit in einem ersten Lösungsprozess von den Eltern aus, dass es beginnt, sich als eigenständiges Wesen zu begreifen
- *ca. 5.–6. Lebensjahr: Beginn des Zahnwechsels* mit dem Durchbruch der ersten bleibenden Backen- oder der Frontzähne, alle Zahnkronen des Wechselgebisses sind mineralisiert – die Fähigkeit zum abstrahierenden Denken beginnt (Einschulung), eine weitere Individuation im Erleben des Kindes setzt ein, gepaart mit seelischer Labilität
- *ca. 9. Lebensjahr: Wechsel der Eckzähne bzw. der ersten Prämolaren* – Rubikon, Krise des 9. Lebensjahres
- *ca. 12. Lebensjahr: Durchbruch der 2. Backenzähne* – Präpubertät
- *ca. 14. Lebensjahr: Ende der Mineralisation*, auch der Wurzeln, aller Zähne des bleibenden Gebisses (mit Ausnahme des Weisheitszahns) – Pubertät[5]
- *ab frühestens 15. Lebensjahr: Durchbruch des Weisheitszahns* Der junge Mensch ist zum ersten Mal in der Lage, wirklich eigene Entscheidungen zu treffen [→ Abschnitt 2.3.2 Weisheitszähne].

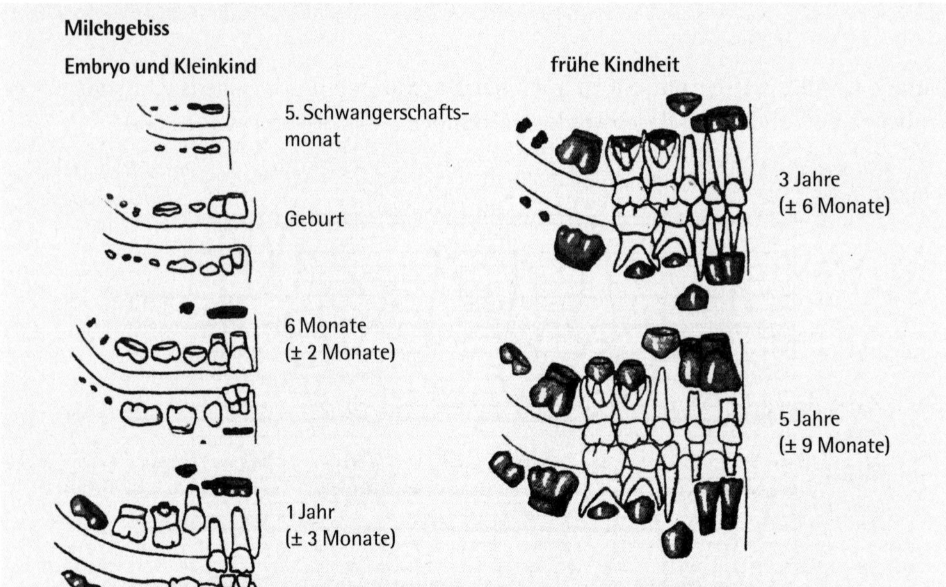

Ablauf des menschlichen Zahnwechsels Milchgebiss – Wechselgebiss – bleibendes Gebiss. Das Milchgebiss ist weiß, die bleibenden Zähne sind grau dargestellt. Es sind nur die bereits mineralisierten Teile der Zähne abgebildet.

Zahnwechselschema 1[6]

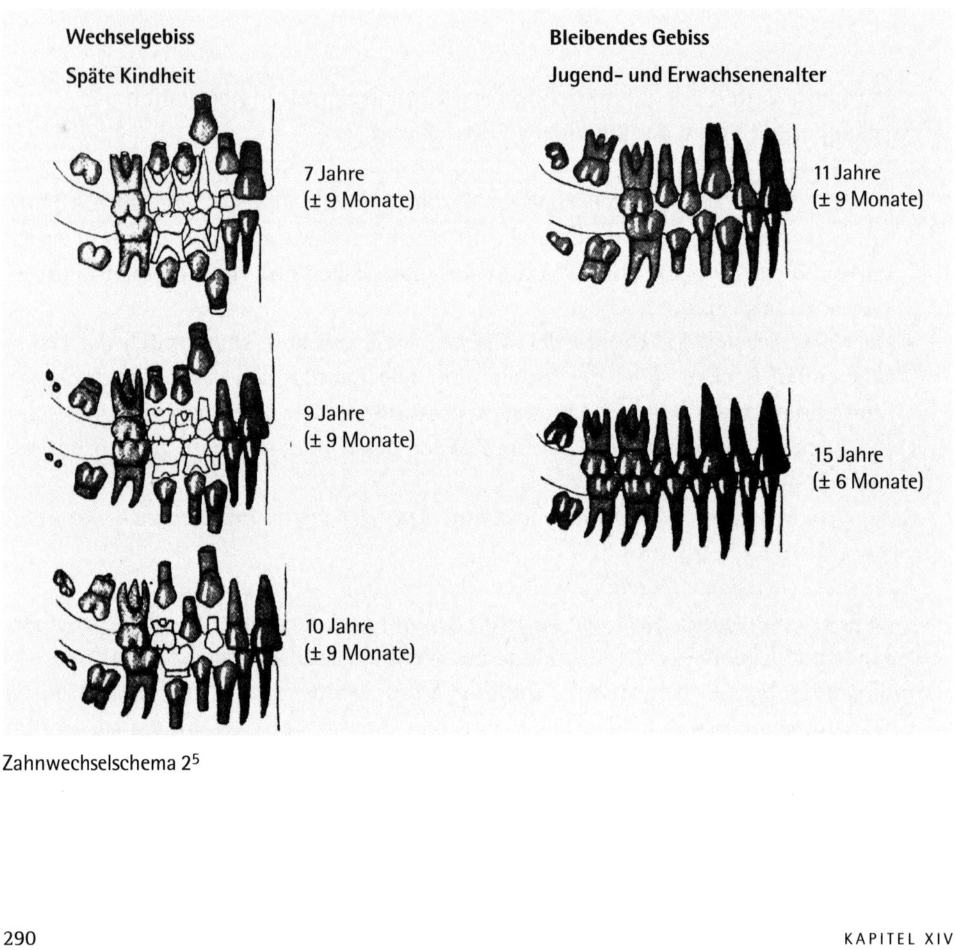

Zahnwechselschema 2[5]

Bei *verzögertem Zahndurchbruch im Milchgebiss* empfiehlt sich die Einnahme von

- *Kieserit D6* (Apotheke an der Weleda) Dil. — 2 × 3 gtt für Tage bis Monate

zusammen mit

- *Equisetum arvense Silicea cultum Rh D3* (Weleda) Dil. — jeden 2. Tag 1 × 1 gtt

Akute Zahnungsbeschwerden im Milchgebiss lassen sich meist gut beherrschen durch

- *Kieserit D20* (Apotheke an der Weleda) Dil. — jeden 2. Tag 1 × 2 gtt (3 Gaben insgesamt)

zusammen mit

- *Equisetum arvense Silicea cultum Rh D3* (Weleda) Dil. — jeden 2. Tag 1 × 1 gtt

in Kombination mit

- *Chamomilla e radice D6* (Wala) Globuli velati

oder

- *Belladonna/Chamomilla* (Wala) Globuli velati — jeweils 1 × abends bis 3–5 × täglich 5, akut bis 2-stündlich 5

Bei meist abends auftretender Exazerbation, vor allem wenn Schmerzen bestehen:

- *Fieber- und Zahnungszäpfchen* (Weleda)

oder

- *Viburcol N Suppositorien* (Heel) — eine Gabe meist ausreichend

Bei verspätetem Zahnwechsel, auch einzelner Zähne, im Zahnwechselalter (ab ca. 8. Lebensjahr) empfiehlt sich die Einnahme von

- *Kieserit D6* (Apotheke an der Weleda) Dil. — 2 × 4 gtt

zusammen mit

- *Equisetum arvense Silicea cultum Rh D3* (Weleda) Dil. — 2 × 1 gtt für Tage bis Monate, je nach Bedarf

Heileurythmie unterstützt die Zahnbildung, den Zahnwechsel und die Raumentwicklung im Gebiss. Hierbei ist es wichtig, in enger Absprache zusammenzuarbeiten [→ auch Kapitel XVIII.1 Eurythmie-Therapie bei HNO-Erkrankungen].

2.2 Raumentwicklung im Gebiss

Der HNO-Arzt ist insbesondere dann gefragt, wenn der Mundraum zu eng ist und (da der feste Gaumen gleichzeitig Boden der Kieferhöhle ist) auch beengte Verhältnisse vorliegen, welche die Atmung und die Belüftung erschweren.

Es ist wichtig, die Bedingungen der Raumbildung zumindest anzureißen, um ggf. in Co-Therapie mit Logopäden, Pädagogen, Osteopathen, Kieferorthopäden, Sprachtherapeuten und Heileurythmisten zu einer Verbesserung beizutragen.

Die Raumbildung des Gebisses ist zu einem gewissen Teil genetisch veranlagt, insbesondere beim Erscheinungsbild der Progenie spielt die Genetik eine große Rolle. Raumbildung folgt aber in bedeutendem Maße den Kräften, die auf die Strukturen des Mundorganes, der Knochen sowie der Zähne einwirken.

Die Form folgt der Funktion. Erstere entsteht durch die muskulären Kräfte, die auf sie einwirken. Diese Kräfte sind beträchtlich. Sie wirken raumbildend während des ganzen Lebens, besonders aber in der Kindheit.

Eine wichtige Rolle spielt dabei die Zunge, die durch ihre Aktivität den Mundinnenraum ausbildet und in seiner Form erhält. Sie formt durch ihren Druck das Gaumendach bei jedem Schluckakt, 1.000–3.000 Mal täglich. Die Zungenränder drücken dabei gegen die geschlossenen Zahnreihen und formen so den Zahnbogen von innen aus. Von außen wirkt die Kraft der perioralen Muskulatur auf die Zahnreihen. Der Zahnbogen findet seinen Platz in dem Bereich, in dem die Kräfte von innen und außen sich aufheben. Im Idealfall entstehen so parabelförmig ausgebildete Zahnreihen mit stabiler Verzahnung, in der die einzelnen Zahngruppen ihre Funktionen erfüllen können und der Patient sich gut „zuhause fühlt" in seinem Mundraum.

Beispiel Daumenlutschen

Saugt ein Kind lange und intensiv an seinem Daumen, lagert sich dieser zwischen den oberen und unteren Frontzähnen ein. Die oberen Frontzähne werden nach außen gedrückt, die unteren nach innen. Die saugende Zunge (probieren Sie selbst einmal aus, wo sich die Zunge beim Saugen anpresst und wo beim Schlucken) drückt nach vorn und macht den Gaumen zusätzlich lang und schmal. Der Druck auf die Seitenzähne und den hinteren Bereich des Gaumens ist zu gering, um die Breitenentwicklung des Gaumens und des Zahnbogens zu gewährleisten. Die Zunge orientiert sich nach vorn und „kennt" den hinteren oralen Raum noch nicht, um ihn genügend auszufüllen und zu formen. Es liegt eine muskuläre Dysfunktion vor, u.a. mit Sprachentwicklungsstörungen.

Warum lutscht ein Kind am Daumen? In meiner langjährigen Praxis habe ich die Erfahrung gemacht, dass es sich dabei um sensible Kinder handelt, die zu offen sind für äußere Eindrücke und noch nicht in der Lage, sich altersentsprechend abzugrenzen. Es lässt sich beobachten, dass das kleine Kind den Daumen in den Mund nimmt, sich ggf.

zusätzlich noch mit dem freien Arm wie selbst umarmt, eine Schutzgeste einnimmt. Wenn es älter und sicherer wird, lockert sich die Umarmung, bis schließlich auch der Daumen nicht mehr gebraucht wird. So ist Daumenlutschen als Symptom zu betrachten. Ein Entwöhnen mit Zwang ist nicht sinnvoll, da man dadurch das Kind noch schutzloser werden lässt. Solche Kinder brauchen in der Regel viel liebevolle Zuwendung, Stärkung der Hülle, die sie selbst noch nicht haben. Sie benötigen Körperkontakt, um sich selbst zu spüren, Nähe, Wärme, Umarmung und Zeit. Hilfreich sind auch abendliche Bäder (idealerweise mit dem Jungebad[7]) oder Einreibungen mit umhüllenden Ölen. In idealer Weise eignen sich für beides das Gold-Rose-Lavendelöl [zur Anwendung → Abschnitt 3. Craniomandibuläre Dysfunktion] und Kuren mit Equisetum arvense Silicea Cultum Rh D3 (Weleda).

In ähnlicher Weise wirken andere dysfunktionale Gewohnheiten auf die Ausformung des Gebisses und damit des Mundraumes (z. B. Einsaugen der Wange, Lutschen an Stiften, Einlagerung der Zunge zwischen den Seitenzähnen, Lippenbeißen u. v. a. m.).

Folgende Grafik verdeutlicht gebietsübergreifend die Auswirkungen auf die Sprachentwicklung der Kinder:

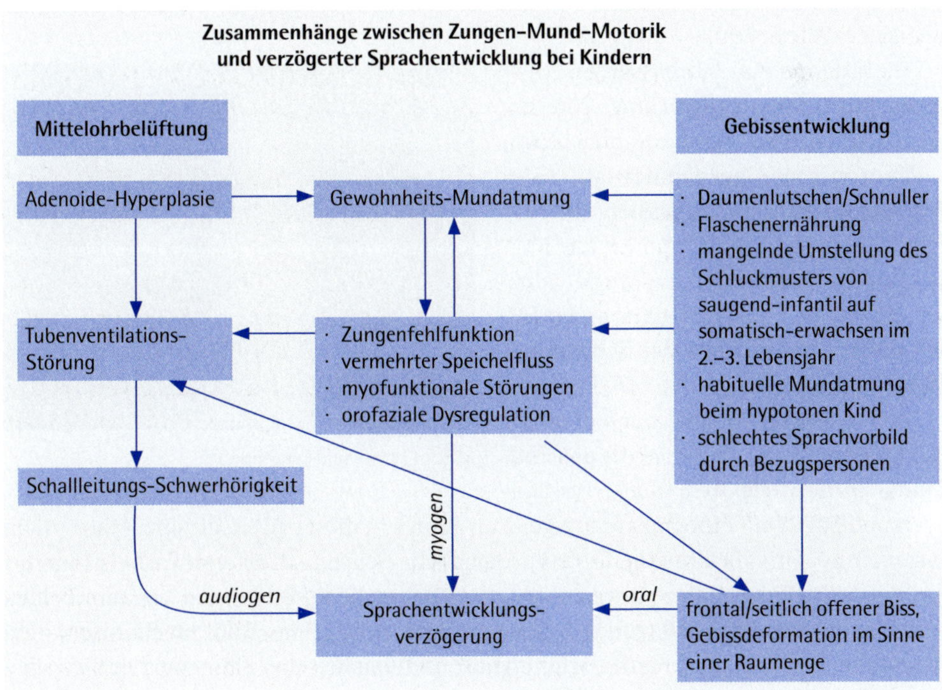

Mundmotorik

2.3 Besonderheiten der Gebissentwicklung

2.3.1 MIH-Zähne – Ein neues und weit verbreitetes Phänomen einer Störung der Zahnbildung

Zahnbildende Zellen reagieren sehr empfindlich mit Störungen in ihrer Syntheseleistung, wenn Ereignisse eintreten, die im weitesten Sinne kräftezehrend für das Kind sind. So kann besonders die Schmelzbildung beeinträchtigt werden durch Erkrankungen, Medikamente, z. B. Tetrazykline, Fluoride in Überdosierung (Fluorose) oder Chemikalien, wie z. B. Bisphenol A aus Kunststoffen. Auch Probleme der Versorgung des Fötus am Ende der Schwangerschaft und psychosoziale Beeinträchtigungen, wie z. B. der Verlust wichtiger Personen aus dem sozialen Umfeld, spielen eine Rolle.

Schmelzdefekte sind nach dem Zahndurchbruch sichtbare Zeichen einer Störung der Mineralisation während der Zahnbildung und lassen Rückschlüsse darauf zu, in welchem Alter diese Störung aufgetreten ist (siehe Abb. unten). Dies kann anamnestisch wichtige Aufschlüsse hinsichtlich eines Krankheits- oder Entwicklungsgeschehens geben (siehe Abb. S. 290).

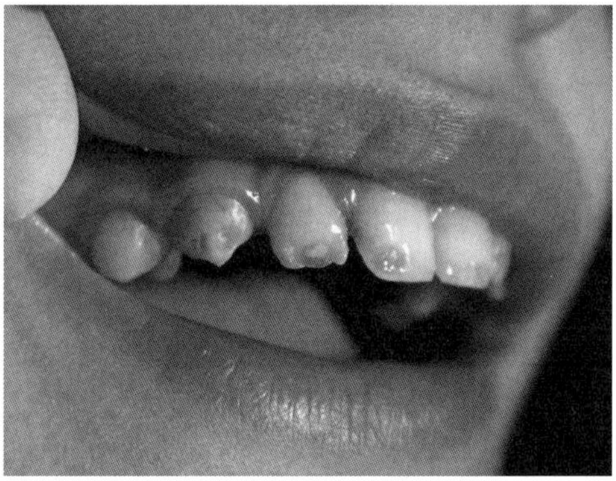

MIH an Front- und Eckzähnen[22]

Die in den letzten Jahren (seit ca. 2013) beobachtete rasante Zunahme von für die Betroffenen oft *schmerzhaften Zahnaufbaustörungen*, bezeichnet als *MIH* (Molaren-Inzisiven-Hypoplasie), betrifft vorwiegend die Front- und ersten bleibenden Backenzähne, eventuell auch den letzten Milchbackenzahn, deren Mineralisation gegen Ende der Schwangerschaft beginnt.

In der Vergangenheit nur bei wenigen Kindern beobachtet, betrifft das Phänomen mittlerweile 30 % (!) aller 12-Jährigen und hat damit eine höhere Inzidenz als Karies in dieser Altersgruppe. Man spricht von einer neuen Volkskrankheit.[8] Unterschiedliche Schweregrade von Farbveränderungen der betroffenen Zähne über ausgedehnte Schmelzmissbildungen bis zum Fehlen einzelner Areale der schützenden Schmelzschicht prägen das Bild. Mechanische und chemische Einflüsse sind häufig schmerzhaft und machen das Zähneputzen bisweilen zur Qual. MIH-Zähne sind oftmals hypersensibel und nur schwer zu anästhesieren. Die Mineralisation als Ausdruck des Irdischwerdens, des Ergreifens des Körpers durch das Kind, ist ungenügend und erscheint in gewisser Weise „embryonal".

Das Phänomen der hypersensiblen MIH-Zähne korreliert mit der Beobachtung, dass die betroffenen Kinder häufig auch seelisch sensibel und durchlässig sind. Hier ist eine einfühlsame und schützende pädagogische Begleitung hilfreich, damit eine „Nachreifung" in bestem Sinne stattfinden kann, die es dem Kind ermöglicht, all seine Wesensglieder in dem ihm gemäßen Tempo zu ergreifen. Dies sind erste Erkenntnisse einer Zusammenarbeit zwischen Zahnmedizinern und Pädagogen, die gegenwärtig stattfindet. Dabei stellen sich die beschriebenen Zahnaufbaustörungen als äußerlich sichtbares Symptom eines vermutlich umfangreichen multifaktoriellen Geschehens dar, das ab dem letzten Trimester der Schwangerschaft beginnt. Gibt es darüber hinaus weitergehende organische Wirkungen, die weniger offensichtlich sind als MIH-Zähne? Zur Erforschung der Ursachen ist eine disziplinübergreifende Zusammenarbeit wünschenswert und erforderlich.

Anfängliche Ergebnisse der Arbeiten von Erin Dunn vom Massachusetts General Hospital zeigen, dass es eine Korrelation gibt zwischen dem Auftreten von Verhaltensauffälligkeiten bei Kindern und der Struktur sowie der Dicke der Schmelzschicht von Milchzähnen. Sie bringt dies in Verbindung mit der Tatsache, dass Hirn- und Zahnentwicklung parallel verlaufen und beide den gleichen hinderlichen Bedingungen in den empfindlichen frühen Phasen der Kindesentwicklung unterliegen. Erste Daten weisen auf die besondere Rolle des Stresshormons Cortisol hin, das abbauend wirkt und bei physischem und psychischem Stress bis zum 10-fachen Normalwert ansteigt. Dies wäre ein Hinweis, dass Stress im weitesten Sinne bei der Entstehung von MIH und anderen Zahnaufbaustörungen eine Rolle spielt.[9]

2.3.1.1 Therapie

Wegen der hohen Empfindlichkeit der Zähne (und der Kinder in diesem frühen Alter) ist die zahnärztliche Therapie schwierig und erfordert viel Geduld sowie eine gute Beziehung zwischen Zahnarzt und Kind. Mit einfühlsamer Behandlung und vorsichtiger Füllungstherapie (die wegen des instabilen Schmelzes häufiger erforderlich ist), gelingt es meist, die Zähne zu erhalten. Bis zum 14./15. Lebensjahr ist eine Nachreifung des Dentins zu beobachten, so dass die Hypersensibilität der Zähne abnimmt und sie gut behandelbar werden.

Sofern irgend möglich sollte man auf eine Behandlung in Narkose verzichten. Aufgrund der Narkose lässt sich nicht überprüfen, ob Frühkontakte auf Füllungen oder inserierten Kronen das feine Zusammenspiel der Kiefer in der Okklusion stören. Schon Frühkontakte unter 8 µm können zu Parafunktionen, Kopfschmerzen und Beeinträchtigungen der Körperstatik des Kindes führen, die mitunter langwierige Fehlfunktionen und Verspannungen zur Folge haben. In solchen Fällen ist eine gute osteopathische Behandlung hilfreich.

2.3.1.2 Zahnpflege

Zu empfehlen sind:

- *Montilo HE 50 %–50 % Pulver* (Heck Bio-Pharma)

Es handelt sich dabei um ein silicareiches Zeolith- bzw. Montmorillonit-Präparat, das die Mineralisation der Zähne außerordentlich gut fördert und besonders die freiliegenden Dentinkanälchen verschließt, die für die Hypersensibilität der Zähne ursächlich sind.[10] Es ist frei von Fluoriden.

■ *Aesculus Urtinktur* (Ceres)

Dies ist ein Präparat aus dem Samen der Rosskastanie (Aesculus hippocastanum), das Strukturierung mit der belebenden aufbauenden Wärmewirkung des Samens verbindet und die Reinigung unterstützt. Das Aesculus-Präparat aus dem Samen ist bei den betroffenen Kindern dem Präparat aus der Rinde vorzuziehen, das stärker strukturierend und reinigend wirkt, dem aber die aufbauende Wärmewirkung des Samens fehlt.

Zum Putzen tropft man einen Tropfen der Urtinktur auf die feuchte Zahnbürste, die anschließend in Montilo-Pulver getaucht wird. Beides bewirkt eine ausgezeichnete strukturierende, regenerierende und remineralisierende Reinigung.

2.3.2 Weisheitszähne

Der Weisheitszahn ist eine Besonderheit der Gebissentwicklung. Er ist der individuellste aller Zähne. Dies betrifft Entwicklung, Anlage, Mineralisation, Gestalt und Durchbruchverhalten (sehr früh ab dem 15. Lebensjahr bis ins hohe Alter).

Der Begründer der Elektroakupunktur, Reinhold Voll (1909–1989), wies u. a. auf seine Beziehung zum Herzen hin und auch zum Ohr (inneres Hören).[11] Hierzu ergänzt die Ärztin und Heileurythmistin Gudrun Merker: Der Weisheitszahn bietet das physische Widerlager dafür, einen anderen Menschen als „Ich" wahrzunehmen, d. h. ihn zu durchschauen/zu erkennen (wahre Wahrnehmungen).[12] Dies ist eine Qualität des Herzens. St. Exupéry: „Man sieht nur mit dem Herzen gut."

Es stellt sich die Frage, ob wir als Therapeuten wissen was wir tun, wenn wir diesen Zahn prophylaktisch, oft aus vermeintlich zu erwartendem Platzmangel, schon im Jugendalter entfernen und dabei auf dem Herzmeridian manipulieren.

Aus meiner über 25-jährigen Erfahrung kann ich sagen, dass es sich lohnt, geduldig zu sein und die Entwicklung des Gebisses abzuwarten. Dann lautet die gute Nachricht häufig, dass sich genügend Raum entwickelt hat, so dass sich dieser besondere Zahn harmonisch in das Gebiss einreihen kann.

Der Durchbruch des Weisheitszahns ist oft verbunden mit entzündlichen Symptomen, die auch die Halsregion und das Gebiet des HNO-Arztes betreffen, wie z. B. Lymphknotenschwellungen, manchmal verbunden mit eingeschränkter Mundöffnung und allgemeinem Krankheitsgefühl.

Meine Beobachtung in vielen Fällen ist, dass der Weisheitszahn in besonderen, für die Persönlichkeit herausfordernden Situationen in die Mundhöhle durchbricht. In solchen Situationen ist der Mensch mit all seinen Kräften, dem besonderen Engagement seiner Wesensglieder, gefordert. So ist der Durchbruch des Weisheitszahns, des individuellsten aller Zähne, hier Ausdruck des kraftvollen Eingreifens der Ich-Organisation und somit äußeres Zeichen eines sehr positiven Geschehens, das zeigt, dass alle Wesensglieder unter Führung der Ich-Organisation tätig sind. Dieser Prozess lässt sich bei Bedarf unterstützen, was das Durchbruchgeschehen erleichtert und so die Entfernung des Weisheitszahns vermeidbar machen kann.

■ *Equisetum arvense Silicea cultum Rh D3* (Weleda) Dil.	in der akuten Phase 4 × täglich 7–10 gtt, danach 3 × 5 gtt in Blöcken zu 3 Monaten mit je 1 Monat Pause bis zum Eintritt und zur Einordnung des Zahnes in die Zahnreihe
zusammen mit	
■ *Kieserit D20* (Apotheke an der Weleda) Dil.	1 × 3 gtt in o.g. Weise

Equisetum, der Ackerschachtelhalm, besitzt die Fähigkeit, Kiesel durch den kräftigen Flüssigkeitsstrom, den er seinem Standort entnimmt, zu resorbieren und zu konzentrieren. Dadurch erscheint Kiesel an der Oberfläche der Pflanze als opalartige Auflagerung und leitet Licht auf Chlorophyll (Stoffwechsel). Die Pflanze ist sehr strukturiert und klar in ihrem rhythmischen Aufbau, dabei zäh und ausdauernd. Die Substanzpolarität von Kiesel, die mit dem Nerven-Sinnes-System und den oberen Wesensgliedern verbunden ist, und Schwefel, der dem Stoffwechsel-Gliedmaßen-System nahe steht, vereinigt sie in besonderer Weise.[13]

Das Präparat unterstützt die oberen Wesensglieder (vor allem die Ich-Organisation) dabei, den zum Zahndurchbruch notwendigen, aber überschießend entzündlichen Abbau mit den aufbauenden Stoffwechselprozessen strukturierend zu verbinden und ihn dem Individuum entsprechend zu gestalten, so dass sich der Zahn einordnen kann.

Da es meist Erwachsene betrifft, bei akuten Beschwerden

■ *Erysidoron 1* (Weleda) Tropfen	2–3 Tage 2-stündlich 10, danach 3 Tage 3-stündlich 10
evtl. ergänzt durch	
■ *Erysidoron 2* (Weleda) Tabletten	1–2 × 1

Bei starken Beschwerden initial

■ *Apis/Belladonna cum Mercurio* (Wala) Amp. s.c.	in die Wangenschleimhaut in die Nähe des Prozesses
oder	
■ *Apis/Belladonna cum Mercurio* (Wala) Globuli velati	2-stündlich 3 in der akuten Phase für 2 Tage
in stündlichem Wechsel mit	
■ *Hepar sulfuris D6* (Weleda) Trit.	1 MSP

Danach sind beide Präparate in größeren Abständen bis zum Abschwellen einzunehmen.

Des weiteren sollte man auf den Stoffwechsel belastende Speisen und Getränke verzichten und auf gute Verdauung achten, damit sich die entstehenden Abbauprodukte der Entzündung ausscheiden lassen.

Zu empfehlen ist die Verwendung von

- *Montilo HE 50%–50% Pulver* (Heck Bio-Pharma)

zusammen mit

- *Aesculus, Cortex, ethanol. Decoctum Urtinktur* (Weleda) 1 gtt

Es ist empfehlenswert, den betroffenen Bereich mit der angefeuchteten Solo-Zahnbürste (z.B. TePe Compact Tuft) vorsichtig zu pflegen und so die Substanz unter die geschwollene Schleimhautkapuze zu massieren. Dies hat eine ausgezeichnete Reinigungs- und Tiefenwirkung und wirkt abschwellend, strukturierend und schmerzlindernd [→ Abschnitt 2.3.1 MIH-Zähne].

Gegebenenfalls sollte der Zahnarzt die Zahnfleischkapuze entfernen, um so den Durchtritt des Zahnes in die Mundhöhle zu erleichtern.

Heileurythmie

fördert darüber hinaus das Ergreifen der unteren durch die oberen Wesensglieder und unterstützt so zielgerichtet die individuell notwendigen Form- und Aufbauprozesse, damit die nötige Raumbildung entstehen kann [→ Kapitel XVII.1 Eurythmie-Therapie bei HNO-Erkrankungen].

3. Craniomandibuläre Dysfunktion (CMD)

Der Begriff Craniomandibuläre Dysfunktion (CMD) ist zu kurz gefasst für einen Symptomenkomplex, der die gesamte Körperstatik mit allen daran beteiligten Strukturen „vom Scheitel bis zur Sohle" dreidimensional umfasst.

Im Gesunden arbeiten diese Strukturen fein abgestimmt über die Interaktionen nervaler Strukturen, faszialem Geschehen, muskulären Aktionen und Reaktionen zusammen. Sie wirken dabei auf u.a. skelettale Strukturen, den Lymph- und Blutstrom und die Organe. Dabei beeinflussen sich alle Teile des Systems gegenseitig.

Ist dieses ausbalanciert, so ist der Mensch in der Lage, die *typisch menschliche Haltung, die Aufrechte*, einzunehmen, in der die Kopf- und Schultergelenke frei sind, so dass der Mensch beim freien Drehen des Kopfes die größte Übersicht und bei der Bewegung der Arme aus freien Schultergelenken heraus die maximale Handlungsfreiheit hat. Nur der Mensch besitzt die Möglichkeit, diese Haltung einzunehmen.

Dabei stehen die Füße leicht V-förmig nach außen geöffnet, die Beine tragen das gut ausbalancierte Becken mit lockeren, nicht durchgedrückten Knien, wobei sich das Körpergewicht gleichmäßig auf beide Füße verteilt. Die Schultern sind parallel zur Bodenebene ausgerichtet, genau wie die gedachte Linie, welche die Pupillen miteinander verbindet und anzeigt, dass der Kopf gerade gehalten wird. Der relativ schwere Kopf kann dabei fast schwerelos und ohne großen Kraftaufwand auf der leicht s-förmig geschwungenen Wirbelsäule ruhen. Der Atem fließt frei, weitet den Brustkorb und bewegt das Zwerchfell. Nirgendwo ist übermäßige Anstrengung und Anspannung spürbar.

Ideal fügt sich dann der Unterkiefer in die Gesamtstatik ein, wenn sich die Zähne des Menschen aus der entspannten Unterkieferposition heraus, leicht und ohne Kraftaufwand, satt schließen lassen, ohne dass der Unterkiefer dabei abgleiten muss. Die Kiefergelenke befinden sich in einer Position, die am besten mit der Gesamtstatik übereinstimmt. Es entsteht das gute (unbewusste) Gefühl, dass alles zusammenpasst. In diesem Zustand ist der Mensch vollkommen *in seiner Mitte*, er ist „Eins", d. h. eine *Einheit mit sich selbst*. Der Kraftaufwand ist gering, alles fühlt sich leicht an. Der Tonus der Muskulatur ist im *Eutonus*.

Passen die Zahnreihen nicht interferenzfrei zusammen, muss der Unterkiefer zum satten Zahnschluss abgleiten, er gerät dreidimensional *aus der Mitte*. Die Kiefergelenke gleiten aus ihrer Idealposition, dies hat über Regelmechanismen Auswirkungen auf die Gesamtstatik, die Kopfhaltung, die Ausrichtung des Schultergürtels, des Beckens etc. Die Muskulatur muss unter vergrößertem Kraftaufwand die Lageveränderungen stabilisieren. Aus Eutonus wird *Hypertonus*, Dysfunktionen entstehen und manifestieren sich gegebenenfalls.

Ist der Mensch gut bei sich, geistig-seelisch ausbalanciert und körperlich in seiner Kraft, kann er dies über lange Zeit unbemerkt kompensieren und ertragen. Kommen aber körperliche oder geistig-seelische Belastungen, hinzu, triggert dies das zunächst unbemerkte Unwohlsein, ein Teufelskreis entsteht und steigert sich zum Schmerz, zur behandlungsbedürftigen vielgestaltigen Symptomatik der CMD, von der mittlerweile 5–20 % der Bevölkerung betroffen sind.

Die Komplexität der Zusammenhänge zeigt die große Bedeutung einer interdisziplinären Zusammenarbeit, um die Ursache der Dysfunktion zu finden und eine nachhaltigen Therapie zu entwickeln, in die der Patient meist durch Eigenaktivität (z. B. Veränderung der Arbeitsbedingungen und des Verhaltens, Übungsbehandlungen, sportliche Tätigkeit) einzubeziehen ist.

3.1 Das Kiefergelenk

Die einzige willentlich bewegliche Gliedmaße im Kopfbereich ist der Unterkiefer, der über die Kiefergelenke mit dem Cranium verbunden ist. Die ausgesprochen zierlichen knöchernen Strukturen des Kiefergelenkes machen deutlich, dass es sich um ein Gelenk handelt, das nicht dafür gebaut ist, große Kräfte aufzunehmen. Es ist eher als *sensorisches Organ* zu betrachten, das über sensible Strukturen verfügt, die über Regelungs- und Rückkopplungsmechanismen [→ Kapitel XIII Halswirbelsäule] die Lage des Unterkiefers in die Gesamtstatik des Menschen integriert. Dabei bedingen sich Körperhaltung und Unterkieferlage gegenseitig. Hat ein Patient z. B. eine Skoliose, d. h. eine Seitwärtsverlagerung der Brustwirbelsäule, so weicht der Unterkiefer auf die Gegenseite aus. Bei einer Kyphose fällt der Kopf nach vorn (siehe Abb.), der Unterkiefer wird dabei nach hinten gezogen. Fehlt der Wirbelsäule die typische S-Krümmung oder ist sie abgeschwächt, so weicht der Unterkiefer nach vorn aus und es entsteht das Bild der Progenie, der Vorverlagerung des Unterkiefers. In all diesen Fällen ist der Mensch statisch aus der idealmenschlichen mittigen Körperhaltung gefallen. So sind die Kiefergelenke gewissermaßen hochsensible, intensiv mit der Gesamtstatik vernetzte ‚Erfolgsorgane' statischer Einflüsse.

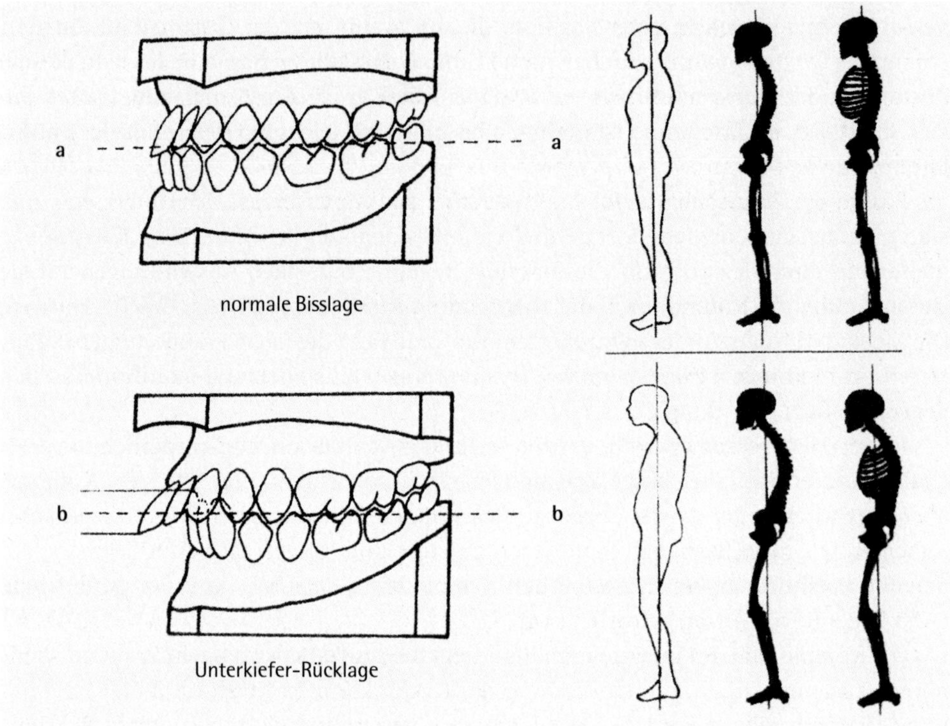

Unterkieferposition des Menschen in Abhängigkeit von der Körperstatik: **a)** idealmenschliche ‚mittige' Körperstatik, **b)** Kyphose und Unterkiefer-Rücklage[14]

Die Kiefergelenke haben vielfältige Funktionen, so dass sie in allen Bereichen der Dreigliederung Aufgaben erfüllen:

- im Kau- und Schluckakt bei der nach innen gerichteten Nahrungsaufnahme, aber auch im Leerschlucken des Speichels sind sie im Stoffwechsel-Gliedmaßen-System tätig
- im Ein- und Ausatmen dienen sie dem Rhythmischen System
- in der Modulation des Sprechens und des Gesanges bewusst physiologisch, pathologisch unbewusst beim Zähneknirschen oder Pressen, geht der Anstoß vom Nerven-Sinnes-System aus.

Insgesamt handelt es sich um ein Organ der Kommunikation sowohl auf stofflicher als auch auf geistig-seelischer Ebene.

Es ist wichtig, auf welche Weise sich der Mensch im Mundorgan spürt. Oberer und unterer Mensch begegnen sich im Schluckakt 1.000–3.000 Mal pro Tag. Im Zusammenschluss der Zähne nehme ich mich wahr, stütze mich an mir ab, bündele meine Kraft (es ist kaum möglich, ein schweres Gewicht bei geöffneten Zahnreihen zu heben), beiße mich durch, zeige Zähne, beim Lächeln oder in Aggression, bin zerknirscht oder verbissen. „Der Mund ist das Schlachtfeld des Gesichtes" (Ingvo Broich).

Bewegungselemente sind die craniofaszialen Muskeln, die einerseits kräftige Arbeit in der Nahrungsaufnahme verrichten, andererseits zarteste Bewegung beim Sprechen und in der Mimik ausführen und so auch wieder dem Stoffwechsel und der Nerven-Sinnes-Tätigkeit gleichermaßen gerecht werden müssen. Die Kräfte, die dabei, auch formend, auf das Mundorgan einwirken und weitere craniale Strukturen beeinflussen, liegen bei ca. 4.000 kN pro Tag. Das macht verständlich, warum Dysfunktionen im Bereich des Mundorganes ursächlich für ca. 50 % der Trigeminusneuralgien sind.

3.2 Zusammenarbeit zwischen HNO-Arzt und Zahnarzt

Eine Zusammenarbeit zwischen HNO-Arzt und Zahnarzt ist bei folgenden Befunden angeraten: atypischen Otalgien, Tinnitus, Schwindel, Globusgefühl, Hustenreiz unklarer Ursache und Stimmschwäche.

Anamnese

- Pressen, Knirschen
- Kopfschmerzen, Verspannungen, Schmerzen im Kiefergelenk- und Ohrbereich: Wo, seit wann, im Zusammenhang mit Belastungen, besonderen Ereignissen? (Wichtig ist die Frage nach Stress im weitesten Sinne!)
- Einschränkungen beim Kauen, Sprechen, Schlucken: Seit wann?
- Wo sonst gibt es körperliche Anspannungen (insbesondere im Nacken, Schultergürtel)?
- Einschränkungen der allgemeinen körperlichen Beweglichkeit: Wo und seit wann?
- Gibt es zeitliche Zusammenhänge mit therapeutischen Maßnahmen beim Zahnarzt, Orthopäden, Physiotherapeuten oder anderem mit Einfluss auf die Wirbelsäulenstatik?
- Cave: Besonders bei Kindern ist nach der Eingliederung von sogenannten Kinderkronen zu fragen, da hierbei die Okklusion und damit der Eingriff in die Gesamtstatik verändert wird!
- Gab es Operationen, Unfälle (Narbenzüge mit Auswirkungen auf das fasziale System!) oder Traumata?
- Gibt es Probleme mit dem Sehen, eine neue Brille, Behandlung der Augen? (Das Sehen hat Einfluss auf die Kopfhaltung, diese wiederum auf die Gesamtstatik.)
- Kieferorthopädische Vorbehandlungen in der Vergangenheit können Einfluss haben (sie bezogen oft die Wirbelsäulenstatik des Patienten nicht mit ein).
- Trägt der Patient eine Aufbissschiene – wenn ja: Wann, wie oft?
- Fühlt sich der Patient mit seiner Bisslage oder in der Schiene eingestellten Bisslage wohl?

Klinische Untersuchung

- Kiefergelenkregion vor dem Tragus ist bei Palpation schmerzhaft

- Kau- und ggf. Nackenmuskulatur ist bei Palpation schmerzhaft
- intraoral: Unterkieferlage mittig bei geschlossener Zahnreihe? (erkennbar an mittig übereinander liegendem Lippenbändchen)
- Meersseman-Test (Hinweis auf ursächliche Beteiligung der Okklusion/der individuellen Bissverhältnisse), siehe unten
- Zahnimpression an den Zungenrändern (Pseudomakroglossie), in den Wangen (weisen auf hohe Muskelspannung hin), Bissverletzungen in Zunge, Wange
- stark abgeriebene Zahnhöcker oder Zähne allgemein (Hinweis auf starken Bruxismus)
- Haltung und Gangbild des Patienten ansehen (Hinweis auf Bewegungseinschränkungen)
- ggf. komplettieren/verifizieren durch Applied Kinesiology[15]

Meersseman-Test (modifiziert)

Der Test bietet dem HNO-Arzt einen Hinweis auf Störungen der Okklusion/des individuellen Zusammenbisses, die ursächlich an den geschilderten Beschwerden beteiligt sein könnten. Fällt er positiv aus, ist die Hinzuziehung eines spezialisierten Zahnmediziners und ggf. weiterer Co-Therapeuten angeraten.

Durchführung (in einer angenommenen Patientenbegegnung)

1. *Bitte spüren Sie einmal genau in Ihre Beschwerden hinein. Wo haben Sie Beschwerden, wie stark sind diese? Nehmen Sie sich Zeit, und machen Sie dann gewissermaßen ein „inneres Foto" dessen, was Sie jetzt fühlen.*

2. *Beißen Sie jetzt einmal fest zusammen für ca. 5 Minuten (bei Tinnitus bis zu 10 Minuten). Es kann sein, dass sich die Beschwerden verstärken. Halten Sie die Position, solange es für Sie geht.*

3. *Lassen Sie wieder locker und machen Sie erneut ein „inneres Foto" Ihrer Beschwerden. Was hat sich verändert?*
   Haben sich die Beschwerden verstärkt, ist dies ein erster Hinweis auf die Beteiligung der Okklusion. Ungünstige Okklusionsverhältnisse verlagern die Kiefergelenkköpfchen beim Zusammenbeißen aus ihrer idealen stressfreien Position mit Auswirkungen auf neuromuskuläre Verschaltungen, welche die gesamte Statik betreffen können.[16] Im nächsten Schritt geht es darum, die traumatisierende Okklusion aufzuheben und so die ungünstigen neuromuskl\u00e4ren Verschaltungen zu unterbrechen.
   Dazu bittet man den Patienten, auf Mulltupfer zu schließen, die auf die Seitenzähne aufgelegt werden:

4. *Bitte schließen Sie jetzt mit den Seitenzähnen sanft und ohne Druck auf die Mulltupfer. Legen Sie dabei den Unterkiefer locker auf den Tupfern ab in einer entspannten und angenehmen Position.*

5. *Gehen Sie jetzt im Zimmer herum, wechseln Sie dabei auch die Richtung, lockern die Schultern und bewegen sich einmal insgesamt durch (für 5 –10 Minuten). Achten Sie darauf, dass sie sich möglichst entspannt bewegen.*
   Man bittet den Patienten danach (noch mit Tupfern in situ) sich aufrecht hinzustellen, sich gut über die Füße mit der Erde zu verbinden, das Gewicht gleichmäßig auf beide Füße verteilt, in aufrechter entspannter Körperhaltung „wie ein König", dessen Krone jedoch nicht vom Kopf rutschen sollte. Es ist erstaunlich, wie leicht Patienten sich in dieses Bild der „königlichen Haltung" hineinstellen und sich spontan aufrichten können. Sie entspricht der Haltung im eurythmischen 'I', der grundmenschlichen Haltung, die nur der Mensch einzunehmen in der Lage ist und aus der sich alle anderen Positionen ableiten.

6. *Wenn Sie jetzt in dieser „königlichen Haltung" stehen, gibt es noch irgendwo Anspannungen? Und wenn ja, versuchen Sie, so gut es heute geht, eine entspanntere Position einzunehmen.*

7. *Fühlen Sie jetzt noch einmal gut in sich hinein, und machen erneut ein „inneres Foto". Registrieren Sie: Wie ist es jetzt?*
   Bleiben Sie bitte in Ihrer „königlichen Haltung". Ich komme zu Ihnen und entferne die Tupfer. Schließen Sie noch nicht die Zähne. Der Unterkiefer entspannt sich und aus dieser entspannten Haltung schließen sich jetzt die Zähne ohne Kraftanstrengung, wie von allein, nur bis zum ersten Zahnkontakt, der dann kommt, nicht weiter. Zeigen Sie bitte von außen, wo Sie diesen Kontakt spüren und bleiben Sie in dieser Stellung.
   Ich komme jetzt zu Ihnen, nehme die Lippen leicht auseinander um zu sehen, ob der Unterkiefer gleitet, wenn Sie gleich die Zähne fest schließen.
   Die Lippen jetzt leicht auseinanderziehen und die Gleitbewegung des Unterkiefers beobachten. Gleitet der Unterkiefer in die Schlussbissposition aus dem ersten Frühkontakt hinein, ist dies ein weiterer Hinweis auf Störungen der Okklusion, in deren Folge die Kiefergelenke beim Zahnschluss in eine ungünstige traumatisierende Position gelangen.

8. *Gehen Sie bitte noch einmal in die entspannte „königliche Position" mit entspannt geöffneten Zähnen. Nehmen Sie sich Zeit und fühlen Sie nochmals gut in sich hinein. Wie ist es jetzt? Wie sind Ihre Beschwerden jetzt?*
   Sind die Beschwerden geringer als zu Beginn, nachdem der Patient fünf Minuten zugebissen hat, ist dies ein weiterer Hinweis auf eine gestörte, traumatisierende Okklusion, die in unten geschilderter Weise behandlungsbedürftig ist.

3.3 Therapie

Die mit Abstand wichtigste Frage in Bezug auf CMD ist die nach Stress und belastenden Geschehnissen im weitesten Sinne!

CMD hat bei einer großen Anzahl der Fälle in der täglichen Praxis funktionelle Ursachen, die mit geistig-seelischen Überlastungen des Nerven-Sinnes-Systems zusammenhängen. Die Ich-Organisation kann die Führung über die anderen Wesensglieder nicht mehr vollständig übernehmen, der Astralleib greift im Krampf Schmerz erzeugend ein. Dies ist nicht nur lästig für den Patienten, sondern das Bewusstsein bildende Schmerzgeschehen eröffnet auch eine Chance, den Blick auf seine Überlastungssituation zu richten und diese zu verändern oder Bewältigungsstrategien zu entwickeln, die ihn stärken.

So sind aus meiner Erfahrung heraus das Gespräch mit dem Patienten und das Entwickeln von eigenverantwortlich ergriffenen Maßnahmen im Sinne einer Verhaltensänderung die vordringlichsten therapeutischen Maßnahmen. Es geht darum, gut für sich zu sorgen und sich dies auch zu gestatten. Letzteres ist für CMD-Patienten oft nicht selbstverständlich und deshalb immer wieder zu erwähnen!

Dazu gehören:

- rhythmische Gestaltung des Tageslaufes
- ausgewogene Ernährung in hoher biologischer Qualität, die Genuss bereitet
- sportliche Betätigung, die Freude macht (1 × täglich ins Schwitzen kommen baut Stresshormone ab)
- Stärkung der stützenden Muskulatur, insbesondere der autochtonen Muskulatur (z. B. Cantienica)[17], täglich zumindest kurze Übungen (5–10 Minuten)
- ggf. Atemtherapie
- unter Umständen Veränderungen am Arbeitsplatz, der Arbeitshaltung
- künstlerische Betätigung oder Therapie (Singen, Sprachtherapie, Eurythmie/Heileurhytmie, künstlerische Therapie, Tanz u. v. a. m.)
- Arbeitszeit rhythmisch gestalten: regelmäßig 5–10 Minuten Pause nach 1,5 Stunden konzentrierter Arbeit
- ausreichend Wasser trinken
- regelmäßige Aufenthalte in der Natur (sehr wirkungsvoll: genussvolle Gartenarbeit = Verbindung mit der Erde, entlastet das Nerven-Sinnes-System von intellektueller Arbeit und verbindet alle Wesensglieder harmonisch miteinander)
- Wofür brennt mein Herz? – liebevolle Beschäftigung damit wirkt in obigem Sinne ernährend
- eventuell Beschäftigung mit der eigenen Biographie (Biographiearbeit)
- Achtsamkeitstraining
- Meditation

In vielen Fällen sind die oben genannten Maßnahmen als Therapie ausreichend.

Sollte dies nicht der Fall sein, ist in der Regel eine *zahnärztliche Schienentherapie* erforderlich, mit verschiedenen Schienentypen, je nach Befund. Ziel ist es, die Diskrepanz zwischen Gebiss- und Gesamtstatik durch eine Schiene auszugleichen, die einer idealen, auf die individuellen Gegebenheiten des Patienten abgestimmten Bisslage entspricht und die dysfunktionalen Gewohnheiten unterbricht. Im Idealfall findet man die therapeutische Bisslage in *Zusammenarbeit mit Osteopathen/Physiotherapeuten/Orthopäden*, die für eine Entwicklung und gute Stabilisierung der Wirbelsäulenstatik arbeiten.

Günstigstenfalls entsteht eine stabile statische Einheit im anfangs geschilderten Sinne, die sozusagen die architektonische physische Voraussetzung dafür schafft, dass der Patient ganz bei sich und aus seiner Kraft heraus tätig werden kann, mit großer Übersicht und Handlungsfreiheit. Erst wenn diese Einheit über einige Monate so stabil wie möglich gefunden wurde, lässt sich die gefundene Bisslage physisch durch zahnärztliche oder auch kieferorthopädische Maßnahmen wirklich umsetzen und neu gestalten.

Weitere begleitende Maßnahmen

- Kieferorthopädie (Bissumstellung, auch bei Erwachsenen, ist u. U. auch ohne nachfolgende chirurgische Bissumstellung erfolgreich)
- Augenheilkunde zur Abklärung der Sehleistung, ggf. Korrektur

Bei Beschwerden vorwiegend im Kiefergelenk helfen

- ▪ *Articulatio temporomandibularis Gl D15* (Wala) Amp. s.c.

zusammen mit

- ▪ *Arnica/Levisticum D6 comp.* (Weleda) Amp. s.c.

oder

▪ *Cuprum aceticum comp.* (Wala) Amp. s.c.	1 × hinter das betroffene Gelenk oder intraoral submukös in die Umschlagfalte
▪ *Arnica, Planta tota D3/D6* (Weleda) Dil.	stündlich bis 3 × täglich 10 gtt

Bei Trigeminusbeteiligung:

akut, einschießend:

▪ *Nervus trigeminus Gl D30* (Wala) Amp. s.c.	1 × täglich im Oberkiefer in die Umschlagfalte

bei Besserung:

▪ *Nervus trigeminus Gl D15* (Wala) Amp. s.c.	in größer werdenden Abständen zur Stabilisierung

Einreibung des betroffenen Bereiches mit

- ▪ *Aconit Schmerzöl* (Wala)

Für eine optimale Wirkung ist es wichtig, den betroffenen Bereich warmzuhalten.

Allgemein hilfreich ist die Einnahme von

- *Equisetum arvense Silicea cultum Rh D3* (Weleda) Dil. — 2-stündlich 1 gtt bis 3 × täglich 4 gtt je nach Beschwerdebild

über längere Zeit, dies fördert das Eingreifen der Ich-Organisation.

Einreibungen mit

- *Malvenöl* (Wala)

im Oberbauchbereich, Plexus solaris und in der Milzregion fördern u. a. die Fähigkeit sich abzugrenzen, die bei CMD oft zu schwach ausgeprägt ist.

Einreibungen der Gelenkregion oder der schmerzenden Muskulatur mit

- *Gold-Rose-Lavendel-Massage-Öl* (Lichterde)

oder

- *Gold-Rosenblüten-Lavendel-Öl* (Dr. Heberer)

wirken beruhigend, umhüllend, harmonisierend, auch systemisch. Es ist wichtig, den behandelten Bereich anschließend warm zu halten.

In Überlastungssituationen und bei hoher nervlicher Anspannung sind die oben genannten Einreibungen empfehlenswert (auch der Füße und des Unterbauches) sowie die Einnahme von

- *Zincum valerianicum D6* (Weleda) Dil. — vorwiegend abends 6–8 gtt

und

- *Gentiana Magen Globuli velati* (Wala) — 3 × 5 vor dem Essen

Sie fördern die Verdauungstätigkeit, auch im Geistig-Seelischen, und wirken entlastend auf das Nerven-Sinnes-System.

4. Entzündliche Erkrankungen im Überschneidungsgebiet der HNO- und Zahnheilkunde

Da die anatomischen Strukturen, die Gegenstand unserer Fachgebiete sind, in enger räumlicher Nähe zueinander liegen, betreffen deren entzündliche Veränderungen (zumindest differentialdiagnostisch) oftmals auch das jeweils andere Fachgebiet.

Ausgehend vom Mundorgan handelt es sich dabei um entzündliche Erkrankungen der Zähne und des Zahnhalteapparates (Parodontopathien), Entzündungen im Zusammenhang mit Zahnimplantaten, Nekrosen des Kieferknochens bei Bisphosphonattherapien, NICO-Zysten (FDOK) und die Bildung von Zysten infolge verlagerter Zähne. Betroffen ist vor allem der Oberkiefer, dessen Zähne in enger Beziehung zur Kieferhöhle stehen.

Besondere Beachtung verdient die Unverträglichkeit eingebrachter zahnärztlicher Materialien, die meist mit entzündlichen Reaktionen einhergeht.

Zur Abklärung der Ursache und deren Therapie ist die interdisziplinäre Zusammenarbeit unabdingbar, jedoch kann der kundige HNO-Arzt den Heilungsprozess mit Medikamenten aus dem Erfahrungsschatz der anthroposophischen Medizin unterstützen.
Dem HNO-Arzt sollte jede einseitig auftretende, meist in der Ultraschalluntersuchung erkennbare und therapieresistente Sinusitis maxillaris Anlass zu zahnärztlicher oder kieferchirurgischer Diagnostik sein. Dabei kommen bildgebende Verfahren wie Einzelzahn- oder Panoramaröntgenaufnahmen (OPG = Orthopantomographie) zum Einsatz. Am aussagekräftigsten sind Digitale Volumentomographien (DVT), da sie 3D-Darstellungen ermöglichen.

4.1 Erkrankungen der Zähne / devitale / wurzelgefüllte Zähne

Dringt die kariöse Erkrankung eines Zahnes bis in das Zahnwurzelsystem, die Pulpa, vor, ist eine Wurzelkanalbehandlung oftmals das einzige Mittel zur Erhaltung des Zahnes. Der Versuch ist sinnvoll, da der menschliche Zahn so fest und doch flexibel und anpassungsfähig mit dem Kiefer verbunden ist, wie es ein Implantat, das fest mit dem Knochen verwächst, niemals sein kann.

Ziel ist es, das anatomisch sehr komplexe Wurzelkanalsystem mit allen Seitenkanälen so gut wie möglich von organischen Resten zu reinigen, aufzubereiten und dicht zu verfüllen, was den Organismus in die Lage versetzt, zunächst verbleibende entzündliche Reaktionen auszuheilen und die Wurzel verstärkt mit Zahnzement zu umgeben.

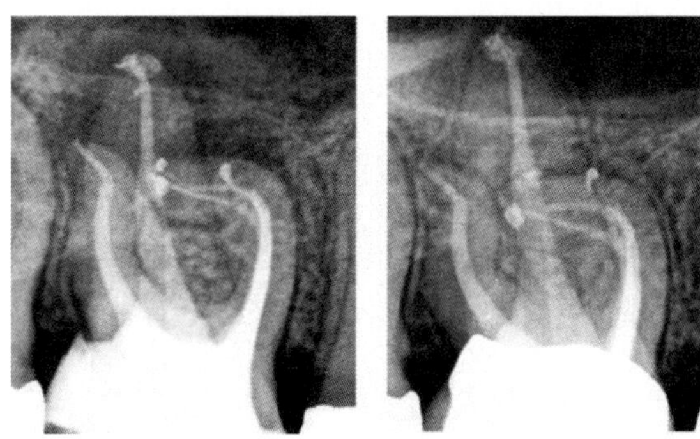

Wurzelkanalsystem eines oberen Molaren mit Seitenkanälen und apikalem Prozess[23]

Technisch war es in der Vergangenheit oftmals schwer, eine gute Wurzelfüllung mit reizfreien apikalen Verhältnissen zu erzielen, insbesondere im Bereich der Molaren, der Backenzähne. Es folgten dann chronische Erkrankungen der Wurzel in Form von Granulomen oder Zysten bzw. akute apikale Entzündungen mit oder ohne Abszedierung. Ein solcher Verlauf induziert unter Umständen ein Herdgeschehen, das therapieresistente allgemeinmedizinische Erkrankungen vielfältiger Art auslösen, verstärken oder unterhalten kann. Diagnostisch hilfreich erweist sich u. a. die Elektroakupunktur nach Reinhold Voll. Umweltzahnmedizinisch führt man eine Blutuntersuchung auf Thioether und Mercaptane durch, deren Vorliegen immer auf einen devitalen Zahn oder eine im obigen Sinne problematische Wurzelfüllung hindeutet.

Es ist heutzutage für spezialisierte Endodontologen möglich, mit verfeinerten technischen Methoden unter dem Mikroskop selbst komplizierte Wurzelfüllungen optimiert auszuführen, so dass „beherdete" Zähne erhalten bleiben. Dies empfiehlt sich, wo irgend möglich, und ist Implantaten aus den oben genannten Gründen auf jeden Fall vorzuziehen.

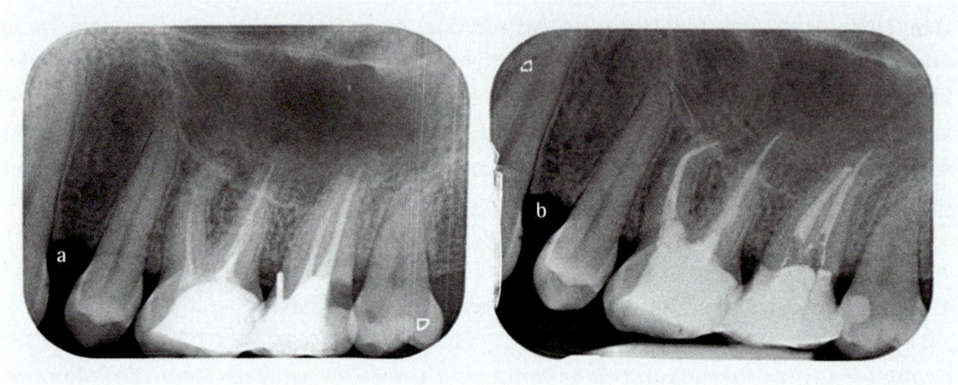

Wurzelfüllung (a) und Kontrollaufnahme (b)[18]

a) Insuffiziente Wurzelfüllung an Zahn 26: apikale Entzündung an beiden Wurzelspitzen mit deutlicher Verbreiterung des periapikalen Spalts im Vergleich zu benachbarten Zähnen (dritte Wurzel wegen Überlagerung nicht sichtbar). Deutlich erkennbar ist die Nachbarschaft zur Kieferhöhle.
b) Kontrollaufnahme 6 Monate nach endodontologischer Revision der Wurzelfüllung: Der periapikale Spalt ist im Röntgenbild nicht mehr verbreitert als Indikator des Heilungsprozesses. (Die Wurzelfüllung des Nachbarzahnes wurde ebenfalls revidiert. Die weiteren Versorgungen durch den Hauszahnarzt stehen noch aus.)

Als unterstützende Medikation in Zusammenhang mit der Wurzelkanalbehandlung oder bei bestehenden Symptomen während der Abheilung nach abgeschlossener Behandlung sind zu empfehlen:

- *Periodontium/Silicea comp.* (Wala) Amp. s.c. — jeden 2. Tag 1ml in die Umschlagfalte in Zahnnähe

oder zur häuslichen Anwendung:

- *Arnica e planta tota D6* (Wala) Globuli velati — 3–5 × täglich 5 langsam im Munde zergehen lassen

in Kombination mit

- *Periodontium/Silicea comp.* (Wala) Amp. — 1 Amp. auf 1 kleines Glas Wasser

über den Tag verteilt schluckweise trinken, dabei nicht sofort herunterschlucken, sondern im Mund behalten, damit die Mundschleimhaut den Wirkstoff gut absorbiert.

4.2 Unverträglichkeiten zahnärztlicher Materialien

In der Zahnmedizin kommt eine Vielzahl von Materialien zur Verwendung, meist in Kombination miteinander und überwiegend nicht herausnehmbar, die in ständigem Kontakt mit Zähnen, Mundschleimhaut und Knochen stehen und dabei starken physikochemischen Reaktionen und abrasiven Kräften ausgesetzt sind. Das bedeutet, dass der Organismus des Patienten permanent mit Materialien umgehen, sie in sich aufnehmen, verarbeiten und ausscheiden muss.

Wir beobachten seit einer Reihe von Jahren, dass Materialunverträglichkeiten in der Zahnmedizin zunehmen. Das Erscheinungsbild ist sehr vielfältig und äußert sich nicht nur in Form von Allergien, sondern vorwiegend als chronisch-entzündliche Reaktion der Mundschleimhaut, als lichenoide Veränderung oder, nicht selten, als systemische Belastung. Das Fachgebiet, das diese Zusammenhänge aufgreift, ist die *Umweltzahnmedizin.*

Bei therapieresistenten chronischen Entzündungen im Fachgebiet des HNO-Arztes sollte man deshalb immer auch an mögliche Unverträglichkeiten zahnärztlicher Materialien denken, unabhängig davon, wie umfangreich eine zahnmedizinische Versorgung des Patienten ist. Zum Beispiel ist es möglich, durch einen Lymphozytentransformationstest (LTT) Unverträglichkeiten von in der Zahnmedizin angewandten Materialien zu erkennen.

4.3 Zahnimplantate

Bei einer Implantatversorgung, besonders wenn sie mit vorbereitenden Knochenaufbauverfahren einhergeht, handelt es sich um eine eingreifende, technisch und finanziell aufwändige Maßnahme für den Patienten, die eine sorgfältige Planung beim Spezialisten erfordert. Deshalb ist gerade hierbei die Abklärung der Verträglichkeit aller Materialien im Vorfeld besonders wichtig!

Welcher Implantattyp erforderlich ist, um auch den statischen und Belastungsanforderungen des individuellen Patienten zu genügen, kann nur der Zahnarzt zusammen mit dem Implanteur entscheiden. Scheint die Verträglichkeit zweifelhaft, ist es besser, nach anderen Möglichkeiten einer Zahnersatzversorgung zu suchen. In letzter Zeit besteht teilweise der Eindruck, dass Keramikimplantate besser toleriert werden. Dennoch können bei allen verwendeten Materialien begleitende Periimplantitiden auftreten, die auch noch nach Jahren zu einem Verlust des Implantates zu führen vermögen. Letztlich handelt es sich in allen Fällen um einen Fremdkörper im menschlichen Organismus und die Entzündung ist der naturgegebene Prozess, Fremdes aus dem Körper auszuscheiden.

Das Gebiet des HNO-Arztes berührt vor allem die Implantatversorgung im Oberkiefer, wenn ein Implantat im Bereich der Molaren, u. U. der Prämolaren, vorgesehen ist. In diesem Bereich trennen nur wenige Millimeter Knochensubstanz den Zahnhalteapparat vom Inneren der Kieferhöhle. Würde man erwarten, dass ein Dübel, in eine wenige Millimeter starke Wand eingesetzt, belastbare Verhältnisse schafft? Das Beispiel verdeutlicht die vorprogrammierte Instabilität.

Für ein ausreichendes Implantatlager ist daher eine Verstärkung des Alveolarbogens durch Knochenaufbau, einen sogenannten Sinuslift, erforderlich. Dabei wird über einen Bohrlochzugang die Schleimhaut des Kieferhöhlenbodens angehoben. In den so entstandenen Hohlraum bringt man Knochenersatzmaterialien ein, die durch Einwachsen von Osteoblasten in den Kieferknochen integriert werden. Für den Erfolg ist eine Einheilungszeit nach Sinuslift von fünf bis zu acht Monaten vor Implantatinsertion notwendig. Es ist nicht einfach, den richtigen Zeitpunkt zu finden, da das Ausbleiben des Kaudrucks bei Fehlen des Zahnes wiederum Atrophietendenzen des Kieferknochens begünstigt, also dem Sinuslift entgegenwirkt.

Risiken dieses subtilen Eingriffes sind zu sehen im Auftreten von Verletzungen von Nervenstrukturen, in Perforationen des Sinusbodens mit anschließender Abwanderung des Aufbaumateriales oder im Auftreten von akuten und chronischen Entzündungen als Anzeichen für Abstoßungsreaktionen auf das eingebrachte Material.

Begleitmedikation bei Knochenaufbau durch Sinuslift direkt nach der OP, um Einblutungen zu verhindern:

- *Arnica e planta tota D30* (Wala) Globuli velati — 1 × 5

und/oder

- *Marmor D6 / Stibium D6 aa* (Weleda) Amp. — 1 submucös direkt vor der OP

Ab 2. Tag zur Unterstützung der Heilungsvorgänge:

- *Arnica e planta tota D6* (Wala) Globuli velati — 3–5 × 5 für 4 Tage oder länger je nach Verlauf

Zur Unterstützung des Einwachsens:

- *Cerussit D8* (Weleda) Amp. s.c. — 3 × 1 in die Nähe des OP-Gebietes jeden 2. Tag, danach alle 1–2 Wochen 1 Inj. für 1–2 Monate

4.4 NICO-Zysten

NICO-Zysten (Neuralgia Inducing Cavitational Osteonecrosis) bzw. FDOK (fettig-degenerative Osteonekrose des Kieferknochens) sind keine Zysten im klassischen Sinne. Es handelt sich hierbei um aseptische Areale fettig-degenerativer Osteonekrose des Kieferknochens ohne spontane Neigung zur Regeneration oder Heilung als Ausdruck einer ‚Minimalheilung', also einer nicht vollständigen Abheilung des Kiefers nach entzündlichen Prozessen oder auch bei intraossären Spannungszuständen oder Überlastungen des Kieferknochens. Typisch ist, dass relativ hohe Konzentrationen proinflammatorischer Zytokine (Rantes) zu finden sind (bis zu 35-fach erhöht im Vergleich zum umgebenden gesunden Gewebe), die auch im Serum auffallen.

In der Vergangenheit meist als nicht behandlungsbedürftige Gebiete untypischer Ausheilung des Kieferknochens im Röntgenbild betrachtet, erkennt man doch zunehmend ihre Rolle und nicht unerhebliche Potenz als Herd und Störfeld mit lokalen oder systemischen Wirkungen, insbesondere auf chronisch-entzündliche und degenerative Erkrankungen, aber auch auf das Krebsgeschehen. Deshalb ist es ratsam, in diesen Fällen das Vorhandensein von NICO/FDOK auszuschließen.

In der Hals-, Nasen-, Ohrenheilkunde betrifft dies das Vorliegen aller chronisch-entzündlichen therapieresistenten Erscheinungen und neuralgischen Beschwerdebilder, insbesondere von Trigeminusneuralgien. Die Ergebnisse nach Ausheilung von NICO/FDOK sind für die Therapie der chronischen Krankheitsbilder ermutigend[19].

Die Diagnostik zum Auffinden von NICO/FDOK ist schwierig. NICO/FDOK nimmt der Patient meist nicht wahr, da sie in der überwiegenden Zahl der Fälle symptomlos sind und nur manchmal trigeminale Schmerzsymptome hervorrufen.

Anamnese

- Gab es Verletzungen/Operationen/Zahnextraktionen, evtl. mit Wundheilungsstörungen, Fremdmaterial im Kiefer, z.B. Metallsplitter?
- Sind wurzelgefüllte oder tote Zähne vorhanden?
- Liegt Parodontitis/Parodontose vor?
- Gibt es verlagerte Zähne?
- Sind Überlastungen im Kieferbereich (Knirschen, Pressen, CMD) oder an einzelnen Zähnen feststellbar?

Zahnarzt

- OPG (Orthopantomographie), insbesondere Beurteilung von Kieferleerabschnitten
- ggf. Inspektion vorhandener Einzel-Röntgenbilder
- Goldstandard der Bildgebung: Denta-CT (hochauflösend, besser als DVT (Digitale Volumentomographie))
- intraorale Befunde abklären (siehe oben)
- ggf. Abklärung und Eingrenzung durch Applied Kinesiology (vor Denta-CT)

Labor

- pro-inflammatorische Zytokine testen: Rantes[20] liegt normal bei ca. 30 ng/ml, bei chronisch-entzündlichen Systemerkrankungen und einigen Tumoren ist der Wert erhöht. Wenn Rantes erhöht ist, ist dies allein noch kein Hinweis auf NICO/FDOK, nur in Zusammenschau von Anamnese, Bildgebung und zahnärztlichen Befunden.

Konservative Therapie

Einleitend ist eine konservative Therapie sinnvoll, insbesondere bei belastungsinduzierten NICO/FDOK. Ziel ist es, den Gesundheitszustand des Patienten allgemein so gut als möglich zu fördern, insbesondere in Bezug auf den Stoffwechsel, somit der Ich-Organisation eine gute Basis zu geben, die Heilungsvorgänge im fraglichen Bereich besser zu ergreifen und zum Abschluss zu bringen.

- Überlastungen der Kiefer reduzieren, z.B. durch zahnärztliche Entlastungsmaßnahmen (Okklusion in Artikulation und Exkursion ausgewogen gestalten, siehe CMD), manualmedizinische Maßnahmen, z.B. Osteopathie
- Mikronährstoffe überprüfen, ggf. ergänzen
- Vitamin D3-Versorgung abklären, ggf. Gabe in Kombination mit Vitamin K2
- Cave: Eine chronische Überdosierung von Vitamin D3 ab 400-1000 IE/d kann zu Nephrocalcinose führen.[21]

Medikation

- *Medulla ossium Gl D8* (Wala) Amp. — wöchentlich 3 × 1 submucös in die Nähe der NICO für 2 Wochen, danach wöchentlich 1 × 1

Bzw. spezifisch bei Beschwerden im Unterkiefer:

- *Mandibula (feti) Gl D5/D12* (Wala) Amp. s.c. — wöchentlich 3 × 1 submucös in die Nähe der NICO für 2 Wochen, danach wöchentlich 1 × 1

zusammen mit

- *Argentum metallicum praeparatum D15* (Weleda) Dil. — 3 × 5 gtt. für ca. 3 Wochen

Chirurgische Therapie

Ist eine chirurgische Therapie unerlässlich, sollte sie bei einem erfahrenen Kieferchirurgen erfolgen, der über gute bildgebende Verfahren verfügt und in das Thema NICO/ FDOK eingedacht ist.

Begleitend zu chirurgischen Maßnahmen ist die oben angegebene medikamentöse Begleitung sinnvoll, sofern diese nicht schon durch den Kieferchirurgen erfolgt.

Zusätzlich zu empfehlen ist die Gabe von

- *Arnica e planta tota D30* (Wala) Globuli velati — 1 × 3 vor der OP, verhindert übermäßige Einblutungen post OP

■ *Arnica e planta tota D6* (Wala) Globuli velati	3 × 5 ab dem 2. Tag für ca. 1 Woche, wirkt antitraumatisch und die Heilung fördernd
alternativ	
■ *Traumeel* (Heel) Tabletten	1–2 Tage vor der OP 5 × 1, direkt nach der OP: 1 Tag 2–3-stündlich 1, danach ca. 1 Woche bis 3 × 1

4.5 Parodontopathien

Den HNO-Arzt betreffen vorwiegend chronische Parodontopathien, die meist mit Entzündungen unterschiedlicher Schweregrade einhergehen. Der Boden für Parodontopathien entsteht, wenn es physisch oder psychisch zu akuten (z. B. vor oder in Prüfungssituationen) oder chronischen (z. B. Schwangerschaft – hierbei handelt es sich um eine ‚physiologische Störung' des Wesensgliedergefüges, Burnout, überfordernden Lebenssituationen) Überforderungen kommt, wenn also „die Kräfte schwinden" und das Wesensgliedergefüge gestört ist.

Parodontopathien sind oft *stressinduziert.* Dies ist eine alte, mittlerweile durch Studien bewiesene Erfahrung. Wie so oft ist auch hier das Gespräch wichtig, um den Patienten möglichst selbstverantwortlich einzubeziehen.

Da der Mundraum der Beginn des Verdauungstraktes ist, gilt es grundsätzlich, die *Stoffwechsellage* im Blick zu haben und zu verbessern [→ Kapitel IX Erkrankungen der Mundhöhle]. Hier bietet die anthroposophische Medizin ein reiches Reservoir an wirksamen Präparaten und therapeutischen Hilfestellungen, die individuell für den jeweiligen Patienten passen.

Selbstverständlich ist die Grundvoraussetzung jeder Behandlung, den Patienten in die Lage zu versetzen, seinen Mundraum optimal zu pflegen (sich mit ihm zu verbinden, auch hier „Herr im eigenen Haus" zu sein). Das Erarbeiten einer individuell auf seine Verhältnisse abgestimmten Mundhygiene ist ein zentraler Bestandteil der zahnärztlichen *professionellen Prophylaxe*, deren Aufgabe es des Weiteren ist, Pflege und Schutz des Mundraumes in regelmäßigen Abständen durchzuführen, um insbesondere die für den Patienten schwer zugänglichen Stellen zu säubern.

Auf dieser Grundlage hat die ggf. nötige nachfolgende invasive *zahnärztliche Parodontalbehandlung* Aussicht auf Erfolg.

Parodontopathien gehen in den meisten Fällen mit einer allgemeinen Kälteempfindlichkeit einher. Der Patient beherrscht seine Wärmeorganisation nicht gut. In der Anamnese findet sich fast immer die Neigung zu Sinusitiden. Es ist sehr wichtig, dem Patienten die Bedeutung einer guten Wärmehülle zu vermitteln, die ermöglicht, dass die Ich-Organisation eingreift. Das Ich lebt in der Wärme.

Unterstützend wirken sportlich-durchwärmende Betätigungen, ansteigende Wärmebäder, am besten Rosmarin-Ölbäder, z. B.

- *Rosmarin Aktivierungsbad* (Weleda)

oder

- *Rosmarinus, Oleum aetherum 10 %* (Wala) — als Jungebad

Für eine gute Wirkung sollte man die Bäder in Ruhe in schöner Atmosphäre genießen, am besten morgens, da sie wach machen.

Unterstützende Medikation

Bei akuter Exazerbation:

- *Periodontium/Silicea comp.* (Wala) Amp. — 3 × wöchentlich 1 s.c. in die Umschlagfalte des betroffenen Gebietes oder als Trinkampulle möglichst lange im Mund behalten, damit die Schleimhaut effektiver resorbieren kann

Bei „schwammigen" (ausgeprägt ödematösen) Parodontitiden zusammen mit

- *Mercurius solubilis Hahnemanni D6* (DHU) Tabletten — 1 × 1 für 2 Tage, je nach Verlauf „bringt stehendes Wasser wieder in Fluss"
- *Mundbalsam flüssig* (Wala) — mehrmals täglich einige Tropfen auf die Zunge, überall im Munde verteilen und intensiv durch die Zahnzwischenräume ziehen (nur für die Dauer der akuten Beschwerden)

Auch hier empfiehlt sich zur Zahnpflege wie im [→ Abschnitt 2.3.1.2 Zahnpflege] beschrieben

- *Aesculus Urtinktur* (Ceres)

zusammen mit

- *Montilo HE 50 %–50 %* Pulver (Heck Bio-Pharma)

das wegen seines hohen Silicea-Gehaltes eine außerordentlich straffende, organisierende Wirkung auf die Gewebe hat [→ Abschnitt 2.3.1.2 Zahnpflege].

Nach Abklingen der akuten Phase:

- *Periodontium/Stannum comp.* (Wala) Amp. — 2–3 × wöchentlich Injektionen submucös in die Wangentasche oder orale Einnahme für ca. 1 Monat, je nach Verlauf

Operationsbegleitend unterstützt die Regeneration

- *Arnica e planta tota D6* (Wala) Globuli velati — 3 × 5 für 5 Tage

Heimbehandlung bei leichten Beschwerden oder Rezidiven:

- *Mundbalsam flüssig* (Wala) — mehrmals täglich einige Tropfen auf die Zunge tropfen, überall im Munde verteilen und intensiv durch die Zahnzwischenräume ziehen (nur für die Dauer der akuten Beschwerden)

und/oder

- *Echinacea Mund- und Rachenspray* (Wala) — mehrmals täglich einen Sprühstoß solange Beschwerden bestehen

Literatur

1 „Der Mundraum ist das Schlachtfeld des Gesichtes“ (Ingvo Broich, Kieferorthopäde, mündliche Mitteilung).

2 Soldner, G.: Der menschliche Mundraum. Der Merkurstab 2015; 68 (2). S. 102–106.

3 Davis, K. A. et al.: Teeth as Potential New Tools to Measure Early-Life Adversity and Subsequent Mental Health Risk: An Interdisciplinary Review and Conceptual Model. Biological Psychiatry 2020; 87 (6). S. 502–513.

4 Grafik nach Jens Pindborg (1921–1995, dänischer Oralpathologe), modifiziert durch R. Kviske.

5 Kiel-Hinrichsen, M., Kviske, R.: Wackeln die Zähne – wackelt die Seele. Verlag Urachhaus Stuttgart 2016. S. 24 ff.

6 Privatarchiv Renate Kviske.

7 www.dr-heberer.de/de/produkte/oele/jungebad.html (Abfrage Februar 2021).

8 https://gesundheitsfürsorgerische/2018/05/24/dgzmk-pressekonferenz-am-24-mai-2018-in-berlin/ (Abfrage Januar 2021).

9 Gammon, K.: The Secrets in Baby Teeth. http://protomag.com/articles/secrets-baby-teeth (Abfrage Januar 2021). Davis, K. A. et al.: Teeth as Potential New Tools to Measure Early-Life Adversity and Subsequent Mental Health Risk: An Interdisciplinary Review and Conceptual Model. Biological Psychiatry 2020; 87 (6). S. 502–513. Silbernagl, S., Despopoulos, A.: Taschenatlas Physiologie. Thieme Verlag Stuttgart 2018. S. 298.

10 Rezepturpräparat für Zahnbehandlungen nach Heck, u. a. erhältlich in der St. Martins-Apotheke, Bleicherbreite 21, 86154 Augsburg, info@stmartinsapotheke.de.

11 Voll, R.: Tabellen über energetische Wechselbeziehungen von Odontonen zu Organen und Gewebssystemen. Medizinisch Literarische Verlagsgesellschaft Uelzen 1978.

12 Persönliche Mitteilung von G. Merker, März 2001 (Fortbildung in Oldenburg).

13 Girke, M.: Innere Medizin. Salumed Verlag Berlin 2020. S. 1427.

14 Aus: Hotz, R.: Orthodontie in der täglichen Praxis. Möglichkeiten und Grenzen im Rahmen der Kinderzahnheilkunde. Hans Huber Verlag Bern 1980.

15 Für nähere Informationen siehe die Webseite der Deutschen Ärztegesellschaft für Applied Kinesiology (DÄGAK) www.daegak.de (Abfrage Februar 2021).

16 Dapprich. J.: Die Bedeutung der Okklusion für Ätiologie und Therapie der CMD. ZWP online 2013; 11. S. 60–64.

17 Zu Cantienica siehe beispielsweise Hoffmann, S.: Aufrichtig aufrecht. Körperstruktur und Bewegung. Grundlagen der Cantienica-Methode. Hogrefe Göttingen 2015.

18 Röntgenaufnahmen von Dr. Matthias Krummel, Endodontologe.

19 Klein, B., Ginter, A.: Zahnstörfelder speziell: NICO, ein Aspekt der biologischen Zahnheilkunde. Journal of Professional Applied Kinesiology 2017; 5 (3). S. 5–16. Ginter, A.: Fallbeispiel Rantes. Journal of Professional Applied Kinesiology 2017; 5 (3). S. 21–25.

20 Baehr, V. v.: Rantes - Bedeutung im Serum und in fettig-degenerativer Osteonekrose im Kiefer. Journal of Professional Applied Kinesiology 2017; 5 (3). S. 18–19.

21 Kuhn, R.: Endocrine, Metabolic, and Nutritional Diseases. In: Marchiori, D. M. (Hrsg.): Clinical Imaging. With Skeletal, Chest and Abdomen Pattern Differentials. Elsevier Amsterdam 2014. S. 925–949.

22 Foto: R. Kviske.

23 Arnold, M. Q., Paque, F.: Die Anatomie von Oberkiefer-Molaren. ZM online 2018; 6. www.zm-online.de/archiv/2018/06/zahnmedizin/die-anatomie-von-oberkiefer-molaren/seite/alle/ (Abfrage Januar 2021). Abb. 20.

KAPITEL XV
Narkosen bei HNO-Operationen

RÜDIGER EICHHOLZ

1. Menschenkundliche Aspekte zu Narkose und Schmerzen

Narkoseärzte sind „Fachärzte für elektive Kurzzeitexkarnationen". Zugleich tragen sie Sorge für eine möglichst reibungslose „Reinkarnation" nach der Wesensgliederdissoziation während der Narkose.

Die arzneimittelinduzierte Wesensgliederdynamik während einer Narkose zeigt prinzipielle Ähnlichkeiten zum ganz normalen Tag-Nacht-Rhythmus. Tagsüber haben die „oberen Wesensglieder" Ich-Organisation und Astralleib eine intensive Verbindung mit den „unteren Wesensgliedern" Ätherleib und physischer Leib. Im Schlaf lösen sich Astralleib und Ich-Organisation teilweise heraus. Der Wechsel dieser Zustände ermöglicht auf der Tagseite höchste Konzentration bis hin zu einem geradezu punktförmigen Bewusstsein. Auf der Nachtseite führt die Trennung zu Tiefschlaf mit einem umkreisförmigen Bewusstsein. Zwischen diesen Extremen sind alle Übergänge zu beobachten. Besonders interessant ist der Wechsel von der einen auf die andere Seite. Bei dem Schwellenübertritt kommt es nicht nur hinsichtlich des Bewusstseins zu Veränderungen: Beim Einschlafen beruhigen sich Atmung und Herzfrequenz, der Muskeltonus lässt nach und die Körperperipherie erwärmt sich. Beim Aufwachen treten umgekehrte Phänomene auf.

Als Wegbereiter des Bewusstseins hat der Wärmehaushalt dabei eine besondere Bedeutung. Ganz ähnlich wie das Bewusstsein konzentriert sich im Wachzustand auch die Körperwärme, so dass die Kerntemperatur ansteigt. Hände und Füße kühlen dabei jedoch aus, so dass das subjektive Erleben besonders vormittags eher kühl ist – ganz ähnlich wie im Fieberanstieg. Mit beginnender Exkarnation verlagern sich Wärme und Bewusstsein in die Peripherie. Trotz Abfall der Körpertemperatur überwiegt das Erleben von Wärme, und die Peripherie erwärmt sich – ganz ähnlich wie beim Fieberabfall.

In Anlehnung an die Schilderungen im Jungmedizinerkurs[1] sind mit dem Bewusstsein der Tagseite zugleich Todesprozesse, Abbau und Krankheitstendenzen verbunden, während die Nachtseite Aufbau, Ernährung, Regeneration, Heilung, Reproduktion und Gesundheit fördert. Bezüglich des Wärmeorganismus gehen mit dem Bewusstsein der Tagseite exotherme Abbauprozesse einher und mit dem Schlaf endotherme Wachstums- und Regenerationsvorgänge. Deswegen ist nachvollziehbar, dass eine Bettdecke nachts vor Auskühlung schützt, weil die Wärme in den Aufbauprozessen in Substanz gebunden wird und daher nicht mehr als Temperatur in Erscheinung treten kann.

In- und Exkarnationsphänomene lassen sich besonders gut an den Vorgängen des Rhythmischen Systems beobachten: In Systole und Einatmung intensiviert sich die Verbindung von Äther- und Astralleib, während sie sich bei Diastole und Ausatmung lockert.

Schmerz tritt auf, wenn Abbauprozesse unmittelbar und ohne Vermittlung des Ätherleibes in den physischen Leib eingreifen. Ein solcher Abbauprozess schafft Bewusstsein an einem Ort, der im Gesunden keinen besonderen Wahrnehmungsinhalt hat. Der Grund für den Abbau kann in einer äußeren Verletzung liegen, die den Astralleib sofort mit nachfolgendem Schmerzerleben in dem verletzen Gebiet engagiert. Das übermäßige Eingreifen des Astralleibes kann auch ohne äußere Verletzung entstehen. Es begünstigt die Heilung, wenn die aufbauende Kraft des Ätherleibes zusammen mit der ernährenden Seite des physischen Leibes Stärkung erfährt: Das ist die Nachtseite. Diese überwiegt immer dann, wenn die oberen Wesensglieder herausgelöst sind. Dies erklärt, weshalb der Mensch leichte Schmerzen im Schlaf nicht mehr wahrnimmt. Starke Schmerzen verhindern gleichwohl das Einschlafen oder führen zum Aufwachen. Schmerztherapie mit Arzneimitteln, ganz gleich ob substanzgebunden (allopathisch) oder prozessbasiert (homöopathisch und/oder anthroposophisch) haben das Ziel, den Astralleib aus seiner zu starken Bindung herauszulösen. Dadurch sind die vielfältigen Nebenwirkungen von allopathischen Schmerzmitteln verständlich, weil diese zugleich die physiologischen Wirkungen der oberen Wesensglieder schwächen: Beispielhaft seien hier Blutdruckabfälle (z. B. Metamizol) und Bewusstseinsstörungen (z. B. Opiate) genannt.

Operationen sind nur über eine mehr oder weniger starke Verletzung des physischen Leibes möglich, so dass unmittelbar extreme Schmerzen entstehen. Narkose verhindert das Schmerzerleben durch eine substanzinduzierte, zeitweilige „Zwangsexkarnation" von Ich-Organisation und Astralleib. Dieser Zustand geht weit über die Herauslösung im Tiefschlaf hinaus. Aus diesem Grund sind die Wirkungen auf die Organsysteme auch erheblich ausgeprägter als während des Schlafs. Besonders deutlich wird das an der Atmung, die in Abhängigkeit von der Narkosetiefe vollständig aussetzt und in der Regel eine Atemwegssicherung mit Beatmung erfordert. Die ätherisch-astralische Verbindung im Herzen ist erheblich intensiver, so dass die Herzfunktion noch lange bestehen bleibt, auch wenn die Atmung schon längst ausgesetzt hat. Die für gewöhnlich als Medikamentennebenwirkungen beschriebenen Phänomene der Narkoseeinleitung wie Blutdruckabfall, Apnoe, Bradykardie etc. stellen sich bei genauer Betrachtung nicht als substanzinduzierte Nebeneffekte dar, sondern als notwendige Folgen des Exkarnationsprozesses.

Durch die Verfahren der Lokal- und der Regionalanästhesie lassen sich die Wesensglieder auch gezielt an kleinen Bezirken oder zum Beispiel in einer Extremität herauslösen: Es schwindet lediglich das Bewusstsein in der Extremität, ohne dass der ganze Mensch das Bewusstsein verliert. Bei HNO-Operationen kommen jedoch keine Teilnarkosen in Frage. Dagegen ist Lokalanästhesie durchaus üblich, allerdings nur bei Erwachsenen. Kleinere Schleimhauttumore in der Mundhöhle, Nasenpolypen usw. lassen sich beispielsweise in Lokalanästhesie extrahieren.

2. Narkosen bei HNO-Operationen im Kindesalter

Narkosevorgespräch

In nahezu allen Altersstufen können Kinder noch nicht überblicken, was mit Operation und Narkose auf sie zu kommt – wie auch, wenn dies selbst vielen Erwachsenen schwerfällt. Bereits im Narkosevorgespräch ist es deshalb wichtig, dass es für die Kinder weniger um die verstandesmäßige Darstellung von Ablauf und Risiken geht, als vielmehr um die Beziehungsseite: In eher spielerischer Art und Weise erklärt man ihnen, wer sie am Tag der Operation betreut und was passiert. Beispielsweise können die Kinder eine Maske in die Hand nehmen, mit einer OP-Haube spielen, oder man erklärt ihnen, dass sie natürlich ein Kuscheltier mitnehmen dürfen. Im Vorgespräch soll es ruhig lustig zugehen!

Für die Eltern kann die Aufklärung natürlich auch bis ins Detail der medizinischen Fragestellungen reichen. Ein wichtiges Ziel des Vorgespräches ist, die meist vorhandenen Sorgen und Ängste abzunehmen und statt der Ungewissheit Zuversicht und Sicherheit zu vermitteln. Hier kommt es weniger auf die konkreten Inhalte an, sondern es geht erneut um die Beziehungsseite des Gesprächs. Wichtig ist, dass sich Narkosearzt und Eltern als Team verstehen, um das Kind gut durch den Eingriff zu begleiten. Deswegen sollen Eltern bei der Narkoseeinleitung und beim Aufwachen des Kindes dabei sein dürfen. In vielen kleinen OP-Zentren ist das heute möglich und ausdrücklich erwünscht – Krankenhäuser tun sich damit jedoch schwer. Zu den Aufgaben der Eltern gehört neben der Sicherstellung der Nüchternheit und dem Kleben eines anästhesierenden Pflasters für den Venenzugang vor allem, dass sie dem Kind vermitteln „Wir sind bei Dir“ und „Alles was jetzt passiert, ist richtig so“. Durch besonnene Mitarbeiter und Eltern sind auch Kinder leichter ruhig und angstfrei.

Mit etwas Erfahrung und Einfühlungsvermögen lassen sich die meisten Gespräche in wenigen Minuten führen.

Prämedikation?

Traditionell bekamen Kinder grundsätzlich eine orale oder nasale Prämedikation am OP-Tag. Meist verwendet man Benzodiazepine, die sedierend, anxiolytisch und amnestisch wirken. Ziel der Verordnung war, dass die Kinder ruhig und ohne Angst insbesondere die Vorbereitungen und die Narkoseeinleitung überstehen. Zusätzlich möchte man, dass die Kinder negative Erlebnisse oder auch eine lange Wartezeit am OP-Tag vergessen. Jedoch werden diese Ziele nicht immer erreicht, weil sich die Wirkungen z. B. zu spät nach der Gabe einstellen. Ein weiterer Nachteil ist, dass die Dosierung bei Kindern im Vergleich zu Erwachsenen hoch ist und die Wirkung insbesondere nach kurzen Operationen viel zu lange anhält: Dadurch wachen die Kinder sehr verzögert auf und haben entsprechend lange Verweildauern im Aufwachraum.

Viele ambulante OP-Zentren verzichten heute auf die medikamentöse Prämedikation. Besonnenes Verhalten des Anästhesieteams und der Eltern helfen dem Kind, die ungewohnte Situation möglichst angstfrei zu erleben. Nicht umsonst spricht man von „verbalem Midazolam“. Vorbereitungen und Narkoseeinleitung dürfen durchaus spielerisch und humorvoll sein: Das erste Lächeln von Kind und Eltern ist der Einstieg in eine gewisse Entspannung.

Die medikamentöse Prämedikation sollte heutzutage bei kleineren Operationen nicht mehr routinemäßig erfolgen und nur besonderen Indikationen vorbehalten sein.

Eine Begleitung der Narkose ist möglich mit [2]:

- *Aurum D10 (3 Teile) / Stibium D8 (2 Teile)* (Weleda) Amp. — 4 Tage vor der OP, am OP-Tag und 3 Tage danach jeweils 1 per os

Vorbereitungen am Operationstag

Die Kinder müssen nüchtern bleiben, weil sich ansonsten das Aspirationsrisiko deutlich erhöht. Die anästhesiologischen Nüchternheitskriterien sind in Entwicklung, so dass sich die Zeiten für klare Flüssigkeiten reduziert haben. In der Regel gelten 2 Stunden vor Narkosebeginn, bei fester Kost sind es 4–6 Stunden. Da Kinder meist schon morgens operiert werden, lassen sich die Zeiten meist ganz gut einhalten, ohne dass diese allein schon wegen Hunger und Durst unruhig werden.

Die Eltern kleben zu Hause ein anästhesierendes Pflaster auf den Handrücken oder in die Ellenbeuge, damit die Anlage des Zugangs idealerweise nicht schmerzt.

Sobald die Eltern nach einer möglichst stressfreien Fahrt mit dem Kind im OP-Zentrum eintreffen, sollten die Vorbereitungen ohne längere Wartezeiten beginnen. Ein Elternteil zieht sich mit um. Die Vorbereitungen beginnen spielerisch, z.B. mit der OP-Haube. Sicherlich sinnvoll ist es, die Kinder „auf Augenhöhe" anzusprechen. Dazu geht das Team „auf die Knie". Der Zugang lässt sich, je nach Situation des Kindes, auf dem Schoß der Bezugsperson legen.

Viele Operateure haben wenige OP-Tage im Monat, so dass pro Tag z.B. bis zu 10 Operationen an einem Vormittag geplant sind. Das erfordert eine gute Organisation der Einbestellungen sowie ein routiniertes Team.

Narkoseeinleitung

Kind, Elternteil und Narkoseteam gehen in den OP-Saal. Das Kind kann laufen oder getragen werden. Natürlich darf sich das Kind kurz umschauen, was es so alles zu sehen gibt. Zur Narkoseeinleitung kann sich das Kind auf den OP-Tisch legen oder auf dem Schoß von Vater oder Mutter bleiben. Ziel ist, dem Kind Sicherheit und Geborgenheit zu vermitteln. Sobald das Kind schläft, geht der Elternteil in den Aufwachraum.

Intravenöse Einleitung oder Maskeneinleitung?

Sofern sich der Infusionszugang problemlos legen lässt, hat die intravenöse Einleitung sicher Vorteile. Insgesamt geht es um eine möglichst geringe Traumatisierung des Kindes. Ein Trauma kann sich jedoch dann entwickeln, wenn gegen den Willen des Kindes Handlungen erfolgen – besonders bei Grenzüberschreitungen mit Gewaltanwendung und unter Zwang. Deswegen können sowohl das Legen eines Zugangs als auch die Maskeneinleitung zu bleibenden negativen Erinnerungen führen. Beides lässt sich aber auch völlig ruhig realisieren, ohne dass Ansätze für eine Traumatisierung erkennbar sind: Das ist das Ziel. Maskeneinleitungen führen dagegen regelmäßig zu einem kurz andauernden Exzitationsstadium bei den Kindern, die sich deutlich gegen die dicht aufs Gesicht aufgedrückte Maske wehren. Sofern die Eltern darauf gut darauf vorbereitet sind, führt dieser Zustand bei diesen nicht weiter zu Irritationen.

Zur Beatmung und zur Sicherung der Atemwege verwenden die meisten Anästhesisten so genannte flexible Kehlkopfmasken. Intubationsnarkosen, die eine tiefere Narkose mit Muskelrelaxierung erfordern können, sind speziellen Indikationen vorbehalten.

Die Medikamente variieren je nach Gewohnheit des Anästhesisten. Als Hypnotikum dient so gut wie immer Propofol. Dazu kommen kurzwirksame Opiate wie Alfentanil oder Remifentanil. Als Analgetika für die postoperative Schmerztherapie kommen z. B. Ibuprofen (als Suppositorium) oder Metamizol (off-label) in Frage. Zusätzlich gibt man meistens ein Kortikoid zur Schwellungsprophylaxe und zur Prophylaxe gegen Übelkeit und Erbrechen, z. B. Dexamethason.

Während Operation und Narkose

Die Narkose lässt sich entweder mit Propofol oder mit Narkosegas (z. B. Sevofluran) aufrechterhalten. Weil die meisten HNO-Eingriffe kurz sind, lässt sich Propofol als Boli „aus der Hand" geben, so dass keine Spritzenpumpen zur kontinuierlichen Gabe erforderlich sind.

Während der gesamten Zeit im Operationssaal wärmt man die Kinder ähnlich wie im Bett mit Decken, weil sich die oberen Wesensglieder auch aus dem Wärmeorganismus zurückziehen.

Wichtig erscheint der Ansatz einer „minimal invasiven Narkose". Die oben beschriebene „Kurzzeitexkarnation" kann im Atmungssystem so gering sein, dass die Kinder nur kurzzeitig assistiert beamtet werden, um dann nach kürzester Zeit wieder selbständig zu atmen. Maschinelle Beatmung ist meistens nicht erforderlich. Unmittelbar nach dem Operationsende beschleunigt eine stabile Spontanatmung die Narkoseausleitung deutlich.

Narkoseausleitung, Aufwachraum und mögliches Delir

Die Operationsdauer der meisten HNO-Operationen bei Kindern ist kurz. Nach nur wenigen Minuten beginnt bereits die Narkoseausleitung. Aus anästhesiologischer Sicht liegt besonderes Augenmerk auf einem möglichen und lebensbedrohlichen Laryngospasmus, der auf jeden Fall zu vermeiden ist. Dafür gibt es unterschiedlich Strategien. Ein Laryngospasmus kann im Aufwachprozess in einer vulnerablen Phase auftreten, in der Manipulationen am Kehlkopf oder im Mund-Rachenraum (Absaugen oder Entfernen der Kehlkopfmaske) nicht erfolgen sollten. Manche Anästhesisten entfernen die Kehlkopfmaske ausdrücklich früh, bevor Schutzreflexe vorhanden sind. Andere warten bis die Kinder so wach sind, dass sie die Kehlkopfmaske selbst mit der Zunge herausdrücken oder heraushusten. Die zweite Variante führen mancherorts entsprechend qualifizierte Mitarbeiter im Aufwachraum durch. Bei allen Varianten ist es sinnvoll, dass Mütter oder Väter ihr Kind frühzeitig beim Aufwachen betreuen können. Davon ausgenommen sind natürlich medizinische Notfälle im Verlauf von Operation oder Narkoseausleitung.

Eine weitere „Reinkarnationsturbulenz“ stellt ein postoperatives Delir dar: Die Kinder sind zwar schon wach, aber noch nicht „bei sich“, wirken orientierungslos und unkooperativ. Dadurch entstehen Unruhezustände mit Weinen, Schreien oder Quengeln, ohne dass die Kinder durch Maßnahmen von außen (z. B. Zuwendung) erreichbar scheinen. Kinder, die bei der Narkoseeinleitung bereits eine „Exkarnationsturbulenz“ hatten, die also beispielsweise viel weinten oder sich kräftig gegen das Loslassen wehrten, entwickeln deutlich häufiger ein Delir als ruhige Kinder.

Die menschenkundliche Betrachtung eines Delirs als Ex- oder Inkarnationsturbulenz führt zu dem Bild, dass sich Ich und Astralleib desynchronisiert lösen und wieder eingliedern. Beim Herauslösen „verbeißt“ sich der Astralleib seelisch zu lange und führt dadurch zu Angst und allen weiteren Phänomenen wie Tachykardie, Unruhe etc. In diesem Moment hat sich die Ich-Organisation bereits gelöst. Dadurch ist der Zustand mehr oder weniger ungeführt, die Kinder sind nicht erreichbar und die Situation ist mangels Ich-Organisation später nicht erinnerlich. Dasselbe Phänomen tritt in umgekehrter Reihenfolge beim Aufwachen auf.

Es gibt für diese Konstellation einige therapeutische Möglichkeiten. Die beste Prophylaxe ist die ruhige Situation bei Narkoseeinleitung. Wenn dies nicht gelingt, kann man z. B. mit Clonidin behandeln. Pharmakologisch gesehen handelt es sich um einen α2-Adrenozeptor-Agonist, der zur Sympathikolyse führt. Menschenkundlich betrachtet ist es eine Substanz, die zu einer selektiven Hemmung des Astralleibes führt. Dadurch sinkt die innere Spannung, und die Angst nimmt ab. Herzfrequenz, Blutdruck und Atemfrequenz beruhigen sich. Clonidin ist durch seine Wirkung auf den Astralleib ein wirksames Koanalgetikum. Alle beschriebenen Effekte erfolgen ohne gravierende Veränderung des Bewusstseins: Die Ich-Organisation bleibt also überwiegend unbeeinträchtitigt, nur bei hoher Dosierung tritt eine Bewusstseinsdämpfung ein.

Im Rahmen eines postnarkotischen Delirs kann Clonidin jedoch zu verlängertem Schlafen führen, da es den Astralleib an einer zu frühen Eingliederung hindert. Nachdem etwas Zeit vergangen ist, reinkarnieren sich Ich-Organisation und Astralleib dann weitgehend harmonisch.

Eine weitere therapeutische Option besteht in der Gabe einer geringen Dosis Propofol. Das führt zur erneuten Exkarnation, um später ein geordneteres Aufwachen zu ermöglichen.

Bei leichteren Ausprägungen des Delirs kann man einfach abwarten. Zusätzlich unterstützen die Eltern z. B. mit Fußmassagen oder anderen Zuwendungen.

Manchmal beruhigen sich Kinder trotz aller Maßnahmen im Aufwachraum nicht richtig. Wenn alle übrigen Entlasskriterien erfüllt sind, kann es dann die richtige Entscheidung sein, Kind und Eltern in die gewohnte häusliche Umgebung zu entlassen.

Neben der Betrachtung des einzelnen Kindes spielt auch die Stimmung im gesamten Aufwachraum eine gewisse Rolle: Die Kinder stecken sich mit ihren Unruhezuständen durchaus gegenseitig an. Zum Glück ist ein „schreiender Aufwachraum“ jedoch die Ausnahme.

Nachbehandlung nach einer Narkose?

Erstes Ziel ist die minimal-invasive Narkoseführung mit intensiver, angstreduzierender Betreuung des Kindes durch die Eltern. Dadurch sollten keine oder nur wenige negative Erlebnisse zurückbleiben. Viele Eltern sind erstaunt, wie normal die Kinder nach einer Narkose spielen. Auch die Nächte sind meist nicht anders als vorher. Allerdings hängt der Verlauf wesentlich von der Schmerzfreiheit ab. Nach HNO-Operationen ist das Befinden immer wieder durch die Operation als solche gestört und weniger durch die Narkose. Sollten die Eltern über längere Zeit Veränderungen im Schlafrhythmus, Ess- und Spielverhalten oder Ähnliches bei ihrem Kind wahrnehmen, ist mit dem Kinderarzt über eine therapeutische „Reinkarnationshilfe“ nachzudenken.

Dies kann medikamentös mit

- *Aurum D10 (3 Teile) / Stibium D8 (2 Teile)* (Weleda) Amp. — 1 × täglich 1 per os direkt und bis 3 Tage nach der OP, bei geplanten Eingriffen 4 Tage vor der OP 1 × täglich 1 per os

oder

- *Aurum comp.* (Wala) Globuli velati — 2 × täglich 5–7 direkt und bis 3 Tage nach der OP

sowie mit äußeren Anwendungen mit

- *Aurum / Lavandula comp.* (Weleda) Creme — als Salbenläppchen auf die Herzgegend

oder beispielsweise auch mit Heileurythmie erfolgen [→ Kapitel XVIII.1 Eurythmie-Therapie bei HNO-Erkrankungen].[3]

Die meisten Kinder benötigen keine Nachbehandlung. Wenn ein vierjähriges Kind erzählt „Ich möchte nochmal in dem kleinen Bettchen schlafen, das war so gemütlich!“, sind Narkose und Operation insgesamt sehr gut verlaufen.

3. Narkosen bei HNO-Operationen im Erwachsenenalter

Der Fokus des obigen Abschnitts liegt vornehmlich auf der anästhesiologischen Betreuung von Kindern und Eltern.

Das Verständnis der menschenkundlichen Vorgänge bei der Narkose von Erwachsenen unterscheidet sich nicht wesentlich von der Sichtweise bei Kindern. Auch die Vor- und Nachbereitungen sind mit Ausnahme der nicht erforderlichen Begleitung durch die Eltern ähnlich. Allerdings ist die Gesprächsebene mit Erwachsenen eine andere. Bei Kindern ist es wichtig, das Gefühl der Geborgenheit in allen Behandlungsphasen zu vermitteln, ohne in intellektueller Weise über Ablauf und Risiken einer Narkose zu sprechen.

Im Gegensatz dazu kann man mit Erwachsenen detailliert über alle Aspekte der Narkose reden. Die konkrete Ausgestaltung eines Gesprächs richtet sich einerseits nach formalen Anforderungen an Aufklärung und Einwilligung, andererseits aber auch nach den individuellen Bedürfnissen des Patienten: Manche verzichten beispielsweise auf eine Risikoaufklärung, andere wiederum wünschen sehr ausführliche Informationen. Für viele Menschen ist es hilfreich, dass sich der Narkosearzt gezielt nach Sorgen oder Ängsten erkundigt. Schon allein durch die Frage fühlen sich viele Patienten besser wahrgenommen. Gibt es irgendetwas, wovor ein Patient besondere Furcht hat? Kann man vielleicht einen Routineablauf (z.B. das Vorhalten der Sauerstoffmaske beim wachen Patienten) modifizieren, um einen Patienten angstfreier zu begleiten? Die Empfindungen der meisten Patienten spielen sich zwischen zwei Extremen ab: „Ich habe Angst, irgendetwas mitzubekommen und möchte deswegen tief schlafen" und „Ich habe Angst, die Kontrolle zu verlieren und mich in fremde Hände zu geben: kann man die Operation auch ohne Narkose durchführen?".

Wenn das gesamte OP-Team auch Erwachsenen mit einer ähnlichen Empathie begegnet wie den Kindern, dann fühlen sich auch die meisten erwachsenen Patienten gut und sicher betreut.

Anmerkung zu gängigen Anästhesieverfahren

Die meisten HNO-Operationen werden in Allgemeinanästhesie („Vollnarkose") als sogenannte Kehlkopfmasken- oder als Intubationsnarkose durchgeführt. Die weiche Kehlkopfmaske führt man durch Mund und Rachen ein: Sie endet oberhalb des Kehlkopfes. Ein Tubus lässt sich sowohl durch den Mund, als auch durch die Nase einbringen: Er wird durch die Stimmritze geführt und reicht bis in die Luftröhre. HNO-Operationen in Lokalanästhesie sind mit Ausnahme kleiner oberflächlicher Eingriffe (z.B. Hauttumore) heutzutage unüblich. In früheren Zeiten führte man jedoch auch mittelgroße Operationen (z.B. Septum-Operationen, Tympanoplastiken) in Lokalanästhesie durch.

Bei Kindern wurde das hin und wieder auftretende postoperative Delir als „Reinkarnationsturbulenz" bezeichnet. Aus dem anthroposophischen Verständnis heraus erklärt sich diese Erscheinung daraus, dass die Wesensglieder nach dem Exkarnationsprozess der Narkose beim Erwachen noch nicht wieder in das rechte Verhältnis zueinander gefunden haben. Auch bei Erwachsenen soll dieses unerwünschte Phänomen nicht unerwähnt bleiben. Insbesondere bei älteren Patienten gibt es Unruhe- und Verwirrtheitszustände, die unmittelbar in der Aufwachphase oder auch mit einigen Tagen Verzögerung auftreten können. Diese Zustände bezeichnet man auch als „Durchgangssyndrom" oder „Postoperativ Cognitive Dysfunction" (POCD). Erfreulicherweise sind sie in aller Regel vorübergehend. Dennoch können sie bei Betroffenen und Angehörigen zu großer Verunsicherung führen. Und bei vorbestehenden dementiellen Erkrankungen kann es auch zu dauerhafter Verschlechterung kommen. Zum Glück sind postoperative Delire inzwischen deutlich seltener geworden, nicht zuletzt, weil man auf Prämedikationen mit Benzodizepinen verzichtet und die Narkoseführung mit weniger Opiaten erfolgt. Im menschenkundlichen Sinne ist die narkosebedingte Exkarnation also nicht so stark wie in früheren Zeiten. Sollten sich im Einzelfall Anhaltspunkte für eine „Reinkarnationsturbulenz" ergeben, lässt sich die Ordnung der Wesensglieder zueinander therapeutisch unterstützen.

Als Therapiemöglichkeiten bieten sich an[4]:

■ *Aurum D10 / Ferrum sidereum D10 aa* (Weleda) Amp. s.c.	bis 4 Tage nach der OP 1 × täglich, bei geplanten Eingriffen auch prophylaktisch 4 Tage vor der OP 1 × täglich

oder

- *Aurum D10 (3 Teile) / Stibium D8 (2 Teile)* (Weleda) Amp. s.c.

bzw.

■ *Aurum/Stibium/Hyoscyamus* (Wala) Amp. s.c.	in gleicher Dosierung

Literatur

1 Steiner, R.: Meditative Betrachtungen und Anleitungen zur Vertiefung der Heilkunst (GA 316). Rudolf Steiner Verlag Dornach 2009. 2. Vortrag.

2 GAÄD (Hrsg.): Vademecum Anthroposophische Arzneimittel 2017. Der Merkurstab 2017; 70 (Suppl.). S. 167.

3 Ebd. S. 168.

4 Ebd.

KAPITEL XVI
Äußere Anwendungen

HARALD ZÜHLKE

Die heute übliche HNO-Heilkunde legt wenig Wert auf äußere Anwendungen, sie sind weitgehend in Vergessenheit geraten. Die anthroposophische Medizin möchte diese alten und bewährten „Hausmittel" wiederbeleben, da sie helfen, das gestörte Wesensgliedergefüge nebenwirkungsfrei zu harmonisieren und in ein gesundes Gleichgewicht zu führen. Äther-, Astral- und Wärmeleib überragen den physischen Leib, deshalb wirken wir bei äußeren Anwendungen innerhalb dieser Wesensglieder. Gezielte und ausgewogene Reizung der Haut, unseres größten peripheren Sinnesorgans, führt die zentripetal strebende Ich-Organisation (Frösteln bis zu Schüttelfrost) harmonisch in die Peripherie zurück.

Die äußeren Anwendungen sprechen die Haut als Sinnesorgan an. Sie dauern mindestens 20 Minuten. Während dieser Zeit sollte man den Patienten vor anderen Sinnesreizen bewahren.

Zu den äußeren Anwendungen gehören Öl-Einreibungen, Einsalbungen, Waschungen, Bäder, Auflagen, Wickel, Massagen, Wärme-Bestrahlungen und z. T. Inhalationen.

Zumeist finden pflanzliche Substanzen Verwendung, bei Waschungen und Inhalationen benutzt man auch Salzlösungen, bei Auflagen und Einsalbungen zudem mineralische Stoffe oder Tierprodukte.

Als Material für Kompressen und Wickeltücher kommen nur Baumwolle, Leinen, Seide, Flanell und Wolle zur Anwendung. Synthetische Stoffe sind ungeeignet.

Für eine eventuell erforderliche Erwärmung der Wickel und Auflagen sind Mikrowellen-Geräte nicht geeignet. Diese Bestrahlung zerstört zum Teil Heilkräfte.

1. Stumpfe Traumen

Schwellungen und Hämatome schwächen die Ich-Organisation in ihrer Wirksamkeit. Mit einem Arnika-Umschlag ruft man den Astralleib herbei. Dieser hilft dem Ich.

Die Arnika (Arnica montana) wächst im Hochgebirge auf quarzhaltigem Urgestein. In ihr treffen Blütenimpulse mit kristallklaren Wurzelformkräften zusammen, ohne viel Blattwerk dazwischen. Der Stängel trägt ichhaft die aromatisch duftende Blüte gegen die Sonne. Arnika vereinigt in ausgewogener Weise die Blutkräfte mit denen des Nervensystems.

Kompressen mit Arnika-Essenz sind im Kopfbereich schwierig, da die Essenz leicht auf die Schleimhäute von Mund, Nase und Auge gelangen kann. Am einfachsten verwendet man

- *Arnika Wundtücher* (Wala)

die bei Austrocknung etwas mit Wasser zu beträufeln oder halbstündlich zu wechseln sind. Nach einigen Stunden kann man auf

- *Arnika Gelee* (Weleda)

oder

- *Arnika Salbe* (Wala, Weleda)

übergehen.

Bei einer Commotio oder auch bei einem hoch fieberhaften Infekt bringt ein Arnika-Stirnwickel bald Erleichterung.

2. Fieber

Wenn bei unruhigen Kindern das Fieber ansteigt und mit Übelkeit, Kopfschmerzen oder Schüttelfrost verbunden ist, die Extremitäten aber kühl sind, haben sich heiße Pulswickel mit

- *Arnika-Essenz* (Wala, Weleda)

bewährt. Dazu legt man zunächst ein Baumwolltuch um die Hand- und Fußgelenke und darüber ein zweites Baumwolltuch, das in eine Schüssel mit ¼ Liter sehr heißem Wasser und einem Esslöffel Arnika-Essenz getaucht und dann ausgewrungen wurde. Anschließend befestigt man ein Wolltuch darüber. Die Wickel können alle 10 Minuten erneuert werden. Ist der Fieberanstieg vorüber, erkennbar an den heiß gewordenen Gliedmaßen, entfernt man die Tücher.[1]

Ist das ganze Kind heiß und hoch fiebernd, macht man kühle Wadenwickel. Wichtig: Bei kalten Füßen und/oder Beinen dürfen keine kühlen Wadenwickel erfolgen, auch wenn das Fieber sehr hoch ist! Man legt ein Badetuch als Matratzenschutz ins Bett und umwickelt die Waden mit einem Baumwoll- oder Leinentuch, das vorher in 20-30 Grad warmes Zitronenwasser getaucht und ausgewrungen wurde. Erneut kommt ein Handtuch darüber und das Kind wird zugedeckt. Nach 5–10 Minuten sind die Tücher durchwärmt und zu erneuern. Werden die Füße kalt, ist die Behandlung zu beenden.

Einen guten Effekt erreicht man auch mit kühlen Abwaschungen von Rücken und Beinen mit Zitronen- oder Salzwasser. Man verwendet 1–2 ausgepresste Zitronen oder einen gehäuften Esslöffel Salz pro Liter Wasser.

3. Infektanfälligkeit

Ursache ist oft eine chronische Unterkühlung. Die Kinder oder auch Erwachsenen haben ständig kalte Hände und Füße und merken das oft gar nicht [→ Kapitel III.2.2.1 Wärmesinn]. Der Wärmehaushalt ist gestört.

Bei Säuglingen und Kleinkindern ist eine regelmäßige abendliche Ganzkörper-Öleinreibung (mit Ausnahme des Kopfes) mit

- *Malvenöl* (Wala)

sehr wirksam. Die durchwärmende Wirkung führt zu besserem Gedeihen und weniger Neigung zu Infektionskrankheiten. Bei älteren Kindern (Schulkindern) und Erwachsenen hat sich Lavendelöl bewährt:

- *Lavandula, Oleum aethereum 10%* (Wala)

Ursache für eine gehäufte Infektanfälligkeit kann auch eine gestörte oder ungenügende Milzfunktion sein. Die abbauende, verdauende Tätigkeit der Milz gegenüber allen in das Blut eingedrungenden Erregern und Antigenen ist unzureichend. Nach jeder Mahlzeit ist deshalb eine Ruhephase nötig, um die Milztätigkeit zu schonen. Unrhythmisches Essverhalten und ständiges Naschen fördert die Infektanfälligkeit.[2]

Neben Änderung der Lebensweise ist es hilfreich

- *Cuprum metallicum praeparatum 0,4%* (Weleda) Salbe

oder

- *Kupfer Salbe rot* (Wala)

auf der Haut über der Milzgegend einzureiben.

Kupfersalbe regt mit ihrer Durchwärmung die Führung der Ich-Organisation gegenüber der Tätigkeit des Astralleibes an, der so verstärkt in seiner unbewussten organotropen Wirkung untertaucht.[3] Kupfersalbe kann der Patient auch bei ständig kalten Füßen abends auf die Fußsohlen einreiben.

Noch wirksamer ist ein abendliches *Senfmehl-Fußbad.* Die Senfpflanze (Sinapis alba oder nigra) besitzt eine enorme Vitalität, sie bildet gleichzeitig Knospen, Blüten und Samen. Der Same enthält viel schwefelhaltiges, scharfes, anregendes und brennendes Öl. Dieses führt zu einer kräftigen Hyperämie der Haut. Wenn sich im oberen Pol Stoffwechselprozesse gestaut haben, kann man sie mit einem Senfmehl-Fußbad zum unteren Leib hin ableiten. Das hilft bei Migräne ebenso wie bei einer chronischen Sinusitis.

Man gibt 2–3 Eßlöffel Senfmehl in eine Schüssel mit warmem Wasser und stellt die Füße so lange hinein, bis sich rote „Söckchen“ bilden (ca. 3 Minuten). Eventuell anhaftendes Senfmehl warm abduschen, anschließend geht man mit Wollsocken ins Bett.

4. Otitis media

Bei leichten Ohrenschmerzen ist eine Kamillen-Ohrkompresse indiziert. Die Kamille (Matricaria chamomilla) liebt kalkhaltigen Boden, sie braucht Licht, Luft und Sonne. Sie nimmt die Wärme in sich auf und beherrscht sie vollkommen. Da, wo der Wärmeorganismus nicht mehr im Gleichgewicht ist, wirkt die Kamille entspannend und ordnend. Sie entlastet den Astralleib und gestaltet im Wässrigen.[4]

Kamillensäckchen

Eine Hand voll trockene Kamillenblüten wird in ein dünnes Tuch (Stoff-Taschentuch) eingebunden und kurz durchgeknetet, damit es weicher anliegt, anschließend gut durchwärmt (am besten zwischen zwei Tellern über kochendem Wasser, damit es nicht nass wird) und auf das Ohr gelegt. Auf das Säckchen kommt etwas Wolle. Das Ganze befestigt man mit einem Wollschal oder einer Mütze und wirkt so über Nacht ein. Kamillensäckchen duften angenehm, lässt der Duft nach, sind sie zu erneuern.[5]

Zwiebelwickel

Bei starken Ohrenschmerzen ist ein Zwiebelwickel indiziert. Die Zwiebel hat einen hohen Schwefelgehalt, der die menschlichen Stoffwechselprozesse anregt. In ihren gleichgestalteten Schalen zeigt sich eine starke Formkraft, mit der die Pflanze ihren Überfluss an Schwefel beherrscht. Die Stoffwechselprozesse sind also verstärkt und durch die Formkraft nach außen verlagert.

Man gibt gehackte Zwiebel möglichst warm in einen Baumwoll-Fingerling (Stülpverband) und legt je einen vor und hinter das Ohr. Wieder ist mit einer Binde oder einem Tuch zu fixieren. Der Zwiebelwickel soll einige Stunden verbleiben.

Cantharidenpflaster

Bei Vorwölbung und Blasenbildung des Trommelfells kann man in der Praxis ein 1x1 cm großes Cantharidenpflaster (Spezialpflaster Bock) auf das Mastoid kleben, das ca. 8 Stunden verbleibt. Es zieht den Entzündungsprozess nach außen. Cantharis, die „Spanische Fliege" macht in ihrer Entwicklung zahlreiche Metamorphosen und Häutungen durch, so dass sie als äußerliches, blasenziehendes Mittel seit alters her Verwendung findet.

Ohrentropfen

In den Gehörgang träufelt man etwas angewärmte Levisticum-Ohrentropfen. Es genügt, wenn man sie eine Weile vorher in der Hosentasche trägt oder das Ölfläschchen kurz in ein Glas mit warmem Wasser stellt:

- *Levisticum Ohrentropfen* (Wala)

oder

- *Otidoron Ohrentropfen* (Weleda) — jeweils 2–3 × täglich 2–3 Tropfen

Anschließend verschließt man den Gehörgang mit etwas Watte. Bei stärkeren Schmerzen, auch bei Otitis externa, haben sich

- *Aconit Ohrentropfen* (Wala) 3–5 × 1–2 Tropfen

bewährt. Sie regen den Wärmeorganismus an, integrieren die Stoffwechselprozesse und haben durch Beigabe von Quarz strukturierende Wirkung.

Bei einer Mittelohrentzündung kann man auch Zitrone ins Ohr (1:9 mit Wasser verdünnt, siehe auch bei Rhinitis) träufeln. Das nimmt den Schmerz, baut Ablagerungen ab und wirkt gleichzeitig antimikrobiell. Bei längerer Therapie sollte man dann auf Levisticum Ohrentropfen übergehen.

Einlauf

Bei Säuglingen und Kleinkindern ist zur Ausleitung bei akuter, fieberhafter Otitis media auch ein Einlauf mit 30 Grad warmem Kamillentee hilfreich. Dafür gibt es einfach anzuwendende Gummi-Klistiere.[6]

5. Rhinitis / Sinusitis

Bei Rhinitis und Sinusitis steht die Wärmetherapie ganz im Vordergrund. Zunächst ist auf warme Kleidung zu achten. Abendliche *Senfmehlfußbäder* (s.o.) mit anschließender Einreibung der Füße mit *Malvenöl* gehören zum Standardprogramm.

Ist eine Rotlichtlampe vorhanden, kann man bei einer Rhinitis auch eine Wärme-Bestrahlung machen (50 cm Abstand, höchstens 10 Min.). Bei einer festsitzenden Sinusitis ist feuchte Wärme angebracht, also ein

Kamillendampfbad

Man setzt sich vor einen Topf mit heißem Kamillenblütentee, legt ein großes Badetuch über sich, damit nicht kalte Luft von der Seite einströmt, und inhaliert den Dampf etwa 10 Minuten. Anschließend sollte man den Kopf gut abtrocknen und die Wohnung nicht gleich verlassen.

Nasentropfen

Die üblichen Xylometazolin-haltigen Nasentropfen (z.B. Otriven) sind stark wirksam, die Abschwellung ist aber durch massive Engstellung der Gefäße erkauft. Das stört den natürlichen Verlauf der Heilung. Es kommt nach einiger Zeit zur reaktiven Hyperämie, was erneut eine Gabe von Tropfen nötig macht.

Bei entzündlichen oder allergischen Anschwellungen und verstärkter Sekretion der Nasenschleimhaut, wenn also zu viel Ätherisches, zu viel „Leben" in der Nase ist, versuchen wir, das Gleichgewicht der Wesensglieder wiederherzustellen, indem wir astralisch wirksame Mittel geben. Am einfachsten träufelt man frisch gepressten Zitronensaft, 1:9 mit Wasser verdünnt, in die Nase. Hierfür zieht man in eine 10 ml-Spritze

1 ml Zitronensaft und anschließend 9 ml warmes Wasser auf und gibt die Mischung tropfenweise in die Nase (bei Otitis media in den Gehörgang, s.o.). Zitrone grenzt ab, zieht zusammen und baut Substanzen und Ablagerungen ab. Anstelle von Zitronensaft kann man auch

- *Heuschnupfenspray* (Weleda) 3–4 × täglich in die Nase sprühen

oder

- *Citrus e fructibus/Cydonia e fructibus* (Wala) Amp. 2 × täglich 1 in die Nase träufeln

Die Wolfsmilchgewächse (Euphorbiaceae) sind Pflanzen, die eine gestaute Flüssigkeitsorganisation mit starken Wärmeprozessen durchdringen und zwischen Ätherischem und Astralischem ausgleichen.[7]

- *Euphorbium comp. SN* (Heel) Nasentropfen 3–5 × täglich

helfen bei Heuschnupfen, chronischer Sinusitis und bei Rhinitis sicca. Sie enthalten zusätzlich Pulsatilla D2, Luffa operculata D2, Hydrargyrum bijodatum D8, Hepar sulfuris D10 und Argentum nitricum D10.

Bei Neugeborenen und Säuglingen ist eine akute Rhinitis immer eine ernsthafte Erkrankung, eine völlige Nasenobstruktion bedeutet für sie eine vitale Bedrohung. Man sollte für genügend Luftfeuchtigkeit (Schüssel mit Wasserdampf) sorgen. In die Nase kann man etwas Muttermilch einträufeln und um den Naseneingang etwas Majoranbutter geben, bei älteren Säuglingen auch

- *Nasenbalsam für Kinder* (Wala)

Nasenspülungen

Zur Reinigung der Nase und der Nebenhöhlen besonders bei chronischer Sinusitis eignen sich Spülungen mit Salzlösungen. Man beugt sich über ein Waschbecken und lässt aus einem Gefäß eine Salzlösung in ein Nasenloch hinein und durch das andere wieder hinauslaufen. Als Fertigpräparat steht

- *Emser Nasendusche* (Sidroga) 1 × täglich

zur Verfügung.

Inhalationen

Ist ein Inhaliergerät (Zerstäuber) vorhanden, z. B. PARI Sinus, kann man Salzlösungen so fein vernebeln, dass sie sich nicht gleich im Naseneingang niederschlagen, sondern auch Nebenhöhlen und Bronchien erreichen [→ Abschnitt Inhalationen am Kapitelende].

Für die Anwendung unterwegs reicht auch ein salzhaltiges Nasenspray:

- *Rhinodoron Nasenspray* (Weleda) 3–4 × täglich

Salbenbehandlung

Bei trockenen oder atrophischen Schleimhäuten und auch zur Nachbehandlung nach der Salz-Applikation ist

- *Nasenbalsam* (Wala)

angezeigt. Er macht die Schleimhaut geschmeidig und stärkt die Lebensorganisation durch den Gehalt an Berberis und Prunus spinosa.

Oft reicht auch der

- *Nasenbalsam für Kinder* (Wala) 2–3 × täglich

Dieser enthält kein Eukalyptus- und Cajeputöl und ist deshalb für Kinder und empfindliche Erwachsene besser verträglich.

Als Alternative steht

- *Schnupfencreme* (Weleda)

zur Verfügung. Sie enthält allerdings Eukalyptusöl, Menthol und Campher, was manchmal unverträglich ist.

Ein alltägliches „Hausmittel" bei jeder Art von Schnupfen ist

- *Nasenöl* (Weleda) nach Bedarf mehrmals täglich

Es macht die Nase frei und pflegt die Schleimhaut.

Meerrettich-Kompressen

Entzündungsprozesse in Kiefer- und Stirnhöhle lassen sich durch äußerliche Behandlung mit Meerrettich ableiten. Mit dem scharfen Öl der Wurzel regt man auf der Haut eine verstärkte Durchblutung an. Die Wärme der Meerrettichwurzel löst den Überschuss an gestauten Stoffwechselprozessen auf, so dass das Rhythmische System wieder für ein gesundes Gleichgewicht sorgen kann.

Für eine Meerrettich-Kompresse legt man etwa einen halben Teelöffel frisch geriebene Meerrettichwurzel auf ein Stoff-Taschentuch oder eine kleine Mullkompresse, das Tuch wird an allen vier Seiten eingeschlagen und mit Leukoplast zugeklebt, dann auf die Kiefer- oder Stirnhöhlen gelegt und vom Patienten festgehalten. Die Augen deckt man mit einem kleinen, mit Vaseline bestrichenen Tüchlein ab, da der scharfe Geruch zu Tränenfluss führen kann. Der Patient entscheidet selbst, wann er die Kompresse wegen zu starken Brennens wegnimmt.

Anstelle der Kompresse kann man Meerrettich-Salbe verwenden:

- *Cochlearia armoracia 10 %* (Weleda) Salbe — 2–3 × täglich auf die Nasennebenhöhlen auftragen

Statt der Meerrettichsalbe lässt sich auch Hornissen-Salbe einsetzen:

- *Vespa crabro 1 %* (Weleda) Salbe

Die Hornisse regt die Wärmeorganisation an und löst Verhärtungsprozesse auf. Cave: Insektengift-Allergie: In dem Fall ist diese Salbe nicht zu verwenden.

Wenn die Sinusitis durch seelische Verkrampfung entstanden ist, haben wir im Lavendel (Lavandula angustifolia) ein hervorragendes Heilmittel. Ein blaues Lavendelfeld ist Pflanze gewordener Himmel. Der Lavendel setzt seine Blüte weit aus sich hinaus durch einen langen Stängel. Diese lockere Verbindung bewirkt als Heilpflanze die Lösung der Verbindung von Seele und Leib. Das Lösen des Seelischen bewirkt Schmerzlinderung. Blüte und Staude, Seele und Leib werden durch den aufrechten, der Sonne entgegenstrahlenden Stängel klar auseinandergehalten und über die aufrechte Ich-Geste geordnet.[8]

Man legt ein mit *Lavendelöl* getränktes Tüchlein auf die Stirn, macht einen Lavendelöl-Brustwickel zur Beruhigung oder sogar ein Lavendel-Bad mit

- *Lavendel Bademilch* (Weleda)

oder

- *Moor Lavendel Bad* (Dr. Hauschka)

zur Entspannung am Abend, was auch das Einschlafen fördert.

Eine sehr einfache und für jeden erschwingliche Methode, Bakterien und Viren in den Luftwegen zu reduzieren, ist folgende:

Man nehme eine Küchenzwiebel (die mit roter Schale wirken am besten), schneide mit einem scharfen Messer das obere Drittel ab, umfasse die unteren zwei Drittel mit der Hand so, dass die Schnittfläche nach oben zeigt, führe sie unter die Nase und inhaliere den Zwiebelduft.

Die feurig-schwefeligen Öle drängen die pathologischen Stoffwechselprozesse in den Luftwegen zurück, es erfolgt eine Durchlichtung und Durchwärmung der krankhaft gestauten Flüssigkeitsorganisation, die somit dem Einwirken des Astralleibes untersteht. Das entzieht den Mikroorganismen die Lebensgrundlage.[9]

6. Bronchitis

Mit Rhinitis und Sinusitis ist oft auch eine Bronchitis verbunden, das Atmungssystem als Teil des Rhythmischen Systems erkrankt als Ganzes.

Wie bei der Sinusitis ist eine Erwärmung nötig. Der Thymian (Thymus vulgaris) trägt Wärmekräfte in die Atmungsorgane. Sein Lebensbereich ist die versengte, verbrannte

Erde, dort, wo Weide zur Felswüste wird, wo sich die Hitze an den Gesteinen reflektiert. Ein Dampfbad mit Thymiantee lindert den Husten und vermindert die Sekretion.

Lavendelöl-Brustwickel

Ein weiches Tuch, am besten eine alte Stoffwindel, wird mit

- *Lavendelöl 10%* (Weleda)

betropft und zwischen zwei Alufolien im Backofen bei 80 Grad erwärmt. Das warme Tuch legt man um die Brust (ohne Alufolie) und befestigt es mit einem Molton oder Handtuch mit Sicherheitsnadeln. Es kann über Nacht verbleiben. Eine Plastiktüte anstelle der Alufolie ist nicht geeignet, da von dieser bei Erwärmung unerwünschte Stoffe ausdunsten können.

Das ölgetränkte Tuch und die Alufolie lassen sich mehrfach wiederverwenden. Die Alufolie benötigt man nur, damit das Öl nicht in den Backofen tropft und dann lange riecht. Zur Steigerung der Wirkung kann man zusätzlich einige Tropfen Eukalyptusöl auf das Tuch geben:

- *Eucalyptus, Oleum aethereum 10%* (Wala)

Ingwer-Wickel

Die Ingwerwurzel mit ihrer mild-feurigen Würzkraft ist seit alters her als verdauungsfördernd bekannt. Beim Ingwer-Wickel entsteht eine lang anhaltende, milde Durchwärmung ohne Gefahr der Hautverbrennung wie beim Senfwickel. Der Ingwer-Wickel hat sich bei festsitzender Bronchitis bewährt. Man kann ihn zweimal wöchentlich anwenden, bei Kindern nimmt man die Hälfte der Ingwermenge.

2 Teelöffel frisch geriebene Ingwerwurzel oder fertiges Ingwermehl wird in einer kleinen Schüssel mit 4 Esslöffeln heißem Wasser gründlich angerührt und 10 Minuten zugedeckt ziehen gelassen. Dann verdünnt man den Brei mit knapp einem Viertel Liter 40 Grad heißen Wassers, taucht 2 Kompressen ein, wringt diese aus und legt sie beidseits der Wirbelsäule unterhalb der Schulterblätter auf. Rasch mit einem Zwischentuch überdecken und ein Wolltuch auflegen. Die Wirkung lässt sich noch durch nicht zu heiße Wärmflaschen steigern. Patient gut zudecken und ruhen lassen. Nach ca. einer halben Stunde Wickel entfernen und die Haut mit Lavendelöl 10% einreiben. Mindestens 1 Stunde gut zugedeckt nachruhen lassen, da die anhaltende, tiefe Durchwärmung sich erst langsam entwickelt. Die Ingwer-Wasser-Mischung ist nur einmal zu verwenden.

Quarkwickel

Quark als säuerliches Milchprodukt hat die Tendenz, einzutrocknen. Er normalisiert die Schleimbildung, löst die Verkrampfung des Astralleibes im rhythmischen Bereich und beruhigt so den Reizhusten.

Je nach Körpergröße verstreicht man 250–500 g Magerquark auf ein dünnes Baumwolltuch (alte Stoffwindel), klappt die Seiten ein, erwärmt das Paket zwischen zwei

Wärmflaschen oder über kochendem Wasser zwischen zwei Tellern auf Körpertemperatur und legt es um die Brust des Patienten. Darüber kommt ein Molton- oder Flanelltuch. Abschließend wird ein Handtuch mit Sicherheitsnadeln befestigt und der Patient gut zugedeckt. Der Umschlag bleibt am Körper, bis er eingetrocknet ist.

Brustkompresse mit Bienenwachs

Bei Kleinkindern ist diese Kompresse sehr beliebt, weil sie angenehm nach Honig duftet und gut hilft. Man nimmt eine Bienenwachsplatte (erhältlich z. B. von der Bahnhof-Apotheke in Kempten/Allgäu oder der Apotheke am Asternplatz, Berlin), macht sie etwas warm, damit sie sich biegen lässt und nicht bricht und legt sie eingehüllt in ein dünnes Seiden- oder Baumwolltuch um die Brust des Kindes. Das Ganze wird mit einem Wollschal befestigt und kann bis zu 2 Stunden verbleiben.

Die Bienenwachsplatte ist so oft zu verwenden, wie sie noch angenehm duftet.

Salbeneinreibung

Bei einer Bronchitis sind Einreibungen von Brust und Rücken mit

- *Plantago Bronchialbalsam* (Wala)

am Abend hilfreich.

Der Spitzwegerich (Plantago lanceolata) wächst überall auf Wiesen, Feldern und Schutthalden. Die Blätter sind schleimhaltig und lösen Schleim in den Bronchien. Im Plantago Bronchialbalsam sind außerdem enthalten: Bienenwachs, Drosera, Eucalyptus, Petasites und Thymus vulgaris.

7. Stomatitis, Pharyngitis, Tonsillitis

Die Salbeipflanze (Salvia officinalis L.) hat auf der einen Seite eine innige Beziehung zur Wärme durch den hohen Gehalt an ätherischen Ölen, auf der anderen Seite hat sie auch zusammenziehende, formende Qualitäten durch ihren Gehalt an Gerbstoffen. Dieses Gleichgewicht zwischen sulfurischen und salinischen Prozessen, also die wundheilende und gewebeformende Wirkung, hilft bei Entzündungen im Mund- und Rachenraum.

Empfehlenswert sind Mundspülungen und Gurgeln mit lauwarmem Salbeitee.

Eine noch stärkere Wirkung hat die Ratanhiawurzel (Krameria triandra), eine Hochgebirgspflanze aus Bolivien und Peru, die bereits die Indianer verwendet haben. Sie ist ein nur kniehoher Strauch auf felsigem Boden mit niederliegenden behaarten Ästen und silbernen behaarten Blättern, aber starker, rotbrauner Wurzel, die sich weit verzweigt in den Felsen bohrt: eine Pflanze, die ihre Astralisierungsprozesse in die Wurzel getrieben hat und starke Gerb- und Farbstoffe produziert.[10] Erkrankungen der Mund- und Rachenhöhle, Gingivitis, Parodontose, Angina und die damit verbundenen Schmerzen finden Linderung und Heilung. Die Tätigkeit des Astralleibes im Mundgebiet wird geordnet, Blutungen sistieren, Nerven beruhigen sich. Sie ist enthalten in

- *Ratanhia comp.* (Weleda) Lösung

die man unverdünnt auf die erkrankten Stellen aufträgt oder für Mundspülungen (nach jeder Mahlzeit 15 Tropfen auf ein halbes Glas Wasser) verwendet.

Ein weiteres lokal anwendbares Therapeutikum ist

- *Echinacea Mund- und Rachenspray* (Wala) 3–4 × täglich 2–3 Sprühstöße

Der Sonnenhut (Echinacea pallida u. a.) ist eine mit der Arnika verwandte Pflanze mit rötlichem Blütenstand und kräftigem Geruch sowie einer starken Pfahlwurzel, die säuerliche bis ätzende Geschmacksstoffe bildet. Sie diente den nordamerikanischen Indianern als Heilmittel und wirkt resistenzsteigernd und stimulierend auf das Lymphsystem.

Neben Echinacea sind im Mund- und Rachenspray noch Salbei, Calendula, Eucalyptus, Argentum nitricum sowie die Organpräparate von Gingiva und Tonsille enthalten.

Echinacea ist auch enthalten im

- *Mundbalsam* (Wala)

Der Patient trägt das Gel mehrmals täglich, besonders über Nacht, auf die entzündeten Stellen auf.

- *Mundbalsam flüssig* (Wala) Mischung

ist stündlich mit einem Wattestäbchen aufzutragen.

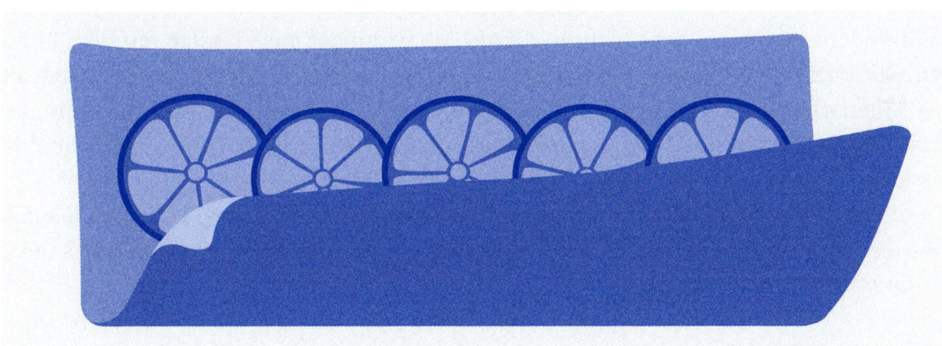

Zitronenwickel[11]

Bei einer akuten Tonsillitis oder Laryngitis ist auch ein *Zitronen-Halswickel* sehr hilfreich, um die überschießenden Ätherkräfte wieder in ein Gleichgewicht mit den astralischen Formkräften zu bringen:

Man schneidet eine ungespritzte Zitrone in 4–6 Scheiben und schlägt diese nebeneinander in ein Tuch ein. Nun klopft man mit der Faust einmal kräftig auf jede Zitronenscheibe und legt den Wickel um den Hals, wobei die Wirbelsäule frei bleibt. Darüber legt man ein Wolltuch und befestigt es. Anstelle der Scheiben kann man auch frisch gepressten Zitronensaft nehmen. Dazu schneidet man in einer kleinen Schüssel eine halbe Zitrone unter Wasser mit einem scharfen Messer sternförmig ein und presst sie dann mit einem Becher oder Wasserglas von oben aus. Anschließend legt man ein damit getränktes und ausgepresstes Tuch um den Hals, wieder unter Aussparung der Wirbelsäule.[12]

Bei lymphatischen Wucherungen im Bereich des Nasen-Rachen-Raumes bei Kindern (Adenoide) reibt man über mehrere Monate am Abend eine etwa erbsgroße Menge von

- *Berberis, Fructus 10 %* (Weleda) Salbe

in der Region über der Harnblase ein. Diese Maßnahme regt eine tiefere Verbindung der seelischen Formkräfte mit der Leiblichkeit an. [→ Kapitel V.1 Kindliche Entwicklung und Dreigliederung im HNO-Bereich].

8. Lymphadenitis colli

Bei Lymphknotenschwellungen äußerlich am Hals infolge entzündlicher Prozesse im Kopf-Hals-Gebiet verwenden wir gern

- *Archangelica comp.* (Weleda) Salbe — 2 × täglich

Die Engelwurz (Angelica archangelica), eine stattliche, 2 m hohe Pflanze aus der Familie der Umbelliferen mit großer Blütenkugel, hohlen Stängeln und feinem Duft, oft an Bachrändern zu finden, liebt Licht und Luft. Sie verbindet das Flüssige mit dem Luftigen, der Astralleib greift in den Flüssigkeitsorganismus ein. Bei Drüsenschwellungen ist das Ätherische zu stark sich selbst überlassen und wuchert. Die das Wässrige durchastralisierende, es ganz ins Luftige hinführende Archangelica ist deshalb für solche Prozesse die ideale Heilpflanze.

In der Salbenkomposition sind außerdem Zwiebel (Allium cepa), Lavendel (Lavandula angustifolia), Pinie (Pinus pinea) und Rosmarin (Rosmarinus officinalis) enthalten.

Eine andere Möglichkeit ist

- *Lymphdiaral Salbe* (Pascoe) — 2 × täglich auf die Lymphknoten

Der Schierling (Conium maculatum), ebenfalls eine Umbellifere, verstärkt dieses astralische Prinzip des Durchluftens, so dass er giftig wird und unangenehm riecht. Die schmerzstillende Wirkung, selbst bei Krebsgeschwüren, ist stärker als bei den übrigen Umbelliferen. Er dient auch als Beruhigungsmittel bei Erregungszuständen des Astralleibes, als „Wutkraut".[13] Die Salbenrezeptur enthält des Weiteren die Herbstzeitlose (Colchicum autumnale), Mercurius bijodatus D5, Stibium und Calendula.

Die gute Wirkung lässt sich noch steigern, wenn der Patient parallel zur äußeren Anwendung

- *Lymphdiaral Basistropfen* (Pascoe) 5 × täglich 5 gtt

einnimmt.

9. Inhalationen

Als Inhalieren bezeichnet man das Einatmen von Gas, Dampf oder einem Aerosol. Die Inhalation von Wasserdampf, ätherischen Ölen, Salzlösungen oder Medikamenten ist seit langer Zeit bewährt.

Am bekanntesten ist das „Kopfdampfbad" bei akuten, nicht-febrilen Erkältungskrankheiten. In einem stabilen Kochtopf bringt man 1–2 Liter Wasser mit einer kleinen Handvoll Kamillenblüten zugedeckt kurz zum Kochen und stellt ihn dann auf einen Tisch, vor dem man bequem sitzen kann. Ein großes Badetuch wird über Kopf und Topf gebreitet und der Dampf durch die Nase eingeatmet. Die feuchte Wärme regt den Wärmeorganismus an, es kommt zu vermehrter Schleimhautdurchblutung und damit zum Abbau der wässrigen Stauung. Das Sekret löst sich und kann ausgeschneuzt werden. Bei Allergie gegen Kamille inhaliert man mit reinem Wasserdampf.

Salzlösungen im Dampfbad sind sinnlos. Aus physikalischen Gründen würde so nur Aqua destillata inhaliert, das Salz bleibt im Topf zurück. Salzlösungen sind zu vernebeln: Jeder kennt das, der am Nordseestrand bei kräftigem Wind das versprühte Meerwasser eingeatmet hat.

Mit dem Dampfbad erreicht man nur die Nasen- und Rachenschleimhaut. Die Wassertröpfchen sind so groß, dass sie die Ostien der Nasennebenhöhlen nicht passieren können. Um die Nasennebenhöhlen, den Kehlkopf und die Bronchien zu erreichen, benötigt man einen elektrischen Zerstäuber, der feinste Tröpfchen von 2–3 µm produziert. Seit über 50 Jahren haben sich hierfür die Inhaliergeräte der Firma PARI bewährt: der PARI BOY für größere Kinder und Erwachsene, der PARI BOY Junior für die Therapie von Kleinkindern. Noch intensiver sind die Geräte PARI SINUS und PARI SINUS 2, da das Aerosol durch Ultraschall-Vernebelung und Pulsation besser in die Nasennebenhöhlen gelangt.

Ätherische Öle, wie beispielsweise in Kamille enthalten, dürfen mit diesen Geräten nicht inhaliert werden. Durch die feine Vernebelung gelangen sie in die Lunge und können dort zu einer Öl-Pneumonie führen.

Als Lösung zum Inhalieren verwendet man

- *Emser Salz* (Sidroga)

das neben NaCl, Calcium und Eisen einen hohen Anteil Hydrogencarbonat enthält, oder die hypertonen Lösungen

- *MucoClear 3 % oder 6 %* (PARI) je 1 × täglich

Je höher der Salzgehalt ist, desto stärker wird das Sekret mobilisiert, allerdings lösen höhere Salzkonzentrationen gelegentlich einen Bronchospasmus aus.

Mit den PARI-Geräten ist auch das Inhalieren von flüssigen Medikamenten sinnvoll. Bei allergischer Rhinopathie inhaliert man

- *Gencydo 1 %* (Weleda) Amp. 1–2 × täglich 1–2 ml

bei Erwachsenen evtl. auch 3 oder 5 %. Die Inhalation mit Gencydo ist keine Lokaltherapie, wir harmonisieren damit das Verhältnis von Ätherleib zu Astralleib, durchdringen also den überschießenden wässrigen Organismus mit den astralischen Formkräften.

Ähnlich formgestaltend auf den Flüssigkeitsorganismus wirken Inhalationen mit

- *Larynx/Apis comp.* (Wala) Amp. 1 × täglich 1, 1:1 mit NaCl verdünnt

oder

- *Levico D3* (Weleda) Amp. 1 × täglich 1, 1:1 mit NaCl verdünnt

bei Laryngitis, Reinke-Ödem und allen aufquellenden Prozessen im Kehlkopf [→ Kapitel X Kehlkopf].

Literatur

1 Goebel, W., Glöckler, M., Michael, K.: KinderSprechStunde. Verlag Urachhaus Stuttgart 2018.

2 Soldner, G., Stellmann, M.: Individuelle Pädiatrie. Wissenschaftliche Verlagsgesellschaft Stuttgart 2001. S. 323.

3 Ebd. S. 324.

4 van Benthem, A., Bos, S., Visser, W. et al.: Krankenpflege zu Hause. Verlag Freies Geistesleben Stuttgart 1982.

5 Goebel, W., Glöckler, M.: KinderSprechStunde. Verlag Urachhaus Stuttgart 2006.

6 Soldner, G., Stellmann, M.: Individuelle Pädiatrie. Wissenschaftliche Verlagsgesellschaft Stuttgart 2001. S. 201.

7 Pelikan, W.: Heilpflanzenkunde. Band II. Philosophisch-Anthroposophischer Verlag am Goetheanum Dornach 1982. S. 228.

8 Reinhard, J.: Sanfte Heilpraxis. Hallwag Verlag Bern 2000.

9 Pelikan, W.: Heilpflanzenkunde. Band I. Philosophisch-Anthroposophischer Verlag am Goetheanum Dornach 1980. S. 347–349.

10 Ebd. S. 310.

11 Abbildung nach Eichler, E.: Wickel und Auflagen. Aus der Praxis geisteswissenschaftlicher Medizin. Verein für ein erweitertes Heilwesen. Bad Liebenzell-Unterlengenhardt 1987. Blatt 8.

12 Eichler, E.: Wickel und Auflagen. Aus der Praxis geisteswissenschaftlicher Medizin. Verein für ein erweitertes Heilwesen. Bad Liebenzell-Unterlengenhardt 1987.

13 Pelikan, W.: Heilpflanzenkunde. Band I. Philosophisch-Anthroposophischer Verlag am Goetheanum Dornach 1980. S. 87.

KAPITEL XVII
Pharmazeutische Aspekte

RUTH JOHANN

1. Die Dreigliederung der Pflanze

1.1 Gliederung in drei Funktionssysteme

Ebenso wie sich der menschliche Organismus in drei Funktionssysteme untergliedern lässt, ist dies auch bei der Pflanze möglich. Hier finden wir ähnliche Qualitäten wie im Nerven-Sinnes-, Stoffwechsel-Gliedmaßen- und Rhythmischen System des Menschen. Um diese zuzuordnen, müssen wir die Pflanze auf den Kopf stellen. Der Stoffwechsel findet vor allem in Blüte und Frucht statt. Die Wurzel befindet sich in der kühlen Erde und dient hauptsächlich der Verankerung im Boden. Sie hat die Aufgaben eines Sinnesorganes, denn während sie in die Erde hineinwächst, nimmt sie Kontakt mit ihrer Umgebung auf und erfasst diese (Qualitäten der Verfestigung, Ruhe und Kühle).

Im Gegensatz dazu ist die Blüte der Sonne ausgesetzt und erwärmt sich zusätzlich durch ihren eigenen Stoffumsatz. Hier finden Substanzauflösung und Stoffwechsel statt: Farbe, Duft, Nektar und Blütenstaub strömen in die Umwelt, und in den Früchten findet der Abbau von Stärke zu Zuckern statt. Darüber hinaus schafft der Fortpflanzungsprozess neues Leben (Qualitäten der Auflösung, Bewegung und Wärme).

Dem Rhythmischen System entsprechen Blätter und Stängel, die wiederum für die Verbindung von Wurzel und Blüte bzw. Frucht sorgen sowie für den Transport von Wasser und Nährstoffen (Qualitäten des Ausgleichs).

Interessanterweise zeigen der dort vorhandene grüne Farbstoff, das Chlorophyll, und der rote Farbstoff im Blutkreislauf des Menschen, das Hämoglobin, eine sehr ähnliche Molekülstruktur, in ihrem Zentralion (Magnesium bzw. Eisen) unterscheiden sie sich aber.

Aus dieser Entsprechung ergibt sich die therapeutische Möglichkeit, analog zum erkrankten Organ bzw. Funktionssystem den entsprechenden Pflanzenteil einzusetzen:

Die Schmerzen einer Trigeminusneuralgie (als einer Erkrankung des Nerven-Sinnes-Systems) lindert gut die Wurzelknolle von Aconitum napellus. Die Patienten empfinden das Auftragen von

- *Aconit Schmerzöl* (Wala)

als sehr wohltuend. (Da diese Pflanze hochgiftig ist, kommt sie in potenzierter Form zum Einsatz.)

Bei katarrhalisch-entzündlichen Erkrankungen der Luftwege (Rhythmisches System) wie Bronchitiden oder Bronchopneumonien wirken die Blätter von Plantago lanceolata sowie das Kraut von Thymus vulgaris schleimlösend und spasmolytisch.

- *Plantago Hustensaft* (Wala)

bzw.

- *Hustenelixier* (Weleda)

Zur Stärkung der Leber als einem wichtigen Organ des Stoffwechselsystems befinden sich in

- *Carduus marianus/Oxalis* (Wala) Globuli velati oder Amp.
- *Anagallis comp.* (Wala) Globuli velati oder Amp.
- *Carduus marianus Urtinktur* (Ceres)

die Früchte der Mariendistel.

Da eine Anregung der Leberfunktion die Entgiftung fördert, beinhaltet die anthroposophische Therapie hartnäckiger Erkrankungen wie der chronischen Sinusitis, allergischer Atemwegsleiden, polypöser Schleimhautveränderung etc. meist ein Leberpräparat.

Die Auswahl und Gabe des jeweils zugeordneten Pflanzenorgans ist sicher die einfachste Methode, das Wissen über die Dreigliederung zu nutzen.

Aufwendiger ist es, eine Pflanze passend zum individuellen Krankheitsgeschehen zu suchen. Zunächst betrachten wir den kranken Menschen unter den Gesichtspunkten der Dreigliederung: Haben sich Qualitäten des einen Funktionssystems in ein anderes verlagert? Bei einer Obstipation z. B. treten Ruhe und Verfestigung, die dem Nerven-Sinnes-System zuzuordnen sind, im Darm, also im Stoffwechsel-Gliedmaßen-System auf. Deshalb suchen wir nach ebensolchen Pflanzen, deren Blüten und/oder Früchte durch Ruhe- und Verfestigungsprozesse, also Wurzelqualitäten, geprägt sind: Beispielsweise bilden Doldenblütler (Apiaceae) wie Fenchel, Anis und Kümmel kleine, verhärtete Früchte aus. Zwar beinhalten diese auch entsprechende Qualitäten des Stoffwechsel-Gliedmaßen-Systems (ätherische Öle), verglichen mit einem Apfel oder einer Banane überwiegen aber die Merkmale der Verfestigung und des Zusammenziehens. Laien bezeichnen sie deswegen oft als „Fenchelsamen“. Durch die Widerspiegelung der Pathologie helfen diese Pflanzen dem Menschen, Ruhe und Verfestigung im Stoffwechsel-Gliedmaßen-System zu überwinden. Sie übernehmen quasi so lange stellvertretend den krankhaften Prozess, bis sich die körpereigenen Funktionen aus dem Stoffwechsel-Gliedmaßen-System herauslösen und ihre Tätigkeiten wieder am richtigen Ort, hier im Nerven-Sinnes-System, aufnehmen. Auf diese Weise wird das von Nerven-Sinnes-Qualitäten überwältigte Stoffwechsel-Gliedmaßen-System befreit und erneut in die Lage versetzt, die ihm entsprechenden Auflösungs- und Bewegungsprozesse im Darm durchzuführen. Die „stellvertretende Methode“ stellt die Ordnung der Funktionssysteme mit den zugehörigen Qualitäten im Menschen wieder her.[1]

1.2 Blütenqualitäten in der Wurzel

Bryonia cretica, Agropyron repens (Elymus repens) und Allium cepa sind Pflanzen, in deren Wurzeln sich bemerkenswerterweise Qualitäten aus Blüte und Frucht finden: Bryonia, die Zaunrübe, gehört zu den Curcubitaceae (Kürbisgewächsen). Doch im Gegensatz zu ihren Verwandten (Melone, Kürbis, Gurke etc.) zeigt sie zierliche Blüten und kleine Beeren als Früchte, während die Wurzel stark angeschwollen ist: *„Nun war zu bestaunen, welch mächtiges Gebilde die Erde da ausgebrütet hatte, einem Menschenrumpf mit starken Schenkeln vergleichbar ... Bryonia macht die Kürbisbildung schon in der Wurzel.“*[2] Agropyron repens, die Quecke, zählt zur Familie der Poaceae (Süßgräsern) und ist mit dem Weizen und anderen Getreiden verwandt. Sie sammelt ihre energiereichen Polysaccharide wie das Triticin aber nicht wie diese in der Ähre und den Früchten, sondern im Wurzelstock, „durchwürzt“ ihn sogar mit etwas ätherischem Öl und Vanillin.[3] Die enorme Vitalität des Wurzelstocks erlebt jeder (Hobby)-Gärtner, wenn er versucht, die Quecke aus seinem Garten zu entfernen.

Allium cepa, die Küchenzwiebel, gehört zu den Allioideae (Lauchgewächsen), die sich durch ihre Zwiebelbildung charakterisieren. In der Zwiebel kommen diverse sulfurische Substanzen wie Alliin, Allicin und Polysulfide vor, die ihrem Wesen nach in den Blütenbereich gehören.[4] Botanisch gesehen ist es zwar nicht die Wurzel, sondern der Spross (Stängel und Blätter), der wässrig-schleimig anschwillt, es ist aber doch ein Prozess, der in der Erde stattfindet.

Eine analoge Pathologie beim Menschen liegt bei der Rhinitis, der Sinusitis, der Pollinose und auch beim beginnenden grippalen Infekt vor. Hier sind die Schleimhäute der oberen Atemwege angeschwollen, stärker durchblutet und sondern vermehrt Sekret ab, der Kopf ist warm bis heiß statt kühl, d.h. die Stoffwechselprozesse überfluten das Nerven-Sinnes-System im oberen Menschen. Im Krankheitszustand ist der Patient den obenstehenden Pflanzen ähnlicher als im gesunden. Entsprechend setzt man sie zur Heilung ein:

Bryonia cretica findet sich in potenzierter Form kombiniert mit weiteren Substanzen in

- *Gelsemium / Bryonia comp.* (Weleda) Mischung

oder

- *Gelsemium comp.* (Wala) Amp. s.c. oder Globuli velati

und dient zur Behandlung grippaler katarrhalischer Infekte, besonders im Kopfbereich und bei Neuralgien bzw. Spannungskopfschmerzen. Beispielsweise sammelte Christian Gärtner sehr gute Erfahrungen bei der Therapie des akuten muskulären Okzipitalschmerzes mit *Gelsemium comp.* Ampullen.[5]

Bei Rhinitis und Stirnhöhlenkatarrh lösen

- *Agropyron* (Wala) Globuli velati
- *Agropyron Inject* (Wala) Amp. s.c.

den festsitzenden Schleim und befreien so die Nasenatmung.

Das übermäßige wässrige Sekret einer Pollinose oder eines Fließschnupfens behandelt man dagegen mit

- *Allium cepa D6, D12, D30* (DHU) Globuli
- *Allium cepa D6* (Ceres) Dil.

1.3 Blütenqualitäten in Blättern und Stängeln

Plantago lanceolata, Pinus silvestris, Picea abies, Drosera rotundifolia und Rosmarinus officinalis sind Pflanzen, in deren Blättern und Stängeln sich Qualitäten von Blüte und Frucht finden:

Plantago lanceolata, der Spitzwegerich, gehört zu den Plantaginaceae (Wegerichgewächse). Auffallend sind die, im Gegensatz zur unscheinbaren Blüte, kräftigen, spitz zulaufenden Blätter, angeordnet zu einer bodenständigen Rosette – quasi die Form einer Blüte nachahmend. Die Blätter enthalten die Iridoidglycoside Aucubin und Catalpol sowie polysaccharidhaltige Schleime, also zuckerverwandte Stoffe, die üblicherweise eher in Blüte und Frucht zu finden sind. Auch die Iridoide haben – da sie biogenetisch aus dem Terpenstoffwechsel hervorgehen (Monoterpene sind die Hauptbestandteile ätherischer Öle) – mehr Blüten- als Blattqualität.[6]

Pinus silvestris, die Kiefer, und Picea abies, die Fichte, zählen zu den Pinaceae (Kieferngewächse). Beide speichern ihr ätherisches Öl, das als duftende und wärmende Substanz normalerweise in den Blüten zu finden ist, hauptsächlich in ihren Nadeln (sie entsprechen botanisch den Blättern). Das ätherische Öl gewinnt man mit Hilfe der Wasserdampfdestillation und ist auch den Patienten als durchwärmender Badezusatz wohl bekannt.

Drosera rotundifolia, der Sonnentau, gehört zu den Droseraceae (Sonnentaugewächse) und ist eine karnivore (fleischfressende) Pflanze. Seine Fang- und Verdauungsorgane befinden sich aber nicht, wie man vermuten würde, in der Blüte, dem Ort des Stoffwechsels, sondern in der Blattregion. Die Blätter sind mit drüsigen Haaren bestückt (Tentakeln), die ein süßes, klebriges Sekret absondern, das in der Sonne wie Tau glitzert. Hier bleiben die Insekten hängen, versuchen zu entkommen und berühren dadurch weitere Klebdrüsen. Zudem krümmen sich durch den Berührungsreiz die Tentakeln und drücken so die gefangenen Insekten gegen die Blattfläche, wo Eiweiß spaltende Enzyme des abgesonderten Fangsekrets sie verdauen.[7]

„Der ‚richtige' Ort solcher Bildung wäre die Blüte. Es werden also bei den Insektenverdauenden Pflanzen Blütenprozesse bestimmter Art bis in die Blattregion heruntergedrängt."[8] Rosmarinus officinalis gehört zu den Lamiaceae (Lippenblütler), die sich durch die Bildung wohlduftender ätherischer Öle auszeichnen. Diese befinden sich nicht nur in den Blüten, sondern ebenfalls in den Blättern. Vor allem die nadelähnlichen Rosmarinblätter enthalten so viel ätherisches Öl, dass man sie zur Gewinnung des Rosmarinöls nutzt. Rosmarin gleicht also den Kieferngewächsen und wurde deshalb laut Wilhelm Pelikan (1893–1981) von Rudolf Steiner als die „Tanne unter den Lippenblütlern" bezeichnet.[9]

Verschieben sich beim Menschen Stoffwechselprozesse in das Rhythmische System, beispielsweise in Lunge und Bronchien, führt dies zur vermehrten Durchblutung sowie Sekretabsonderung und durch den Husten auch zur verstärkten, unrhythmischen Bewegung. Hier sind die genannten Heilpflanzen sehr hilfreich:

Eine Einreibung mit

- *Bronchialbalsam* (Weleda) Ölige Einreibung

oder

- *Plantago Bronchialbalsam* (Wala) Salbe

wirkt angenehm einhüllend und entspannt.

- *Plantago Hustensaft* (Wala)

enthält neben Spitzwegerich einen Fichtennadelauszug und

- *Hustenelixier* (Weleda)

den Sonnentau; beide lassen sich bei Reiz- und bei produktivem Husten einsetzen. Sie wirken also im Gegensatz zu Allopathika sowohl antitussiv als auch expektorierend.

Intramuskuläre Injektionen mit

- *Oleum camphoratum comp.* (Wala) Amp.

das u.a. ätherisches Kiefernadelöl enthält, regen intensiv Atmung und Kreislauf an. Sie können den Verlauf fieberhaft-entzündlicher Atmungserkrankungen entscheidend beeinflussen.[10]

Am Beispiel des Sonnentaus zeigt sich gut, wie das Wissen um Drei- und Viergliederung ineinandergreift: Er vollzieht in seinen Blättern und Stängeln Tätigkeiten des Astralleibes, wie die gezielte Bewegung der Fangarme, die das Tier festhalten bis zur „tödlichen Verkrampfung".[11]

Mithilfe der Insektenverdauung steht dem Sonnentau eine zusätzliche Stickstoffquelle in Form von Proteinen zur Verfügung, denn sein natürlicher Lebensraum, der Torfboden des Hochmoores, ist karg und stickstoffarm. Eiweiß ist eine Substanzklasse, die uns vorwiegend im Tierreich begegnet (vgl. Proteingehalt tierischer und pflanzlicher Lebensmittel). Das Zentralelement Stickstoff hat Bezug zum Astralleib. Ein übermäßiges Eingreifen des Astralleibes in das Rhythmische System liegt bei einer Bronchitis mit krampfartigen Zuständen und beim Keuchhusten vor. Spasmolytisch wirken im Wechsel gegeben

- *Pertudoron 1* (Weleda) Mischung (enthält Sonnentau)

und

- *Pertudoron 2* (Weleda) Dil.

1.4 Wurzelqualitäten in Blüte und Frucht

Echinacea angustifolia, Berberis vulgaris und Cydonia oblonga weisen in ihren Blüten bzw. Früchten Qualitäten der Wurzel auf.

Echinacea, der Sonnenhut, gehört zu den Asteraceae (Korbblütler). In seinen Blütenständen befinden sich die spitzen und harten Spreublätter, welche die Röhrenblüten überragen und den Blütenkopf in Form, Festigkeit und Aussehen an einen Igel erinnern lassen (griechisch „echinos" = Igel). Die Echinacea ist nahe der Grenze zur Erstarrung in holzigen Dauerorganen.[12]

Berberis, der Sauerdorn, zählt zu den Berberidaceae. Er macht seinem Namen alle Ehre, denn seine kleinen roten Früchte sind sehr sauer.

Während in der Regel mit dem Chlorophyllabbau in der Frucht auch ein Abbau der organischen Säuren einhergeht, liegt der pH-Wert der roten reifen Beberitzenfrüchte zu ihrem Erntezeitpunkt Anfang September mit pH 2,75 sogar unter dem pH-Wert der grünen unreifen Früchte (pH-Wert = 2,95 bzw. 3,2).[13] Säuren haben einen zusammenziehenden, verfestigenden Charakter, wobei die Verfestigungstendenz bei Berberis sogar bis in Stängel und Blätter hinein reicht, wie an ihrem dünnen Geäst, dem säuerlich schmeckenden Laub- und den zu spitzen Dornen umgewandelten Hauptblättern zu sehen ist.

Die zu den Rosaceae (Rosengewächsen) gehörende Quitte (Cydonia) weist in ihren Früchten, ähnlich wie die Berberitze (Berberis vulgaris), einen hohen Säuregehalt bei niedrigen Zuckerwerten auf. Sie konserviert ebenfalls den Zustand einer unreifen Frucht. Als weitere Verhärtungstendenz kommt die Bildung sogenannter „Steinzellen" in den Quittenfrüchten hinzu. Diese Art der Holzeinlagerung finden wir im Pflanzenreich hauptsächlich bei Wildfrüchten wie z. B. den „Holzäpfeln".[14]

Überwältigen beim Menschen die Nervensinnesprozesse die Nasen- und Rachenschleimhaut in ihrer Stoffwechselfunktion, dann verfestigt sich das Sekret in seiner Viskosität und die Bewegung des Flimmerepithels ist reduziert. Es kommt zur Rhinitis sicca, zur Rhinopharyngitis sicca oder zur Laryngitis sicca. Hier wirkt die subkutane Injektion von

- *Echinacea/Argentum* (Wala) Amp.

in Kombination mit dem entsprechenden Organpräparat regenerierend. Als chronische Gegenreaktion auf die vorangegangenen atrophischen Prozesse ist oft eine Hypertrophie der Nasen- und Nasennebenhöhlenschleimhäute oder der Gaumen- und Rachenmandeln erkennbar. Diese behandelt man mit

- *Berberis/Quarz* (Wala) Amp. s.c oder Globuli velati

Die Berberitze und die Quitte sind Beispiele dafür, dass sich Pflanzen nicht nur im Sinne des Widerspiegelungsprinzips bzw. stellvertretend, sondern auch regulativ einsetzen lassen. Die verfestigenden Qualitäten beider Pflanzen, die bis in die Früchte hinein reichen, sind therapeutisch von Nutzen. Quitte und Berberitze wirken gestaltend im Menschen, der von Auflösungsprozessen (= Stoffwechselprozesse) überwältigt wird und z. B. stärkere Abgrenzung benötigt.

Dieser Zustand liegt bei der allergischen Rhinitis und Konjunktivitis vor: Die Schleimhäute sind angeschwollen, hyperämisiert und sondern vermehrt Sekret ab. Die Sinnestätigkeiten Sehen und Riechen können wegen der überschießenden Stoffwechselprozesse nicht mehr adäquat stattfinden. Der Mensch scheint quasi zu zerfließen und benötigt die Qualitäten Abgrenzung und Zusammenhalt. Dies unterstützt die Behandlung mit Quitte und Berberitze. Basisarzneimittel (auch prophylaktisch) sind

- *Gencydo* (Weleda) Amp. s.c.
- *Heuschnupfenspray* (Weleda)

und

- *Citrus e fructibus/Cydonia e fructibus* (Wala) Amp. s.c.

Ein weiterer Inhaltsstoff dieser Arzneimittel ist die Zitrone (Citrus limon), in der wir ebenfalls vermehrt Fruchtsäuren und deutliche Abgrenzungsprozesse in Form der ledrigen, isolierenden Schale finden.

- *Berberis/Quarz* (Wala) Amp. s.c. oder Globuli velati

setzt man begleitend gegen die entzündliche Schwellung ein. Auch beim Morbus Menière überwältigen Stoffwechselprozesse das Nerven-Sinnes-System: Die Peristaltik des Magens kehrt sich um, es kommt zu Erbrechen und Übelkeit sowie lokal im Innenohr zum Labyrinthhydrops. Hier findet

- *Gencydo* (Weleda) Amp. s.c.

ebenfalls erfolgreich Einsatz.

1.5 Gesundheit am Beispiel der drei Funktionssysteme

Für die Salutogenese des Menschen kann eine ideale Pflanze wie die Rose als Modell bzw. Vorbild dienen: Die Blüten der Rosengewächse sind meist fünfblättrig, selten vierblättrig, aber immer radiär (= polysymmetrisch). Bei der Rose selbst entsprechen Blattstellung und Blütenform dem Pentagramm, also einem regelmäßigen Fünfeck. Wegen dieser Anordnung empfinden wir Menschen die Rose als harmonisch und schön, sie gilt seit der Antike als „Königin der Blumen".[15]

Ausdruck von Gesundheit im Menschen ist die Aufrechterhaltung oder Wiederherstellung von Ordnung und Harmonie. Bezogen auf die drei Funktionssysteme sind demnach im Stoffwechsel-Gliedmaßen-System Blütenqualitäten wie Wärme und Bewegung und im Nerven-Sinnes-System Wurzeleigenschaften wie Kühle und Ruhe anzustreben.

Praktisch umgesetzt bedeutet dies zum Beispiel:

- regelmäßige ansteigende Fußbäder
- Einreibungen mit Kupfersalbe, z.B. *Kupfer Salbe rot* (Wala) oder *Cuprum metallicum praeparatum 0,1 %, 0,4 %* (Weleda) Salbe, wahlweise von Füßen, Bauch oder Nieren zur Durchwärmung
- Zufuhr von Bitterstoffen vor oder zur Mahlzeit, entweder in Form von Nahrungsmitteln wie Artischocken, Endiviensalat, Rucola etc. oder als Arzneimittel *Amaratropfen* (Weleda) bzw. *Bitter Elixier* (Wala) zur Anregung der Magenmotorik
- zur Entlastung des Kopfs („einen kühlen Kopf bewahren") regelmäßige Pausen nach geistiger Arbeit, möglichst nicht durch Konsum der Medienwelt (die ja auch das Nerven-Sinnes-System beansprucht), sondern durch Bewegung in der Natur und Kulturgenuss.

Das Rhythmische System, das für Ausgleich und Harmonie sorgt, stärken zusätzlich:

- ein gut strukturierter Tagesablauf
- die Wahrnehmung des Wochenrhythmus, z.B. durch Hervorhebung des Sonntags als Feiertag
- die Pflege des Jahresrhythmus durch Naturbeobachtungen und Feiern der Feste.[16]

Ein gesundes, stabiles Rhythmisches System bildet eine solide Basis dafür, sich den Herausforderungen des Lebens gewachsen zu fühlen.

1.6 Wahl der Applikationsform mit Hilfe der Funktionssysteme

Öle, Salben, Essenzen, Lotionen und Gele sind Arzneimittel, die äußerlich in Form von Einreibungen, Massagen, Bädern, Auflagen, Wickeln etc. Anwendung finden. Die Applikation auf die Haut, die Wahrnehmung der Berührung und evtl. auch des Duftes (wenn Externa ätherische Öle enthalten) sprechen das Nerven-Sinnes-System an. Diese Applikationsart eignet sich vor allem bei Kindern und sensiblen Menschen mit zarter Konstitution, für die eine Injektion eine zu starke „Grenzüberschreitung" bedeuten würde und die Zuwendung als wohltuend wahrnehmen.

Die orale Gabe von Globuli, Triturationen, Dilutionen, Tabletten sowie Kapseln und die rektale Anwendung von Suppositorien wenden sich entsprechend an das Stoffwechsel-Gliedmaßen-System, wobei bei ersteren zum Teil auch der Geschmack eine Rolle spielt, besonders bei den Bitterstoffen. Der Patient muss sich mit dem Arzneimittel auseinandersetzen, es verdauen (zerlegen und aufnehmen), was eine gewisse Anstrengung erfordert. Diese Applikationsart ist am einfachsten anzuwenden, in der Regel auch vom Patienten selbst.

Ampullen appliziert man in den meisten Fällen parenteral als subkutane, in einigen Fällen auch als intramuskuläre oder intravenöse Anwendung, wobei die subkutane Injektion in bestimmte Organgebiete oder zugehörige Reflexzonen das Rhythmische System anspricht.[17]

Die Wirkung eines zur intravenösen Gabe zugelassenen Arzneimittels, wie Calcium Quercus Inject 10 ml bei allergischen Reaktionen, erfolgt besonders schnell und intensiv.[18]

Eine weitere, bewährte Möglichkeit, das Rhythmische System direkt anzusprechen, ist der inhalative Einsatz der Ampullen, z. B. bei Asthma oder COPD.[19]

1.7 Wahl der Potenzhöhe mit Hilfe der Funktionssysteme

Tiefe Potenzen von D1–D6 sprechen primär das Stoffwechsel-Gliedmaßen-System an, die potenzierte Substanz ist noch stofflich vorhanden und erst im Verdauungssystem zu verarbeiten, bevor der Mensch sie aufnimmt. Arzneimittel mit tief potenzierten Inhaltsstoffen setzt man vorwiegend zur Behandlung akuter Erkrankungen und zu Beginn der Therapie ein.

Hohe Potenzbereiche (D20–D30) haben Bezug zum Nerven-Sinnes-System, hier ist nichts mehr zu verdauen. Das Stoffliche der Ausgangssubstanz spielt quasi keine Rolle mehr. Eine solche Hochpotenz gleicht dem wasserklaren zell- und eiweißarmen Liquor cerebrospinalis, dessen Zusammensetzung von der Nahrungsaufnahme völlig unbeeinflusst ist.[20]

Arzneimittel mit hoch potenzierten Inhaltsstoffen finden vorwiegend in der Therapie chronischer Erkrankungen und zur Nachbehandlung Einsatz.

Mittlere Potenzenstufenbereiche von D10–D15 sprechen hauptsächlich das Rhythmische System an.

2. Substanzen aus den Naturreichen und die Wesensglieder des Menschen

Die anthroposophische Arzneimitteltherapie verwendet Stoffe tierischen, pflanzlichen, metallischen und mineralischen Ursprungs. In der Regel wirken mineralische Substanzen auf das Ich, Pflanzen auf den Astralleib und aus Tieren zubereitete Arzneimittel auf den Ätherleib. Direkt auf den physischen Leib beziehen sich menschliche Substanzen wie z. B. Erythrozytenkonzentrate, die bei schweren Blutungen körpereigene Substanz substituieren. Durch die Komposition von Einzelmitteln aus den verschieden Naturreichen spricht man mehrere Wesensglieder an und intensiviert so die Wirkung. Daneben gibt es Pflanzenarten, die aufgrund des hohen Gehaltes eines bestimmten Minerals oder Metalls zusätzlich auf das Ich wirken. So besteht der Schachtelhalm (Equisetum arvense) zu etwa zehn Prozent aus Kieselsäure, was seine strukturierenden Kräfte und seinen Einsatz bei Bindegewebsschwäche und Osteoporose verständlich macht [→ Abschnitt 2.1 über den Quarz].[21] Im Folgenden möchte ich beispielhaft die Eigenschaften je eines Tieres, einer Pflanze, eines Minerals und eines Metalls vorstellen und die sich daraus ergebenden Wirksamkeiten ableiten. Dies soll zeigen, welche Funktion die beschriebene Substanz in den vorgestellten Arzneimittelkompositionen hat.

2.1 Quarz verstärkt die strukturierende Kraft des Ichs

Quarz ist eine Modifikation des Siliciumdioxids. Im Gegensatz zum Kohlendioxid, das unter Standardbedingungen gasförmig vorliegt, bilden die Siliciumdioxidmoleküle stabile, nichtflüchtige Kristalle. Im Cristobalit, einem Mitglied der Quarzgruppe, sind die Siliciumatome wie im Diamant angeordnet, dazwischen befinden sich die Sauerstoffatome.[22] Der Quarz kristallisiert in sich immer wiederholenden, klaren geometrischen Formen aus. Während Blei ein schlechter Wärmeleiter ist, weil es eine innere (dem Thermometer nicht so einfach zugängliche) Wärme verbirgt und für sich behält, reflektiert Quarz diese und ist daher ebenfalls ein schlechter Wärmeleiter. Er hat seine Wärme abgegeben, als er sich bildete und so strahlt beispielsweise ein Bergkristall für den Betrachter eine gewisse seelisch wahrnehmbare Kühle aus.[23] Im menschlichen Körper findet man Silicium in Haut, Haaren, Nägeln, Knorpel, Ligamenten, Organkapseln und im Bindegewebe. Es bildet die Matrix, die Calcium, Magnesium und Phosphor („Aufbauer") ausfüllen, dabei ist Silicium der „Programmierer" und liefert den Bauplan.[24] Quarz findet in der Anthroposophischen Medizin Einsatz, um das „Chaos" zu strukturieren, z. B. bei Wucherungen, Tumoren, allergischen Erscheinungen und Entzündungen [z. B. Otitis: Silicea comp. → Abschnitt 4. Organpräparate], aber auch zur Förderung eines klaren Denkens.[25]

Wucherungen und Tumore erscheinen als eine Überaktivität der unteren Wesensglieder (physischer Leib und Ätherleib). Quarz wirkt hier im Sinne einer verstärkenden Kraftübertragung: Er unterstützt das Ich in seiner ordnenden Funktion und lenkt diese zum Ätherleib hin, dessen Eigentätigkeit so zurück tritt.[26]

Bei gutartigen Wucherungen im HNO-Bereich wie Nasenpolypen oder Tonsillenhypertrophie, aber auch bei Pollinose ist die Kombination von Quarz und Sauerdorn sehr effektiv, wie im Präparat

- *Berberis/Quarz* (Wala) Globuli velati oder Amp. s.c.

Berberis unterstützt den Quarz in seiner begrenzenden und strukturierenden Wirkung auf wucherndes Gewebe, und zwar aufgrund des zusammenziehenden Effekts der Säuren. Dabei verstärkt Berberis als pflanzliche Substanz die gestaltende Tätigkeit des Astralleibes im Ätherleib [→ Abschnitt 1.4 Wurzelqualitäten in Blüte und Frucht].

2.2 Tollkirsche unterstützt die Organfunktionen des Astralleibes

Die Tollkirsche, Atropa belladonna, ein Nachtschattengewächs (Solanaceae), enthält die für ihre Gattung typischen, giftigen Tropanalkaloide wie Atropin, Hyoscyamin und Scopolamin. Tropanalkaloide wirken parasympatholytisch und besitzen, da sie ZNS-gängig sind, zusätzlich narkotische und psychoaktive Eigenschaften.

Eine Belladonnavergiftung äußert sich demnach folgendermaßen:[27]

Der Kopf wird heiß, das Gesicht rötet sich und es kommt zu pulsierenden Kopfschmerzen.

Während durch die Hemmung der Drüsensekretion alle (Schleim)-Häute trockener werden, schwellen Speicheldrüsen, Zunge und Tonsillen an. Die glatte Muskulatur erschlafft, d.h. die Bronchien erweitern sich, die Magen-Darmperistaltik und auch der Blasentonus sind vermindert. Diese Tonussenkung bedingt auch die Mydriasis, die der Tollkirsche den Namen Belladonna gab: Die Mehrheit der Männer empfindet eine Frau schöner, wenn deren Pupillen erweitert sind.

Dagegen ist die Wirkung auf die quergestreifte Muskulatur erregend, es kommt zur Pulsbeschleunigung und zum pathologischen Bewegungsdrang der Gliedmaßen. Die zentralen Effekte wie Verwirrtheitszustände und Halluzinationen bis zum Tobsuchtsanfall sind am bekanntesten und spiegeln sich in den Namen Tollkirsche oder Wutbeere wider.

Im Sinne der Anthroposophischen Medizin ist die Tollkirsche eine Pflanze, in die das Astralische zu tief eingedrungen ist. Doch der Astralleib benötigt einen luftigen Hohlraum, wie er bei Tier und Mensch in Form der Bronchien vorhanden ist, in der Pflanze aber nicht existiert. Sie vermag den Astralleib nicht richtig aufzunehmen, das Seelische nicht zu verinnerlichen, denn sie kann nicht zum Tier oder zum Mensch werden. So dringen die astralischen Kräfte zu tief in die Tollkirsche ein und da das Astrale sich substanziell im Protein ausdrückt, kommt es zur Deformierung des Eiweißstoffwechsels. Die Tollkirsche bildet im Gegensatz zum Tier Alkaloide aus den Aminosäuren. In ihrer Blütenbildung reagiert sie auf den zu starken Astralimpuls mit einer glockenähnlichen Blütenform. Dies gleicht dem Versuch, einen Hohlraum zu schaffen. Die Alkaloidbildung und die tiefen Einstülpungsprozesse der Blüten sind typische Wesensmerkmale der giftigen Vertreter unter den Nachtschattengewächsen.[28]

„So müssen im Blühen und auch in der Giftbildung ganz allgemein die Beziehungen der Pflanzenwelt zur Welt des astralischen Seins zum Ausdruck kommen.“[29] Auf diese Weise ergibt sich die Giftigkeit, aber auch die Heilwirkung der Pflanze. Als Arzneimittel unterstützt Belladonna die Organtätigkeit und fördert so z.B. in Form von

Ipratropium (chemisch abgewandeltes Atropin) bei COPD oder Asthma die Bronchiendilatation. Im vorigen Jahrhundert verarbeitete man tropanalkaloidhaltige Pflanzen wie Belladonna und v.a. Stechapfel in Asthmazigaretten bzw. -pulver. Sie finden aufgrund unerwünschter Wirkungen heute keine Verwendung mehr.[30] In potenzierter Form wirkt Belladonna unter anderem bei akuten Entzündungen und Schmerzen, die als zu intensiv eingreifende seelisch-geistige Tätigkeit zu sehen sind. Als „Stellvertreter" übernimmt Belladonna nun in den betroffenen Organen die Funktion des Astralleibes, sodass sich dieser aus seiner zu starken Verbindung herauslösen kann.[31] Im Fall der Entzündung, die sich vor allem in einer erhöhten Durchblutung äußert, löst Belladonna den Astralleib aus der zu intensiven Verankerung mit dem arteriellen Blut heraus.[32]

Grundlegende Arzneimittel bei entzündlichen Erkrankungen wie Tonsillitis, Stomatitis oder Lymphangitis sind

- *Erysidoron 1* (Weleda) Mischung,

eine Kombination aus Belladonna und Apis mellifica, und

- *Apis/Belladonna cum Mercurio* (Wala) Globuli velati oder Amp. s.c.

das zusätzlich Mercurius solubilis enthält.

Die Zubereitung aus Apis mellifica (Honigbiene) ergänzt die antiphlogistische Wirkung der Belladonna, indem sie die in die Schleimhäute ausgetretene Flüssigkeit wieder in den Gesamtorganismus integriert. Das im Präparat *Apis/Belladonna cum Mercurio* (Wala) zusätzlich verarbeitete Quecksilber bringt den gestauten Lymphprozess erneut in Fluss.

Beide Arzneimittel haben eine relativ schnelle und intensive Wirkung; eine Besserung tritt erfahrungsgemäß schon nach einem Tag ein.[33]

Ist der Entzündungsprozess eher im Bereich der Sinnesorgane lokalisiert, wie bei der Sinusitis oder Otitis media, wirken

- *Silicea comp.* (Wala) Globuli velati oder Amp. s.c.

(die ebenfalls Atropa belladonna enthalten) noch gezielter, da Quarz (Silicea) eine beruhigende Wirkung auf die gereizten Nerven ausübt.

Um eine schnelle Schmerzlinderung zu erreichen, stehen diverse Präparate für die lokale Anwendung zur Verfügung, die ebenfalls Tollkirsche enthalten:

Zum Gurgeln bei Angina tonsillaris oder bei Entzündungen der Mund- und Rachenräume

- *Bolus Eucalypti comp.* (Weleda) Pulver

Die weiße Tonerde bindet Bakterien und Toxine, wodurch sich diese ausspülen lassen.

Zum Auftragen bei entzündlichen Schleimhautaffektionen im Mundbereich dienen

- *Mundbalsam flüssig* (Wala) Mischung

oder

- *Mundbalsam* (Wala) Gel

Die darin zusätzlich enthaltenen Zubereitungen aus Quarz und Echinacea straffen das Bindegewebe. Bei Angina tonsillaris ist ein Halswickel mit

- *Eucalyptus comp.* (Weleda) Paste

zu empfehlen. Eukalyptus verstärkt die abschwellende Wirkung.

2.3 Die Biene dämpft die Eigentätigkeit des Ätherleibes

Apis mellifica, die Honigbiene, gehört zu den Hymenoptera (Hautflügeligen) und damit zu den tierischen Ausgangssubstanzen.

Bienen bilden wie die meisten anderen Hautflügeligen (z. B. Ameisen, Wespen, Hummeln) Staaten, in denen mehrere tausend Individuen zusammen leben und arbeiten.

Das Bienengift ist eine komplexe Mischung chemischer Verbindungen. Den größten Anteil bilden die Peptidtoxine Mellittin und Apamin, die Enzyme Hyaluronidase und Phospholipase A und das biogene Amin Histamin. Gelangt dieses Gift durch den Stich einer Biene in den menschlichen Körper, kommt es zu einer lokalen Entzündung. Diese äußert sich v. a. in Rötung und Schwellung, bedingt durch die gesteigerte Vasodilatation der Arteriolen, die erhöhte Permeabilität der Venolen und den vermehrten Lymphfluss.[34]

Aus Sicht der Anthroposophischen Medizin fordert das Bienengift unseren Wasserorganismus stark heraus, wie sich in der erhöhten Ansammlung von Lymphflüssigkeit an der Einstichstelle zeigt.[35] In potenzierter Form dämpft Apis mellifica die übermäßige Eigentätigkeit des Ätherleibes, die zu viel Wasser an falscher Stelle austreten lässt, z. B. bei allergischen Erscheinungen wie dem urtikariellen Exanthem oder geschwollenen Augenlidern. Die Biene vermittelt die Qualitäten des Quarzes[36] und verstärkt die strukturierende Kraft des Ichs.

Während Apis in tiefer Potenz (D2–D6) hauptsächlich bei entzündlichen Erkrankungen (in Kombination mit Belladonna) Anwendung findet, wirkt Apis in mittlerer bis höherer Potenz (D12–D30) sehr effektiv bei stichbedingten und allergischen Schwellungen. Es gibt verschiedene Applikationsmöglichkeiten zur Linderung der Beschwerden:

- *Apis mellifica D20* (Weleda) Dil.

oder

- *Apis mellifica D30* (Weleda) Amp. s.c.

bzw.

- *Apis ex animale D30* (Wala) Amp. s.c.

Die genannten Ampullen lassen sich auch lokal applizieren: inhalativ beim Kehlkopfödem oder bei der Rhinits allergica und kutan durch Auftupfen auf die Augenlider, wenn diese z. B. als Begleiterscheinung geschwollen sind.

Zur Behandlung des rezidivierenden Kehlkopfödems gibt man Apis auch als Kompositionspräparat

- *Larynx/Apis comp.* (Wala) Globuli velati oder Amp. s.c.

Die Kombination von Apis mit den potenzierten Organen Larynx, Nervus laryngeus recurrens und Nervus laryngeus superior kann man sich im Sinne einer Leitschiene vorstellen, welche die abschwellende Wirkung der Honigbiene zielgerichtet auf die jeweiligen Organe lenkt [→ Abschnitt Organpräparate]. Die zusätzlich enthaltene Bryonia (Zaunrübe) unterstützt die abschwellende Wirkung der Biene und beruhigt zudem die gereizte Schleimhaut.

2.4 Blei zur Behandlung sklerotischer Erkrankungen

Da Blei zu den unedlen Schwermetallen gehört, kommt rein metallisches Blei in der Natur nur sehr selten vor, häufig aber in Form von Erzen, meist als Bleisulfid, auch Bleiglanz genannt. Die Leitfähigkeit von Strom und Wärme ist im Vergleich zu anderen Metallen sehr gering. Diese Abschirmungskraft nutzt man z. B. bei Röntgenaufnahmen (Bleischürze). Selbst die Schwingungen des Lichts finden einen hohen Widerstand, was das Funkeln des Bleikristalls und das intensive Leuchten der Farben in Bleiglasuren erklärt.

Im menschlichen Körper lähmt Blei die fließenden Stoffwechselprozesse, so sind Obstipation, Mundtrockenheit, geschwächte Muskulatur, kalte Extremitäten und Angiospasmen, aber auch eine melancholische Seelenstimmung typische Symptome einer Bleivergiftung. Spuren von Blei finden sich in den Knochen sowie in Gallen-, Nieren- und Bronchialsteinen.[37] Blei wird dem Saturn zugeordnet, der von den mit bloßem Auge sichtbaren Planeten der letzte und am weitesten von der Erde entfernte ist. Er bildet den Abschluss und *„wie der Mond auch ein Tor in die Anderswelt, jenseits des Alltagsbewusstseins."*[38] So wie eine Bleivergiftung im Körper zu Auskühlung und Verhärtung und letztlich (je nach Schweregrad) zum Tode führt, so symbolisieren Saturnkräfte die Sklerotisierung und das zum Ende kommende Leben, es bleibt die Form. Saturnkräfte sind aber auch Träger der Lebensweisheit: In minimalen Dosen eingenommen, schärft

Blei die Bewusstseinskräfte. Eine Bleigeste im Ohr im Sinne von „Erkenntnis durch zur-Ruhe-Kommen“ ist die von Georg von *Békésy* (1899–1972) beschriebene Wanderwelle, die im Innenohr genau an der Stelle brandet, an der die Wahrnehmung der Tonhöhe stattfindet.[39] In höherer Potenz (D20–D30) setzt man Blei ein, wenn sklerotische Prozesse über das gesunde Maß hinausgehen, also bei einer vorzeitigen Alterung. Es wirkt der Verhärtung entgegen, beispielsweise gibt man

- *Scleron = Plumbum mellitum D12* (Weleda) Tabletten

oder

- *Arnica/Plumbum mellitum* (Wala) Globuli velati oder Amp. s.c.

bei Arteriosklerose und zur Demenzprophylaxe.

Zur Behandlung sklerotischer Erkrankungen im HNO-Bereich wie der Schallempfindungsschwerhörigkeit oder Tinnitus beim älteren Menschen haben sich

- *Arnica/Plumbum comp. B* (Wala) Amp. s.c.

oder

- *Arnica/Epiphysis/Plumbum comp. B* (Wala) Globuli velati

als sehr gut wirksam erwiesen, bevorzugt als subkutane Injektion zweimal pro Woche.

In diesem Arzneimittel liegt das Blei mit Honig verschmolzen und verrieben als sogenanntes „Plumbum mellitum“ vor. Der Honig als Produkt der Bienen vermittelt deren Wärmekräfte (in einem Bienenstock herrschen dauerhaft ca. 35° C). Honig unterstützt das Blei in seiner Wirkweise, indem er Wärme in die erstarrten Organe bringt, um sie so wieder zu beleben. Die ebenfalls enthaltene potenzierte Arnika gilt durchweg als Mittel der Wahl bei Hämatomen und anderen stumpfen Traumata. Mit ihrer Fähigkeit, die Gewebeatmung durch Regulation des Flüssigkeitsaustausches zu verbessern, ergänzt Arnika das metallische Blei und den Honig in ihrer belebenden Wirkung auf die degenerativen Veränderungen. Die Kombination mit den potenzierten Organen des Innenohres lenkt die Wirkung der Substanzen zielgerichtet auf die jeweilige Region.

Bei der Schallempfindungsschwerhörigkeit gibt man[40]

- *Arnica/Plumbum comp. B* (Wala) Amp. s.c.

auch im Wechsel mit

- *Plumbum silicium D20* (Weleda) Amp. oder Trit.

Denn die Bleiwirkung auf den Menschen variiert, wenn Plumbum in unterschiedlichen Verbindungen oder Potenzen vorliegt; so lässt sich immer wieder ein neuer Impuls setzen.

Auch bei der sklerosierenden Sialadenose nutzt man die Bleikräfte; die Behandlung erfolgt mit[41]

- *Arnica / Betula comp.* (Weleda) Mischung

Hier ergänzt die Arnika durch eine verbesserte Gewebeatmung die Wirkung des Bleis. Die so gelösten Stoffwechselendprodukte lassen sich dann dank des aquaretischen Effektes der Birke besser ausscheiden.

3. Die sieben Hauptmetalle

Die Wahl der sieben Metalle als Hauptmetalle und ihr Wirkprinzip wird nachvollziehbar durch ihre Zuordnung zu jeweils einem Planeten (bzw. Himmelskörper, denn früher galten Sonne und Mond ebenfalls als Planeten), und zwar zu denjenigen, die mit bloßem Auge am Himmel erkennbar sind: Mond, Merkur, Venus, Sonne, Mars, Jupiter und Saturn. Diese waren bereits in der Antike bekannt und man identifizierte sie mit den Hauptgöttern der griechischen und römischen Mythologie. Laut Paracelsus (1493–1541) *„haben auch die alten Philosophen die 7 Metalle den 7 Planeten verglichen und gleiche ... Zeichen dafür gesetzt: Gold der Sonne.*"[42]

Durch die Sphärenkräfte der Planeten entstanden die Metalle auf der Erde, die wiederum die nötige Materie lieferte. Diese Kräfte sind auch in bestimmten Organen im Menschen wirksam, wodurch eine innere Beziehung zwischen Planet, Metall und Organ bzw. Organprozess entsteht.[43] In Begriffen wie „Saturnismus" = Bleivergiftung spiegeln sich diese Zusammenhänge wider.

Analog zur Dreigliederung des Menschen und der Pflanze (s.o.) lassen sich auch den sieben Planetensphären die Qualitäten dieser drei Funktionssysteme zuordnen: Die Sonne steht im Mittelpunkt, um sie kreisen die Planeten, ihre Kräfte wirken v.a. auf das Rhythmische System. Die von ihr aus gesehenen erdnäheren Planeten Mond, Merkur und Venus entfalten als untersonnige Planeten ihre aufbauenden, den Stoffwechselprozessen zugeordneten Qualitäten, die obersonnigen Planeten Mars, Jupiter und Saturn entsprechend ihre abbauenden, dem Nervensystem zugeordneten Prozesse.

Dabei bilden die untersonnigen mit den obersonnigen Planeten drei Gegensatzpaare, deren Polaritäten uns beispielsweise in Mars und Venus als männliches und weibliches Prinzip begegnen; Merkur steht für die Neugier gegenüber der Reife des Jupiters, während Mond und Saturn Anfang und Ende bilden.[44]

Die Sonne als zentraler Fixstern hat keinen Gegenspieler, sie fasst alle übrigen sechs Kräfte zusammen.

In den sieben Hauptmetallen finden sich die genannten kosmischen Kräfte der jeweils zugehörigen Planeten wieder und lassen sich durch die Potenzierung freisetzen und medizinisch nutzen.

Alle anderen therapeutisch eingesetzten (Halb)-Metalle wie Magnesium, Arsen, Antimon etc. bilden gleichsam Zwischentöne, Varianten, die durch Wechselwirkungen mehrerer Planeten entstanden sind.[45]

Ordnet man die sieben Metalle in der Reihenfolge ihrer elektrischen Leitfähigkeit bei 0 °C und die zugeordneten Himmelskörper in ihrer Entfernung zur Erde, ergibt sich dort (ohne Quecksilber und Merkur, denn Quecksilber ist bei 0 °C noch flüssig) interessanterweise eine Parallelität.

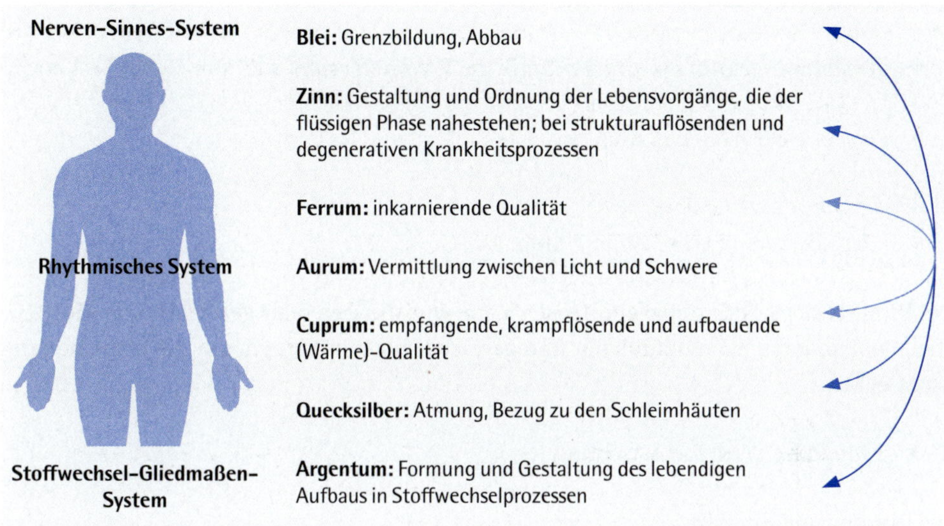

Polare Ordnung der Metalle und ihre therapeutischen Qualitäten in Bezug zur Dreigliederung[46]

3.1 Silber

Silber ist ein Edelmetall, das aber mit Salpetersäure reagiert und Silbernitrat bildet. Ihm wohnt die Eigenschaft der Widerspiegelung inne, die uns jeden Morgen den Anblick unseres Spiegelbildes ermöglicht. (Unsere Alltagsspiegel bestehen aus einer mit Silber oder Aluminium beschichteten Glasplatte.) Frisch aufgetragenes Silber ist der beste aller natürlichen Lichtreflektoren.[47] Früher nutzte man Silber für die Fotografie, denn fein verteiltes Silber wird unter Einfluss von Licht schwarz, woraus das Negativ eines Fotos oder Films resultierte. „*Erscheint das Bild eines Gegenstandes im Spiegel, so ist das eine bildhafte Reproduktion. Macht man eine fotografische Aufnahme, so nennen wir das auch Reproduktion ... diese kontinuierlichen Wiederholungen ... sind charakteristisch für die Silberkraft.*“[48] Silber ist dem Mond zugeordnet, der wie ein Spiegel das Sonnenlicht reflektiert und in vielen Märchen und Sagen das Adjektiv „silbern“ erhält. Da der Mond in einem Zyklus von etwa vier Wochen die Erde umkreist, hat er im menschlichen Körper einen besonderen Bezug zu den Reproduktionsorganen und allen Häuten: In der Basalzellschicht findet die mitotische Zellteilung statt, eine Tochterzelle verbleibt und teilt sich erneut, während die zweite durch die Schichten der Epidermis zur Hornschicht wandert und nach etwa vier Wochen abstirbt. Die Mondgöttin der griechischen Mythologie ist die Jagdgöttin Artemis, die dank ihrer Fähigkeit, Untiere zu ergreifen, die Natur und die Jungtiere schützt. Sie half ihrer Mutter Leto direkt nach der Geburt, ihren

Zwillingsbruder Apollon (Sonnengott) zur Welt zu bringen, daher gilt sie auch als erste Hebamme und Schutzherrin der Geburt. Es sind also die Kräfte der Reproduktion und der Regeneration, die Silber anregt.

Für den Bereich der HNO-Heilkunde bietet sich daher zum einen der Einsatz bei degenerierten Schleimhäuten an, wahlweise als

- *Argentum metallicum praeparatum D6* (Weleda) Amp. s.c.
- *Argentit D6* (Weleda) Amp. s.c.

oder

- *Echinacea/Argentum* (Wala) Amp. s.c.

bei Rhinitis sicca, Rhinopharyngitis sicca, Laryngitis sicca oder geschädigtem Riechepithel, zum anderen bei entzündeten und gereizten Schleimhäuten, um die Wundheilung anzuregen:

- *Sinudoron* (Weleda) Mischung

bei Rhinitis und Sinusitis,

- *Echinacea Mund- und Rachenspray* (Wala)

bei Angina tonsillaris und

- *Archangelica comp.* (Wala) Globuli velati

bei Laryngitis und Tracheitis.

3.2 Quecksilber

Quecksilber ist ein unedles Metall. Durch die Amalgambildung verbindet es sogar einander wenig zugeneigte Metalle miteinander, z. B. Silber und Gold im Weishanit. Quecksilber repräsentiert die Bewegungsfähigkeit, denn es ist unter Normalbedingungen (20° C und 1013 mbar) flüssig und erstarrt erst bei -39° C. Da es sich fast direkt proportional zur Temperatur ausdehnt, kam es bis 2009 in Fieberthermometern zur Anwendung. Zerbricht eines dieser Thermometer, reicht die geringe Menge Quecksilber aus, um in Dampfform ein ganzes Zimmer auszufüllen.[49] Der lateinische Name Mercurius stammt von der Zuordnung zum Planeten Merkur. Merkur oder in der griechischen Mythologie Hermes ist der Götterbote, der sich mit Hilfe seiner Flügelschuhe frei zwischen Himmel und Erde hin und her bewegt. Er ist blitzschnell, gerissen und schützt alles, was in Bewegung und Kontakt ist. Die strömenden Kräfte des Quecksilbers nutzt man, wenn ein eigentlich fließender Prozess ins Stocken geriet.

Im 16. Jahrhundert setzten viele Ärzte Quecksilber gegen die Syphilis ein, da man glaubte, durch die damit erreichte verstärkte Salivation das „Gift“ auszuleiten.[50]

In potenzierten (ungefährlichen) Dosen kommt Mercurius im HNO-Bereich zum Einsatz, wenn der Lymphstrom stagniert, wie z. B. bei der Tonsillitis und Pharyngitis. Hier gibt man

- *Apis/Belladonna cum Mercurio* (Wala) Globuli velati

oder

- *Zinnober comp.* (Weleda) Trit.

(im Zinnober liegt Quecksilber als Quecksilbersulfid vor), beide Komponenten wirken entzündungshemmend und schmerzlindernd [→ Abschnitte 2.1 und 2.3]. Liegt allgemein eine lymphatische Konstitution in Form von vergrößerten Gaumen- und Rachenmandeln vor, lohnt sich ein Versuch mit

- *Barium comp.* (Weleda) Trit.

ggf. in Kombination mit

- *Mercurius bijodatus D12* (DHU) Tabletten

Sowohl Barium als auch Jod wirken astralisierend, das bedeutet hier, sie bauen übermäßige Stoffwechselprozesse ab und bringen Struktur in das wuchernde Tonsillengewebe. In etwa 50 % der behandelten Fälle kann man auf eine Operation verzichten.[51]

Außerdem lassen sich einige Erkrankungen des Lymphsystems wie Mononucleose, Lymphome oder Autoimmunerkrankungen mit der Gabe von

- *Thymus/Mercurius* (Wala) Globuli velati oder Amp. s.c.

begleiten.

3.3 Kupfer

Kupfer zählt zu den Halbedelmetallen, ist gut schmiedbar und kommt relativ selten gediegen vor. Es wirkt aufbauend und entkrampfend: So ist der Kupferspiegel einer Schwangeren bis auf das Dreifache erhöht und über die Muttermilch bekommt das Neugeborene Kupfer zugeführt.[52] Als Bestandteil wichtiger Enzyme wie der Cytochrom-c-Oxidase und des Coeruloplasmins sorgt es u. a. für die Energiebereitstellung (ATP-Synthese) in den Zellen und die Hämoglobinbildung. Kupfer ist der Venus zugeordnet und demzufolge in der griechischen Mythologie der Aphrodite, der Göttin der Liebe und Schönheit. Sie ist dem Schaum des Meeres und dem Sperma des entmannten Uranos entsprungen und kam in Zypern an Land, der Insel, von der die Griechen ihr Kupfer holten. Auf dem Bild „Die Geburt der Venus“ von Sandro Botticelli (1445–1510) steht sie auf einer Muschel, die als Molluske zu den Tieren gehört, die Kupfer anstelle von Eisen als Atmungsmetall benutzen.[53] *„Alles was den Menschen und das Leben schöner macht, steht mit den Venuskräften in Verbindung, schöne Haare, schöne Haut, Empfindsamkeit für angenehme Sinnesreize ... genießen.“*[54]

Genuss ist aber nur im Zustand der Hingabe und Entspannung möglich. Deshalb sind Krämpfe und die Unfähigkeit zur Entspannung Zeichen eines Mangels an Venusqualität und lassen sich mit potenziertem Kupfer behandeln. Aufgrund der spasmolytischen Wirkung ist Kupfer im

- *Pertudoron 2* (Weleda) Dil.

enthalten, das unter anderem bei Keuchhusten und spastischer Bronchitis zum Einsatz kommt. Schneller und intensiver entkrampfend wirkt die subkutane Injektion mit

- *Cuprum metallicum praeparatum D6, D10, D30* (Weleda) Amp. s.c.

oder

- *Renes/Cuprum* (Wala) Amp. s.c.

oder

- *Cuprum aceticum comp.* (Wala) Amp. s.c.

Auch im heilkräftigen Levico-Wasser, einem Quellwasser aus dem Monte Fronte (Norditalien), ist Kupfer ein wichtiger Bestandteil. Bei körperlicher oder seelischer Erschöpfung besteht in Roncegno und Levico die Möglichkeit einer Badekur mit Levicowasser. Die aufbauende und kräftigende Wirkung gilt auch für die potenzierte Form.

- *Levico D1–D3* (Weleda) Dil. oder Amp. s.c.

und

- *Levico comp.* (Wala) Globuli velati oder Amp. s.c.

kommen beispielsweise in der Rekonvaleszenz, nach schweren Infektionen oder bei ausgezehrten Menschen zum Einsatz, wenn die Kräfte insgesamt geschwächt sind. Patienten empfinden die Präparate schon nach den ersten Einnahmen als tonisierend und stimmungsaufhellend.[55]

Eine gute Möglichkeit, den chronisch Kranken in die Therapie mit einzubeziehen, ist, ihn abends

- *Kupfer Salbe rot* (Wala)

oder

- *Cuprum metallicum praeparatum 0,1% oder 0,4%* (Weleda) Salbe

auf die Füße auftragen zu lassen. Dank der Entspannung und der warmen Gliedmaßen findet er leichter in den erholsamen Schlaf.

3.4 Gold

Gold ist wie Silber ein Edelmetall und gilt auch als König der Metalle, da es sämtlichen Säureangriffen widersteht. Nur Königswasser (eine Mischung aus Salzsäure und Salpetersäure) löst es auf.

Gold steht für Harmonie und Ausgleich: Es ist der Sonne zugeordnet, die (passend zum silbernen Mond) Märchen und Mythen als golden beschreiben. Sie steht im Zentrum des Sonnensystems; durch ihre Anziehungskraft bleiben die Planeten in ihren Umlaufbahnen, die Sonne bewirkt also ständig deren Ausgleich. In Zeiten mit wenig Sonnenschein, wie im November, neigen Menschen häufiger zu depressiven Verstimmungen. „*Wer die Sonnenkraft nicht aus sich selbst entwickeln kann, wird abhängig von der Wetterlage.*"[56] Der Sonnengott der griechischen Mythologie ist Apollon, der Gott der Heilkunst, der mit seiner Leier Harmonie in die Natur brachte.

Gold belebt die natürlichen Emotionen, vor allem die Liebe zum Leben. Man gibt es beispielsweise als

- *Aurum metallicum praeparatum D20, D30* (Weleda) Amp. s.c.

zur Behandlung von Angst- und Depressionszuständen.[57] Seine stabilisierende und stimmungsaufhellende Wirkung nutzt man in der HNO-Praxis, wenn die zu therapierende Erkrankung eine seelische Ursache hat, wie z. B. verschiedene Formen des Schwindels oder der Tinnitus. Hier sind Arzneimittelkompositionen wie

- *Neurodoron* (Weleda) Tabletten
- *Aurum/Apis regina comp.* (Wala) Globuli velati oder Amp. s.c.

und

- *Aurum comp.* (Wala) Globuli velati oder Amp. s.c.

gut geeignet. *Neurodoron* wirkt vor allem bei Erschöpfung durch intellektuelle Überlastung, *Aurum comp.* stabilisiert bei erschütternden Ereignissen wie Tod und Trauer und *Aurum/Apis regina comp.* bei seelischen Verletzungen sowie Selbstzweifeln. Diese Arzneimittel lassen sich aber auch im umgekehrten Fall, wenn die Seele durch die somatische Erkrankung leidet (Tumor etc.), einsetzen.

Eisen ist ein unedles Metall und kommt irdisch selten gediegen, sondern hauptsächlich als Eisenerz vor. Es ist das vierthäufigste Element der Erdkruste und bildet im menschlichen Körper das Zentralion im Hämoglobin. Ihm wohnen die Kräfte des Schaffens und der Verteidigung der eigenen Grenzen inne: Menschen mit einer Eisenmangelanämie sind müde und antriebslos. Eisen ist dem Planeten Mars zugeordnet und demzufolge in der griechischen Mythologie dem Kriegsgott Ares. Hera gebar ihn aus Wut über Zeus ohne seine Hilfe aus sich selbst heraus. Da er den schlimmen Winter verjagen konnte, galt er auch als Gott des Frühlings. So sind es die Abwehrstärkung und die Aktivität, die potenziertes Eisen (auch in seinen Verbindungen wie Eisenphosphat oder Eisensilikat) anregt.

Grundlegende Mittel bei fieberhaften Erkältungen und grippalen Infekten sind

- *Infludoron* (Weleda) Globuli

bzw.

- *Infludo* (Weleda) Mischung

Sie regen das Immunsystem an und lindern durch die zusätzlich enthaltenen potenzierten Pflanzenauszüge Kopf- und Gliederschmerzen. Sind die Abwehrkräfte z. B. bei rezidivierenden Infekten oder in Zeiten erhöhter Infektanfälligkeit zu stärken, bieten sich

- *Meteoreisen* (Wala) Globuli velati zur Grippeprävention 5–0–0

an.[58] Meteoreisen entstand aus sonnenartigen Vorgängen gewaltiger Kernverschmelzungen von Asteroiden und liegt, da es ein kosmisches und kein irdisches Eisen ist, gediegen vor. Es ist im Arzneimittel mit Phosphor und Quarz kombiniert. Da alle drei Substanzen eine intensive Beziehung zum Licht haben (Quarzglas ist sogar durchlässig für UV-Strahlung und Phosphor, wörtlich: Lichtträger, leuchtet selbsttätig im Dunkeln), wirkt es besonders gut im Herbst und Winter, den Zeiten des Lichtmangels.

Als angenehme Begleiterscheinung unterstützt Meteoreisen den morgendlichen Aufwachprozess und hilft stets unentschlossenen Menschen „ins Tun“ zu kommen. Bei Kindern und sensiblen Jugendlichen oder Erwachsenen bieten sich zur Abwehrstärkung die phosphorfreien Präparate

- *Prunuseisen* (Wala) Globuli velati

oder

- *Roseneisen* (Wala) Globuli velati

an. Das Eisen wird hier in Form von fein verriebenem Hämatit während der Rhythmisierung/Fermentation der pflanzlichen Urtinkur zugesetzt (HAB Vs. 37a). So entstehen „in der Gegenwart von Metallen rhythmisierte Pflanzenheilmittel“[59], welche die Wirkung auf Ich und Astralleib miteinander verbinden.

- *Roseneisen/Graphit* (Wala) Globuli velati

und

- *Ferrum rosatum / Graphites* (Weleda) Mischung

stärken zusätzlich Bronchien und Lunge.

3.6 Zinn

Zinn ist ein unedles Schwermetall und erscheint überwiegend als Erz in Form von Kassiterit (Zinnstein) und Stannit (Zinnkies). Es besitzt plastizierende Qualitäten und eignet sich als Lötmetall sowie zur Legierung. Mit Kupfer bildet Zinn z.B. die feste, zähe Bronze. Es ist dem Planeten Jupiter und in der griechischen Mythologie Zeus, dem obersten aller Götter, der Reife und Weisheit verkörpert, zugeordnet.

In der HNO-Heilkunde nutzt man die plastizierenden Kräfte des Zinns, wenn etwas aus der Form geraten ist: Beim Heuschnupfen beispielsweise scheint der Mensch zu zerfließen, der Flüssigkeitsorganismus benötigt vermehrte Formkräfte. Im Präparat

- *Plumbum / Stannum* (Weleda) Trit.

differenziert in

- *Plumbum D14 (1 Teil), Stannum D14 (2 Teile)* (Weleda) Trit.

oder

- *Plumbum D14 (2 Teile), Stannum D14 (1 Teil)* (Weleda) Trit.

bringt Zinn Festes und Flüssiges wieder in das richtige Verhältnis. Die abschirmenden Kräfte des Bleis unterstützen den Patienten darin, eine Grenze gegenüber den Allergenen zu bilden. Der Allergiker reagiert mit seinen Leibesgrenzen – der Haut und den Schleimhäuten – auf eigentlich unschädliche Substanzen, die Allergene, mit einer Entzündung. Beim Seromukotympanon ist es die Sekretansammlung im Mittelohr, die sich den Formkräften entzogen, sich abgekapselt hat, hier liegen gute Erfahrungen mit der Kombination

- *Stannum metallicum praeparatum D8* (Weleda) Amp. s.c.
- *Sulfur D12* (Wala) Amp. s.c.

und

- *Phosphor D8* (Weleda) Amp. s.c.

vor. Beim Morbus Menière ist es die Lymphe, die sich staut. Den dann vorliegenden Labyrinthhydrops behandelt man mit

- *Gnaphalium comp.* (Wala) Globuli velati oder Amp. s.c.

Das enthaltene Organpräparat Labyrinthus Gl D15 lenkt die Zinnwirkung gezielt an den richtigen Ort.

Dank seiner Fähigkeit, zu stark geronnene und verhärtete Lebensprozesse zu lösen, zu beleben und wieder neu an das Rhythmische System anzuschließen[60,] ist nach Johannes Wilkens das Zinnsilikat

- *Arandisit D15* (Weleda) Amp. s.c.

besonders gut geeignet in der Therapie der COVID-19 Erkrankung. Denn: „*Besser kann man das Problem bei COVID-19 nicht beschreiben, als dass es bis ins Gerinnungssystem hinein zu finden ist (Thrombose-Embolie-Neigung).*"[61]

3.7 Blei

[→ Abschnitt 2.4.]

4. Organpräparate: Zur therapeutischen Verwendung von tierischen und menschlichen Organen

Eine Besonderheit der Anthroposophischen Medizin ist der Einsatz sogenannter potenzierter Organpräparate, die man durch pharmazeutische Verarbeitung einzelner Organe höherer Tiere (in den meisten Fällen Rind, aber auch Schwein, Pferd oder Kaninchen) herstellt.

Die Schulmedizin verwendet heute wie auch zu Rudolf Steiners Zeiten tierische und menschliche Organe weitestgehend substitutiv, meist zur Transplantation oder Hormongewinnung. Anthroposophische Organpräparate dagegen stimulieren die Regulation des Ätherleibes, dem Wesensglied, von dem alle Heilung ausgeht[62], d.h. sie wirken nicht substanziell, sondern prozessual.[63] Während die substitutive Verwendung von einer passiven Duldung des Organismus ausgeht (meist durch Immunsupressiva erzwungen), setzt die Therapie mit potenzierter Organpräparaten eine aktive Antwort des Organs voraus.[64]

Im Hinblick auf die therapeutische Verwendung von Organen sind also vier Möglichkeiten zu unterscheiden:

1. Organtransplantation

Im Fall der Transplantation erhält ein Mensch Spenderorgane eines anderen Menschen, z.B. Herz, Leber oder Lunge. Auch wenn immunologisch möglichst ähnliche Organe transplantiert werden, muss der Empfänger im Regelfall lebenslang Immunsuppressiva einnehmen, um eine Abstoßungsreaktion zu unterbinden. Das transplantierte Organ ersetzt alle physiologischen Funktionen des eigenen ge- oder zerstörten Organs.

2. Xenotransplantation

Da die Zahl der Organspenden limitiert ist, bemüht man sich schon seit Jahrzehnten, tierische Organe auf den Menschen zu transplantieren. Dies ist für ganze Organe bislang nicht gelungen, doch lassen sich z. B. Herzklappen vom Schwein bei kardiologischen Erkrankungen mit gutem Erfolg verwenden. Es handelt sich dabei um eine Unterstützung auf der mechanisch-physischen Ebene.

3. Organpräparate / Organextrakte

Vor der Entdeckung der Hormone und Enzyme wurden Organ-Gesamtextrakte vom Tier auch in der „Schulmedizin“ in substanziellen Dosen eingesetzt, ohne dass man ihre Wirkprinzipien kannte. Ein typisches Beispiel sind Schilddrüsen-Extrakte zur Behandlung der Hypothyreose, hier substituierten die vom Tier gewonnen Hormone die körpereigenen. Nachdem man die in den Extrakten wirkenden Substanzen entdeckt hatte (hier: Thyroxin), ging man dazu über, diese „Wirkstoffe“ in isolierter Form einzusetzen oder voll- bzw. partialsynthetisch darzustellen. Organ-Gesamtextrakte in substanziellen Dosen spielen in der Schulmedizin zur Substitution von fehlenden Hormonen oder Enzymen heute keine Rolle mehr.

4. Anthroposophische Organpräparate

Rudolf Steiner regte in den Zwanziger Jahren des letzten Jahrhunderts die Potenzierung tierischer Organe an mit dem Hinweis, so die zu schwachen Lebenskräfte eines beispielsweise chronisch Kranken zu stärken. Ein Zurückführen des Krankheitsweges sei nur möglich, wenn ausreichend Lebenskräfte vorhanden sind. *„Die Heilmittel müssen daher so beschaffen sein, dass sie nicht nur den Krankheitsprozess zurücklaufen lassen, sondern auch die sich herabstimmende Vitalität wieder unterstützen.“*[65]

Die ersten anthroposophischen Zubereitungen gab die leitende Ärztin im Klinisch-Therapeutischen Institut Arlesheim, Ita Wegman (1876–1943), in Auftrag. In Zusammenarbeit mit dem Wala-Ärztekreis entstanden ab den 1930er Jahren weitere Organpräparate. Analog nahm die Weleda eine Reihe potenzierter Organpräparate in ihr Heilmittelsortiment auf.[66]

Als Arzneimittel tierischen Ursprungs wirken Organpräparate über den Ätherleib. Im Unterschied zu den niederen Tieren, wie Bienen oder Ameisen, verwendet man aber nicht die ganzen Tiere, sondern einzelne Organe, wodurch sich eine gezielte Wirkung ergibt. Säugetiere stehen dank ihrer Anatomie und ihres reicheren Seelenlebens dem Menschen näher als die genannten Gliederfüßler. Im Unterschied zum Menschen verfügen sie für ihre Organbildung und -erhaltung über mehr ätherische Kräfte. Der Mensch benötigt einen Teil der aufbauend-ätherischen Kräfte für seinen Verstand, sie ermöglichen das Denken und unsere geistig-seelische Entwicklung. *„Nur weil der Mensch, wenn seine Gestaltung und sein Wachstum ... abgeschlossen sind, sich noch weiter entwickelt, kann das Ätherisch-Geistige, das im Organismus webt und lebt, im weiteren Leben als Denkkraft auftreten.“*[67] Da das Tier nicht denken kann wie der Mensch, bleiben seine entsprechenden Kräfte organgebunden, was die erhöhte Vitalität bedingt.[68]

Der pharmazeutische Prozess der Verreibung des gesunden tierischen Organs löst aus der Substanz seine Bildekräfte, die sich über die Potenzierung auf das Lösungsmittel übertragen. Diese Kräftestrukturen des Organpräparates begegnen nach der Applikation denen des erkrankten Organs und können die gestörte Funktion im Heilungsprozess wieder harmonisieren.[69]

4.1 Wahl der Potenzhöhe

Je nach eingesetzter Potenzhöhe reagiert das betroffene Organ mit einer Steigerung oder Verringerung seines physiologischen Energiestoffwechsels:

„Potenzstufen unterhalb der D8 aktivieren den Stoffwechsel des betreffenden Organs, dadurch entsteht vermehrt Wärme. Daher sind sie bei kältenden, sklerotisierenden, degenerativen und entartenden benignen und malignen Krankheitsprozessen indiziert. Potenzstufen oberhalb der D8 dämpfen die Stoffwechselaktivität und beruhigen die organische Tätigkeit bei entzündlichen und akuten allergischen Krankheitssituationen. Durch die Gabe einer D8 wird somit das Organ in seiner physiologischen Tätigkeit reguliert, normalisiert, harmonisiert und unterstützt."[70]

Beispielsweise setzt man bei der zu den degenerativen Erkrankungen zählenden Arthrose die Potenzstufen D5 oder D6 ein: In einer randomisierten Studie zur Gonarthrose erreichte man mit Injektionen von Articulatio genus Gl D5 gegenüber Placebo eine signifikante Einsparung von Schmerzmitteln.[71]

Nach Besserung der degenerativen Erkrankung wie z. B. der oben genannten Gonarthrose kann man von D5 bzw. D6 aufsteigend behandeln.

4.2 Therapeutische Anwendungsmöglichkeiten

Dankenswerterweise stellt die Firma WALA eine große Auswahl von Mono-Organpräparaten zur therapeutischen Unterstützung zur Verfügung. Hinzu kommen Kombinationspräparate der Firmen WALA und Weleda.

Dies sind nach Anwendungsbereichen geordnet:

Für Hörsinn, Innenohr, Vestibularorgan:

- *Cochlea Gl D5 – D30* (Wala) Amp. s.c.
- *Nervus statoacusticus Gl D5 – D30* (Wala) Amp. s.c.

als Kompositionspräparat

- *Cerebrum comp. B* (Wala) Globuli velati oder Amp. s.c.

oder

- *Cerebrum comp. B cum Auro comp.* (Wala) Globuli velati

oder

- *Cerebrum comp. B* (Wala) Amp.

zusammen mit

- *Aurum comp.* (Wala) Amp. s.c.

Für das Mittelohr:

- *Cavum tympani Gl D8, D30* (Wala) Amp. s.c.
- *Tuba auditiva Gl D5 – D30* (Wala) Amp. s.c.

Für Nase, Nasennebenhöhlen und Riechsinn:

- *Bulbus olfactorius Gl D8, D15* (Wala) Amp. s.c.
- *Membrana sinuum paranasalium Gl D12* (Wala) Amp. s.c.
- *Tunica mucosa nasi Gl D5, D15* (Wala) Amp. s.c.

als Kompositionspräparat

- *Hepar sulfuris comp.* (Wala) Amp. s.c.

Für Mund und Rachen:

- *Gingiva suis-Injeel* (Heel) Amp.
- *Tonsilla suis-Injeel* (Heel) Amp.

als Kompositionspräparat

- *Periodontium/Silicea comp.* (Wala) Amp. s.c. oder submucös in die Mundschleimhaut-Umschlagsfalte

Für Kehlkopf, Luftröhre und Lunge:

- *Larynx Gl D5, D30* (Wala) Amp. s.c.
- *Bronchi Gl D5 – D30* (Wala) Amp. s.c.
- *Pulmo Gl D5, D12* (Wala) Amp. s.c.

als Kompositionspräparate

- *Larynx comp.* (Wala) Globuli velati und Amp. s.c.
- *Larynx/Apis comp.* (Wala) Globuli velati und Amp. s.c.
- *Bronchi Plantago* (Wala) Globuli velati
- *Bronchi Plantago Inject* (Wala) Amp. s.c.
- *Pulmo/Vivianit comp.* (Wala) Amp. s.c.

Für die Kopf- und Halsnerven:

- *Nervus facialis Gl D5 – D30* (Wala) Amp. s.c.
- *Nervus glossopharyngeus Gl D5* (Wala) Amp. s.c.
- *Nervus phrenicus Gl D6, D30* (Wala) Amp. s.c.
- *Nervus trigeminus Gl D5 – D30* (Wala) Amp. s.c.
- *Nervus vagus Gl D5 – D30* (Wala) Amp. s.c.
- *Sympathicus Gl D5, D30* (Wala) Amp. s.c.
- *Plexus brachialis Gl D5, D15* (Wala) Amp. s.c.

Für HWS-Syndrom und CMD:

- *Articulatio temporomandibularis Gl D6, D15* (Wala) Amp. s.c.

Für die Therapie wählt man zunächst ganz schlicht das zum behandelnden homologe tierische Organ, das man dann sinnvollerweise mit anderen Arzneimitteln kombiniert. Denn das Organpräparat ist in der Regel Teil eines Behandlungskonzepts, „*eine Monotherapie eines erkrankten Organs mit dem entsprechenden Organpräparat ist meist zu einfach gedacht.*“[72]

Eine bewährte Therapie der Otitis media in anthroposophischen HNO- und Kinderarztpraxen ist beispielsweise die Kombination

- *Cavum tympani Gl D30* (Wala) Amp. s.c.

mit

- *Silicea comp.* (Wala) Amp. s.c.

oder

- *Apis Belladonna Inject* (Wala) Amp. s.c.

Marcus Roggatz empfiehlt zur Behandlung der Sinusitis analog folgende Kombination[73]:

- *Membrana sinuum paranasalium Gl D30* (Wala) Amp. s.c.

und

- *Silicea comp.* (Wala) Amp. s.c. über SJ 23 (laterales Ende der Augenbraue)

[zu den Anwendungen → auch Kapitel VIII.2 Nasennebenhöhlenentzündung]

und für die akute Angina tonsillaris sowie für die akute Pharyngitis kombiniert er

- *Pharynx Gl D15* (Wala) Amp. s.c.

mit

- *Apis/Belladonna cum Mercurio* (Wala) Amp. s.c.

oder

- *Echinacea/Argentum* (Wala) Amp. s.c. jeweils 1–2 × täglich in den Nacken über 1–3 Tage

Bei starken Beschwerden empfiehlt sich die zusätzliche Gabe von

- *Angocin Anti-Infekt N* (Repha) Tabletten 4–5 × täglich 3

Zur Therapie der akuten sowie der allergischen Rhinitis empfiehlt Marcus Roggatz

- *Tunica mucosa nasi Gl D30* (Wala) Amp. s.c.

mit

- *Berberis/Quarz* (Wala) Amp. s.c.

Bei der Rhinitis sicca als degenerativer Erkrankung wählt er entsprechend die tiefere Potenz des Organpräparates

- *Tunica mucosa nasi Gl D5* (Wala) Amp. s.c.

mit

- *Argentit D6* (Weleda) Amp. s.c.

Das Organpräparat dient in diesem Fall als Leitschiene oder, wie Wilhelm Pelikan es beschrieb, als *„Vehikel-Präparat, mit dessen Hilfe man mineralische, metallische und auch pflanzliche Heilmittel zu einer gezielten Wirkung in die entsprechenden menschlichen Organbereiche bringen kann.*"[74]

Zusätzlich verstärkt sich der therapeutische Effekt der pflanzlichen und mineralisch-metallischen Heilmittel, *„denn die umfassenden und tiefgreifenden Wirkungen erzielt man, wenn Präparate aus allen drei Naturreichen eingesetzt werden.*"[75]

Insbesondere bei chronischen, schwer beeinflussbaren Erkrankungen erreicht man mit der kombinierten Gabe von Organpräparaten gute Erfolge, denn sie bewirken die zusätzliche Aktivierung von Lebenskräften, die vorher zur Heilung fehlten.

In vielen anthroposophischen Arzneimitteln liegen Organpräparate bereits als feste Komposition mit weiteren Substanzen vor, z.B. *Larynx/Apis comp.* (Wala) oder *Pulmo/Vivianit comp.* (Wala), das Georg Soldner und Thomas Breitkreuz bereits im ersten Krankheitsstadium bei COVID-19-Patienten verwenden.[76] Auch hier lenken die Organpräparate die Wirkung der anderen enthaltenen Zubereitungen in Richtung des betreffenden Organs.[77]

Weitere Einsatzmöglichkeiten sind die Gaben des homologen Präparates in D8 bei Organamputation zur Linderung des Phantomschmerzes oder eines zur Konstitution passenden Organs bei langwierigen Erkrankungen. So beschreiben Georg Soldner und Michael Stellmann, dass sich die Therapie der Mononucleose intensivieren lässt mit der initialen einmaligen Injektion von[78]

- *Mercurius auratus D15* (Weleda) Amp. s.c.

und

- *Reticuloendotheliales System Gl D30* (Wala) Amp. s.c.

sowie der zusätzlichen oralen Gabe von

- *Vincetoxicum D6* (DHU) Globuli 3 × 7

4.3 Herstellung

Die Herstellung erfolgt nach den Vorschriften 41 und 42 des Homöopathischen Arzneibuches (HAB) bzw. nach den Vorschriften 2.1. und 2.2. des Europäischen Arzneibuches (EuAB).[79]

Nach der Entnahme eines Organes wird das gewünschte Gewebe heraus präpariert, fein zerkleinert und anschließend in Glycerol oder einer natriumchloridhaltigen Glycerollösung mazeriert (daher der Zusatz „Gl“ im Namen bei Präparaten der Firma WALA).[80]

Glycerol entzieht als dreiwertiger Alkohol dem Organgewebe Wasser und dient als Extraktionsmittel. Als intermediäres Stoffwechselprodukt kommt es natürlicherweise in tierischem Gewebe vor und erleichtert durch seine Mischbarkeit mit Wasser die sich an die Zerkleinerung und Mazeration anschließende Potenzierung. Es stellt als dem Ätherischen nahestehendes Extraktionsmittel das nahezu ideale Medium dar.[81]

Anthroposophische Organpräparate entsprechen den Sicherheitsanforderungen des Bundesinstituts für Arzneimittel und Medizinprodukte (Arzneimittel-TSE-Verordnung, Leitlinien der Europäischen Arzneimittel Agentur etc.). Die Spendertiere stammen aus geschlossenen Rinderherden der ökologischen bzw. biologisch-dynamischen Landwirtschaft. Zusätzlich erfolgt eine kontinuierliche tierärztliche Überwachung der Rinderherden bis zur Arzneimittelherstellung sowie eine Untersuchung aller Spendertiere auf BSE. Zudem filtriert, autoklaviert und prüft man chargenweise sämtliche Ampullenpräparate mikrobiologisch.[82]

Das für die Arzneimittelherstellung der WALA benötigte Gewebe von Rindern und Schweinen beträgt jährlich etwa 400g und entspricht somit der Menge Fleisch, die ein Steakhouse-Besucher an einem einzigen Abend verzehrt.[83]

5. Disci-Präparate

Ab 1952 entwickelte der WALA-Ärztekreis in enger Zusammenarbeit mit niedergelassenen KollegInnen eine Reihe von Kompositionspräparaten zur gezielten Behandlung von verschiedenen Wirbelsäulenerkrankungen.[84] Sie sind in der HNO-Praxis eine wertvolle Hilfe, wenn sich Halswirbelsäulenbeschwerden als Ursache von Symptomen wie Schwindel, Tinnitus, Hör- und Schluckstörungen herausstellen [→ Kapitel XIII Halswirbelsäule].

Alle Disci-Präpaprate enthalten eine Komposition aus folgenden drei Grundbestandteilen:

- Disci intervertebrales
- Bambusa e nodo
- Formica ex animale

Disci intervertebrales

Dieses potenzierte Bandscheibenorganpräparat vom Rind enthält sowohl Anteile des Hals- als auch des Brust- und Lendenwirbelsäulenbereichs. In der niedrigen Potenzierung wirkt es regenerierend und damit der Entvitalisierung der Bandscheiben im höheren Lebensalter entgegen.

Bambusa e nodo

Für diesen Grundbestandteil erntet man die Bambusknoten von Phyllostachys-Arten im beginnenden Verkieselungsstadium von Hand, raspelt sie fein und verarbeitet sie nach dem rhythmischen WALA-Verfahren. Die Charakteristika des Bambus sind seine ausgeprägte Aufrichtekraft und seine rhythmische Gliederung. Zusätzlich bewahrt er sich trotz seiner spröden und kieseligen Härte eine elastische Beweglichkeit. Somit ist er ein *„pflanzliches Natursimile für die Wirbelsäulenbildung im Menschen"*, denn auch hier differenziert sich eine *„zunächst bindegewebig weiche Aufrichteorganisation zu einem tragfähigen, knöchern-fibrösen, zentralen Skelett aus."*[85]

Formica ex animale

Die rote Waldameise baut in ihrem Stoffwechsel nicht alle organische Nahrung bis zum Kohlendioxid ab, sondern speichert eine gewisse Menge an Ameisensäure in einer Drüse am Körperende. Diese nutzt sie u.a., um tote Substanzen wie alte Tannennadeln, Tierkadaver etc. wieder dem Lebensstrom zuzuführen. Als dritter Grundbestandteil der Disci-Präparate löst Formica die Ablagerungen im Bindegewebe auf, verlebendigt sie quasi und macht sie ausscheidungsreif. Die Waldameise weist mit ihrer rhythmischen Gliederung in die einzelnen Körpersegmente (gut sichtbar an der „Wespentaille") ebenfalls eine Analogie zur menschlichen Wirbelsäue auf.

Unterteilung der Disci-Präpaparate nach ihrer Anwendung bei akuten und chronischen sowie speziellen Wirbelsäulenerkrankungen

Zur Behandlung akuter Wirbelsäulensyndrome eignen sich v.a. die antiinflammatorisch wirkenden Disci-Präparate, die potenziertes Silber enthalten wie

- *Disci comp. cum Argento* (Wala) Amp. s.c. — 1 × wöchentlich bis 1 × täglich 1 ml in die Nähe der Wirbelsäule

das auch gut bei Neuritiden und Neuralgien wirkt, wenn sie in Beziehung zur Wirbelsäule stehen, wie z. B. Trigeminusneuralgien, die oft von Verspannungen im HWS-Bereich begleitet sind.[86] Eine kombinierte Injektion von *Disci comp. cum Argento* mit *Tulipa D6* (Wala) bietet sich an zur Sofort- und Spätbehandlung des „HWS-Schleudertraumas" sowie des zervikogenen Schwindels.[87]

Im Präparat

- *Disci/Rhus toxicodendron comp.* (Wala) Amp. s.c. — 1 × wöchentlich bis 1 × täglich 1 ml in die Nähe der Wirbelsäule

sind die Bestandteile des Disci comp. cum Argento ergänzt um die Komponenten des Präparates Rhus toxicodendron comp., das eine intensive und schnelle Schmerzlinderung bewirkt. Bei sehr starken Schmerzzuständen kann man es auch einige Tage jeweils als 10 ml Ampulle in Teilmengen paravertebral injizieren.[88]

Zusätzlich oder anstelle der Injektion (wenn der Patient sie z. B. ablehnt) sind folgende Zäpfchen eine gute Lösung:

- *Disci/Viscum comp. cum Argento Supp.* (Wala) 2 × wöchentlich bis 1 × täglich 1 Zäpfchen in den Mastdarm

Zur Behandlung chronischer Wirbelsäulensyndrome eignen sich v. a. Disci-Präparate mit potenziertem Zinn, das die Elastizität fördert, wie

- *Disci comp. cum Stanno* (Wala) Amp. s.c. 1 × wöchentlich bis 1 × täglich 1 ml in die Nähe der Wirbelsäule

Bei den degenerativen Gelenkerkrankungen, also wenn die Knorpel trockener werden und die Bänder erschlaffen, wirkt Stannum belebend auf die plastischen Kräfte. Zusätzlich ist es bei Haltungs- und Bänderschwäche und als Anschlussbehandlung zur Rezidivprophylaxe nach Bandscheibenvorfall und wiederkehrenden Ischialgien angezeigt.

In dem Präparat

- *Disci/Viscum comp. cum Stanno* (Wala) Amp. s.c. 1 × wöchentlich bis 1 × täglich 1 ml in die Nähe der Wirbelsäule

ergänzt ein Mistelzusatz das obengenannte Disci comp. cum Stanno. Da die Mistel eine positive Wirkung auf den Wärmeorganismus hat, eignet sie sich besonders bei sklerotischen Veränderungen wie Osteochondrosen und Arthrosen, die v .a. bei ausgekühlten, älteren Menschen auftreten.
Neben den beiden Hauptindikationen für akute und chronische Wirbelsäulenbeschwerden gibt es noch Disci-Präparate für spezielle Krankheitszustände.

Das Einsatzgebiet für chronisch-entzündliche Wirbelsäulenerkrankungen wie den Morbus Bechterew ist

- *Disci comp. cum Stibio* (Wala) Amp. s.c. 1 × wöchentlich bis 1 × täglich 1 ml in die Nähe der Wirbelsäule

da das enthaltene Antimon ähnlich wie das Zinn Gestaltung und Plastizität vermittelt, gleichzeitig aber auch die Kräfte der untersonnigen Metalle (Silber, Quecksilber und Kupfer) in sich vereint, die wiederum aufbauend wirken.

Wirbelsäulendeformationen, die bereits im Jugendalter auftreten, wie Skoliose, Scheuermann-Krankheit oder Haltungsschwäche, lassen sich begleiten mit

- *Disci comp. cum Nicotiana* (Wala) Amp. s.c. 1 × wöchentlich bis 1 × täglich 1 ml in die Nähe der Wirbelsäule

Da Nicotiana tabacum generell im Rhythmischen System und in mittlerer Potenz entkrampfend und vitalisierend wirkt, kann es hier auch einer chronischen Deformationstendenz (= Remodeling) entgegen wirken.[89]

Die ebenfalls enthaltene Kombination Hypophysis/Stannum regt zudem die organische Nachreifung im Brustwirbelsäulenbereich an.[90]

Bei sämtlichen Wirbelsäulenbeschwerden der Frau, die mit hormonellen Veränderungen einhergehen, wie Haltungsschwäche bei jungen Mädchen, Ischialgien in der Schwangerschaft und Deformationen im Klimakterium[91] kommt

- *Disci comp. cum Pulsatilla* (Wala) Globuli velati — 1–3 × täglich 5 × 10

zum Einsatz, weil die Küchenschelle eines der großen Frauenheilmittel in der Homöopathie ist und progesteronähnlich wirkt. In den genannten Situationen existiert häufig eine Schwäche im venösen Bereich, die ebenfalls zum Indikationsgebiet der Pulsatilla gehört.

Ähnlich wie in der Phytotherapie mit Rosskastanie (Aesculus hippocastanum) lassen sich Wirbelsäulenbeschwerden mit Tendenz zu venösen Stauungen mit

- *Disci comp. cum Aesculo* (Wala) Amp. s.c. — 1 × wöchentlich bis 1 × täglich 1 ml in die Nähe der Wirbelsäule

behandeln. Zusätzlich liegen gute Erfahrungen vor bei chronischen Störungen mit Ablagerungen, Versteifungen und knorpeligen Degenerationen an den kleinen Gelenken der Wirbelsäule.[92]

Das stabilisierend und stimmungshaufhellend wirkende Gold macht

- *Disci comp. cum Auro* (Wala) Amp. s.c. — 1 × wöchentlich bis 1 × täglich 1 ml in die Nähe der Wirbelsäule

zum passenden Arzneimittel, wenn parallel innerseelische Belastungen oder Herz- bzw. Kreislaufbeschwerden vorliegen.

Literatur

1 Fintelmann, V.: Intuitive Medizin. Einführung in eine anthroposophisch ergänzte Medizin. Hippokrates Verlag Stuttgart 2000. S. 209.

2 Pelikan, W.: Heilpflanzenkunde. Band II. Verlag am Goetheanum Dornach 1999. S. 56–57.

3 Ebd. S. 77.

4 www.walaarzneimittel.de/de/ueber-uns/substanzen-aus-der-natur/heilpflanzenlexikon-a-z/zwiebel.html (Abfrage November 2020).

5 Gärtner, C.: Der akute muskuläre Okzipitalschmerz – Therapiestudie mit lokalen Infiltrationen von Gelsemium compositum. Der Merkurstab 1999; 52 (4). S. 244–245.

6 Teuscher, E.: Biogene Arzneimittel. Wissenschaftliche Verlagsgesellschaft Stuttgart 1997. S. 115.

7 www.koop-phyto.org/arzneipflanzenlexikon/sonnentau.php/ (Abfrage November 2020).

8 Pelikan, W.: Heilpflanzenkunde. Band I. Verlag am Goetheanum Dornach 1999. S. 127.

9 Steiner, R.: Geisteswissenschaft und Medizin (GA 312). Rudolf Steiner Verlag Dornach 2020.

10 Kummer, K.-R.: Oleum camphoratum compositum Amp. (WALA) – ein höchst nützliches Fossil. Der Merkurstab 2007; 60 (3). S. 242–243.

11 Pelikan, W.: Heilpflanzenkunde I. Verlag am Goetheanum Dornach 1999. S. 130.

12 www.walaarzneimittel.de/de/ueber-uns/substanzen-aus-der-natur/heilpflanzenlexikon-a-z/sonnenhut.html (Abfrage November 2020).

13 Mündliche Mitteilung von Ruth Mandera (2020).

14 Meyer, U.: Die Quitte – ein „Sonderling" unter den Rosengewächsen. Der Merkurstab 2005; 58 (6). S. 491–497.

15 Grohmann, G.: Die Pflanze. Ein Weg zum Verständnis ihres Wesens. Salumed Verlag Berlin 2013. S. 35–52.

16 Glöckler, M.: Kraftquelle Rhythmus – Hilfen im Alltagsstress. Gesundheit aktiv Berlin 2006. S. 27.

17 GAÄD (Hrsg.): Vademecum Anthroposophische Arzneimittel 2017. Der Merkurstab 2017; 70 (Suppl.). S. 1218–1220.

18 Meyer U.: Die Eiche - Heilmittel für allergische und dermatologische Erkrankungen. Der Merkurstab 2005; 58 (5). S. 358– 364.

19 Hildebrand-Fenner, J., Meyer, U.: Inhalative Therapie mit anthroposophischen Arzneimitteln. Der Merkurstab 2004; 57 (3). S. 216–219.

20 GAÄD (Hrsg.): Vademecum Anthroposophische Arzneimittel 2017. Der Merkurstab 2017; 70 (Suppl.). S. 1220 f.

21 Ebd. S. 1176 f.

22 Mortimer, C.-E.: Chemie. Das Basiswissen der Chemie. Thieme Verlag Stuttgart 1986. S. 424.

23 Keil, H.: Das Blei im Leben des Menschen. Der Merkurstab 2007; 60 (4). S. 324–328. Simon, L.: Tria Principia. Sal-Merkur-Sulfur. Das Substanzverständnis in der anthroposophischen Medizin. Vorträge an der Eugen-Kolisko-Akademie Filderstadt 10.-14.11.2005.

24 Vermeulen, F.: Homöopathische Substanzen. Vom Element zum Arzneimittelbild. Sonntag Verlag Stuttgart 2004. S. 310.

25 Engel, W.: Turmalin und Schachtelhalm: Die drei Arzneimittel Equisetum limosum-Rubellit, Equisetum hyemale-Rubellit und Rubellit comp. Der Merkurstab 2013; 66 (5). S. 415–436.

26 GAÄD (Hrsg.): Vademecum Anthroposophische Arzneimittel 2017. Der Merkurstab 2017; 70 (Suppl.). S. 1186.

27 Lüllmann, H., Mohr, K., Ziegler, A.: Taschenatlas der Pharmakologie. Thieme Verlag Stuttgart 1996. S. 104–107.

28 Zwiauer, J.: Bittermittel – Wirkung astraler Kräfte auf die Pflanze. Der Merkurstab 2006; 59 (2). S. 166–170.

29 Pelikan, W.: Heilpflanzenkunde. Band I. Verlag am Goetheanum Dornach 1999. S. 154.

30 www.pharmawiki.ch/wiki/index.php?wiki=Pulvis_Stramonii_compositus (Abfrage November 2020).

31 GAÄD (Hrsg.): Vademecum Anthroposophische Arzneimittel 2017. Der Merkurstab 2017; 70 (Suppl.). S. 1185 f.

32 Vogel, H.-H.: Wege der Heilmittelfindung – am Beispiel der WALA-Heilmittel-Kompositionen. Band 2. Salumed Verlag Berlin 2019. S. 786.

33 GAÄD (Hrsg.): Vademecum Anthroposophische Arzneimittel 2017. Der Merkurstab 2017; 70 (Suppl.). S. 87–90 und 394–396.

34 Mutschler, E.: Arzneimittelwirkungen. Wissenschaftliche Verlagsgesellschaft Stuttgart 1996. S. 384 und 830.

35 Reinhard, J.: Sanfte Heilpraxis. Hallwag Verlag Bern und Stuttgart 2000. S. 37.

36 Grossklaus, E. S.: Rubellit comp. (D6, 12, 20, 30 Globuli) – Arzneimittelbeschreibung und Fallvignette. Der Merkurstab 2013; 66 (5). S. 440.

37 Pelikan, W.: Sieben Metalle. Verlag am Goetheanum Dornach 1981. S. 62–63.

38 Zuther, S.: Die Sprache der Pflanzenwelt. AT-Verlag Aarau 2010. S. 83.

39 Keil, H.: Das Blei im Leben des Menschen. Der Merkurstab 2007; 60 (4). S. 324–328.

40 Arbeitsgemeinschaft anthroposophisch orientierter Hals-Nasen-Ohren-Ärzte (Hrsg.): Heilmittelliste für die HNO-ärztliche Praxis. Weleda Schwäbisch Gmünd 1993. S. 36.

41 Ebd. S. 61.

42 Selawry, A.: Metallfunktionstypen in Psychologie und Medizin. Salumed Verlag 2017. S. 49.

43 Schramm, H.: Märchen und Heilmittel – Eine imaginative Einführung in die anthroposophische Metalltherapie. Novalis Verlag Neukirchen 1993. S. 31–32.

44 Zuther, S.: Die Sprache der Pflanzenwelt. AT-Verlag Aarau 2010. S. 63.

45 Selawry, A.: Metallfunktionstypen in Psychologie und Medizin. Salumed Verlag Berlin 2017. S. 50.

46 Aus: Girke, M.: Innere Medizin. Salumed Verlag Berlin 2020. S. 148.

47 Vermeulen, F.: Homöopathische Substanzen. Vom Element zum Arzneimittelbild. Sonntag Verlag Stuttgart 2004. S. 49.

48 Rudolf Hauschka, zitiert nach: Vermeulen, F.: Homöopathische Substanzen. Vom Element zum Arzneimittelbild. Sonntag Verlag Stuttgart 2004. S. 50.

49 Vermeulen, F.: Homöopathische Substanzen. Vom Element zum Arzneimittelbild. Sonntag Verlag Stuttgart 2004. S. 229.

50 Eikermann, E.: Giftige, obsolete Arzneidrogen. Das Quecksilber und seine Chloride in der Pharmaziegeschichte. Deutsche Apothekerzeitung 2014; 154 (7). S. 88–89.

51 Arbeitsgemeinschaft anthroposophisch orientierter Hals-Nasen-Ohren-Ärzte (Hrsg.): Heilmittelliste für die HNO-ärztliche Praxis. Weleda Schwäbisch Gmünd 1993. S. 42.

52 Vermeulen, F.: Homöopathische Substanzen. Vom Element zum Arzneimittelbild. Sonntag Verlag Stuttgart 2004. S. 156.

53 Pedersen, P. A.: Von den Spuren des Kupfers in Kultur und Natur. Der Merkurstab 2011; 64 (5). S. 483.

54 Zuther, S.: Die Sprache der Pflanzenwelt. AT-Verlag Aarau 2010. S. 94.

55 GAÄD (Hrsg.): Vademecum Anthroposophische Arzneimittel 2017. Der Merkurstab 2017; 70 (Suppl.). S. 500.

56 Zuther, S.: Die Sprache der Pflanzenwelt. AT-Verlag Aarau 2010. S. 80.

57 Fintelmann, V.: Intuitive Medizin. Einführung in eine anthroposophisch ergänzte Medizin. Hippokrates Verlag Stuttgart 2000. S. 235.

58 GAÄD (Hrsg.): Vademecum Anthroposophische Arzneimittel 2017. Der Merkurstab 2017; 70 (Suppl.). S. 540.

59 Sommer, M., Soldner, G.: In der Gegenwart von Metallen rhythmisierte Pflanzenheilmittel. WALAmed Bad Boll 1996. S. 9–11.

60 GAÄD (Hrsg.): Vademecum Anthroposophische Arzneimittel 2017. Der Merkurstab 2017; 70 (Suppl.). S. 102.

61 Wilkens, J.: Corona-Sinn/Zinnkrise. Der Merkurstab 2020; 73 (5). S. 327–335.

62 Roemer, F.: Zum rationellen Verständnis der potenzierten Organpräparate nach Heinz-Hartmut Vogel. Der Merkurstab 1999; 51 (Sonderheft Organpräparate). S. 9–15.

63 Eichholz, R.: Medizinisch-pharmazeutische Grundlagen der Organpräparate. WALA aktuell Bad Boll 2009; 2. S. 2–3.

64 Roemer, F., Sommer, M.: Zur Bedeutung der potenzierten Organpräparate in der anthroposophischen Therapierichtung. Der Merkurstab 1999; 51 (Sonderheft Organpräparate). S. 2–5.
65 Steiner, R., Wegman, I.: Grundlegendes für eine Erweiterung der Heilkunst nach geisteswissenschaftlichen Erkenntnissen (GA 27). Rudolf Steiner Verlag Dornach 1991. S. 80.
66 Roemer, F.: Zum rationellen Verständnis der potenzierten Organpräparate nach Heinz-Hartmut Vogel. Der Merkurstab 1999; 51 (Sonderheft Organpräparate). S. 9–15.
67 Steiner, R., Wegman, I.: Grundlegendes für eine Erweiterung der Heilkunst nach geisteswissenschaftlichen Erkenntnissen (GA 27). Rudolf Steiner Verlag Dornach 1991. S. 6.
68 Roemer, F., Sommer, M.: Zur Bedeutung der potenzierten Organpräparate in der anthroposophischen Therapierichtung. Der Merkurstab 1999; 51 (Sonderheft Organpräparate). S. 2–5.
69 Eichholz, R.: Medizinisch-pharmazeutische Grundlagen der Organpräparate. WALA aktuell Bad Boll 2009; 2. S. 2–3.
70 Roemer, F.: WALA Organpräparate Kompendium. Bad Boll 2011. S. 25.
71 Huber, R., Preste, U., Bloss, I. et al.: Wirksamkeit von Articulatio genus Gl D5/Injektionen bei Gonarthrose – eine randomisierte, placebo-kontrollierte Phase-II-Studie. Der Merkurstab 2012; 65 (1). S. 12–17.
72 Eichholz, R.: Medizinisch-pharmazeutische Grundlagen der Organpräparate. WALA aktuell Bad Boll 2009; 2. S. 2–3.
73 Mündliche Mitteilung von Marcus Roggatz (2021).
74 Pelikan, W.: Heilmittel aus dem Tierreich. Der Merkurstab 1999; 51 (Sonderheft Organpräparate). S. 50–56.
75 Spielberger, F.: Praxisstudie zur Therapie mit potenzierten Organpräparaten. Der Merkurstab 1999; 51 (Sonderheft Organpräparate). S. 16–18.
76 Soldner, G., Breitkreuz, T.: COVID-19. Der Merkurstab 2020; 73 (4). S. 225–233.
77 Eichholz, R.: Medizinisch-pharmazeutische Grundlagen der Organpräparate. WALA aktuell Bad Boll 2009; 2. S. 2–3.
78 Soldner, G., Stellmann, H. M.: Individuelle Pädiatrie. Wissenschaftliche Verlagsgesellschaft Stuttgart 2011. S. 334.
79 Homöopathisches Arzneibuch (HAB) 2020. Deutscher Apotheker Verlag Stuttgart 2020. § 41 und 42. Europäisches Arzneibuch (EuAB) 2.1 und 2.2. Deutscher Apotheker Verlag Stuttgart 2020. 2.1. § 42 und 2.2. § 41.
80 Eichholz, R.: Medizinisch-pharmazeutische Grundlagen der Organpräparate. WALA aktuell Bad Boll 2009; 2. S. 2–3.
81 Mündliche Mitteilung von Jürgen Schilk (2021).
82 WALA (Hrsg.): Pharmazeutisch-wissenschaftliche Information der Firma WALA: Aktuelle Stellungnahme zum BSE-Risiko von Arzneimitteln der WALA Heilmittel GmbH Bad Boll 2016.
83 Eichholz, R.: Medizinisch-pharmazeutische Grundlagen der Organpräparate. WALA aktuell Bad Boll 2009; 2. S. 2–3.
84 Medizinisches Seminar Bad Boll (Hrsg.): Anthroposophische Medizin in der Praxis 2. Salumed Verlag Berlin 2002. S. 294. (kostenfreier Download von der Homepage www.salumed-verlag.de)
85 Roemer, F.: WALAmed Wirbelsäulenerkrankungen. Bad Boll 2016. S. 12.
86 Medizinisches Seminar Bad Boll (Hrsg.): Anthroposophische Medizin in der Praxis 2. Salumed Verlag Berlin 2002. S. 297. (kostenfreier Download von der Homepage www.salumed-verlag.de)
87 Ebd. sowie: Fitger, R.: Schwindel aus neurologischer Sicht. Der Merkurstab 2016; 69 (5). S. 373–389.
88 Roemer, F.: Wirbelsäulenerkrankungen. WALAmed Bad Boll 2016. S. 6.
89 Karutz, M., Soldner, G.: Nicotiana comp. Merkurstab 2020; 73 (1). S. 37–38. Siehe auch: GAÄD (Hrsg.): Vademecum Anthroposophische Arzneimittel 2017. Der Merkurstab 2017; 70 (Suppl.).
90 Medizinisches Seminar Bad Boll (Hrsg.): Anthroposophische Medizin in der Praxis 2. Salumed Verlag Berlin 2002. S. 303. (kostenfreier Download von der Homepage www.salumed-verlag.de)
91 Ebd. S. 302.
92 Ebd. S. 302 f.

KAPITEL XVIII
Künstlerische Therapien

PIRKKO OLLILAINEN

1. Eurythmie-Therapie bei HNO-Erkrankungen

Eurythmie-Therapie (im vorliegenden Buch meist als Heileurythmie bezeichnet) ist eine Behandlungsform der Anthroposophischen Medizin. Diese bezieht neben den naturwissenschaftlichen Grundlagen geisteswissenschaftliche Erkenntnisse in die Diagnostik und Therapie mit ein. Das Ineinanderwirken physischer, seelischer und geistig-individueller Wesensanteile des Menschen und die durch die Krankheit auftretenden Störungen bilden die Grundlage für die Behandlung. Die Eurythmie-Therapie zielt auf die Wiederherstellung des gestörten Gleichgewichts zwischen den seelisch-geistigen Wesensanteilen des Menschen und seinem physischen Organismus. Eurythmische Übungen, die lebensaktivierende Kräfte wie Regeneration, Vitalität und Aufbauprozesse stärken, dienen der Anregung und Stabilisierung des ätherischen Organismus. Ein weiteres Therapieziel ist es, regulierend, stimulierend oder hemmend auf körperliche Funktionen oder einzelne Organsysteme einzuwirken. Die Lebensgeschichte des Patienten, die individuelle Konstitution, die charakterliche Ausprägung, die Lebensumstände, die kulturellen und sozialen Beziehungen, d. h. seine gesamte seelisch-geistige „Verfassung" fließen in das Behandlungskonzept mit ein.

1.1 Grundlagen der Eurythmie-Therapie

Zu Beginn des letzten Jahrhunderts (1912) entwickelte Rudolf Steiner (1861–1925), der Begründer der Anthroposophie, die Eurythmie als eine Kunst, die Ausdrucksmöglichkeiten der Sprache und der Musik in Bewegungen des menschlichen Körpers umsetzt. In Zusammenarbeit mit Ärzten erfolgte ab 1921 die Weiterentwicklung zur Eurythmie-Therapie. Heute ist nach einem vierjährigen Eurythmie-Studium eine weiterführende Spezialisierung in Kunst, Pädagogik oder Therapie möglich.

Die Grundlagen der Eurythmie-Therapie bilden die Elemente und Qualitäten der Sprache. Individuelle Charakterzüge kommen hier zum Ausdruck, sprechen heißt sich offenbaren. Bis in die einzelnen Buchstaben, als Einzelelemente der Sprache, sind vielfältige Qualitäten erkennbar. In der Eurythmie ordnet man die einzelnen Buchstaben einer bestimmten Bewegung zu, was das Innere des Menschen gezielt anspricht. Vokale und Konsonanten als Hauptbestandteile der Sprache unterscheiden sich deutlich und bestimmen damit die Bewegungsgestaltung.

Vokale – Ausdruck der Seele

Das Seelenleben und die Emotionalität des Menschen sind an der Gebärdensprache, Bewegungsgestik und Körperhaltung ablesbar. Die Bewegungen eines Menschen offenbaren Charakteristika der Persönlichkeit. Die Eurythmie-Therapie nutzt die Fähigkeit des Menschen, seine seelische Verfassung durch Körpersprache zum Ausdruck zu bringen. Vokale sind in ihrem eurythmischen Ausdruck dem seelischen Erleben des Menschen verwandt. Bewegungsgesten der Vokale A – E – I – O – U lassen die Körpersprache bewusst erleben und wandeln. Wesentliche seelische Qualitäten kommen zum Ausdruck: unvoreingenommene Offenheit (A), Abgrenzungsfähigkeit (E), freie Entfaltung der Persönlichkeit (I), Bindungsfähigkeit (O), und das Vermögen, in sich Ruhe zu finden (U). Die Vokale helfen dem Patienten, sich seelisch und körperlich zu stabilisieren und einseitige Charaktereigenschaften zu handhaben. Die Stärkung seelischer Empfindungen wie Freude, Selbstwertgefühl und Vertrauen durch die Übungen ist besonders hilfreich für Patienten, die langanhaltende chronische Krankheitsverläufe als sehr zermürbend erleben.

Konsonanten – vielseitige Beweger

Bei den Konsonanten sind die charakteristischen Eigenschaften im Gegensatz zu den Vokalen eher naturhafter Art, wie wir sie beispielsweise in den Qualitäten der vier Elemente Erde, Wasser, Luft und Feuer wiederfinden. Das Spektrum der einzelnen Konsonanten und dementsprechend der eurythmischen Bewegungen reicht von leisen, ruhigen, fließenden, weichen, beweglichen bis hin zu festen, konturierten, in sich abgeschlossenen, schnellen und harten Abläufen. Je nach Krankheitssituation übt man eine oder mehrere der genannten Qualitäten und aktiviert einen entsprechenden Prozess im eigenen Organismus.

1.2 Beispiele aus der Eurythmie-Therapie in der Behandlung von HNO-Erkrankungen

Die Bewegungsübungen der Eurythmie-Therapie kommen nach ärztlicher Verordnung zur Behandlung unterschiedlicher HNO-Erkrankungen zum Einsatz. Die Übungen bieten nicht nur einen körperlichen „Trainingseffekt", sondern stärken auch innere Ressourcen der Persönlichkeit. Gleichzeitig sprechen sie die seelische Ebene im Patienten an. Daher sind sie gerade bei langwierigen, chronischen Krankheitsverläufen besonders wertvoll. In akuten, schmerzhaften Phasen lassen sie sich jedoch ebenfalls anwenden. Die Eurythmie-Therapie und damit die Auswahl der Übungen sind immer situativ an die individuelle Krankheitssituation des Patienten und seine Leistungsfähigkeit anzupassen.

1.2.1 Übung bei Symptomen von Schwindel, Gleichgewichtsstörungen und Gangunsicherheit: I – A – O

Eine Basisübung für HNO-Erkrankungen, die mit Symptomen wie Schwindel, Orientierungs- und Gleichgewichtsstörungen, Stand- und Gangunsicherheit einhergehen, ist die für den Patienten leicht erlernbare Übung **I – A – O**. Die stark belastenden Symptome zeigen die Bedeutung der Gleichgewichts- und Orientierungsfähigkeit für ein gesundes Lebensgefühl. Für betroffene Patienten bedeuten diesbezügliche Störungen eine Verunsicherung, eine Instabilität und eine Verminderung der Lebensqualität.

Die Fähigkeit des Menschen, sich in allen Richtungen des Raumes zu orientieren und frei zu bewegen, beruht auf einem gesunden, gut funktionierenden physischen Organismus.

In dieser Bewegungs- und Orientierungsfähigkeit zeigt sich auch die Dreigliederung des Menschen, die für die eurythmische Behandlung, besonders bei der Anwendung der Übung **I – A – O**, wesentlich ist:

1. Die vertikale Orientierung der menschlichen Gestalt in der Aufrichte nach oben, was zugleich das Verhältnis zur Hauptesorganisation, zum Nerven-Sinnes-System zum Ausdruck bringt (**I-Bewegung – Aufrichtung der Körpergestalt**).
2. Die Orientierung der Beine nach unten, was zugleich die Dynamik des Stoffwechsel-Gliedmaßen-System spiegelt (**A-Bewegung – Beine**).
3. Die Mitte mit der Atmung und dem Zirkulationssystem schafft Ausgleich zwischen oberem und unterem Menschen (**O-Bewegung mit den Armen**).

Bei der Übung **I – A – O** eignet sich der Patient Sicherheit im Stehen und in den Bewegungsabläufen an und lernt bei unterschiedlichen Lage- und Richtungsveränderungen des Körpers sein Gleichgewicht und seine Orientierung zu erhalten. Krankheitsbedingte Einseitigkeiten in der Körperhaltung und Raumorientierung lassen sich durch diese Übung korrigieren und ausgleichen. Sie stärkt den Gesamtorganismus und integriert die oben genannten drei Systeme, was wiederum die Krankheitssymptomatik positiv beeinflusst. Einfach ausgedrückt ist das Üben von **I – A – O** ein Suchen nach der Gleichgewichtsstellung zwischen Kopf, Füßen und Herz. Die Übung **I – A – O** eignet sich auch als vorbeugende Maßnahme besonders für ältere Menschen bei bestehenden Schwindelanfällen und daraus resultierender Sturzneigung.

1.2.2 Morbus Menière: E-Übung und U-Übung

Beim anfallsartig auftretenden Drehschwindel des Morbus Menière ergänzt man die eurythmische Behandlung zusätzlich zur Übung **I – A – O** mit den Vokalen **E** und **U**. Zentrales Anliegen ist hier die gezielte Verbesserung des Gleichgewichts, der Stand- und Gangsicherheit (**U-Übung**), die Unterstützung der inneren Stabilität sowie die Stärkung der Persönlichkeit (**E-Übung**).

1.2.3 Übungen bei allergischen Erkrankungen

Konsonantenbewegungen

Bei der Allergie reagiert das Immunsystem überempfindlich auf bestimmte Stoffe der Umwelt.

Ein Ziel der Eurythmie-Therapie ist zuerst die Stärkung der Konstitution. Hier verbessern die **Konsonanten-Übungen** die Widerstandsfähigkeit, Standhaftigkeit und Selbststärke. Übungen mit Konsonanten, die ein Bewegungsabbild naturhafter Vorgänge (fest, flüssig, luftig, wärmehaft) darstellen, stärken den Organismus in seiner Fähigkeit, flexibel auf die unterschiedlichsten Einwirkungen der Umgebung zu reagieren.

Vokal-Übungen können die Behandlung ergänzen, je nach individueller Konstitution und Krankheitssituation des Patienten. Wenn z. B. eine Stärkung der Abgrenzungsfähigkeit und inneren Beweglichkeit erforderlich scheint, so ist die Hinzunahme der **E- und I-Übung** angezeigt.

Die Übung T – S – R – M – A

Die Kombination der vier Konsonanten **T – S – R – M** mit dem Vokal **A** hat sich besonders in der Behandlung von Heuschnupfen gut bewährt. Hier stärken die Bewegungsübungen vor allem die Widerstandsfähigkeit und regulieren überschießende Stoffwechselprozesse. Der Patient begleitet die mit den Armen ausgeführten Bewegungen mit gleichzeitigen Beinsprüngen. Dies stärkt die Verbindung zum unteren Organismus und den Einfluss auf die Stoffwechselfunktionen. Oft sind bereits im Übungsverlauf eine Verbesserung der Atmung und ein Nachlassen des durch den Flüssigkeitsstau im Nasenraum verursachten Druckgefühls und Schmerzes im Kopf feststellbar. Diese Bewegungsreihe stärkt auch die allgemeine Widerstandsfähigkeit in der Auseinandersetzung mit der Umwelt.

„Schutzhülle" gegen das Fremde: B-Übung

Die Qualität und die Gebärde des Schutzes, als wesentlicher Faktor bei der Bewältigung der Allergie, finden wir in der eurythmischen **B-Bewegung**. Beim **B** ist es wesentlich, einen einfühlsamen Bezug zu sich selbst und zu der eigenen leiblichen Gestalt herzustellen sowie Grenzen zwischen sich und der Welt zu schaffen und zu bewahren. Bei unterschiedlichen Formen der allergischen Erkrankungen ist die B-Bewegung geeignet, um den Patienten Ruhe, Schutz und Hülle zu vermitteln.

In der griechischen Sprache wird der Buchstabe **B (Beta)**, das „Haus" genannt, was der inneren Erlebnisqualität von Schutz und Hülle entspricht. Um sein Inneres zu schützen, braucht der Mensch „Hüllen". Das können ein Haus, Kleider oder auch die eigene Haut sein. Die „Hüllen" bilden einen Schutz gegenüber den Einwirkungen der äußeren Welt. Auch im Seelischen kann man von einen „Schutzraum" sprechen, wenn es darum geht, das Innere vor dem Äußeren zu bewahren. Je mehr sich der Allergiker diese Schutz und Stabilisierung bewirkende B-Übung zu eigen macht, desto sicherer, stabiler und in sich ruhender kann er die störenden Umwelteinflüsse abwehren und bewältigen.

Diese Übung unterstützt auch bei körperlicher Schwäche, seelischen Unruhezuständen, Instabilität und Angst.

1.2.4 Übung für Nasennebenhöhlenentzündungen: L – R – S

Diese Übung kommt vor allem zur Behandlung der chronischen Sinusitis zum Einsatz. Besonders nach häufigem Schnupfen oder nach Sinusitis mit allergischen Symptomen wie Flüssigkeitsstau in den Nasennebenhöhlen, Atembehinderung, Kopfschmerzen und allgemeiner Benommenheit bewirkt sie Linderung.

Zuerst führt der Patient die Flüssigkeitsfunktion anregende **L-Bewegung** aus, um die Sekretlösung zu unterstützen. Das **R** mit seinem Bezug zum Luftigen regt die Atemfunktion an. Die **S-Bewegung**, die Struktur bildend wirkt, unterstützt die Abschwellung.

Bei diesen in der Kopfregion lokalisierten Stauphänomenen ist es empfehlenswert, die **L-** und **R-Bewegungen** auch mit dem Schultergürtel oder mit der oberen Rückenpartie auszuführen. Die sanfte Drehbewegung des Schultergürtels wirkt lösend und befreiend und verbessert die Durchlüftung der oberen Atemwege.

1.2.5 Übungen bei Störung des Hörvermögens

Die Hörminderung kann als Folge von unterschiedlichen Ohr-Erkrankungen eintreten. Eine Beeinträchtigung des Hörvermögens besteht bei dem sehr häufig vorkommendem Tinnitus, begleitet von Ohrengeräuschen, die der Patient als sehr belastend erlebt. Tinnitus tritt als eine lästige Begleiterscheinung z. B. bei Morbus Menière, nach einem Hörsturz, bei starker Lärmbelästigung oder besonders bei älteren Menschen mit zunehmender Gehörverminderung auf. Sowohl der Hörsturz als auch der Tinnitus können die Folge von Belastungen, Stress, Überforderung oder Schockerlebnissen sein.

Das Ziel der eurythmischen Behandlung ist, zunächst Ruhe, Stabilität und inneres Gleichgewicht herzustellen. Die ruhige **M-Bewegung**, die hier zur Anwendung kommt, ist eine leicht erlernbare und auszuführende Übung. Die therapeutische Qualität und den Bewegungscharakter der M-Übung illustriert dieses Zitat von Laotse: „*Das weiche Wasser in Bewegung, mit der Zeit den harten Stein besiegt, du siehst, das Harte unterliegt.*" Beim eurythmischen M wandelt sich „Weichheit" zur einfühlsamen, „tastenden" Bewegungsqualität, die wiederum hilfreich ist, behutsam mit sich selber, mit den eigenen Kräfteressourcen und mit der Umwelt umzugehen. Bei der „Bewegung" tritt eine Verlangsamung ein, die zugleich Ausgewogenheit und Ruhe zur Folge hat.

Eine weitere Übung für Tinnitus, Hörsturz oder auch bei Hörminderung, die in Folge degenerativer Veränderungen im Alter eintritt, ist die Bewegungsfolge mit den Konsonanten **L – R – S – M**. Die **L-Bewegung** regt die Vitalität und die Aufbauprozesse an, **R** aktiviert die Atemfunktion und Zirkulation, die **S-Bewegung** reguliert die vegetativen Funktionen und das **M** fördert die Selbststeuerung seelischer Faktoren im Sinne eines inneren Gleichgewichts.

Zusätzlich ergänzen **Vokalbewegungen** die Therapie, die man jeweils entsprechend der individuellen Konstitution auswählt.

1.2.6 Behandlung von grippalen Infekten

Die Eurythmie-Therapie lässt sich beim Krankheitsbeginn sinnvoll einsetzen. Sie kann die Symptomatik lindern oder den weiteren Verlauf der Erkrankung aufhalten. Um die Abwehrkräfte zu stärken, sind die **B-, D-** und **E-Übung** angezeigt. Sie erhöhen die innere Widerstandskraft, konsolidieren und stärken den physischen Organismus. Neben der Unterstützung des Immunsystems ist die Anregung der Wärmeprozesse für die Therapie relevant. Die Übungen lassen sich durch die **S-** und **I-Bewegung** zur Förderung der inneren Wärmebildung ergänzen.

In einem akuten Krankheitszustand mit Fieber, Kopf- und Gliederschmerzen ist eine Übungsbehandlung nicht angezeigt.

1.3 Kasuistiken

Patientin Frau E., 60 Jahre, Morbus Menière

Frau E. litt seit drei Jahren an anfallsartig auftretendem Drehschwindel, Übelkeit, Kopfschmerzen und ausgeprägter Stand- und Gangunsicherheit. Zusätzlich belasteten sie die ständigen Ohrgeräusche und die zunehmende Schwerhörigkeit. Frau E. fühlte sich durch die Symptome verunsichert, ängstlich und stark in ihrem Leben beeinträchtigt. Die langanhaltende Krankheitssituation löste depressive Zustände und Erschöpfung aus.

Die Behandlung begann mit der Übung **I — A — O**. Ein gesundes Verhältnis zwischen oben, unten und der Mitte war das Ziel. Weiterhin übten wir den Vokal **E**, der die innere Stabilität erhöhte und eine Selbststärkung bewirkte. Um die depressive Grundstimmung zu „erhellen“ und die „innere Enge“ zu befreien, kamen ergänzend die **L-** und **I-Übung** hinzu. Im Verlauf zeigte sich, dass die Stärkung der Persönlichkeit ausschlaggebend für die Verbesserung der Symptome war. Mit wachsender „seelischer Aufhellung“ ging eine Zunahme von Sicherheit und Freude am Leben einher.

Patientin Frau S., 42 Jahre, chronische Sinusitis

Die Patientin litt seit sechs Jahren an Symptomen von chronischer Sinusitis mit Atembeschwerden, Benommenheit und anfallsartig auftretenden Kopfschmerzen. Hierdurch fühlte sie sich in ihrem Beruf als Lehrerin stark beeinträchtigt. Zur Anregung der Atemfunktion übte die Patientin zuerst die **L-** und **M-Bewegung** und daran anschließend die **R-Bewegung** für die bessere „Durchlüftung“ der oberen Atemwege. Um eine stärkere Wirksamkeit zu erzielen, begleitete sie die **R-Bewegung** mit einer Beuge- und Streckbewegung des Oberkörpers. Sie fühlte sich von dieser Rumpfbewegung wie „durchgeknetet“ und erlebte anschließend eine Verbesserung der Symptomatik. Zur konstitutionellen Stärkung übte sie die Folge der Vokale **A – E – I**, beginnend mit einer Öffnung nach außen mit dem Vokal **A** über die Abgrenzung mit dem Vokal **E** bis zur Stärkung des Selbstgefühls mit dem Vokal **I**. Im Behandlungsverlauf von vier Monaten wurde die Patientin beschwerdefrei und behielt die Vokalübung **A – E – I** bei als ihr tägliches „Hausmittel“, als allgemeine „Lebensstärkung“, wie sie es selbst formulierte.

Patient Herr S., 30 Jahre, Infektanfälligkeit

Herr S. litt seit Jahren an chronischer Erschöpfung, häufigen Erkältungen bis hin zu immer wiederkehrenden Grippezuständen. Die Infekte führten zu körperlicher Leistungsminderung, allgemeiner Schwäche und seelisch erlebter Unsicherheit sowie Angst. Wegen krankheitsbedingter häufiger Ausfallzeiten fürchtete er, seine Arbeit als Informatiker zu verlieren.

Ziel der Eurythmie-Therapie war zunächst eine körperliche Stärkung und innere Stabilisierung. Durch die Kombination der **D-** und **E-Übung** fühlte er sich gestärkt, besonders beim **D**, die er mit Beinbewegungen mit Sprüngen in die Kniebeugestellung begleitete. Je mehr er bei der **D-Übung** Körperwärme entwickelte bis hin zum Schwitzen, desto stärker und anhaltender war der Kraftzuwachs. Das **E** vermittelte ihm eine seelisch erlebte Selbststärkung und innere Stabilisierung. Um den verbesserten Kräftezustand längerfristig zu erhalten, praktizierte er zusätzlich die **I-Übung** in mehreren Bewegungsvariationen. Der positive Effekt auf seinen Gesundheitszustand motivierte ihn zum mehrmaligen Üben am Tag, was wiederum eine schnellere und dann anhaltende Verbesserung der Gesamtsymptomatik bewirkte.

1.4 Allgemeine Hinweise zur praktischen Anwendung der Eurythmie-Therapie

Eurythmie-Therapie erfolgt nach ärztlicher Verordnung durch diplomierte Eurythmie-Therapeuten oder dafür qualifizierte Ärzte. Der aus der Diagnose der Erkrankung, dem Behandlungsziel, den menschenkundlichen Aspekten sowie den Übungsempfehlungen entwickelte Behandlungsplan ist vor Beginn mit dem behandelnden Arzt abzusprechen. Eurythmie-Therapie findet in ambulanten Praxen, Waldorfschulen, heilpädagogischen Instituten, Sanatorien und Rehabilitationszentren, Altenheimen und Krankenhäusern statt. Die Behandlungsdauer steht im Verhältnis zur jeweiligen Krankheitssituation des Patienten und kann sich von kurzen 1- bis 3-maligen bis zu mehrwöchigen Behandlungen erstrecken. Eine Behandlungseinheit mit dem Therapeuten dauert zwischen 30 bis 45 Minuten und findet in der Regel einmal wöchentlich statt. Die Patienten führen die Übungen (circa 10 bis 20 Minuten) zu Hause durch, gegebenenfalls findet in der folgenden Therapiebehandlung eine Korrektur oder Ergänzung durch den Therapeuten statt. Wesentlich ist, dass der Patient bei selbstständigem Üben zu Hause ein Gefühl entwickelt für den ihm angemessenen, „richtigen“ Zeitpunkt des Übens, um die Regelmäßigkeit besser zu gewährleisten. Ebenso kann es therapeutisch sinnvoll sein, dass der Patient lernt, die Dauer des Übens zu variieren, um „hörend" den jeweiligen Bedürfnissen des eigenen Organismus gegenüber zu werden.

Kontaktadressen der in Deutschland und Schweiz tätigen Eurythmie-Therapeuten:

- Der Berufsverband Heileurythmie e.V. (BVHE) vermittelt auf Anfrage die Kontaktdaten von Eurythmie-Therapeuten bundesweit.
  Berufsverband Heileurythmie e.V., Roggenstr. 82, DE-70794 Filderstadt, Tel: 0711-7799723, www.berufsverband-heileurythmie.de
- Heileurythmie Berufsverband Schweiz, Oberer Zielweg 60, CH-4143 Dornach, Tel: 017017294, www.heileurythmie.ch

Literatur zur Eurythmie-Therapie:

- Steiner, R.: Heileurythmie (GA 315). Rudolf Steiner Verlag Dornach 2003.
- Steiner, R.: Eurythmie als sichtbare Sprache (GA 279). Rudolf Steiner Verlag Dornach 2019.
- Kirchner-Bockholt, M.: Grundelemente der Heileurythmie. Verlag am Goetheanum Dornach 2010.
- Laue, H.-B. und E. E.: Zur Physiologie der Heileurythmie. Lautgesetze und Therapieordnungen. Verlag am Goetheanum Dornach 2016.
- Goyert, A.: Anthroposophische Medizin und die Prozesse im Stoffwechselsystem. Verlag Freies Geistesleben Stuttgart 2015.

Weitere Bücher, die für Patienten gut geeignet sind:

- Petersen, S.: Heil-Eurythmie – Eine kurze Einführung in die anthroposophische Bewegungstherapie. Books on Demand Norderstedt 2012.
- Wennerschou, L.: Was ist Heileurythmie? Verlag am Goetheanum Dornach 2010.
- Steinke, U.: Lesebuch Heileurythmie. Aufzeichnungen aus langjähriger Praxis für Patienten, Ärzte und Therapeuten. Verlag Ch. Möllmann Borchen 1998.
- Hagemann, C., Werner, M., Bopp, A.: Vitaleurythmie. Das Anti-Stress-Programm für den Alltag. Verlag Urachhaus Stuttgart 2016.

2. Anthroposophische Therapeutische Sprachgestaltung (ATS) bei HNO-Erkrankungen

Vorbemerkung

Sprache wird heute häufig nur zur Kommunikation und Unterhaltung benutzt. Die ATS umfasst als Kunsttherapie auch die geistige Seite der Sprache. Ihre Wirkung erstreckt sich nicht nur auf Sprachstörungen, sondern schließt zahlreiche weitere Erkrankungen ein und wirkt auf der Ebene der Persönlichkeitsbildung.

Sprachgestalter stellen die zu behandelnden Störungen von ihrem anthroposophischen Konzept her in den großen Zusammenhang des Gesamtorganismus. So wird Lispeln beispielsweise als Schwäche des strukturgebenden Nerven-Sinnes-Systems im Menschen aufgefasst, dessen Behandlung demzufolge primär auf eine Stärkung dieses Systems hinarbeiten muss. Erst nach solcher Vorarbeit erfolgt die direkte Korrektur der Zungenposition.

In diesem Sinne hat sich eine Zusammenarbeit von Logopäden und Sprachgestaltern als sinnvoll erwiesen. Die logopädische Seite bringt eine sorgfältige wissenschaftliche Ausbildung und diagnostische Kompetenz ins Spiel, die in diesem Beruf durch vertieftes Einarbeiten in die Spezialgebiete und weitere Therapiemethoden ständig aktualisiert wird.

Anthroposophische Therapeutische Sprachgestaltung bewährt sich zudem bei vielen anderen Erkrankungen: Sie wirkt auf die Ich-Organisation und somit auf das Immunsystem und auch auf sämtliche Wesensglieder.

2.1 Wirkprinzipien der Anthroposophischen Therapeutischen Sprachgestaltung

1. Wirkung der Sprachlaute auf den Körper (Resonanzprinzip):

Bezüglich der vier Sprachebenen Laut-Silbe-Wort-Satz hat der Laut bzw. die Silbe den größten Einfluss auf den physischen Körper. Über den „kleinen Menschen" oder auch „Sprachmenschen", den man sich umgekehrt zum ganzen Körper vorstellen kann als einen den Kehlkopf umfassenden „Kopf" mit dem beweglichen Unterkiefer und dem Oberkiefer als „Gliedmaßen", wirkt der Sprechende auf seinen eigenen Leib, je nachdem, welche Sprechwerkzeuge (Lippen, Zahn/Zunge oder Gaumen) er benutzt. Die Vokale durchklingen den Organismus, wobei jeder Vokal eine andere seelische Wirkung entfaltet; durch die Konsonanten bringen wir vor allem Gestaltungskräfte in den Körper: Jeder Laut wirkt, indem man ihn in die Luft hinein spricht, formend auf den Körper zurück.[1]

2. Belebung der Sprachsinne (Hörsinn, Wortsinn, Gedankensinn) durch ins Lauschen führen:

Durch das Lauschen auf die Klänge in Sprache und Poesie öffnen wir uns einerseits nach außen in den Umraum, begegnen uns aber andererseits auch im eigenen Fühlen. Dadurch wird die Seele beweglich zwischen Innen und Außen und der Patient entwickelt ein gesundes Verhältnis zur eigenen Stimme. Eine durch Achtsamkeit getragene Selbstwahrnehmung findet statt.[2]

3. Stärkung der rhythmischen Koordination:

Hier geht es um das ausgewogene Verhältnis zwischen Atem- und Pulsrhythmus, die als Vertreter von Kopf- bzw. Stoffwechselpol in einen harmonischen Austausch, in ein „ungemischtes Zusammenschwingen" zu bringen sind. Zur Gesundung gehört ein gegenseitiges Sich-Wahrnehmen der beiden Pole. Dieses erreicht man bei Menschen, die zu sehr im Nerven-Sinnes-Pol hängen, bei denen also der Formpol überwiegt, durch das rhythmische Sprechen rezitativer Texte (z. B. das griechische Versmaß des Hexameters). Der eher vom Stoffwechselpol dominierte Typus verlangt dagegen das willenshafte Deklamieren (z.B. der germanischen Dichtung des Stabreimes).[3]

Ein Bezug zum Planeten Mars ergibt sich aus dem Wesen der Sprache sowie des Organs des Kehlkopfes. Auch der Zusammenhang mit dem Eisen im Blut, ohne dessen Wirkung kaum ein kräftiges Sprechen möglich ist, leuchtet hier auf [→ auch Kapitel IV.1.1 Kehlkopf].

2.2 Der Atembaum

Heute treten bei vielen Menschen in Sprechberufen Verspannungen im Hals- und Kehlkopfbereich auf, die sich u.a. in Heiserkeit äußern. Sie sind, ganz allgemein gesprochen, die Folge davon, dass der Sprecher durch seinen Gesprächspartner zu stark abgezogen wird vom eigenen Atem und Sprechen. In solchen Situationen stehen besonders häufig Lehrer. Die Führung einer Klasse stellt größte Anforderungen an Konzentration und Willensstärke, so dass es leicht an Kraft fehlen kann für ein gesundes Verhältnis zum eigenen Körper. In dieser Situation mangelt es dann einerseits an einer genügenden Tiefenatmung und andererseits an einem organischen Gebrauch der vorderen Sprechwerkzeuge: Lippen und Zunge. Dadurch konzentriert sich eine unphysiologische Spannung im Kehlkopfbereich, dessen Funktion weitgehend unbewusst bleiben sollte.

Zur Hilfe bei solchen Störungen eignen sich einerseits Konsonanten, die den Atem tief unten ansetzen lassen (K, H, L) und für eine verbesserte Lippen- und Zungenaktivität sorgen. Ferner auch Laute wie B oder P, die mit entsprechenden Vokalen verbunden werden.

Man kann in diesem Zusammenhang von einem Atembaum sprechen, der gut verankert unter dem Zwerchfell wurzeln soll.

Dieser erlebte und empfundene Atembaum steht aufrecht und damit interessanterweise genau umgekehrt zu dem anatomischen Bronchialbaum der Lunge.

Der Atem streicht den Stamm hinauf und hinunter. Er verbindet so die „Wurzeln“ unter dem Zwerchfellgebiet mit der „Krone“ im Mundraum und vor allem mit den Lippen, die sich wie Blätter und Blüten in lebhaftem Austausch zur Welt öffnen.

Bei der Heiserkeit zappeln die Wurzeln sozusagen in der Luft und können dem Baum keine Stärke geben. Der Atem hat keine Verbindung über das Zwerchfell hinaus nach unten. Die „Blätter der Krone“ hängen müde hinunter, statt lebhaft im Winde zu flüstern, d.h. Zunge und Lippen sind zu wenig aktiv in der Artikulationstätigkeit. Alle Kraft konzentriert sich auf den „oberen Stamm“, den Kehlkopf, wo es zu Stauungen der Energie und eventuell sogar zu „knorrigen Gebilden“ (Stimmbandknötchen) kommt.

Das Ziel der ATS ist es – um bei dem Bild zu bleiben –, den Atem ganz unten im Energiezentrum des Körpers zu verwurzeln und die Blätter im Spiel von Spannen und Lösen durch verbesserte Artikulation zu beleben.

Anders gesprochen: Die störende Spannung im Halsbereich, z.B. bei funktioneller Heiserkeit, weicht einer hygienischen Stimmführung, wenn sich der Klangraum beim Sprechen nach unten erweitert. Gleichzeitig sollen Lippen, Zunge und Zähne mit den Lauten spielen lernen; sie tragen so die Stimme nach vorne in den Luftraum zwischen Ich und Du.[4]

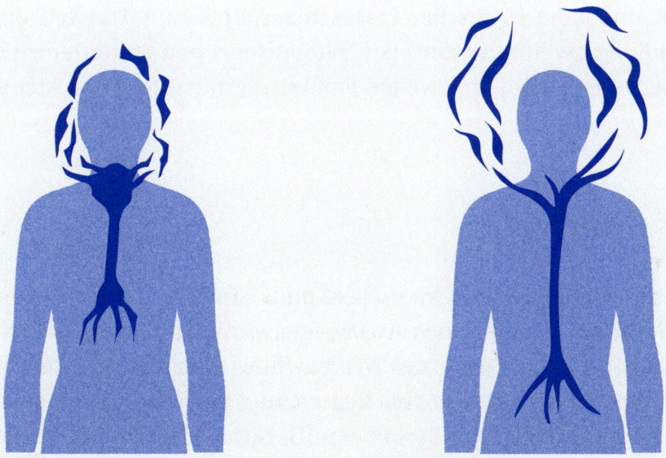

Atembaum bei Heiserkeit
Schlechte Verwurzelung unter der Körpermitte. Verfestigter Stamm als Bild für Konzentration des Bewusstseins im Kehlkopfbereich statt in den peripheren Sprachwerkzeugen. Magere Krone für geringes peripheres Sprachbewusstsein.

Atembaum bei harmonischen Stimmverhältnissen
Stammbereich schlank als Bild für gesunde Unbewusstheit im Kehlkopfbereich. Große harmonische Krone für starkes peripheres Sprachbewusstsein.

Atembaum bei Heiserkeit und bei harmonischen Stimmverhältnissen[5]

Hier seien die nachfolgenden Krankheiten bzw. Störungen im Hals-Nasen-Ohren-Bereich beispielhaft genauer beleuchtet.

2.3 Sinubronchiales Syndrom – Rhonchopathie – Tinnitus – Funktionelle Dysphonie – Sigmatismus – Stottern

Vorbemerkung

In meiner Praxis habe ich oft den Eindruck, der moderne Mensch leidet – oft ohne sich dessen bewusst zu sein – immer häufiger unter einer Überinanspruchnahme seines Kopfpols. Die Kopfsinne, Sehen und Hören, sind ständig überlastet, sei es durch die dominierende Bildschirmarbeit, die ununterbrochen zugängliche oder vorhandene Tonkulisse, durch den Mobilfunk oder die oft bedrängende Lärmbelastung, vor allem in den Städten. Auch die Qualität des Sprechens schwindet unter dem Primat der möglichst effizienten Informationsübermittlung – man spricht zu schnell und zu unartikuliert und zudem ohne seelische Färbung. Wir modernen Menschen sind beruflich oft auf die Qualitäten unserer Intelligenz, Sprachgewandtheit und Reaktionsschnelligkeit reduziert, die Herzenswärme, innere Ruhe und Ausgeglichenheit, also unsere Mitte, ist kaum gefragt bzw. leidet unter der Reduzierung unserer Persönlichkeit auf die Kopfqualitäten, den Intellekt.

Damit sind der Überlastung des Kopfpols Tür und Tor geöffnet und Kopfschmerzen, Augenbrennen, aber auch Sinusitis, Tinnitus und Stimmstörungen nehmen zu. Das große Hintergrundthema in der Therapeutischen Sprachgestaltung ist hier die Wiederherstellung der Verbindung von „Kopf und Fuß", also von oberem und unterem Menschen, eine Durchgestaltung des physischen Leibes über Astral- und Ätherleib durch das ICH.

Die Behandlung der Sprachstörungen Sigmatismus und Stottern liegt im ersten Fall in der astralischen Formung, im zweiten Fall im „Verflüssigen" des Atem- und Sprechvorganges.

2.3.1 Sinubronchiales Syndrom

Gemäß der anthroposophischen Menschenkunde sind entzündliche bzw. allergische Prozesse im Kopfbereich und in den Atemwegen verlagerte Prozesse des Stoffwechsel-Gliedmaßen-Pols, die nach oben in den Nerven-Sinnesbereich „gerutscht" sind. Deshalb ist es notwendig, diesen Prozessen eine Begrenzung und Eindämmung entgegenzustellen. Das geschieht mit Hilfe von Stoßlauten (D, N, M, K, B, P), die in entsprechenden Übungen verstärkt vorkommen.

Um bewusst im Patienten ein Gefühl der Abgrenzung gegenüber der Außenwelt herbeizuführen, arbeitet man schwerpunktmäßig mit den Vokalen E und I:

Hierzu dient die Übung:

Ich wehre dir den Weg, ich wehre dir den Steg.

mit abgrenzenden Gebärden der Arme.

Im Weiteren geht es darum, den Patienten dazu zu bringen, seinen Stoffwechsel-Gliedmaßen-Pol besser zu ergreifen, damit statt der krankhaften Stoffwechsel-, d.h.

Entzündungsprozesse im Kopfpol gesunde Wärmeprozesse im unteren Menschen stattfinden. Der überschießende Stoffwechsel-Gliedmaßen-Pol ist also in sein angestammtes Gebiet zurückzuverweisen und dort zu stärken und zu verankern. Das erreicht man hauptsächlich mit Atemvertiefungsübungen, aber auch mit Hilfe bestimmter Laute, die den Atem an die „Wurzel des Atembaums" im unteren Menschen heranführen, so z. B. K und D. Beispielhafte Übungen dazu lauten:

Ketzer petzten jetzt kläglich
Letztlich leicht skeptisch.
Ketzerkrächzer petzten jetzt kläglich
Letztlich plötzlich leicht skeptisch.[6]

sowie

Abracadabra
Rabadacabra
Bradacaraba
Cadarabraba.[7]

Die vertiefte Atmung befördert störende, übermäßig psychosomatisch wirksame Astralität aus dem Menschen heraus, die sich zuvor in seinem Astralleib festgesetzt hat. Dies betrifft alle starken Emotionen wie Angst, Sorgen, Erregung sowie das Gefühl der chronischen Überlastung.

Die Anbindung an den unteren Pol mit Hilfe der Atmung bringt den Nerven-Sinnes-Pol, der sich in der Kopfregion in sich selber verhakt, dazu, den unteren Pol wieder besser wahrzunehmen, sich mit ihm in Beziehung zu setzen.

Rudolf Steiner formulierte: „*Das Herz ist im Wesentlichen dasjenige Organ, welches in seinen beobachtbaren Bewegungen der Ausdruck ist des Ausgleichs zwischen diesem Oberen und Unteren.*"[8] Zur Stärkung dieses Ausgleichs ist der Rhythmus des Hexameters sehr hilfreich, der das Wechselspiel von Atem und Puls in sein harmonisches Verhältnis von vier Pulsschlägen auf einen Atemzug bringt. Das harmonisiert den Atem und verlängert, vertieft ihn. Praktisch schreitet der Patient den Hexameter auf die Längen der sechs Daktylen, während der obere Mensch mit der Ruhe der Bilder des Textes beschäftigt ist und die Arme den Atemrhythmus unterstützen. Indem Rhythmus und Bilder sich im Sprechakt verbinden, findet ein gegenseitiges Wahrnehmen des oberen und unteren Pols statt und beide werden in Einklang miteinander gebracht. Der Atem löst sich, Seelisches lässt sich veratmen. Ähnliches geschieht in der Übung

In den unermesslich weiten Räumen,
In den endenlosen Zeiten,
In der Menschenseele Tiefen,
In der Weltenoffenbarung:
Suche des großen Rätsels Lösung.[9]

Hier führt der Patient die Atmung durch die entsprechenden Armbewegungen in die verschieden Raumesrichtungen hinein und verlängert, vertieft, beruhigt und ordnet sie so. Gleichzeitig ist auch der Rhythmus der Übung fallend (lang-kurz), so dass der Patient ganz zu sich kommt und in Ruhe sein Inneres wahrnimmt. Auf diese Weise harmonisiert sich auch das Wechselspiel zwischen Astral- und Ätherleib, indem der Rhythmus von Ein- und Ausatmung ein günstiges Verhältnis gewinnt. Gleichzeitig kräftigt die vertiefte Atmung den Ätherleib. [10]

Besonders chronifizierte, subakute Entzündungsprozesse der oberen Luftwege und eine erhöhte Infektanfälligkeit lassen sich durch Sprachgestaltung günstig beeinflussen, die hier sinnvoll die medikamentöse Therapie ergänzt.[11]

Ein großes Thema in der ATS ist die Frage nach der Resonanz: Wie bringe ich meine Resonanzräume zum Schwingen, wie durchtöne und durchätherisiere ich die unterschiedlichen Klangräume meines Körpers?

Bei der Sinusitis hat sich durch die Schleimhautschwellung oft über längere Zeit Sekret angestaut, das nicht mehr abfließen kann. Die Stirn- und die Nasennebenhöhlen sind verstopft und verschlossen. Ein sanftes, aber kontinuierliches Hineintönen in den Nasen-Stirn-Bereich, vor allem durch die Laute M und N, versetzt die entsprechenden Schädelknochen wieder in eine gesunde Schwingung, lässt die Nasennebenhöhlen vibrieren und löst den Verschluss.

Sehr hilfreich ist auch die folgende Übung:

Kurze knorrige knochige Knaben
knicken manchem Männchen
manchmal manchen Knorpel.[12]

Die Lautfolge KN gibt zunächst einen Stoßimpuls, der sich in ein starkes Vibrieren löst. Überhaupt sind alle Worte mit dieser Lautfolge eine Wohltat für die geplagten Nebenhöhlen – und es bereitet Spaß, sie auszusprechen, z.B.:

knicken, knacken, knarzen, knödeln
knabbern, knapsen, knatschen, knattern
knausern, knautschen, knebeln, kneifen
knicksen, knipsen, knobeln, knöpfen
knorzen, knoten, knuffen, knüllen
knüpfen, knurren, knuspern, knutschen

Eine mehr vokalisch tönende Übung, um in Nase, Nasenneben-, Stirn- und Kieferhöhle hineinzuwirken und die nötige Vibrationsfähigkeit zu gewinnen, lautet:

O schäl und schmor mühevoll mir mit Milch Nüss zu Mus.[13]

Wir üben immer mehr in die Lauthaftigkeit, um ins klingende Tönen der Worte zu kommen, vor allem der wärmenden Laute M und N, ja man sollte es wie eine Lautmeditation sprechen und gleichzeitig bewusst sich selber zuhören.

In diesen Bereich passt auch die aus dem Sanskrit stammende Silbe OM, die, möglichst vorne an den Lippen gesprochen, die Schädelknochen durchtönt.[14]

2.3.2 Rhonchopathie / Obstruktives Schlafapnoe-Syndrom (OSAS)

Der Rhonchopathie liegt oft eine Einengung der Luftwege im Oropharynx, Nasopharynx und in den Nebenhöhlen zugrunde, meist bedingt durch chronische Schleimhautentzündung oder Allergie. Die Formkräfte vom Kopfpol sind geschwächt, die Ich-Organisation durchdringt nicht in genügendem Maße die übrigen Wesensglieder. Mit zunehmendem Alter und besonders bei fettleibigen Menschen sowie Patienten, die Alkohol getrunken bzw. Psychopharmaka oder Schlafmittel genommen haben, kommt es häufiger zum Schnarchen. Bei Diabetikern Typ 2 tritt das Schlafapnoe-Syndrom deutlich verstärkt auf. Aufgabe ist hier, die geschwollenen Schleimhäute durch aktive Bewegung wieder in Form zu bringen sowie das weiche Gaumensegel (Velum palatinum) zu stärken.

Dies geschieht vor allem durch die Gaumenlaute G, K und Ng und die Intonation der Vokale A, E und I.

Entsprechende Lautübungen, möglichst mit Hand- oder Fußbewegungen begleitet, sind:

nga, nge, ngi, ngo, ngu

sowie der Wechsel von G und K.

Empfehlenswert sind folgende Sprechübungen:

Schluck-guck-guck-guck-guck
Schlinginginginginginde
Schlanganganganganagen

oder

Grämlich gramseln
Grasgrün gruseln
Greise Größe
Grunzet grässlich
Grabes Grille

mit Gaumen R gesprochen.

Für die Vokale das weiter oben erwähnte

Abracadabra[15]

sowie

Lebendige Wesen treten wesendes Leben.

und

Wirklich findig wird Ich im irdischen Lebenswesen.[16]

2.3.3 Tinnitus

Bei Tinnitus kann es sich um einen durch Stress gestörten seelischen Bezug zur Außenwelt handeln, verbunden mit einem übermäßigen „Nach-Innen-Lauschen", einem irregulären Bewusstwerden der Organtätigkeit. Manchmal zeigt sich auch eine allgemeine Verhärtungstendenz, die sich in einer starren Körperhaltung oder disharmonischer, gestörter Koordination der Glieder äußert.

Hier setzt ATS an, indem sie den Sprechvorgang mit begleitenden Armbewegungen oder auch rhythmischen Schrittfolgen verbindet und so wieder in Fluss bringt. Vor allem lösende Gesten der Arme von oben nach unten sind hier hilfreich.

In einem nächsten Schritt öffnet das zielgerichtete Sprechen die Seele nach außen, wie z. B. in der Übung

Die silberne blitzende Spitze des Speers schießt in die Erde.[17]

oder die folgende Atemübung Rudolf Steiners, bei der mit jeder gesprochenen Zeile die Arme bzw. der ganze Oberkörper von oben nach unten bewegt oder mit einem Ballwurf verbunden werden, um die befreiende Wirkung zu verstärken.

Erfüllung geht
Durch Hoffnung
Geht durch Sehnen
Durch Wollen
Wollen weht
Im Webenden
Weht im Bebenden
Webt bebend
Webend bindend
Im Finden
Findend windend
Kündend.[18]

Als weiterer Schritt bietet es sich an, das Sich-Selber Zuhören zu pflegen, um den Hörvorgang nach außen zu wenden. Hierfür eignet sich Dichtung, die inhaltlich das Hinauslauschen anregt, wie z. B. „Nächtliche Regung" von Robert Hamerling (1830-1889):

Horch, der Tanne Wipfel
Schlummertrunken bebt,
Wie von Geisterschwingen
Rauschend überschwebt.
Göttliches Orakel
In der Krone saust,
Doch die Tanne selber
Weiß nicht, was sie braust.
Mir auch durch die Seele
Leise Melodien,
Unbegriffne Schauer
Allgewaltig ziehen:
Ist es Freudemahnung
Oder Schmerzgebot?
Sich allein verständlich
Spricht in uns der Gott.

Solche Texte unterstützen diesen Vorgang, regen eine Befreiung aus dem „eigenen Gefängnis" an und weiten die Seele wieder in den Raum hinein. Da Tinnitus-Patienten oft seelisch stark belastet sind, helfen auch Gedichte, die das Vertrauen in die geistige Welt stärken sowie solche, die durch ihren rezitativen, fließenden Charakter den Vagustonus fördern.[19]

2.3.4 Funktionelle Dysphonie

Bei Heiserkeit bzw. einer verminderten Belastbarkeit der Stimme ist zunächst von ärztlicher Seite abzuklären, ob sie organische Ursachen hat und daher nicht durch ATS zu behandeln ist.

Ansonsten liegt oft eine direkte oder kompensatorische Überbeanspruchung der Stimmlippen durch Überforderung des Sprechenden vor, insbesondere in Sprechberufen wie bei Lehrern, die ihre Aufmerksamkeit ständig nach außen richten. Aber auch eine Erschöpfung kann dazu führen, dass die Artikulationsfähigkeit nachlässt und der Redner stattdessen beim Sprechen auf seinen Kehlkopf drückt, also die Stimmlippen überlastet.

Möglicherweise liegt auch eine unvollständige Atmung – meist Hochatmung – vor, welche die Stimme nur im Kopf erklingen lässt und bei welcher der ganze Körper nicht mehr als Instrument dient. In der Therapie ist es wichtig, an der aufrechten Haltung, der Tonusregulierung, der Atemführung, der Stimme und der Rhythmisierung des Sprechenden zu arbeiten sowie eine gesunde Artikulation herzustellen. Artikulieren heißt gelenkig, beweglich machen. Dafür holen Zungenbrecher die Sprache zu den vorderen Artikulationsorganen, den Zähnen und Lippen, um den Kehlkopf zu entlasten. Außerdem ist auf eine vollständige Ausatmung beim Sprechen zu achten, welche die

Einatmung vertieft und an das Zwerchfell anbindet. Mithilfe von Vokalübungen lassen sich im Anschluss die Stimme kräftigen und der Stimmumfang erweitern. Beispielhaft seien folgende Übungen genannt.[20]

Rhythmisches Sprechen:

Hexameter schreiten und sprechen mit der entsprechenden weitenden Armgebärde, um den Kopfpol zu entlasten und das Rhythmische System anzuregen, z. B.

Hast du die Welle gesehen, die über das Ufer einherschlug?
Siehe, die zweite sie kommt, rollet sich sprühend schon aus.
Gleich erhebt sich die dritte, fürwahr du erwartest vergebens,
Dass die letzte sich heut, ruhig zu Füßen dir legt. J. W. Goethe

Artikulationsübungen dienen dazu, das Sprechen nach vorne an die Lippen (vorderer Ansatz) zu holen:

Pfiffig pfeifen
Pfäffische Pferde
Pflegend pflüge
Pferchend Pfirsiche
Pfiffig pfeifen aus Näpfen
Pfäffische Pferde schlüpfend
Pflegend pflüge hüpfend
Pferchend Pfirsiche knüpfend
Kopfpfiffig pfeifen aus Näpfen
Napfpfäffische Pferde schlüpfend
Wipfend pflege pflüge hüpfend
Tipfend pferchend Pfirsiche knüpfend.[21]

Außerdem sind Übungen zur Verstärkung der Ausatmung zu empfehlen, wie z. B.:

Wuchtig wogt Wirbelwind

sowie

Wirbelwind wogt wuchtig[22]

mit nach vorne unten führender Armgeste.

2.3.5 Sigmatismus

„Wenn die Zunge die Zahnreihen überschreitet, ist es so, als ob die Seele ohne Körper sich unmittelbar der Natur anvertrauen wollte.“[23]

Rudolf Steiner

Beim Lispeln liegt eine Schwäche der oberen Organisation vor. Die Zunge bekommt nicht genug Halt bzw. Formkraft und tendiert beim Sprechen immer wieder über die Zahnreihe hinaus. Beim richtig gesprochenen S dagegen darf die Zunge weder über- noch unterspannt sein und sollte die korrekte Position zur apikalen oder dorsalen Artikulation des Lautes einnehmen.

Da der Sigmatismus verschiedene Ursachen haben kann, ist vorab zu klären, ob das Gehör einwandfrei funktioniert, Kiefer- oder Zahnfehlstellungen vorliegen oder psychische Faktoren eine Rolle spielen.

Wenn nötig beginnen wir mit Übungen zum Lippenschluss durch Artikulation der Laute M, B und P. Dann folgen Übungen zum Stärken des LNDT-Punktes am Alveolarkamm, nachdem dieser Ort vorher dem Kind spielerisch bewusst gemacht wurde:

NN-NN-NN
DD-DD-DD
TT-TT-TT

Dabei läuft man auf den Fußspitzen.

Bei L bildet man Wellen mit dem Handrücken.

Llll-N, Llll-D, Llll-T

Danach folgen Sprüche mit D und T:

Tu den Tintentopf in die Tüte.

oder N

Nadel Nidel Nudel-Nudel Nidel Nadel

Erst bei genügender Zungenkraft und -bewusstheit, die ggf. durch Übungen aus der myofunktionellen Therapie zu unterstützen ist, erfolgt die korrekte S-Anbahnung. Hierzu eignet sich insbesondere der Vokal I. An dessen Bildung schließt sich das S an und lässt sich mit dem Zeigefinger vor den Lippen quasi „herausziehen“. Erst wenn der neue Laut einzeln etabliert ist, erfolgt der Transfer in Silben mit dem Ziellaut in der Anfangs-, Mittel- und Endposition.

Zu Beginn der Transferphase hilft Silbensprechen:

Ka-tze, Fra-tze, Ma-tze

dann:

Wei-ße Ka-tzen fressen nasses Gras

dann das SCH ohne S:

Die Tasche dusche, am Tische mische

oder

Schnarre Schwirre Schnurre-Schnurre Schwirre Schnarre

und zuletzt SCH und S gemischt:

Mein Zünglein ist spitz und stark wie der Blitz. Steht still an den Zähnen,
liegt schlapp da beim Gähnen. Lass nie ohne Ziel sein Geflitz!

Korrekturen des Sigmatismus finden am günstigsten nach dem 9. Lebensjahr statt. Das Kind hat dann genügend Distanz zu sich entwickelt, und die Therapie ist effizienter als im jüngeren Alter, zumal sich die Störung davor sehr oft spontan verbessert.[24]

2.3.6 Stottern

Aus anthroposophischer Sicht ist beim Stottern der natürliche Redefluss durch ein Überwiegen der Sinnes-Nerventätigkeit zu stark gebremst, der für ein fließendes Sprechen nötige Atemstrom durch übermäßiges Kontrollieren der Gedanken unterbrochen. Oft bleibt der Sprechende an den Stoßlauten hängen, die Vokale als Klang- und Seelenträger kommen zu kurz oder gehen unter. Zum Teil durch Ängste ausgelöst, prägt sich die Sprechhemmung in den Ätherleib ein und ist nun nicht mehr ohne gezielte Therapie zu überwinden.

Behutsam setzt die ATS auf eine Langzeitverbesserung der Symptomatik durch Einbeziehung künstlerischer Elemente der Sprache. Die Therapie stützt sich auf zwei Säulen: Ermöglichen flüssiger Sprecherlebnisse und ab dem Jugendalter zusätzlich auf das Erlernen von Techniken zur Modifikation der Symptomatik selbst. Unter Anleitung bzw. Vorsprechen von rhythmischen Gedichten lässt sich im Nachsprechen das Gleichgewicht zwischen Ein- und Ausatmung beim Sprechvorgang erlernen, der Patient erlebt sich so wieder als flüssiger Sprecher.

Es kommen neben dem Hexameter weitere Rhythmen zur Verlängerung und Weitung der Atmung und Harmonisierung der Konstitution des Patienten zum Einsatz.

Für Kinder sei folgender Spruch beispielhaft angeführt:

Immer ruhig geht das Denken,
Denken fließet ohne Absatz nur dahin.
Hin so fließet auch mein Sprechen wie ein Strom,
Strom, der über keines Felsen scharfe Kante bricht.[25]

sowie die Übung von Rudolf Steiner:

Nimm mir nimmer
Was sich wässerig
Mit Teilen mitteilt
Nimmer nimm mir
Wässerige Wickel
Was sich schlecht mitteilt
Mit Teilen deiner Rede.[26]

Außerdem ist eine tiefe Einatmung in den Bauchraum hilfreich, um eine Verbindung vom Nerven-Sinnes- zum Stoffwechsel-Gliedmaßen-Pol herzustellen.

Zentrale Bedeutung hat in der Therapie die Überwindung der „organisch gewordenen Sprechangst" (R. Steiner) als Ursache des Stotterns: Ein hilfreicher Ansatz ist dabei das Motto: „Ich versuche mein Stottern nicht zu vermeiden oder zu verbergen, sondern ich zeige mich so wie ich spreche!" So lässt der Patient nach und nach seine Ängste und Blockierungen hinter sich.

Nicht zuletzt sei im Bereich der Sprechstörungen auf die umfangreichen Erkenntnisse und Erfahrungen aus der Logopädie verwiesen.

Die Therapeutische Sprachgestaltung hat gerade auf dem Gebiet der Hals-Nasen-Ohren-Erkrankungen eine Vielzahl von Übungen zu bieten, deren Wirksamkeit sich oft erwiesen hat. Entscheidend ist dabei, dass ein erfahrener ATS-Therapeut das Erlernen und Üben über mehrere Stunden begleitet und der Patient immer wieder Korrekturen erhält. Insbesondere das häusliche Üben ist dabei unerlässlich, damit sich eingefahrene Sprechmuster sowie andere in den Ätherleib eingeschriebene Muster überwinden und neugestalten lassen. Der Weg der Anthroposophischen Therapeutischen Sprachgestaltung ist ein Mittel, um tiefsitzende Gewohnheiten und krankmachende Einseitigkeiten aus der Kraft der eigenen Persönlichkeit, aus dem ICH heraus über Astralleib und Ätherleib bis in den physischen Leib umzugestalten. Durch den Gebrauch der heilenden Wirksamkeit der Sprache ist der erkrankte Mensch in der Lage, sich selbst zu durchtönen, zu rhythmisieren, zu öffnen und so zu gesunden.[27]

Webadressen:

www.therapeutische-sprachgestaltung.de
www.sound-informed-movement.ch

mit Therapeut*innen-Liste und und Indikationen sowie umfangreichen Informationen zu dieser Therapiemethode.

3. Gesangstherapie

3.1 Einführung

Die Anthroposophie macht Elemente des Gesanges, das Hören, das Atmen, das Singen und die Gesetzmäßigkeiten der Musik durch die als archetypische, den Menschen körperlich, seelisch und geistig konstituierende Kräfte erfassbar.[28] Singend, wie auch im instrumentalen Musizieren, bringt der Mensch diese Kräfte künstlerisch in Erscheinung und eröffnet die Möglichkeit, durch Ton- und Gesangsübungen Heilungsprozesse auszulösen.

Diese Zusammenhänge erforschte die schwedische Sängerin Valborg Werbeck-Svärdström (1879–1972). In Zusammenarbeit mit Rudolf Steiner und führenden Ärzten ihrer Zeit (u.a. Eugen Kolisko (1893–1939)) arbeitete Werbeck-Svärdström ihre Erkenntnisse aus und entwickelte eine Gesangstherapie, hinter der die Erkenntnis steht, dass Singen und Sprechen auf dem Wirken unbewusster Kraftquellen beruhen.[29]

Es besteht ein Klangstrom, aus dem durch das Zusammenwirken von Äther- und Astralleib in der menschlichen Leibesorganisation eine Tonoffenbarung in Erscheinung tritt, in der sich das Wesensgliedergefüge des ganzen Menschen spiegelt. Nicht die physischen Organe bringen Stimme und Gesang hervor. Sie sind – ja sogar der ganze Leib des Singenden (Person – personare – durchklingen, durchtönen) – die Instrumente, die in und mit dem Klangstrom spielen. Der in der „Schule der Stimmenthüllung" ausgebildete Gesangstherapeut erkennt, in welchem Maße es dem Patienten gelingt, sein Körperinstrument für den Klang zu öffnen. Ein schöner oder unschöner Ton zeigt, ob ein vom Körperhaften ungehindertes Hindurchströmen des Klanges möglich ist.

Der Bildekräfteleib ist das tönende Instrument dieses Durchströmens in unserem Organismus. Da von diesem alle heilenden Impulse ausgehen, ist hier der Zugang zu finden, über den sich im Krankheitsfall durch Übungen Heilung anregen lässt.

Das gelingt mit Hilfe von musikalischen Mitteln, die hier zum Einsatz kommen. Es beginnt mit dem Herausfinden des Grundtones des Patienten, um seine Tonlage zu bestimmen.

Der Tonumfang gibt Auskunft über die mögliche Höhe des Singenden; im Klang des Tones erfahren wir die seelische und leibliche Gestimmtheit des Patienten.

In den Vokalen passt sich der musikalische Strom den plastischen Vorgaben des Kehlkopfes und seiner Nachbarorgane an.

In den Konsonanten kommt das plastische Element durch die Sprechwerkzeuge Zunge, Gaumen, Lippen und Zähne zur Geltung. Sie formen den Klang.

Valborg Werbeck-Svärdström erarbeitete ganz aus ihren künstlerischen Empfindungen, ohne ein bewusstes Hinschauen auf physiologische Tatsachen, ein Singen, das sich in voller Übereinstimmung mit den menschenkundlichen Anschauungen über Wesensglieder und Dreigliederung darstellt und aus diesen Zusammenhängen nachvollziehbar ist.

Was zunächst als Gesangsschulung gedacht war, erwies sich in der Anwendung schon bald auch als therapeutisch wirksam, z. B. bei Erkrankungen wie Asthma oder Störungen im HNO-Bereich. Auch Erfolge in der Heilpädagogik stellten sich ein.

Der Zusammenarbeit mit Eugen Kolisko verdanken wir im Nachwort zu Werbeck-Sverdströms Grundlagenwerk *Die Schule der Stimmenthüllung*[30] eine umfassende Darstellung der Physiologie der menschliche Sprach- und Singfähigkeit in ihrer ganzen Tragweite. Unter dem Titel *Physiologisches und Therapeutisches* erläuterte Kolisko, dass Singen und Sprechen aus einer höheren, über den ganzen Menschen ausgebreiteten Sphäre, hervorgeht. Eine isolierte Betrachtung der sogenannten Sprach- und Singorgane kann diesem Anspruch niemals gerecht werden.

3.2 Klang, Laut und Gehör

Was man unbedingt zu Sprechen und Singen hinzuzählen muss, sind das Hören und sein Organ, das Ohr. Entlang der Eustachischen Röhre und über die Knochenleitung der Schädelbasis geht das Ohr eine unmittelbare Verbindung mit den Sprech- und Singorganen ein und stellt zwischen Hören und Singen bzw. Sprechen eine direkte Beziehung her. So kann der Mensch sich ständig zuhörenderweise kontrollieren, nicht nur von außen, auf dem Wege, auf dem uns die anderen Gehöreindrücke zukommen, sondern vor allem von innen durch den Nasen-Rachenraum.

Andererseits machen die Sprach- und Singorgane jedes Gehörte mit. Wenn wir einem Sänger oder sprechenden Menschen zuhören, erleben wir immer, dass der Kehlkopf und die anderen Organe unwillkürlich die Stellungen nachahmen, die das fremde Sprech- oder Singorgan vollführt. Diesen Tatbestand bestätigten Hochgeschwindigkeitsaufnahmen, die an Menschen beim Sprechen und Zuhören erfolgten.[31] Der Hörende, und zwar schon das Neugeborene, führt feinste, mit gewöhnlicher Beobachtung unsichtbare Muskelbewegungen am ganzen Körper aus, die den Sprachbewegungen synchron verlaufen. So gesehen bilden Sprach- und Singorganisation mit dem Hören eine funktionelle Einheit.

Aber noch weiter dehnt sich die Sprach- und Singfähigkeit über den Menschen aus, und zwar über das Atemsystem. Das Hören vollzieht sich über die Luft als Träger der Tonschwingungen. Aber dies ist nur der äußerliche Teil des Hörvorganges. Die Luft dringt auch als Atemluft in den Menschen ein. Im Einatmen presst das Zwerchfell den Bauchinhalt zusammen und damit auch die dortigen Blutgefäße. Insbesondere über den venösen Anteil und den das Rückenmark ummantelnden Venenplexus verläuft der Druck über den Liquor cerebrospinalis in den Liquorraum des Schädels. Dort bestehen über den Ductus perilymphaticus und den Ductus endolymphaticus Verbindungen zum Gehörorgan.

Damit erfolgt das Hören nicht nur durch das Ohr, sondern auch durch das musikalische Mitschwingen der mit dem Atemvorgang mitvibrierenden Wassersäule. So hängt das Hören mit der Einatmung und Gehirnwasserzirkulation zusammen.

Jeder Sinnesvorgang beruht auf einem Differenzerlebnis zwischen den von außen und von innen sich entgegenkommenden Prozessen. Beim Hören findet also im Rhythmischen die Begegnung der Luft- mit den Wasserschwingungen statt. Ja im Ohr selbst stehen sich Labyrinthflüssigkeit im Innenohr und die Luft im äußeren und mittleren Ohr gegenüber.

3.3 Die Atmung

Die zweite Voraussetzung für Singen und Sprechen ist die Atmung, in dem sich Atmungs- zu Stimmorganen wandeln. Dabei ist es aber nicht so, dass die Luft den Kehlkopf und die Stimmorgane in Bewegung setzen, sondern Singen und Sprechen bedienen sich ihrer. Der Atem, der primär zur Erhaltung der Vitalität dient, erfährt durch Seele und Geist eine Erhöhung zu einem geformten und durchseelten Luftorganismus. Nicht die Luft bewegt den Kehlkopf, sondern der Kehlkopf, von der Seele angeregt, plastiziert den Luftstrom. So wird in der Ausatmung das Singen und Sprechen zu einem den ganzen Körper durchstrahlenden Atemvorgang. In Gegensatz zum Hörprozess, der in der Einatmung abläuft, findet in der Ausatmung die Durchseelung des Luftorganismus durch Muskeltätigkeit statt.

Ein weiterer auf dem Atemrhythmus beruhender Faktor tritt hinzu: Im Einatmungsimpuls stellt sich ein Zusammenspiel mit der Vorstellungswelt im Nerven-Sinnes-System ein. Die Ausatmung wendet sich dem Stoffwechselsystem zu, in dem die eigentlichen rhythmischen Elemente in ihrer Klarheit in den Vordergrund treten.

In seinen Ausführungen über das Wesen des Musikalischen und das Tonerlebnis im Menschen unterschied Rudolf Steiner je nach Überwiegen des einen oder des anderen Poles zwei die Konstitution des Menschen prägende „Atmertypen“.[32]

Der Einatmertyp zeichnet sich durch eine gewisse Gier nach Sauerstoff aus. Damit verbunden ist ein innerlich regsamer Astralleib, der sich intensiv mit dem physischen Leib verbindet.

Dem Ausatmertyp ist es eher ein Bedürfnis, die Kohlensäure „loszuwerden“, sich Erleichterung und Klärung zu verschaffen.

Da wir die Gesangstherapie als Teil der Musikkunst betrachten, sei ein Blick in die Antike erlaubt. Dort unterschied man in Sprache und Gesang ebenfalls nach Atemtypen und ordnete diese der Kulturepoche entsprechend bildhaft den Götterpersönlichkeiten zu. Dionysisch bedeutet, sich rauschhaft als Einatmer mit der Welt zu verbinden. Die apollinische Persönlichkeit stellt sich in klarer Weise als Ausatmer der Welt gegenüber. Aus heutiger Sicht entspricht das der Polarität von Sympathie und Antipathie [→ auch Kap. VIII.3.1–3 Heuschnupfen und Asthma].

Setzen wir die bisher betrachteten Vorgänge in Beziehung zur funktionellen Dreigliederung, so wirken im Hören das Nerven-Sinnes-System und in der Atmung das Rhythmische System, während im Gliedmaßen-Stoffwechsel-System der Kehlkopf und die Sing- und Sprechorgane mit ihren Muskel- und Knorpelstrukturen innerlich gestaltend auf den Luftstrom der Ausatmung einwirken. Alle Töne, Vokale und Konsonanten nehmen dabei charakteristische Luftlautformen an [→ Kapitel IV Die Bewegungsnatur der Sprache].

Zusammengefasst bedeutet dies: Es spricht und singt der ganze Mensch in seinem gesamten Wesensgliedergefüge.

Jeder Mensch wird mit Stimme geboren; sie erfasst und durchdringt ihn in seiner Leiblichkeit, der ganzen Person (per-sonare, lat.: durchklingen, durchtönen). Beim Neugeborenen folgt auf den ersten Atemzug der erste Schrei. Dieser Schrei mit seinem Klang und Ton war vorher noch nie da; er ist in seinem Charakter einmalig: Das ist, war und wird immer sein, solange Menschen geboren werden. Und mehr noch: In diesem Schrei sind gleichzeitig (!) Vergangenheit und Zukunft des neuen Erdenbürgers wahrnehmbar. Dabei lassen sich in dieser Primärstimme individuelle Charakteristika hören und erkennen: Ist es ein kraftvolles, energisches Wesen, ist es zurückhaltend, klagend, gar schwächlich usw.?

Die Primärstimme ist bläkig, klangarm, melodielos, aber obertonreich und daher durchdringend. Über die Nachahmung von Vokalen und Konsonanten im Klang und durch Laute entwickelt der Mensch fingerabdruckgleich sein individuelles Stimmorgan, das ihn durch das Leben als Abbild und Ausdruck seiner Seele begleitet.

Beim aufmerksamen Hinhören lässt sich wahrnehmen, dass mit dem obertonreichen, alles durchdringenden Schrei der Primärstimme ein hochentwickeltes „**NG**" verbunden und zu erkennen ist.

Das „**NG**" kann man als Zwischenlaut (Diphthong) erfahren. Es bahnt sich seinen Klangweg aus dem Kopfinneren, der Keilbeinhöhle und den Stirnhöhlen kommend nach außen und steht – man könnte diesen Laut auch als übergeordneten, als Überlaut bezeichnen – an der Grenze zur Lautbildung durch Vokale und Konsonanten. Die **NG**-Übung ist daher, wie aus den folgenden Falldarstellungen erkennbar, Grundlage und Ausgangspunkt diverser Therapiemaßnahmen.

Erst mit der Nachahmung von Vokalen und Konsonanten, in Klang und Laut entwickeln wir Menschen das Stimmorgan, das uns durch unser Leben als Abbild und Ausdruck der Seele begleitet.

Und wir fragen nach: Wie ist die Stimme gestimmt? Ist sie hoch oder tief, laut oder leise, hat sie Kern, ist Kraft in ihr, verfügt sie über Glanz und Wärme oder fühlen wir stählerne Kälte; ist sie rau, heiser, belegt, dünn oder brüchig, „versungen" oder „ausgeleiert" und – last but not least – stimmt die Atmung?

Kurz: Im Klang offenbaren sich Harmonie, Schönheit, Farblosigkeit, Schmerzen, Hindernisse, Erkrankungen physischer und seelischer Art.

Beim Formen der Vokale und Konsonanten, beim Lösen von Klang und Laut offenbart sich der singende Mensch wie selbstverständlich, seiner Konstitution und dem Krankheitsbild entsprechend. Hier stellt sich mit der Diagnose des Arztes für den Therapeuten die Aufgabe, die spezifischen Symptome bei den Patienten aufzusuchen; hieraus wiederum ergibt sich der Ansatz für die Behandlung und deren Verlauf.

Naturgemäß ist es schwierig, die in der Welt des Klanges und der Laute vorgenommenen Übungen in Schriftform zu schildern. Die nachfolgend dargestellten Behandlungsverläufe versuchen, ein Bild von der Arbeit der Gesangstherapeuten entstehen zu lassen.

Vor der eigentlichen Gesangsarbeit, dem heilenden Singen, wähle ich immer einen „unaufregenden“ Therapieeinstieg. Wie oft habe ich erlebt, dass Patienten mich mit der Empfehlung zur Gesangstherapie konsultierten, sich aber nicht trauten zu singen.[33]

Mit Darstellungen aus der Bildenden Kunst wie dem Bild „Zwei allegorische Gestalten“ von Hans Baldung Grien (ca. 1480–1545) und den Plastiken „Singender Klosterschüler“ und „Singender Mann“ von Ernst Barlach (1870–1938), bei denen die polaren Atemtypen nach apollinischem und dionysischem Prinzip zu erkennen sind, finden die Patienten – nicht immer spontan – dann aber doch mit verblüffender Sicherheit heraus, welchem Typus sie sich zugehörig fühlen. Dieser „Test“ ist wie eine Selbsterkenntnis und hilfreich für den Therapeuten, um sein Gegenüber dort abzuholen, wo sich Unsicherheit zeigt. Dieselbe aufzulösen sowie die verlorengegangene Balance zurückzugewinnen und zu stabilisieren, ist dann das gemeinsame Ziel.

3.4.1 Funktionelle Dysphonie, Laryngitis

Frau L. ist 43 Jahre alt, verheiratet, hat 3 Kinder und ist Musiklehrerin im Grundschulbereich.

Seit der Jugend besteht Neigung zu Infekten der Atemwege, meist beginnend mit einer Entzündung der Nasennebenhöhlen, an die sich schnell eine Laryngitis anschließt. Nach Behandlung der Sinusitis und Laryngitis besteht verminderte Belastbarkeit der Stimme, die berufsbedingt schnell zu Heiserkeit und Engegefühl des Kehlkopfes führt. Im Alter von 30 Jahren wurde ein Stimmbandpolyp entfernt. Danach kam Frau L. mit chronischer Laryngitis zu mir in die Praxis.

Das Therapieangebot war langfristig angelegt. Wir arbeiteten etwas über drei Jahre bis zur Geburt ihres ersten Kindes und konnten die Stimme zunächst stabilisieren. Ich entließ sie mit „eingeschränktem“ Erfolg in die Babypause, denn ich konnte nicht übersehen, wie lange ihre Stimme ohne regelmäßige Kontrolle und Hilfestellung durch eine Therapeutin gesund und stabil bleiben würde.

Nach mehrjähriger Pause meldete Frau L. sich zurück. Sie war nun Mutter von drei Kindern und hatte auch ihre Berufstätigkeit wieder aufgenommen.

Das cholerisch-sanguinische Temperament von Frau L. bestimmt die dem Leben zugewandte Lebensart. Ihre Präsenz macht sie in ihrer Gestalt größer als sie ist, demgegenüber muss sie sich mit Bindegewebsschwäche und einer gewissen körperlichen Schwere auseinandersetzen.

Eine Stoffwechselschwäche begleitet sie, seitdem ich sie kenne. Frau L. berichtet, sie sei in einem musikalischen Haushalt aufgewachsen. Sie ist sehr musikalisch und erlernte in ihrer Schul- und Studienzeit das Gitarre- und Saxophonspiel. Als Musiklehrerin bereichert sie ihre Schule zu besonderen Anlässen mit schönen, phantasievollen und gelungenen musikalischen Projekten, für die sie die Verantwortung trägt. Sie ist leistungs- und profilorientiert. Überanstrengungen und Verausgabungen führen bei ihr leicht zur Obstruktion der unteren Atemwege oder „schlagen“ auf die Stimme.

Diagnose

Frau L. ist eine aktive Ausatmerin. Die im Folgenden beschriebenen Übungen erfolgten in diesem Sinne. Die Patientin verspürte, dass ihre Atmung angeregt und ihre Muskulatur, ihr Zwerchfell in Spannung und Entspannung beweglicher und funktionsfähiger wurde.

Sie fühlte und hörte gleichermaßen, dass beim Singen der Druck vom Larynx wich. Es galt Übungen zu schaffen, zu erproben und zu konzipieren, die auf sie persönlich abgestimmt waren, die ihr musikalisches Empfinden neu zu wecken verstanden, in dem sie sich selbst als singender Mensch mit ihrer Stimme wiederfinden konnte.

Übungen zum Krankheitsbild Dysphonie und Laryngitis

Zur Einstimmung, um das Leibesinstrument anzuwärmen, begannen wir mit

M – L – O
M – L – E

Die Buchstaben sind auf der Prime nasal zu singen, ohne Zwischenatmung, mit dem Gefühl für Wärme und Weichheit, wohlig im Bereich von Leber und Solarplexus. Der Zugriff über die Nasalität bewirkt, dass der Klang luftiger wird und sich von Kehlkopf und Stimmlippen abhebt. Obertöne werden frei und die Stimme „enthüllt".

Es ist für die Patienten ein bedeutsamer Moment, die eigene Stimme auf diese Weise wahrzunehmen. Die Wichtigkeit einer solchen Hörerfahrung, die oft nur einen Ton auf einer individuellen Höhe ausmacht und nicht ohne weiteres wiederholbar ist, darf man nicht unterschätzen: Hier hat die Patientin erstmalig ihre, die zu ihr gehörige Stimme erlebt! Über dieses „erwartungslose" Hören können wir zum Lauschen kommen und das Lauschen ermöglicht es, den verschlossenen Raum zum Hörsinn zurückzugewinnen, wieder zu öffnen und zu weiten.

Der eben beschriebene Prozess läuft bei jedem Patienten verschieden, ganz individuell ab. Im Fall von Frau L. haben wir mit weiteren Übungen die Therapie fortgesetzt und erfolgreich auf- und ausgebaut. Auf Grund ihrer familiären und beruflichen Belastung kommt sie nicht viel zum eigenen Üben. Dennoch hat sich ihr Gesamtzustand auf erfreuliche Weise stabilisiert. Wir arbeiten jetzt an den Feinheiten, die dazu führen sollen, ihr Immunsystem nachhaltig zu stärken.

Die Schlüsselübung dafür ist das

NG

Man bildet es im weichen Gaumen, „beim Gähnen". Erübt wird es mit zusammen gebissenen Backenzähnen, gefühlt mit Klang in der Schädelbasis, zwischen den Schulterblättern „bei Siegfrieds Blatt", mit Hilfe von Vokalen als ING – ANG in den Augenwinkeln, als spröder, blähiger, eher animalisch klingender Laut zwischen den Augenbrauen, um in das Kopfinnere Richtung Keilbeinhöhlen vorzudringen.

Es bedarf steten Übens, um zu diesem Ziel zu gelangen – auf der Prime, dreimal wiederholt, in wechselnden Tonhöhen wie ein Specht, trocken und hohl, bildlich gesagt „von innen nach außen geklopft“. Nasalität ist auch hier für den erfolgreichen Prozess immer wieder wichtig! Der Klang, den wir gewinnen, ist mit einem Ton nicht zu vergleichen. Aber es kommt der Primärstimme sehr nahe, mit der wir uns als Neugeborene gemeldet haben, um unsere Ankunft im Erdendasein zu verkünden und den Lebenslauf aufzunehmen.

Die Ausatmer lieben rhythmische Übungen und singen gern Vokale. **A – E – I** und **AU – R** sind die Klinger, die ich mit Frau L. geübt habe, um auch über das vokalische Element zur Keilbeinhöhle vorzudringen.

Die sogenannte **Mandel-Tonsillae palatinae-Übung**[34]

N – G – E

ist nach meiner jahrelangen Erfahrung die tiefgreifendste und nachhaltigste Übung, die uns in der anthroposophischen Gesangstherapie zur Verfügung steht. Es handelt sich um eine 3-Phasen-Übung, welche die oralen Organe und Muskeln anregt und durcharbeitet. Das spricht den oberen Anteil des lymphatischen Rachenringes, Gaumen und Rachenmandel (Tonsillla pharyngea) an.

Die Übung erfolgt mit geschlossenem Mund so nasal wie möglich auf einer Tonhöhe, der Prime.

Phase I

Position 1 auf **N**
Hier tastet die Zungenspitze sich soweit im linken Mundvorhof empor, dass sie bis zur Nasennebenhöhle vordringt.

Position 2 auf **G**
Dann sucht die Zungenspitze den Zungengrund auf. Die Lippen bleiben geschlossen! Der Unterkiefer wird heruntergedrückt, das Zungenbein gedehnt. Beim Formen des **G** ist der Impuls bis ins Kreuzbein spürbar.

Position 3 auf **E**
Mit dem **E** sucht die Zunge scheinbar ihre Ruhelage auf, indem sie jetzt flach im Unterkiefer liegt; die Zungenränder berühren sich mit den unteren Backenzähnen. Beim Tönen kann der ganze Schädel vibrieren.

Phase II

Position 1
Wieder auf **N** beginnend, sucht die Zungenspitze so hoch wie möglich in den Oberkiefer vorzudringen, rechts bzw. links vom Lippenbändchen.

Positionen 2 und 3
Sie werden durchgeführt wie in Phase I.

Phase III

Position 1
Die Zunge bahnt sich mit ihrer Spitze auf nasalem **N** über den rechten Oberkiefer den Zugang zu der darüber liegenden Nasennebenhöhle.

Positionen 2 und 3
Sie werden wie bereits oben beschrieben durchgeführt.

Diese schwierige und anstrengende Übung greift am wirksamsten, wenn die drei Phasen auf einem Atem ohne Unterbrechung ablaufen.

Sie wirkt auch dann, wenn die Gaumenmandeln operativ entfernt wurden und ergreift den gesamten Nasenrachenraum bis zur Halswirbelsäule, stärkt darüber hinaus das Immunsystem und ist somit als Prophylaxe zu verstehen und einsetzbar.

Um Frau L.s Bindegewebe und Atemmuskulatur zu stärken, habe ich immer wieder Übungen für den Beckenboden und das Zwerchfell eingeflochten:

Die Übung **BRR – PA**

auf dem Grundton beginnend, über die Dur- bzw. Moll-Terz führend bis zur Quinte und wieder zurück, trainiert die Beckenbodenmuskulatur.

Um die oberen Atemwege und die Nase frei zu machen sowie die Muskeln im Mund- und Rachenraum zu lockern, übte ich mit Frau L. verschiedene Kombinationen:

Die Übung **R** erfolgt

als **Lippen-R: BRR**
bzw.
als **Zungen-R: RRR** und **GRR**

und wird in großen Bögen bewegt, d. h. nach Sekundenschritten absetzend, bis zur Oktave und zurück zum Grundton, der Prime, in mehreren Durchläufen auf wechselnden Tonlagen, lufthaft, nasal ausgeführt.[35]

3.4.2 Allergische Rhinitis

Frau O., 38 Jahre alt, verheiratet, 2 Kinder, ist Sängerin. Sie ist eine attraktive Person, mittelgroß, schlank, mit sanguinisch-melancholischem Temperament. Ihr Antlitz ist verquollen, sie kommt mit schwerer allergischer Rhinitis in meine Praxis. Sie berichtet, sie habe Lilien geschenkt bekommen, die während ihrer Abwesenheit im Salon der Wohnung aufgeblüht waren. Trotz Entfernen der Blumen hielt sich der Duft in ihrem Studio einige Tage hartnäckig. Frau O. reagierte dergestalt, dass die oberen und unteren Atemwege zuquollen und sie sich von ihrer Umwelt „ätherisch isoliert“ fühlte.

Sie mochte keine Nahrung zu sich nehmen, da auch ihr Magen angegriffen schien. Ihre Hausärztin hatte ihr Gencydo- und Realgar-Injektionen verordnet.

Frau O. berichtete von Drüsenschwäche im Kleinkindalter (Leistendrüsen-OP), ersten Hautpilzleiden in den Grundschuljahren, vielen Erkrankungen im HNO-Bereich, einer Mandel-OP in der Vorpubertät und Abgrenzungsschwierigkeiten der Umwelt gegenüber. Erst nach den Geburten der Kinder traten allergische Rhinitiden (Birkenpollen, blühender Flieder, Liliengewächse) auf.

Übungen zum Krankheitsbild Allergische Rhinitis

Ich begann die Therapie mit einer stärkenden Übung für die Leber.

Auf der Tonika, dem Grundton, sangen wir in großer Ruhe, ohne den Atemfluss zu unterbrechen

MLO – MLE

In dieser Übung geht es darum, die Konsonanten und Vokale so zu bilden, dass dabei ein ausgewogenes Verhältnis von Spannung und Entspannung der beteiligten Muskelgruppen entsteht (Lippen, Zunge, Gaumensegel). Über das Erlauschen der Laute, das Erfühlen der Silben, wird die Vorstellung „geboren“, die sich mit der einhergehenden Einatmung tönend umsetzt. Diese Übung ist tiefgreifend und vermag das ganze Leibesinstrument vibrieren zu lassen. Zum Abschwellen des Gesichtes und der Nase durchliefen wir Skalen in verschiedenen Tonarten:

BRR – RR – GRR in Dur und Moll

(siehe Kasuistik Frau L.) ist hier eine Übung, die „von innen aufräumt“.

Beim Blähen der Nasenflügel auf **M** und Zusammenkneifen der Nase auf **N** im Wechsel lösen sich die Stauungen im Gesicht.

Anfangs übten wir im Bereich der Prime, später, da abwechslungsreicher, in Sekundgängen.

Das Üben des **NG**, der Wille, den Kopf-Klang zurückzuerobern, mit dem Frau O. einst als Neugeborene in dieses Leben gesprungen war, bot für sie, die Sängerin, eine Herausforderung, der sie sich überzeugt und willensstark stellte (vergleiche Übungsanweisungen Kasuistik Frau L.).

Das Zitat von Valborg Werbeck-Svärdström, *„das NG ist der sängerische ICH-Laut“*[36] hat Frau O. sehr ernst aufgenommen und die Übungen dazu in ihr tägliches Stimmtraining eingebaut.

Nach zehn Tagen war sie gesundet. Sie setzt bis heute diese **NG**-Übungen fort und meldet zurück, dass ihr Immunsystem stabiler geworden ist.

3.4.3 Asthma

In meiner langen Tätigkeit als Gesangstherapeutin habe ich immer wieder mit Asthmatikern gearbeitet. Die Patienten, die mich mit Asthma bronchiale aufsuchten, waren durchweg Einatmerinnen, erwachsene Frauen jeden Alters. Sie kamen zu mir, weil sie nicht ausatmen konnten.

Hier beginnt die Therapieübung damit, zusammen mit dem Patienten zu gähnen, so herzhaft wie möglich, mehrmals wiederholend. Auf diese Weise erweitert sich der sogenannte „Stimmapparat", Mund- und Rachenraum bis in die Tuben und den Kehlkopfbereich. Gleichzeitig wird im weichen Gaumen der allesumspannende konsonantische Diphtong, das **NG** geweckt, der wichtigste Laut für jeden, dem Singen ein Anliegen ist.

Aus dem Gähnen heraus lässt sich das **NG** relativ mühelos bilden. Aber auch hier, und das gilt für alles Folgende, gibt es eine zu verinnerlichende Grundregel, die unverzichtbar ist:

Der Singende „packt" sein „Leibesinstrument" aus, innehaltend (!) um dann

1.) zu hören, 2.) zu atmen/fühlen und 3.) zu singen.

Mit dem Hören, das zum Lauschen wird, hebt sich der Brustkorb, das Zwerchfell geht in Spannung, der Ton kann erklingen. Es begünstigt die Arbeit, das Üben, wenn im Studio ein Instrument (Klavier oder Leier) vorhanden ist. Der angeschlagene Ton, der aufsteigende Klang bieten Orientierung und Unterstützung.

Die folgenden Übungen sind alle so konzipiert, dass die einzelnen Konsonanten differenziert auf die Einatmung wirken und die Ausatmung anregen:[37]

NG

ist im Gähnen vorzubereiten, dabei ist der weiche Gaumen hochzuziehen in allen Formen, d. h. die Muskelgruppen, die den Schlund bilden, sind zu innervieren.

N

Dabei gilt es, das **N** zu fokussieren und das Schwingen in der Stirn zu fühlen.

G

Durch den Buchstaben, im lockeren Unterkiefer gebildet, wölbt sich der weiche Gaumen und bewirkt ein lösendes Gähnen.

CHA

Bei herausgestreckter Zunge entsteht so eine weite Öffnung mit Erhöhung der Zwerchfellspannung bei gleichzeitigem Hochziehen des Beckenbodens.

MGO – NGO

Die Lippen sind geschlossenen, die Zunge drückt flach in den Unterkiefer, so dass sich das Gaumensegel wölbt.

MGA – NGA

Die Zungenspitze drückt weich gegen den Begegnungspunkt von Ober- und Unterlippe bei tiefer Einatmung, die das **A** noch fördert.

M – JÄ

Im Prim-, später im Sekundintevall atmet man das **M** mit weiten Nasenflügeln ein (man „raunt"es) und das **JÄ** aus, die Zunge öffnet dabei den beweglichen Unterkiefer.

RR

Mit gespreizter Unterlippe und geklemmten Nasenflügeln gesungen, lüftet das **RR** die nasalen Atemwege. Im Quartumfang, vom Grundton aus auf und ab intoniert, lässt es den Singenden die Leiblichkeit spüren. Im Quintumfang führt es den Singenden in die Leichte.

3.4.4 Chronische Sinusitis

Therapie

Bei der chronischen Sinusitis ist meist davon auszugehen, dass ein sinubronchiales Syndrom vorliegt. Das heißt, die oberen und unteren Luftwege sind als funktionelle Einheit (United Airways) zu betrachten. Hier stellt sich die Aufgabe, den Wärmeprozess der Patienten wieder zu beleben.

Um diesen anzuregen, beginne ich die Therapie mit einer Übung, bei der gleichzeitig mit dem Lauten Bewegungen der Füße erfolgen:

GLUM – MUM -MÜN
(re) (li) (re)

NÜ – NUM – GQU
(li) (re) (li)

Im Wechsel nimmt der Patient die Zehen hoch (die Fersen bleiben am Boden!) und drückt sie mit jedem Ton in die Erde.[38]

Diese Übung ist ein paarmal zu wiederholen, in bequemen, wechselnden Tonlagen.

Es ist der „von unten nach oben gerichtete Strom", den man hier als Klangäther unmittelbar ergreift. Dieser musikalische Strom wirkt von den Gliedern in den Kopf ziehend.[39]

Wärme bewirkt auch das **U**:

U - hören (innerlich)
U - fühlen (innerlich) (einatmen) über die Nase!
U - langen Ton singen

Für Ausatmer ist die Übung etwas anders: **Ü** statt **U**

Ü – hören
Ü – fühlen (Unterkiefer öffnet sich)!
Ü – kurze Töne singen

Zur Durchlüftung, um die Resonanzräume wieder frei werden zu lassen, setzen wir die drei **R**-Übungen ein

BRR – RR – GRR

die man mit lockerem Unterkiefer in Sekundengängen über Quinten und Oktaven in Bögen auf und ab durchführt.

Bei chronischer Sinusitis ist häufig auch die Gesichtsmuskulatur unbeweglicher geworden.

Mit der Übung

M – N / M – N / M – N

ausgeführt auf einer Tonhöhe und begleitet von „positivem Lebensgefühl", gewinnen wir eine Art Kontrolle über die Muskelgruppen, die um die Mundpartie liegen.

Beim **M** blähen sich die Nasenflügel, beim **N** kneifen wir sie zusammen. Das Zungenbein ist automatisch stark beteiligt.

Erfahrungsgemäß sind das Üben des **NG** und die große **N – G – E** Übung (wie zuvor beschrieben) auch bei chronischer Sinusitis sehr wirksam einzusetzen. Diese Übungen sind ungewohnt, anstrengend und erfordern von den Patienten starke Konzentration! Für den Lösungsprozess in den oberen Atemwegen sind sie unverzichtbar.

Ist erst der korrekte Sitz des **NG** – der Weg dahin führt gefühlt zwischen den Augenbrauen zum Siebbein bis zur Keilbeinhöhle – erfolgreich „erkämpft" worden, verbinde ich das **NG** mit Vokalen bläkiger Art:

ENG – ÄNG – ANG – ING
ECKE – NECKE – PENG

Weich fügen wir diese Silben aneinander, damit sie klingen, immer bemüht, in der Maske zu bleiben.

3.4.5 Schleimhautunterfunktion, Rhinopharyngitis sicca, Laryngitis sicca (Altersstimme)

Woran erkennen wir die Altersstimme? Der Klang wird tiefer, ist brüchig, oft heiser, kratzig und dünn.

Durch ein gezieltes Aufbautraining lässt sich die „welke" Muskulatur von Stimmlippen, Mundhöhle, Zunge und Lippen straffen und beleben.

Für den Einstieg empfehlen sich die drei **R**-Übungen

BRR – GRR – RRR

um mit Hilfe der Stoß-, Lippen-, Zahn- und Zitterlaute lockernde Impulse in diese Muskelgruppen zu schicken. Anatomische ebenso wie physiologische Phänomene können mitunter das Formen der R-Laute wesentlich einschränken bis behindern – nicht nur bei älteren Menschen.

Dann aktiviert man die Zungenmuskeln „über ein Sonderprogramm". Dafür wird zunächst die Zungenwurzel ins Bewusstsein genommen, man übt die Stoßlaute

G – K – R – J – QU

auf ruhigem Atem in bequemer Tonlage.[40] Dabei liegt der Klang von Sprache und Gesang sehr dicht beieinander. Kann die Zunge (noch) keinen Zitterlaut bilden, helfen wir nach.

Die Zungenspitze übt „agitato" (it.: bewegt) mit zunehmendem Tempo (accelerando) hinter den oberen (**T**) und unteren (**D**) Schneidezähnen im Wechsel:

T – D/T – D/T – D – D – D – D

Das sollte der Patient mit lockerem Unterkiefer und zusammen gekniffener Nase mit viel Luft, auf einer Tonhöhe immer wieder „durchspielen".

Zum Sensibilisieren der Lippen tauschen wir auf eben beschriebener Übung das **T** gegen ein **D** aus. Der korrekte Muskelzugriff (sehr enge Nase bei dem **D**!) erzeugt Spannung und produziert Klangfülle.

Altersbedingte Veränderungen der Stimme sind oft Folge verminderter Vitalität der Schleimhäute. Einerseits bildet sich nicht mehr genügend Sekret für den Feuchtigkeitsfilm auf der Schleimhautoberfläche, andererseits ist der seröse zugunsten des mukösen Anteils vermindert und bedingt damit zähe Schleimablagerungen.[41]

Mit herzhaftem **Gähnen** können wir die Schleimhautsekretbildung anregen; dafür ziehen wir das Gaumensegel hoch, weiten die Nasenlöcher, recken den Nacken und lassen den Unterkiefer auf das Brustbein fallen.

Mit dieser Gähnübung können wir gleichzeitig ein Gefühl für das **NG** bekommen, den einzigen konsonantischen Diphtong, dessen therapeutische Dimension schon eingangs dargestellt wurde.

Es ist eine bekannte Erfahrung und Tatsache, dass wir auch im Erwachsenenalter durch Erüben der Qualität des **NG** den Klang unserer Primärstimme wiedergewinnen können. Es ist ein bläkiger Klang mit einem weiten Spektrum von einer ganz eigenen, besonderen Lebendigkeit, die wir auf unserem Weg zum Ich-Menschen opfern und umwandeln zugunsten der Sprache und des Gesanges (siehe Einführung). Das Üben des **NG** birgt im Langzeitprozess stabilisierende Impulse für die aufbauenden Kräfte des Ätherleibes.

Kombinieren wir dieses **NG** mit hellen Vokalen **ENG – ÄNG – MANGEN – INGANG – PINGPONG** usw., so wird es mit lufthafter, nasaler Tongebung möglich, bis in den Nasennebenhöhlenbereich vorzudringen. Außerdem ballen und spreizen sich die Stimmlippen über dem **NG**, sie werden durchblutet und gewinnen an Elastizität zurück.

Bei fortlaufender Therapie ist es angezeigt, rhythmisierte Reihen, kleine Lieder, klangvolle Melodien anzubieten, die ihrerseits den verfestigenden Prozessen entgegenwirken. Eigene Erfahrungen zeigen, dass sich migräneartige Kopfschmerzen, Stimmverlust, verschlossene Tuben (Ohrtrompeten) durch folgende Methode heilen lassen:

Übung A **NG – O**

Diese Töne sind auf dem tiefmöglichsten (noch) frei schwingenden Ton (der bei jedem Sänger ein anderer sein kann) mit einem freien, schwebenden Kehlkopf und völlig lockerem Unterkiefer auf einer Tonhöhe – Prime – zu singen/tönen. Die Zungenspitze saugt sich im **NG** am harten Gaumen fest. Im Übergang zum **O** klemmt man die Nase energisch zusammen.

Übung B **M – N**

Ebenfalls auf der Prime ist **M – N** zu üben, in mehrmaligem Wechsel als flinkes, kraftvolles, energiegeladenes „freundliches" (!) Wechselspiel zwischen **N** (die Zungenspitze hier hinter den oberen Schneidezähnen) und **M**, wo die Zungenspitze sich blitzschnell am harten Gaumen festsaugt und wieder loslässt.

Übung C **A – O – U – M**

Sie wird in tiefster Lage durchgeführt, wie in Übung A beschrieben. Die Vibrationen erfassen beim Tönen den Körper und durchwärmen ihn bis in die Finger und Fußspitzen.

3.5 Zusammenfassung

Die Kasuistiken, Therapiebeispiele und -vorschläge gingen auf einige Krankheitsbilder ein, die sich mit gesangstherapeutischen Übungen erfolgreich behandeln lassen. Dieser Methode liegt die Erkenntnis zugrunde, dass die Stimme als ein im Ideellen klingendes Wesen vorhanden ist und sich durch den menschlichen Leib als Instrument äußert. Veränderungen des Leibes verhüllen die Stimme. Durch das Einfühlen und Einhören in die menschliche Physiologie gelingt es, Hemmnisse zu beseitigen und auf diesem Weg durch Gesangsübungen heilend auf den Organismus einzuwirken.

Die Sehnsucht nach Gesundheit, verbunden mit einer Lust auf Entwicklung und darauf, Verantwortung für sich selbst zu übernehmen (Be-stimme dich selbst), führt den erwachsenen Patienten zum „Werde, wer Du bist".

Kontaktadresse für Gesangstherapie

Der Berufsverband für anthroposophische Kunsttherapie (BVAKT) informiert über Gesangstherapie ausübende TherapeutInnen:

- BVAKT, Am Hessenberg 34, 58313 Herdecke
  www.anthroposophische-kunsttherapie.de

Literatur

1 von Bonin, D., Gutschner, P.: Indikationen der Therapeutischen Sprachgestaltung. Der Merkurstab 2012; 65 (1). S. 25–33.

2 Ebd.

3 Ebd.

4 von Bonin, D.: Therapeutische Sprachgestaltung. Eine Brücke zu mir. Gesundheit aktiv Berlin 2002.

5 Ebd. S. 11.

6 Steiner, R., Steiner-von Sivers, M.: Methodik und Wesen der Sprachgestaltung (GA 280). Rudolf Steiner Verlag Dornach 1983.

7 Ebd.

8 Steiner, R.: Geisteswissenschaft und Medizin (GA 312). Rudolf Steiner Verlag Dornach 2020. S. 38.

9 Steiner, R., Steiner-von Sivers, M.: Methodik und Wesen der Sprachgestaltung (GA 280). Rudolf Steiner Verlag Dornach 1983.

10 Höinghaus-Poland, U.: Das Sinubronchiale Syndrom. Diplomarbeit im Rahmen der Ausbildung in Sprachgestaltung an der Dora-Gutbrod-Schule Dornach 2007.

11 von Bonin, D., Gutschner, P.: Indikationen der Therapeutischen Sprachgestaltung. Der Merkurstab 2012; 65 (1). S. 25–33.

12 Steiner, R., Steiner-von Sivers, M.: Methodik und Wesen der Sprachgestaltung (GA 280). Rudolf Steiner Verlag Dornach 1983.

13 Steiner, R., Steiner-von Sivers, M.: Sprachgestaltung und Dramatische Kunst (GA 282). Rudolf Steiner Verlag Dornach 1996.

14 Denjean-von Stryk, B. von Bonin, D.: Therapeutische Sprachgestaltung. Verlag Freies Geistesleben Stuttgart 2000.

15 Steiner, R., Steiner-von Sivers, M.: Methodik und Wesen der Sprachgestaltung (GA 280). Rudolf Steiner Verlag Dornach 1983.

16 Ebd.

17 Slezack-Schindler, C.: Der Schulungsweg der Sprachgestaltung. Philosophisch-Anthroposophischer Verlag am Goetheanum Dornach 1985.

18 Steiner, R., Steiner-von Sivers, M.: Methodik und Wesen der Sprachgestaltung (GA 280). Rudolf Steiner Verlag Dornach 1983.

19 Denjean-von Stryk, B., von Bonin, D.: Therapeutische Sprachgestaltung. Verlag Freies Geistesleben Stuttgart 2000.

20 Ebd.

21 Steiner, R., Steiner-von Sivers, M.: Methodik und Wesen der Sprachgestaltung (GA 280). Rudolf Steiner Verlag Dornach 1983.

22 Ebd.

23 Steiner, R., Steiner-von Sivers, M.: Sprachgestaltung und Dramatische Kunst (GA 282). Rudolf Steiner Verlag Dornach 1996. 18. Vortrag.

24 Slezack-Schindler, C.: Der Schulungsweg der Sprachgestaltung. Philosophisch-Anthroposophischer Verlag am Goetheanum Dornach 1985.

25 Denjean-von Stryk, B., von Bonin, D.: Therapeutische Sprachgestaltung. Verlag Freies Geistesleben Stuttgart 2000.

26 Steiner, R., Steiner-von Sivers, M.: Methodik und Wesen der Sprachgestaltung (GA 280). Rudolf Steiner Verlag Dornach 1983.

27 Denjean-von Stryk, B., von Bonin, D.: Therapeutische Sprachgestaltung. Verlag Freies Geistesleben Stuttgart 2000

28 Steiner, R.: Das Wesen des Musikalischen und das Tonerleben im Menschen (GA 283). Rudolf Steiner Verlag Dornach1989. S. 47–59 sowie Ruland, H.: Tonerleben. Tonkunde am Monochord. Verlag Die Pforte Basel 1981.

29 Werbeck-Svärdström, V.: Schule der Stimmenthüllung. Verlag am Goetheanum Dornach 1975.

30 Ebd.
31 Condon, W. S., Sander, L. W.: Synchrony demonstrated between movements of the Neonate and Adult Speech. Child Development 1974; 45 (2). S. 456–462.
32 Steiner, R.: Das Wesen des Musikalischen und das Tonerleben im Menschen (GA 283). Rudolf Steiner Verlag Dornach 1989. S. 119–132.
33 Wirth, G.: Stimmstörungen. Deutscher Ärzte Verlag Köln 1991.
34 Schriefer, J.: Arbeitshefte Heilsingen. Eckwälden 1969 (ungedrucktes Typoskript).
35 Ebd.
36 Werbeck-Svärdström, V.: Schule der Stimmenthüllung. Verlag am Goetheanum Dornach 1975.
37 Schriefer, J.: Arbeitshefte Heilsingen. Eckwälden 1969 (ungedrucktes Typoskript).
38 Ebd.
39 Steiner, R., Steiner-von Sivers, M.: Sprachgestaltung und Dramatische Kunst (GA 282). Rudolf Steiner Verlag Dornach 1996.
40 Ebd.
41 von Studnitz, B.: Gesangstherapie. In: Girke, M. (Hrsg.): Geriatrie. Salumed Verlag Berlin 2014. S. 177–180.

Index

A

B

C

D

E

F

G

H

I

J

K

L

M

N

O

P

Q

R

S

T

U

V

W

X

Z

Kontaktadressen

Informationen über Arbeitstagungen und Ansprechpartner der Arbeitsgemeinschaft Anthroposophischer HNO-Ärzte erteilt die GAÄD:

Gesellschaft Anthroposophischer Ärzte in Deutschland
Herzog-Heinrich-Straße 18
80336 München
www.gaed.de/gaed/struktur

Weitere Adressen

GAMÖ
Gesellschaft für Anthroposophische Medizin in Österreich
Tilgnerstraße 3
A-1040 Wien
www.anthromed.at

VAOAS
Vereinigung anthroposophisch orientierter Ärzte in der Schweiz
Pfeffingerweg 1
CH-4144 Arlesheim
https://vaoas.ch

Medizinische Sektion am Goetheanum
Freie Hochschule für Geisteswissenschaft
Postfach
CH-4143 Dornach
https://medsektion-goetheanum.org

Der Merkurstab
Zeitschrift für Anthroposophische Medizin
Kladower Damm 221
14089 Berlin
www.merkurstab.de

Deutscher Berufsverband der Hals-Nasen-Ohrenärzte e.V.
Haart 221
24539 Neumünster
www.hno-aerzte.de

Über die Autoren

Dr. med. Dirk Meister

- geboren 1942
- Medizinstudium Kiel und Düsseldorf, 1978 Promotion
- 1970–1977 HNO-Klinik Universität Düsseldorf
- 1977 Niederlassung als HNO-Arzt in Neumünster
- 1984 anthroposophisch erweiterte HNO-Heilkunde
- Mitglied der Arbeitsgemeinschaft anthroposophisch arbeitender HNO-Ärzte

Bernd Oelmüller

- geboren 1943 Landkreis Lippe (Detmold)
- 1959 bis 1962 Fotografenlehre
- 1964 Hochschulreife am Westfalenkolleg
- 1965 Medizinstudium an der FUB und med. Staatsexamen Berlin
- 1972 Medizinalassistent im Bundesgesundheitsamt RKI, zelluläre Immunologie
- 1974 Approbation als Arzt
- 1978–1979 Fach- und Assistenzarzt für HNO im Klinikum Steglitz
- 1979–1981 Oberarzt (HNO) im Rudolf-Virchow-Krankenhaus Berlin
- 1981–1994 Praxisgründung mit erstem ambulanten HNO-OP in Berlin, anthroposophische Heilweise
- 1998 Verlegung der kassenärztlichen Tätigkeit in das Thomas-Haus Berlin (Einrichtung der Camphill-Bewegung), ärztliche heilpädagogische Mitarbeit
- ab 2008 Privatpraxis und Mitarbeit im Thomas-Haus

Dr. med. Harald Zühlke

- geboren 1942
- 1961–1967 Medizinstudium Freie Universität Berlin, 1968 Promotion
- seit 1967 verheiratet, 4 Kinder
- 1972 Facharzt für HNO-Heilkunde, FU Berlin (Klinikum Westend)
- 1973–2005 HNO-Praxis in Berlin-Zehlendorf
- 1979 erster Kontakt mit der Anthroposophie über die Kinder (Waldorfpädagogik)
- seit 1987 Mitarbeit in der Arbeitsgemeinschaft anthroposophisch arbeitender HNO-Ärzte
- 1993–1997 Mitbegründer der anthroposophischen Kinder- und Jugendhilfeeinrichtung „Alte Ziegelei Rädel“
- 1997–2007 dort auch Heim- und Schularzt
- 2005–2010 Privatpraxis in Berlin-Lichterfelde

Weitere Autoren

Dipl. Ing. Oliver Avianus

- geboren 1967
- Sprachgestalter in Therapie und Pädagogik, Heilpraktiker für Psychotherapie, Architekt
- 2000–2007 Klassenlehrer und Sprachgestalter an der Freien Waldorfschule Weimar
- seit 2007 eigene Praxis als therapeutischer Sprachgestalter in Berlin
- Therapeut im Hiram Haus e. V. für Suchtkranke in Berlin
- Dozent für Sprachgestaltung an Waldorf-Lehrerseminaren Berlin, Dresden und Leipzig
- Therapeut am Gemeinschaftskrankenhaus Havelhöhe, Berlin in den Bereichen Psychosomatik, Pneumologie, Onkologie, Schmerz und Geriatrie

Dr. med. Marion Debus

- geboren 1968
- Medizinstudium an der Ruhr-Universität Bochum, 1999 Promotion
- 2003 Fachärztin für Innere Medizin
- bis 2005 ärztliche Tätigkeit in Weiterbildung: Klinik Öschelbronn, Pforzheim; Princess-of-Wales-Hospital, Bridgend; Gemeinschaftskrankenhaus Havelhöhe, Berlin; Robert-Bosch-Krankenhaus, Stuttgart
- 2005 Zusatzbezeichnung Hämatologie/Onkologie
- seit 2005 Oberärztin Innere Medizin/Onkologie am Gemeinschaftskrankenhaus Havelhöhe
- Tätigkeit in der onkologischen Ambulanz und Tagesklinik in der onkologischen Schwerpunktpraxis im Medizinischen Versorgungszentrum Havelhöhe
- 2012 Zusatzausbildung Palliativmedizin
- 2012 Anthroposophische Ärztin (GAÄD)
- seit 2017 Fachbereichsleitung Onkologie an der Klinik Arlesheim, Schweiz

Dr. med. Rüdiger Eichholz

- geboren 1970
- Studium: Marburg und Witten/Herdecke, Absolvent der Eugen-Kolisko-Akademie Filderstadt
- Klinische Tätigkeiten: Filderklinik in Filderstadt; Oberarzt der Abteilung für Anästhesie, Intensivmedizin und Schmerztherapie an der Berufsgenossenschaftlichen Unfallklinik Tübingen, langjährige Erfahrung in der Flug- und Assistance-Medizin, langjährige Tätigkeit für die WALA Heilmittel GmbH als Präparator von Organpräparaten
- Qualifikationen: Facharzt für Anästhesiologie, Notfallmedizin, DEGUM

- Kursleiter Stufe 2, Fachbuchautor für Ultraschallverfahren in der Anästhesie, Intensiv- und Notfallmedizin
- derzeitige Tätigkeit: Gesellschafter medizi. Medizinisches Versorgungszentrum Stuttgart, Gesellschafter Anästhesie Stuttgart AS GmbH & Co. KG

Ruth Johann

- geboren 1972
- Pharmaziestudium in Bonn
- 1999–2002 Mitarbeiterin in einer öffentlichen Apotheke sowie Lehrtätigkeit an einer Schule für pharmazeutisch-technische Assistenten
- 2002–2007 medizinischer Außendienst bei der WALA Heilmittel GmbH
- 2007–2018 freie Referentin für die Firma WALA Heilmittel GmbH
- seit 2009 Mitarbeiterin in einer öffentlichen Apotheke
- seit 2011 Referentin für die Firma Ceres Heilmittel GmbH
- Zusatzqualifikationen: „Naturheilkunde und Homöopathie“ und „Referentin für anthroposophische Pharmazie“

Renate Kviske

- geboren 1956
- 1976–1981 Zahnarzthelferin
- 1981–1987 Studium der Zahnmedizin in Münster, 1985 Geburt der 1. Tochter
- 1988–1990 Assistenzzahnärztin
- 1991 Niederlassung in eigener Praxis, 1994 Geburt der 2. Tochter
- seit 1985 Mitglied der Arbeitsgemeinschaft Anthroposophischer Zahnärzte und der GAÄD
- seit 1999 Zusammenarbeit mit Pädagogen, 2001 Buchveröffentlichung „Wackeln die Zähne – wackelt die Seele“, Mitwirkung an zwei weiteren medizinischen Büchern und anderen Veröffentlichungen, Vortragstätigkeit in Kindergärten, Schulen und pädagogischen Ausbildungsstätten

Pirkko Ollilainen

- geboren 1954 in Finnland
- 1971–1975 Eurythmie-Ausbildung in England/Ringwood und in Deutschland/Stuttgart
- 1975–1976 Heileurythmie-Ausbildung in Deutschland/Stuttgart
- 1976–2020 Heileurythmistin an der Filderklinik/Filderstadt, Schwerpunkt in der Onkologie
- Internationale Lehrtätigkeit in medizinischen Einrichtungen und Ausbildungsstätten
- seit 2016 Mitglied im Vorstand der WALA-Stiftung

Dr. rer. nat. Rainer Scheer

- geboren 1949
- Pharmaziestudium in Innsbruck und Berlin, Approbation als Apotheker 1976, Promotion im Fach Pharmazeutische Technologie an der Universität Tübingen 1980
- bis 1981 Stabsapotheker in der Medizinischen sowie in der Chemischen Untersuchungsstelle der Bundeswehr V in Stuttgart
- bis 1989 Forschungstätigkeit am Pharmazeutischen Institut der Universität Tübingen
- seit 1990 Mitarbeiter der Abnoba GmbH in diversen leitenden Funktionen sowie des Carl Gustav Carus-Instituts, Niefern-Öschelbronn
- stellvertretender Vorsitzender des Arbeitsausschusses Phytopharmaka beim Bundesverband der Pharmazeutischen Industrie (BPI)
- Autor zahlreicher Publikationen, Sebastian Kneipp-Preis 1980, Wallhäusser-Preis 1990 und 1993; Herausgeber verschiedener Bücher, zuletzt: „Die Mistel in der Tumortherapie 5, aktueller Stand der Forschung und klinische Anwendung", KVC Verlag Essen 2020
- Arbeitsschwerpunkte: Sachkundige Person (§ 14 Arzneimittelgesetz), pharmazeutische Mikrobiologie, Mistelsymposien

Burghilt von Studnitz

- geboren 1944
- Studium der Pädagogik mit Schwerpunkt Schulmusik in Kiel und Stuttgart
- 1965–1971 Gesangsausbildung Kiel, München, Freiburg/Breisgau
- 1971 Neuorientierung – Werbeck-Methode – bei Jürgen Schriefer, Witten
- seit 1981 intensive Konzerttätigkeit
- 1991 Konzertexamen
- seit 1993 Forschung zur Kinderstimme
- 2000 Diplom Gesangspädagogik
- 2001 Diplom Gesangstherapie
- Dozententätigkeit

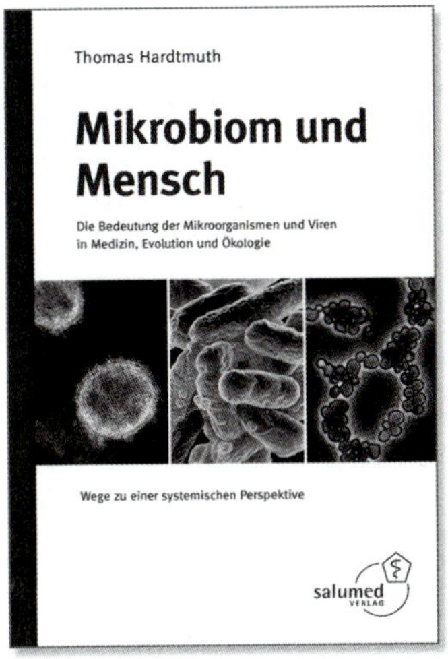

236 Seiten · gebunden · 38 €
ISBN: 978-3-928914-42-0

THOMAS HARDTMUTH

Mikrobiom und Mensch

Die Bedeutung der Mikroorganismen und Viren in Medizin, Evolution und Ökologie

„In dem vorliegenden Buch stellt Thomas Hardtmuth erstmals sehr umfassend Zusammenhänge zwischen Prokaryonten, vor allem Bakterien, aber auch Viren und Pilzen, die zusammen das Mikrobiom umfassen, und dem menschlichen Organismus her. Anhand einer Fülle von Beispielen macht er unter Einbeziehung der aktuellsten Literatur deutlich, in welchen bis vor wenigen Jahren noch unvorstellbaren engen Wechselbeziehungen Mikroben mit faktisch allen menschlichen Organen stehen … Das Buch vermittelt Fachleuten aus allen Bereichen der Gesundheitswissenschaften eine reiche Quelle zu vielen Fragen des menschlichen Mikrobioms, bietet aber auch interessierten Laien eine gut verständliche Darstellung."

PROF. DR. MEINHARD SIMON,
Carl von Ossietzky Universität Oldenburg

Autor: Dr. med. Thomas Hardtmuth, Facharzt für Chirurgie

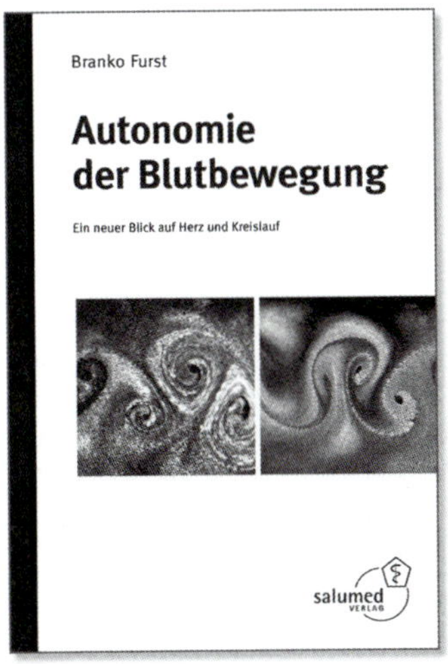

433 Seiten · gebunden · 78 €
ISBN: 978-3-928914-33-8

BRANKO FURST

Autonomie der Blutbewegung

Ein neuer Blick auf Herz und Kreislauf

„Dr. Branko Furst hat eine bemerkenswerte Monographie … verfasst, die ich mit wachsender Begeisterung gelesen und bei deren Lektüre ich viel gelernt habe … In jedem Fall ist die von Herrn Dr. Furst verfolgte Theorie von erheblicher Bedeutung für die moderne Interpretation der Physiologie des Blutkreislaufs und sollte von jedem, der sich mit dieser Physiologie und seiner Pathologie befasst, also Ärzten, Grundlagenphysiologen und auch interessierten Kardiotechnikern, gelesen werden. Die Lektüre wird für alle ein erheblicher Kenntnisgewinn sein. Herrn Dr. Furst gebührt für diese Monographie großer Dank."

PROF. DR. MED. DR. H. C. ROLAND HETZER, ehem. Ärztlicher Direktor und Direktor der Klinik für Herz-, Thorax- und Gefäßchirurgie am Deutschen Herzzentrum Berlin

Autor: Prof. Dr. med. Branko Furst, MD, FFARCSI, Professor für Anästhesiologie, Albany Medical College, Albany, NY (USA)

c/o Gemeinschaftskrankenhaus Havelhöhe
Kladower Damm 221 · 14089 Berlin
Tel. +49(0)30/364 313 85 · Fax +49(0)30/364 325 89

salumed
VERLAG